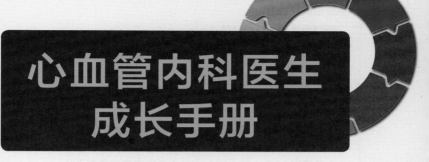

心血管内科医生成长手册

主　编　张　铭　　郑炜平

副主编　黄智伟　靳志涛　周大亮　吴　钢
　　　　杨大春　刘光辉　刘　勇

主　审　马长生　朱鹏立

人民卫生出版社

图书在版编目（CIP）数据

心血管内科医生成长手册/张铭，郑炜平主编.—北京：人民卫生出版社，2017

ISBN 978-7-117-24274-5

Ⅰ.①心… Ⅱ.①张…②郑… Ⅲ.①心脏血管疾病-诊疗-手册 Ⅳ.①R54-62

中国版本图书馆 CIP 数据核字（2017）第 055126 号

| 人卫智网 | www.ipmph.com | 医学教育、学术、考试、健康，购书智慧智能综合服务平台 |
| 人卫官网 | www.pmph.com | 人卫官方资讯发布平台 |

心血管内科医生成长手册

主　　编：张　铭　郑炜平
出版发行：人民卫生出版社（中继线 010-59780011）
地　　址：北京市朝阳区潘家园南里 19 号
邮　　编：100021
E-mail：pmph@pmph.com
购书热线：010-59787592　010-59787584　010-65264830
印　　刷：北京盛通印刷股份有限公司
经　　销：新华书店
开　　本：889×1194　1/32　　印张：29.5
字　　数：739 千字
版　　次：2017 年 6 月第 1 版　2019 年 6 月第 1 版第 7 次印刷
标准书号：ISBN 978-7-117-24274-5/R·24275
定　　价：180.00 元

打击盗版举报电话：010-59787491　E-mail：WQ@pmph.com
（凡属印装质量问题请与本社市场营销中心联系退换）

陈竺院士题词

心血管

内科醫生

成長手冊

陈竺

二零一五年

十二月十九日

张运院士寄语

寄语心血管青年医师

厚德精技
救死扶伤

张运 丙申冬

葛均波院士寄语

博学而后成医

厚德而后为医

谨慎而后行医

希望年轻的心血管医生继承老一辈的良好传统，抓住新时代的发展机遇，成为更大的国家栋梁。

2016.12

编　委

参编人员

（按姓氏汉语拼音排序）

贝伟杰　广东省人民医院

曹智勇　中国人民解放军 411 医院

柴湘平　中南大学湘雅二医院

陈样新　中山大学孙逸仙纪念医院

程　冕　华中科技大学同济医学院附属同济医院

程允就　中山大学附属第一医院

杜丽萍　巴彦淖尔市医院

范　博　大连医科大学附属第二医院

方主亭　福建省立医院

冯　莉　首都医科大学附属北京安贞医院　国家心血管病
　　　　临床医学研究中心

顾小卫　如东县人民医院

郭晓升　广东省人民医院

霍青云　河南中医药大学

蒋　超　首都医科大学附属北京安贞医院　国家心血管病
　　　　临床医学研究中心

柯　俊　福建省立医院

孔令秋　成都中医药大学附属医院

李　博　首都医科大学附属北京中医医院

李华龙　广东省人民医院

李世锋　福建省立医院

李永坤　福建省立医院

李志梅　邯郸市第一医院

林春锦　福建医科大学省立临床医学院

林　伟　福建省立医院

鲁　勇　绍兴市人民医院

吕志阳　三峡大学第一临床医学院　宜昌市中心人民医院

马卫武　山东省平原县第一人民医院

毛家亮　上海交通大学医学院附属仁济医院

穆　清　河南南阳医学高等专科学校第一附属医院

宁　瑜　首都医科大学附属北京安贞医院　国家心血管病
　　　　临床医学研究中心

潘宏伟　湖南省人民医院暨湖南师范大学第一临床学院

潘金兴　福建省立医院

彭　彬　郴州市第一人民医院

彭　柯　成都军区总医院

阮景明　福建省立医院

尚秀玲　北京协和医院

沈继龙　南京医科大学附属苏州医院　苏州科技城医院

石　磊　内蒙古乌海市人民医院

苏　平　鄂尔多斯市中心医院

王飞龙　上海交通大学医学院附属新华医院

王海军　鄂尔多斯市中心医院

王海龙　哈尔滨医科大学附属第二医院

王　平　甘肃省泾川县人民医院

王若琦　右江民族医学院附属医院

王　顺　武汉大学人民医院

王晓燕　复旦大学中山医院

王　珍　成都军区总医院

卫少斌　首都医科大学附属北京安贞医院　国家心血管病

钟光珍　首都医科大学附属北京朝阳医院
周庆伟　福建医科大学省立临床医学院
周　义　贵州省务川县人民医院
周　媛　上海市第一人民医院分院
祝春东　山东武城县人民医院

组长

葛均波　复旦大学附属中山医院　　　　　　　教授　院士
张　运　山东大学齐鲁医院　　　　　　　　　教授　院士
高润霖　中国医学科学院阜外医院　　　　　　教授　院士
　　　　国家心血管病中心

学术指导委员会委员

（按姓氏汉语拼音排序）
陈　慧　福建省立医院　　　　　　　　　　　教授
陈纪言　广东省人民医院　　　　　　　　　　教授
陈良龙　福建协和医院　　　　　　　　　　　教授
陈　林　福建省立医院　　　　　　　　　　　教授
董建增　首都医科大学附属北京安贞医院　　　教授
　　　　国家心血管病临床医学研究中心
郭成军　首都医科大学附属北京安贞医院　　　教授
　　　　国家心血管病临床医学研究中心
郭继鸿　北京大学人民医院　　　　　　　　　教授
郭　薇　福建省立医院　　　　　　　　　　　教授
郭延松　福建省立医院　　　　　　　　　　　教授
韩　涛　福建省立医院　　　　　　　　　　　教授
荆志成　中国医学科学院阜外医院　　　　　　教授
　　　　国家心血管病中心

柳志红	中国医学科学院阜外医院 国家心血管病中心	教授
卢喜烈	中国人民解放军总医院	教授
吕树铮	首都医科大学附属北京安贞医院 国家心血管病临床医学研究中心	教授
马长生	首都医科大学附属北京安贞医院 国家心血管病临床医学研究中心	教授
聂绍平	首都医科大学附属北京安贞医院 国家心血管病临床医学研究中心	教授
谭　宁	广东省人民医院	教授
温绍君	首都医科大学附属北京安贞医院 国家心血管病临床医学研究中心	教授
魏永祥	首都医科大学附属北京安贞医院 国家心血管病临床医学研究中心	教授
翁国星	福建省立医院	教授
吴炳祥	哈尔滨医科大学第二医院	教授
谢良地	福建医科大学附属第一医院	教授
杨天伦	中南大学湘雅医院	教授
杨新春	首都医科大学附属北京朝阳医院	教授
杨延宗	大连医科大学附属第一医院	教授
杨永健	成都军区总医院	教授
于　波	哈尔滨医科大学附属第二医院	教授
曾　智	四川大学华西医院	教授
张宏家	首都医科大学附属北京安贞医院 国家心血管病临床医学研究中心	教授
赵全明	首都医科大学附属北京安贞医院 国家心血管病临床医学研究中心	教授
周胜华	中南大学湘雅二医院	教授
周玉杰	首都医科大学附属北京安贞医院 国家心血管病临床医学研究中心	教授
朱鹏立	福建省立医院	教授

主编简介

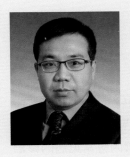

张铭

　　心血管内科医学博士，博士后，首都医科大学附属北京安贞医院心血管内科副主任医师、副教授、硕士研究生导师，美国Mayo Clinic postdoctoral research fellow，国家自然基金评审专家，丁香园心血管专业版块负责人。入选北京市科技新星，北京市组织部优秀人才，北京安贞医院首批优秀青年业务骨干出国研修人选，北京市卫生系统高层次人才心血管内科学科骨干；JAHA，Cardiovasc Diabetol等期刊审稿专家。　第一或通讯作者在《欧洲心脏病学杂志》（EHJ），BMC Medicine，JAHA等期刊发表SCI论文20余篇。　主编《心血管科医师日记与点评》、《内科疑难病例讨论-循环分册》。　对心血管疑难及急危重疾病的诊断和治疗积累了丰富的临床实践经验，擅长冠心病和心律失常的导管消融介入治疗。　科学研究方向：冠状动脉有创功能与影像学检查和评价；睡眠呼吸暂停与动脉粥样硬化；甲状腺功能异常与动脉粥样硬化。

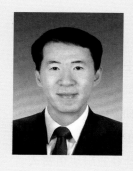

郑炜平

医学硕士，福建省立医院心血管专业副主任医师，硕士研究生导师。 从事心血管专业 10 余年，对心血管内科常见病的诊治和无创电生理诊断积累了丰富的临床经验。中国临床心电学会全国委员，中华医学会健康管理学分会全国青年委员，丁香园心血管专业版块、医学统计学版块负责人。 担任《实用心电学杂志》编委及国内多个专业期刊审稿专家。 第一作者在 SCI、CSCD 等专业期刊发表论著 10 余篇，专家笔谈、系统综述、译著 10 余篇，主编《聪明统计学》、《内分泌那些事儿》。 主持和参与国家基金及省厅级科研项目多项。 对主流 3D 建模软件及编程软件有较为深入的研究，设计的三维心脏模型及医学软件获国家专利 1 项，软件著作权 2 项，其成果在临床、教学和科研中得到广泛应用。 主持 2013、2014 年《中国医学论坛报》循环版"我说临床栏目"。

座右铭：做人要知足、做事要知不足、做学问要不知足。

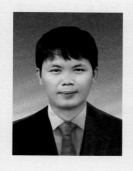

黄智伟

医学博士，心血管内科专业，毕业于北京协和医学院，毕业后工作于中国医学科学院阜外医院、国家心血管病中心，丁香园心血管专业版块负责人。 致力于心血管疾病的诊断和治疗，在冠状动脉粥样硬化性心脏病、高血压病、睡眠呼吸暂停、先心病相关性肺动脉高压和肺栓塞等领域，有较深入的研究，发表论著 SCI 期刊 6 篇，中文核心期刊 5 篇。 2015 年欧洲心脏病年会最佳研究获得者。

个人信条：如果努力了，做不好，我会难过，假如做不好，是因为没有努力，我会更加难过。 每当遭遇挫折时，总会问自己，"是否还记得那个曾经很努力的自己"。

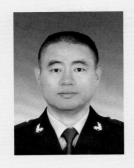

靳志涛

　　火箭军（原第二炮兵）总医院心血管内科主治医师、心内科导管室主任，医学硕士，2004年毕业于第一军医大学，获评第二炮兵技术银星，军队专业技术人才岗位津贴获得者，荣立个人三等功1次、部级优秀共产党员1次，多次被评为"白求恩式好医生"、"十大医务标兵"、"医德医风先进个人"等。获得军队医疗成果三等奖4项，发表论文42篇（第一作者17篇），参编专著5部，参与课题2项，拥有国家专利11项，个人事迹被《解放军报》《解放军画报》《火箭兵报》报道。

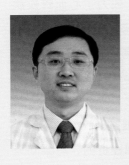

周大亮

　　哈尔滨市第一医院心内科副主任医师。2009年吉林大学研究生毕业后开始从事心血管疾病的临床及科学研究。曾参与完成国家十五、十二五攻关课题2项。主持省市级科研课题4项，发表SCI文章1篇，国家核心期刊文章20余篇。中国医促会黑龙江心脏重症委员会委员，中国心脏联盟黑龙江心血管分联盟委员，心血管疾病预防与康复学会委员，黑龙江省康复医学会心肺预防与康复专业委员会委员，黑龙江中西医结合学会心脏重症委员会委员，哈尔滨市循环内科质控中心秘书。

　　座右铭：成功没有奇迹，只有轨迹！

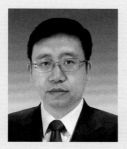

吴钢

　　医学博士、Mayo Clinic 博士后。　武汉大学人民医院心内科主任医师，硕士生导师。　兼任中国医师协会心律学专业委员会青年委员会副主任委员；中华医学会心电生理和起搏分会青年委员会秘书长、起搏学组成员、全国房颤工作委员会委员、心力衰竭器械治疗工作委员会委员、左心耳封堵工作委员会委员；中华医学会心血管病学会急重症学组委员；中国医师协会心力衰竭委员会青年委员会常委；中国老年保健协会心血管专业委员会常委。　主要从事心律失常、心衰的基础研究和介入治疗，主持国家自然科学基金 2 项、湖北省十二五重点项目 1 项、世界健康基金会专项基金 1 项。　发表文章 20 余篇。　主编专著 3 部，参编专著 10 余部。

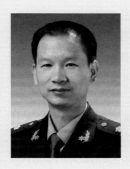

杨大春

　　成都军区总医院心血管内科主任医师，医学博士，美国 Mayo Clinic 访问学者，硕士研究生导师。　主要从事冠心病、心律失常介入治疗工作。　近五年来主持国家自然科学基金面上项目 2 项、省部级课题 2 项，在国外 SCI 期刊发表论著 20 余篇。　先后获得四川省科技进步一等奖、二等奖各 1 项、军队医疗成果三等奖 2 项等科技奖励。　担任中国微循环学会理事、中华医学会心血管病学分会预防学组委员、四川省医学会微循环与血液流变学专委会副主任委员、四川省医学会心血管病学专委会委员、四川省康复医学会心血管病专委会委员，四川省医师协会心血管内科医师分会委员。

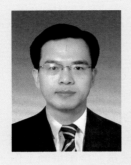

刘光辉

上海市同济医院内分泌代谢科主治医师，曾担任丁香园网站心血管版主，内分泌时间专栏作者，担任《临床与病理杂志》中青年编委，以第一或通讯作者发表论文 16 篇，主持中国教师发展基金会出版专项课题 1 项，主编《心血管科医师日记与点评》、《内科疑难病例丛书-循环分册》、《内分泌那些事儿》等 6 部书籍。 主译《如何成为好医生》、《心血管领域新进展》。 做临床福尔摩斯，过精彩生活，享诗意人生，我有病例你有酒，头脑风暴论英雄！

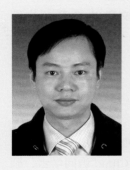

刘勇

广东省人民医院心血管内科主治医师、博士、博士后，广东省冠心病防治研究重点实验室学术秘书，美国 Duke University Medical Center（Visiting follow）、澳洲 The George Institute，University of Sydney（Post-doctor research follow）。 中国医师协会心血管分会首届未来之星，中国医促会心血管疾病防治分会青年委员。获美国心脏病学会 Travel Award 奖，主管 REICIN/ATTEMPT/TIME/GAMI 等多项全国多中心临床研究，主持国家及省部级基金项目 6 项、参与"十三五"重点研发计划 1 项，获广东省科技进步二等奖 1 项，多项国家专利/软件著作权主要完成人。 第一或通讯作者在 Circulation Interve、JAHA 等期刊发表 SCI 论文 30 多篇。 对心血管急危重疾病的诊治、冠心病介入诊疗有丰富的经验。

主要编者简介

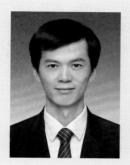

陈良

医学博士，毕业于北京协和医学院阜外医院，现就职于首都医科大学附属北京天坛医院麻醉科。既往从事心血管专业5余年，以高度的责任心对待每一位患者，善于医患沟通，多次获得"星级医生"和院年度"优秀医务工作者"称号；丁香园发表多篇医患沟通心得，引起了强烈反响。发表SCI期刊3篇，中文核心期刊8篇，参与编写《心血管疾病介入治疗专家答疑》。

座右铭：与其临渊羡鱼，不如退而结网。

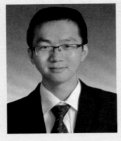

曹磊

医学硕士，心血管内科专业，毕业于哈尔滨医科大学，就职于河南科技大学第三附属医院，曾担任轻盈医学 APP 心血管版块版主。擅长心血管疾病的诊治，尤其在先心病及肺循环疾病的诊治方面有着自己的见解和心得。此外，还擅长对心脑血管系统、呼吸系统、消化系统的 CT、CTA、MRI 等影像的阅读和分析。

人生格言：机会总是留给有准备的人。

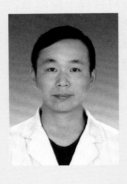

鲁勇

医学学士，绍兴市人民医院心血管专业主治医师。从事心血管 10 余年，对心血管常见病的诊断和治疗有丰富的经验，尤其擅长对心力衰竭、心肌病、瓣膜性心脏病的诊断与治疗，对心内电生理也有一定的钻研。

个人信条:有时去治愈，常常去帮助，总是去安慰。见贤思齐，见不贤而内自省也！

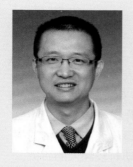

李博

副主任医师，首都医科大学附属北京中医医院及北京市中医研究所临床流行病学与循证医学中心主任，2005～2012 年曾担任丁香园循证医学版版主 7 年，2014 年获得国家自然科学基金青年项目资助，创立"医患共建式循证疗效评价"方法及软件。 2015 年入选北京市科技新星计划，2014 年共同主编《实用循证医学方法学（第二版）》，2015 年编著《如此简单的循证——循证医学入门之旅》，为第一本专为临床医生撰写的小说体循证科普书。 担任中国中西医结合学会循证专业委员会青年副主任委员、世界中医药联合会消化专业委员会理事、中国中医药信息研究会临床研究分会副秘书长等职责。

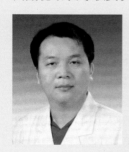

刘越

医学博士，博士后，副主任医师，副教授，硕士研究生导师。 现工作于哈尔滨医科大学附属第一医院心内科，并被聘为中国中西医结合学会微循环专业委员会青年委员，黑龙江省医师协会高血压专业委员会委员，美国心脏病学会会员，丁香医生审稿专家委员会委员，AME 学术沙龙委员，Journal of Thoracic Disease 编委，中国胸心血管外科临床杂志和临床与病理杂志的中青年编委，Cardiovascular Diagnosis and Therapy 专题编辑以及国内外多个著名杂志的审稿专家。 科研方向为小分子活性肽与心血管疾病防治的研究，承担国家级和省厅级课题共 12 项，获省厅级科技奖项 5 项，在国内外核心期刊发表学术论文 40 余篇和国际性会议上发表会议论文 10 篇。

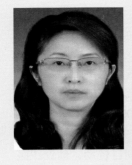

刘丽娟

内科学博士，中山大学附属第一医院心血管专业副主任医师，硕士研究生导师。从事心内科临床医疗工作二十余年，对心血管系统疑难、危重病的诊治积累了丰富的临床实践经验，对心房颤动有较深入的研究。擅长食管心房调搏、运动平板、动态心电图，以及起搏器植入、心律失常射频消融手术。 主要研究方向：冠心病与心律失常，心房颤动与心房重构。 在国内外发表论著 20 余篇，参编专著《心房颤动—基础到临床》《心衰—基础到临床》。

喜欢在鞭策中低调前行。

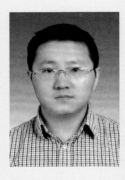

沈继龙

南京医科大学附属苏州医院（苏州科技城医院）重症医学科（重症心脏）主治医师。 毕业于哈尔滨医科大学。 曾先后至南京军区南京总医院、中国人民解放军第 98 医院、中国人民解放军第 101 医院、中山大学附属第一医院进修学习。 多年来一直从事临床一线工作，熟练掌握和理解危重病医学基础理论知识。主持和参与南京军区及苏州市高新区医疗卫生科研项目多项。第一作者在《中华医学杂志》《中国现代医学杂志》《临床心血管病杂志》等中文核心期刊发表论著 8 篇，参编《门急诊医师入门与提高》。

座右铭：宝剑锋从磨砺出，梅花香自苦寒来。

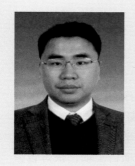

田进伟

医学博士，哈尔滨医科大学二院，心内科教授、副主任医师、硕士生导师，曾留学于美国哈佛医学院。 中组部"万人计划"青年拔尖人才，教育部青年长江学者，中华医学会心血管病分会动脉粥样硬化与冠心病学组委员，哈医大学术委员会委员。 致力于心血管疾病诊断治疗，在冠心病、心力衰竭等疾病有较深入的研究。 共发表 38 篇 SCI，第一或通讯作者发表 15 篇，总影响因子约 230，两篇第一作者论著影响因子 17.759。 主持两项国家自然科学基金，参与国家"十三五"重点研发计划 1 项。

座右铭：天行健，君子以自强不息；地势坤，君子以厚德载物。

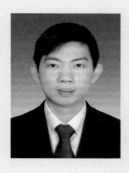

银孟卓

医学硕士，心血管内科专业，毕业于南方医科大学，现就职于广州医科大学附属广州市第一人民医院老年心血管病科（全国临床重点专科）。 2005～2010 年任丁香园心血管版块负责人。 现长期致力于老年心血管疾病的临床、教学及科研工作，在心力衰竭、高血压、冠心病、退行性心脏瓣膜病等方面有着丰富经验，在老年医学专业的临床教学培训工作上取得丰硕成果。 参与编写《内科疑难病例丛书（循环分册）》、《心血管科医师日记与点评》。 参与国家自然基金及广州市民生重大科技专项基金等多个项目。

座右铭：行是知之始，知是行之成。

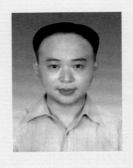

吴建民

福建省邵武市第二医院心内科主任医师，从事心血管内科工作 28 年。 对心血管内科的常见病、多发病有较丰富的经验。第一作者在省级以上医学期刊发表论文十余篇，主持参与省厅科研项目 1 项，获得省医药卫生科技进步二等奖，另 1 项获得分局科技进步三等奖。

最喜欢的一句话:少应酬少生气，多走路多学习。

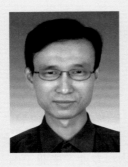

张天嵩

医学博士，主任医师，教授，硕士研究生导师，学科带头人，上海市区域名医，上海市静安区中心医院（复旦大学附属华山医院静安分院）副院长。 研究方向为循证医学方法学、中西医结合内科临床，在循证医学方法学、现代数理统计、数据挖掘等方面有较深入研究。 近年来，主持和以主要研究者参与上海市卫生计生委、上海市科委等研究课题 8 项；主持循证医学方法学相关国家级继续医学教育项目 4 项；至今已在国内外学术期刊发表论文 140 余篇（含 SCI 14 篇），主编、合著、参编、参加翻译医学著作 10 余部，共同主编《实用循证医学方法学》（第 1，2 版）为畅销书，屡次获奖；新作《高级 Meta 分析方法——基于 Stata 实现》颇受同道好评。

"学而不思则罔，思而不学则殆"，作为一名心血管内科医生，在逐渐走向成熟的过程中，经常会遇到一些让我们终生难忘的经典病例和终生受益的经验教训，或者是在某一疾病的诊疗中有独特的见解和思维等，如果能把它们总结出来，对提高年轻医生诊疗过程中的思维及应变能力，少走弯路，更快地走向成熟，是件非常有意义的工作。

青年医生张铭和郑炜平，通过丁香园网站，组织来自全国各地医院奋战在心血管内科、急诊及重症监护的一线医生，通过对心脏解剖、心电图、超声心动图等重要辅助检查总结提炼，以及对临床一线实践中亲历的典型、疑难病例的诊治过程深入剖析，有机地将生动的实战病例、缜密的临床思维、规范的处理程序，以及最新的国际指南和循证研究结果相结合，从中萃取经验和总结教训，并请专家指导，详细阐述 1~2 个知识点，力求内容精准到位，分析合理，通过本书有助于培养临床医生敏锐的洞察力和缜密的临床思维。

本书作者大多数为全国三甲医院的心内科中青年骨干，平时工作在临床最前线，对于心血管疾病诊治的体会和感悟最深，而且他们也大都活跃于丁香园论坛，临床思维活跃，易于接受新事物，思辨能力较强，在学术领域中能够与时俱进，也勤于在临床实践中不断思考和总结，这也是本书作者群体的一个显著特点，希望本书能够为心血管内科、急诊科等相关科室的临床医生、医学院校学生提供借鉴和帮助。

"业精于勤，荒于嬉；行成于思，而毁于随"，希望编者继续保持不断积累、不断更新、不断总结，推陈出新，以飨读者，更好造福我国广大心血管病患者。书中能够感触到心血管领域中青年医生朝气蓬勃，积极进取的精神，甚为欣慰，谨此祝贺《心血管内科医生成长手册》的出版，欣然为之序！

首都医科大学附属北京安贞医院心脏中心主任
国家心血管病临床医学研究中心主任
主任医师　教授　博士研究生导师
2017 年 2 月 18 日

　　欣闻由百余位年轻心血管医生共同创作的《心血管内科医生成长手册》即将付梓出版。 年轻的心血管医生承载着我国心血管事业的未来和希望，在繁重的临床和科研工作之余，他们能挤出时间，将所学、所思、所感、所悟汇聚成册，编辑出版，令人倍感欣慰。

　　这本书中既有紧扣指南的指标解读，又有贴近临床的案例分析，从理论知识到临床实践，紧密衔接。 书中的写作方式新颖，语言生动，配合精美的医学插图和三维动画，使得本书的知识更容易被读者理解和吸收，这也是这本书的一大特点。 书中的作者既有院士主委的高足、留学欧美才俊，也有扎根基层的临床医生，从各自不同的角度将临床的经验和心得通过理论基础和临床案例这两大方面展示给读者，内容丰富而实用，同时具有广泛的代表性，值得一读。

　　医学泰斗裘法祖教授说过：医学是永远学不完、做不完、永无止境的一门学问和工作。 当前正处于知识爆炸时代，医学技术也在飞速发展，年轻的心血管医生需要不断地学习。 不但要学习业务知识、掌握临床技能，学习沟通技巧、实现无障碍沟通，还要学会做研究、培育科研和创新思维，才能成为一名医、教、研"三合一"的医务人员。

除疾病之痛苦，筑健康之完美，是医务工作者的天职。 临床的工作如履薄冰，我们要敬畏生命，尊重生命。 敬畏生命才能精诚为医；尊重生命才能恪守医德。 广大的年轻心血管医生只有打好心血管的基本功才能更好地为患者服务。

"天行健君子以自强不息，地势坤君子以厚德载物"。 最后，我将这句话与广大年轻心血管医生共勉，希望你们在今后的从医道路上既能把握新时代的发展机遇，也能继承老一辈医务工作者的优秀传统，做到———精于医术、诚于医德。

福建省立医院院长

主任医师　博士研究生导师

2016 年 11 月 18 日

夏生冬藏、春华秋实，经过三年多的酝酿和书写，由丁香园心血管论坛一百多位年轻医生共同创作的《心血管内科医生成长手册》终于要和读者见面了。 本书作者是一群来自于全国各地热爱心血管专业的年轻医生，他们将成长过程中的知识与经验、心得与体会、成功与挫折汇聚成册，编辑出版。 通过基础理论、临床案列这两个大的部分展示给读者，内容丰富而实用。本书面对的读者群主要是即将走上工作岗位的医学生和刚刚踏入工作岗位的年轻医生，希望我们点滴的医路感悟能让他们在成长过程中有所收获。

对于年轻的心血管医生而言，学习和交流是终身的任务。本书的内容正是囊括丁香园论坛最经常讨论、大家最感兴趣的、最热门的话题，其中心脏解剖与临床章节是丁香园论坛站友熟悉和喜爱的虫哥说图系列的改写和补充，靳志涛主任心血管医师穿刺操作技巧篇配图精美、准确，与国外知名专著的配图相比毫不逊色。 本书涵盖了心血管领域的所有重要辅助检查和常见的疾病诊治体会，本书同时还强调与心血管相交叉疑难复杂疾病的总结分析，所有这些内容对心血管内科医生的病史采集、体格检查、诊断思维、临床决策等具有重要的借鉴意义和参考价值。这些内容在心血管内科医生成长的过程中经常要面对和处理，有一定的代表性。 书的前半部分重点在于基础理论和基础知识的解读，书的后半部分重点在于贴紧临床指南的实践分享，最后一个章节由一些在 JACC、EUR HEART J、CIRCULATION 等杂志发表过论文的科研团队为读者分享临床科研、医学统计的心得与体会。 本书收录了三百多幅写作团队原创的医学插画，十多部原创三维模型制作的 3D 医学动画，这些动画可通过扫描二维码在手机上进行播放，这种形式在同类出版物中并不多见，体现了年轻心血管医师身上的创新精神。 同时，这种图文并茂的写作形式使一些较难表述的知识点更容易被读者理解和吸收。

本书的作者绝大部分是年轻的心血管医生，思维活跃，表达生动，但临床经验难免有所欠缺，对心血管专科尚缺乏全面而系统的认识。 我们深知在医学成长道路上离不开前辈和导师的提携和指导。 由于我们专业水平和临床经验有限，我们非常希望在本书出版之后在相应的专业领域得到读者的建议和指正。

感谢陈竺院士对本书的支持与鼓励并在百忙之中为本书题词；感谢丁香园为临床医生提供如此便捷、专业的交流平台；感谢众多前辈、同道在本书创作过程中给予的无私帮助；感谢安贞医院院长魏永祥教授在本书编写、出版中给予的支持与帮助；感谢马长生教授、朱鹏立教授二位师长对本书的悉心审阅和指导；感谢广大读者关注本书，一起见证我们年轻心血管医生的成长！

还需要特别说明的是：本书部分案例虽经多方努力未能核实原作者，在编辑整理中注明了资料来源，我们会在适当时机增补编者信息，在此表示衷心的感谢！

张铭　郑鸿平

2017 年 2 月 12 日

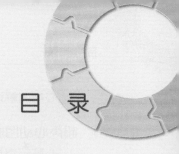

目 录

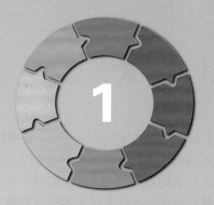

学思篇

导　言

现代心血管疾病诊断技术的迅猛发展，靠拼时间、熬年头，增加临床工作年限而成为优秀的医生早已失去可能。也有部分医生热衷于如火如荼的心血管介入导管技术，轻视基本临床基本功的训练，最后成了一名只会做手术不会看病的"手术匠"；还有一部分医生认为多发《科学引文索引》（Science Citation Index，SCI）文章、多申请各种基金，就可以成为优秀的医生，这更是华而不实，偏离了医生的本职和宗旨，也不能真正成为一名称职的好医生。只有脚踏实地，从最基本的详细地询问病史、体格检查做起，并善于思考总结，苦练临床技能，同时能够与时俱进，紧跟世界心血管进展和前沿，才会有可能成为一名优秀的心血管病医生。病史是基石，体检是桥梁，心电图、心脏超声、冠脉 CT 等辅助检查是"孙悟空的火眼金睛"，再加上不断的经验积累和与时俱进，成为好医生自然水到渠成。

心血管科医生经常面对急危重症及疑难病患者，这不仅要求我们具备心血管科专科知识，扎实的大内科基础也至关重要，所以要想成为一名合格的心血管医师，首先练好内科的基本功，必须对大内科常见疾病具备充分的知识技能，包括诊断、鉴别诊断及临床处理。住院医师规范化培训很有必要，培训考核合格再经过心血管专科培训，然后接受至少半年的心内科住院总医师的培训才初步成为一名心血管专科医生。无论你是否致力于成为一名合格的心血管介入医师，前两个阶段是基础。作为一名合格的心内科医生，通过对病史汇总分析，对临床细节明察秋毫，对患者病情动态把握。只有这样，很多疾病才会迎刃而解，才可以避免造成"失之毫厘，谬以千里"的误诊误治，这需要刻苦的有意识的专业培训和锻炼。

1　磨刀不误砍柴工，打好内科的基本功

心内科医生首先是一个内科医生，内科学泰斗张孝骞教授认为，向实习生和住院医生灌输高深理论和过于专一的知识，影响他们掌握整体思想和基础知识，养成好高骛远、华而不实的习惯；也不赞成青年医生过早的专科化，认为专科必须建立在较全面的医学基础上，"渊"与"博"是分不开的，过早分科不利于专业的发展和成为造诣较高的临床医师。张孝骞教授曾说："写大病历的阶段至关重要，通过形成一种终身不改的习惯，在诊治患者的过程中便不会遗漏任何要点。这种训练是短暂的，一旦落课，就无法再补，切勿等闲视之。"

肾脏病专家钱桐荪教授也认为：要想学好内科及内科中的某一专业，至少要有 5 ~ 10 年内科各系统（全内科）基本功的锻炼，即使在大学毕业后 4 ~ 5 年，确定专业或晋升为主治医师后，仍应学习和熟悉各系统疾病的诊疗原则。因为人体是一个整体，各脏器的功能相互联系、相互影响而不可分割，正如中医学中的整体观。

2　从详尽的病史询问，认真的体格检查，写好心血管专科病历开始

虽然心血管疾病诊疗手段正在日新月异的发展，但详尽的病史询问、认真的体格检查依然是确立诊断的基石。仔细的体格检查和病史询问能有意想不到的收获，特别是临床诊断无线索时。部分医生，尤其是受过当代医学教育的年轻医生们，多忽视各系统详尽的体格检查及系统回顾及既往史的查究，而过分依赖于现代化的医学检查手段。现代化检查手段固然是医学的利器，然而均应当建立在充分和完善的体格检查等基本信息

之上，多数疾病的诊断均可从中得到最为重要的诊断信息。

不要做眼高手低的医生，可能在医学院的附属医院很多细活杂活都有实习生去做，但当我们功力不深时，还是"绝知此事要躬行"。遇到扩张型心肌病患者，血压往往偏低，低得让你测不出来，这需要平时经验的积累和一定的水平。在采集病史时，一名优秀的医生会让患者自述病情经过，并且必须引导与患者的交谈。但是这种引导必须是巧妙的、尽可能礼貌的。当患者对自己认为是重要的内容叙述时，一定不要打断他。然而当患者重复讲述某些内容时，应该用适当的方式打断他的叙述。关于病史采集，患者说的不能全信，有时患者出于各种原因可能会隐瞒一些东西，还有的患者有时候会直接说自己是什么病，可能会影响你的思路，要知道你是医生，应该由你来主导，要有自己的思路，一定要有清晰的临床思维，这样才能减少弯路！不要完全相信患者及家属的话，一定要有依据。

记录病情应清晰而准确，我们在专科领域共同工作的经验是，一名优秀的医生如果能够用几句话就可清晰、准确地反映患者病情及判断，他绝不会长篇阔论。换句话说，病历记录的长短并不是衡量病历质量的标准。心内科医生要把病历里面的和心血管有关的部分写好，结合具体的当前疾病写具体点，例如心肌病的家族史、心脏性猝死的家族史，而不是千篇一律的无遗传性疾病家族史；再如有无胃肠疾病、慢性肝肾疾病史（牵涉到某些药物的禁忌证）。病历格式里面的每一项、每个内容，都要围绕诊断、鉴别诊断、危险分层和用药禁忌来写。

3　熟练掌握心血管内科各项常规检查，明确各项检查适应证和优缺点

Georgetown 大学的 Proctor Harvey 医生在诊断疾病时一直

提倡五手指诊断程序，即病史、体检、胸部 X 线、心电图、其他检查。在心血管疾病领域中，其他检查包括超声心动图、核医学检查、冠状动脉造影和其他影像学检查等。心电图、胸片、超声必须过关（图谱必看）。要充分利用这些辅助检查，有些问题就得利用辅助检查才能搞清楚，千万不要用主观来代替辅助检查，但是也不能完全相信辅助检查，有时辅助检查会因为一些原因而出现一些错误的，不要完全相信患者在外院所做的检查、做出的诊断，要用一种批判的眼光去看。

心血管的辅助检查日新月异，不断出现新检查和新技术，由于时间和精力有限，而且术业有专攻，我们不可能专门花很多精力去精通这些新技术、新检查，但我们一定要明确这些检查的适应证及突出的优势和缺点，如心脏磁共振（MRI）对心肌病特别是致心律失常右室心肌病的诊断更敏感性和准确，要优于传统的心脏超声。在评价存活心肌方面，心脏超声、心脏核素及心脏 MRI 有何区别。对于一个急性胸痛的重症患者，我们需要紧急首选完成哪些检查，明确对疾病的诊断和进一步鉴别诊断的临床意义。

4　进步最快的医生是那些和患者交流最多、最好的

掌握一定的谈话艺术，对患者要多张嘴问，多跑腿看，患者会告诉你答案。进步最快的人是那些跟患者交流最多的人，特别是碰到疑难病例病情变化时，要心怀好奇、毫无倦意，这绝不是在浪费时间，而是会少走很多很多弯路的。在患者面前时刻要有一颗热忱的心，千万不要怕麻烦，多花点时间在患者身上，别总是埋头苦干，很多信息都是要我们医生自己去观察、发现，治疗效果是体现在患者身上的，而不是体现在化验单上，记住患者比化验单更可靠！

观察病情和与患者聊天最重要。一方面可直接获得需要的信息和信息变化,另外可拉近和患者距离,降低医患冲突概率。对危重患者一定要亲自处理,床边观察,使用血管活性药物亲自调整微泵速度,甚至量血压都自己测,这样自己对观察治疗反应最可信,心里最有底。经过大量的临床观察,你的临床能力会明显提高。不亲自处理,只看别人处理再多都没用,到你一个人处理时还是感觉无从下手,这担心那害怕,心里没底,因为你缺乏亲自处理并观察处理变化的经验积累。

5 勇于修正错误,向患者推荐最合适的治疗方案

如果临床观察中发现患者的临床资料不符合初步诊断,一名优秀的医生是不会害怕修正诊断的,而最差的医生恰恰相反,他们常常根据一些片面的资料对患者做出错误的诊断,并且用大量的时间和费用去证明该诊断是正确的。优秀的医生会愿意这样说:"我不会治这个患者,我需要帮助。我要请求会诊或者将这个患者转给其他医生"。在交代病情时,必须能够向患者及其家属讲述某项治疗的好处明显超过其风险、合并症和不良反应,使患者相信医生的建议对于他们来讲是最好的。在和患者讨论检查或者治疗之前,应该明确自己清楚这些内容的含义并且完全能够回答问题。如果患者问及不能回答的问题,不应对此置之不理,应该告诉患者你暂时不知道如何回答,但你会找到答案,并且保证能够尽快给患者满意的答复。在同患者和家属讨论疾病的预后时,一名优秀医生的交代应该亲切、乐观并且真实。请记住,来自于临床试验的资料给出了对某种疾病治疗和预后的大体建议,但是这些建议永远不能被用于预测具体的某个患者的病程或者康复程度。

要知道某治疗方案是治愈性的还是姑息性的。对于房间隔

缺损的修补手术是治愈性治疗，而针对主动脉瓣换瓣手术就属于姑息性治疗。患者需要明白这一点，他们还需要知道可能会终身服用抗凝药物，有时甚至需要用抗生素以预防感染性心内膜炎。除非患者主动询问病情，否则不应将全部特殊的细节问题都告诉患者，以免引起他们恐惧。要清楚在临床工作中所遇到的每一种疾病的过程均呈钟形曲线分布：少数患者是轻症或重症病例，而大多数病例位于中间型。每例患者的预后可能不相同。当和患者讨论几种可供选择的治疗方案时，一名优秀的医生不会问患者愿意用哪一种方案，而会向患者推荐其中一种自己认为对他是合适的方案。然后他会尊重患者的选择。

6　善于思考总结，培养福尔摩斯般的临床思维

《论语·为政》中子曰："学而不思则罔，思而不学则殆。"有借鉴意义的病例常常能够给人以启迪，给自己以警醒。在忙碌的临床工作之余，我们应该多总结，做到学习与思考并重。程子曰："博学、审问、慎思、明辨、笃行五者，废其一，非学也。"

作为临床医师，要动态观察病情，主动接触患者，才能获得长足的进步。在这个过程中，要自己思考，不要人云亦云，善于积累并提炼出来的经验教训才能历久弥新。经过不断的总结积淀，才能最大程度地减少误诊误治。协和医院张孝骞教授总是随身携带一个小笔记本，上面记着患者的姓名、主要诊断和特殊病情。如果下次再到病房，一定要随访看过患者的情况，这无不体现着医学大家注重随诊患者，总结经验教训的理念。我们可以将每天的收获和不足记录下来，及时查阅相关知识并检索文献，慢慢地这些记录就会成为行医生涯的宝贵财富，总结的过程就是临床思维能力升华的过程！

　　临床技能始终是医生最重要的，这些技能包括和患者进行交谈的能力、体格检查以及对简单的辅助检查临床意义的理解等。既要"一叶知秋"，同时又不能"一叶障目、不见森林"。即使患者或其家属所陈述的内容可能与患者就诊的主诉无必然的关系，不能立即看出他们的内在联系，也应记录这些内容供以后参考。当患者对治疗反应不符合初步诊断疾病的治疗规律时，这些内容就可能与患者疾病有关。例如表现为心力衰竭或急性冠脉综合征的急性病患者合并贫血，当我们按常规治疗心力衰竭或急性冠脉综合征后，患者症状仍然没有得到有效缓解，此时可能要考虑症状可能与血红蛋白下降导致的缺氧、贫血有关，但仍然需要进一步明确患者是否存在可以治疗的病因，如缺铁性贫血、出血性贫血、白血病和恶性贫血等。贫血只是疾病的表现，但是它不是一个独立的诊断，原因可分为血红蛋白病、消化道出血、恶性贫血和造血功能低下等，所以一定要一直追查到底。

7　预防为先，让实践紧拉指南的手

　　在心内科，你必须要熟悉掌握各种指南，不知道指南的具体要求，凭感觉处理，迟早会出错。同时患者病情是多变的，还需要具体问题具体分析，所以我始终提倡指南指导下的个体化治疗。每个医院都有自己独到的临床经验，但在大的方向上，不能改变。毕竟指南不是一个人制定的，它的建议是有很多依据的。但作为医生，不仅要考虑学术，也要考虑实际，只有用活指南的医生才是好医生。只会照着指南看病的医生未必是好医生。其实已经有很多的指南告诉我们，指南大部分都是滞后于学科的。诸如当指南不推荐对左主干进行经皮冠状动脉介入治疗（PCI）时，全世界都在做了，当指南更新后，不推荐对无保护左主干或多支病变进行 PCI 时，全世界也在做了，而后来的循证医学证明这些"违反"指南的行为是正确的。这说明，指南不是绝对的，有有利的一面也有不利的一面，提倡指南指导下的个体化治疗。

8 内外兼修，避免心内科医生成为介入手术匠的极端

心内科介入治疗迅猛发展，已经成为现代治疗疑难重症的一项重要部分，大中型医院均已开展这项技术。然而心内科介入化后，心内科医生的介入治疗技术可能越来越精湛，但是处理疑难杂症的能力却逐渐变弱。目前很多心内科医生认为介入治疗更为重要，但我国著名的介入心脏病学家马长生教授在《健康报》刊文指出："目前心内科医生中忽略内科基本知识和技能的问题越来越严重，一定要避免内科医生外科化，否则心内科医生随之步入了手术匠行列"。

介入导管技术是每一位心脏介入医师的基本功，但扎实的内科学和心脏病学临床功底是成为一名合格心脏介入医师的基础。心脏介入手术并非一般、简单的检查，其围术期需充分评估患者介入的获益和风险，术中需仔细观察患者对检查和治疗的反应，以及出现并发症后如何处理，这些都需要坚实的临床功底。因此不能简单地把心脏介入当作是一项操作技术来看待。年轻的介入医师，要想成为一名合格的心血管介入医师，首先是一名合格的大内科医师和心内科医师。前两个阶段是基础，只有基础扎实，才有可能成为一名合格乃至优秀的心脏介入医师。

9 临床与科研两手都要抓两手都要硬

临床医学是一个实践性很强的学科，临床医生的技术提高

和业务进步，离不开科研；好的临床医生必须懂基础、善思考，在临床工作中搞科研，在科研中指导临床工作。直接的经验与知识，既有医疗实践，需要医生在"摸爬滚打"中积累经验；也要源于医疗实践，发现诊疗与预防规律、发明技术。只要平时用心去积累病例，平凡的临床实践可能会隐藏着重大科研发现的机会，而许多重大的科研发现也可以解决临床重要问题，所以除了治疗患者，临床医生有责任为医学科学发展作出贡献。带着问题去临床，可以培养主动学习的精神和探索未知的欲望；及时总结临床中的经验教训，对自己也是一种鞭策和升华。中国工程院王辰院士指出："临床研究是医生的天职天命，目前社会上有种偏见，认为医生可以不作研究，甚至有人将医生与研究割裂开来。医生注定就是研究者，研究是医生从医匠向医师转化的必由之路，临床医生都应是研究者。"

医生需要科研，这是毋庸置疑的，科研和临床并不矛盾，国外很多优秀的临床医生，本身也是科学家。科研不全等于养细胞，跑聚合酶链反应（PCR）。尽管目前很多医院对待科研的政策有些激进，但是出发点是好的。"科研好、临床差"，这种评价很多时候就不会科研的诋毁科研强的人的托词，物竞天择，适者生存，优秀的医生往往都能临床与科研兼顾。

行医的过程就是一个科学研究的过程，是临床与研究的高度统一，研究需要总结，以论文形式表述发现、揭示规律。医生作为知识分子，必然担负知识创造的责任，我们对SCI论文，既不用鞭挞，也不要盲目尊崇。作为一名优秀的心血管内科医生，不仅要注重积累临床诊疗实践和修炼，还要强化人文素养，要积极开展临床研究，创造新的知识、观念、理论、技术、方法，研究者才能成为医学的引领者、先驱者。

（张　铭　郑炜平　周大亮　陈样新　刘光辉　顾小卫）

参考文献

1. 张铭，刘光辉，易忠. 内科疑难病例讨论-循环分册，北京：人民卫生出版社，2010：1-30.

2. 赵新颜. 规范大内科训练刻不容缓. 中华内科杂志，2005，44（10）：724.

3. 曹大海. 如何成为一名优秀的内科医生. 中国医药导报，2007，4（13）：132.

4. 刘光辉，张铭. 心血管医生日记与点评. 北京：人民军医出版社，2010：1-6.

5. Conti CR. What makes a good doctor? Clin Cardiol, 2005, 28（11）：496-498.

6. Rogers WA. Is there a moral duty for doctors to trust patients? J Med Ethics, 2002, 28（2）：77-80.

7. Neuwirth Z, Schrader S. Performing medical conversations："between" physicians and patients. Adv Mind Body Med, 2004, 20（4）：8-12.

8. Douglas LM. Braunwald's Heart Disease：A Textbook of Cardiovascular Medicine. 10th. New York：Saunders, 2014.

9. 陆再英. 高血压治疗的规范化和个体化. 中华心血管病杂志，2006，34（1）：92-93.

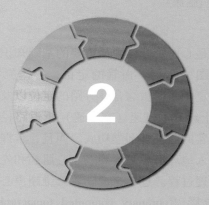

心脏解剖与临床

心脏解剖是心血管专科中最重要的基础知识之一。急性心肌梗死时心电图"罪犯"血管的定位，心律失常时室性期前收缩起源点的定位、预激综合征旁路的定位以及室性心动过速（室速）和室上性心动过速（室上速）折返路径的定位，都离不开牢固而扎实的心脏解剖学功底。而且，掌握心脏形态解剖也有利于更深入地理解心脏瓣膜病、心肌病和先天性心脏病等疾病的病理生理过程。近年来，随着二维超声心动图、冠状动脉 CT 血管造影（coronary computed tomography angioplasty，CCTA）、心脏磁共振、经皮冠状动脉介入治疗（percutaneous coronary intervention，PCI）、腔内电生理检查和射频消融术等新兴诊治项目的迅速开展，心血管医生对心脏解剖学的认识更加深入，有些既往经典解剖上不十分重要的部位被赋予了新的内涵，因此这也对心血管医生在心脏解剖学层面上有更高的要求。同时，心血管领域中新兴诊治项目的开展也应运而生很多新的解剖名词，这些原因使得传统心脏解剖知识已不足以满足目前心血管临床实践的要求，所以我们不能仅停留在对传统系统解剖学知识掌握的层面上，还需要将心脏解剖基础理论与近年来新兴的心血管诊治项目有机的结合，全方位地掌握并理解心脏解剖学。

本章节包括心脏大体形态解剖、心脏血管及造影解剖、心脏断层切面解剖和超声心动图切面解剖等四个部分。通过简洁而轻松的叙述方式将心脏解剖与临床应用中关系最密切的一些知识点结合 200 多张精美的相关插图逐一展现给广大的读者。

1 心脏大体解剖

先上一幅三维立体心脏解剖图，从前、后、左、右四个方位观察一下心脏及其毗邻脏器的结构，解剖名称均已标注，请读者仔细查看，按图索骥（图2-1-1）。

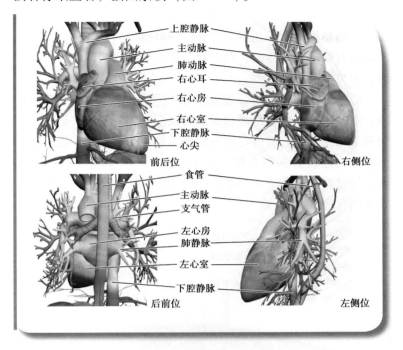

上腔静脉
主动脉
肺动脉
右心耳
右心房
右心室
下腔静脉
心尖
前后位   右侧位

食管
主动脉
支气管
左心房
肺静脉
左心室
下腔静脉
后前位   左侧位

图2-1-1 心脏前后位、后前位、左侧位、右侧位三维解剖图

在认识心脏大体形态解剖之前，我们得有一个正确的心脏空间观。正确的心脏空间观犹如正确的人生观，人生观错了就很容易误入歧途。同样，在心脏解剖中没有正确的心脏空间观，就会在心脏断层解剖、超声解剖以及血管造影解剖上走很多弯路。因此，在本章节的一开始就不惜浓墨重彩为大家阐述一个正确的心脏空间观。心脏空间观说到底也很简单，一句话——从正确的视觉角度理解心脏视觉成像。左前斜位45°不会出现右前斜位30°的血管成像，心脏断层平面不会出现四腔切面的形态，心脏后前位不会出现左前斜位成像。说来简单但是事实上人是经常犯思维定式的错误，如我们熟知的"小明

的爸爸有 3 个儿子，老大叫大毛，老二叫二毛，老三叫什么？——三毛！错，他叫小明！"这就是思维定式。同样左、右在我们思维潜意识里被赋予的对称的概念——左手和右手、左眼和右眼都是对称的，而中和间被赋予居中的概念，如鼻中隔、中央沟和正中线等。

心脏有左房、右房、左室和右室等四个腔，当中有房间隔、室间隔——这就是潜意识里给我们对称的暗示，但是从正面视觉角度上看心脏的左房与右房、左室与右室，不但形态上不对称，连位置都不对称，上个示意图，在双乳头连线的高度，通过与水平面呈 30°向后上方切开胸腔，就得到如下视觉效果图（图 2-1-2）。

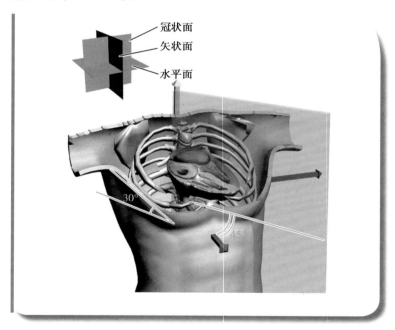

图 2-1-2 心脏四腔切面横断效果图

这幅图很类似心脏的四腔切面，关于四腔切面会在"超声心动图切面解剖"中详细提到。在这里，我们要注意的是室间隔所在平面应该与矢状面呈45°~60°。这个角度就是左前斜位，在这个位置观察心脏，心尖正对我们，左右室勉强算得上对称。如果从正面（前后位）观察人类的心脏，室间隔几乎是横在我们面前遮挡住整个左心室，只留下少许心尖部能看到，而我们看到的应该是整个右心室；左心房完全是在心脏正后部，再往后就是气管、食管和脊椎，因此称右心室为前心室、左心房为后心房似乎更为恰当。

了解了这一点我们就不会在 CT 片上的左侧去寻找左心房、右侧去寻找右心室（图2-1-3）。

了解了这一点，我们就知道如果一个人是漏斗胸，它很可能压迫到右心室流出道，而不会压迫到左心室（图2-1-4）。

为了进一步理解这一点，将右心房室游离面透明化后我们在正前方看心脏和室间隔应该是这个效果（图2-1-5），类似的心脏的空间理念观会贯彻到随后的几个章节。

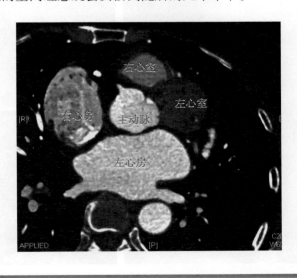

图 2-1-3 CT 主动脉口层面断层解剖结构图

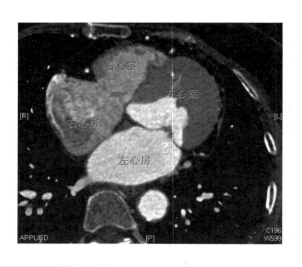

图 2-1-3   CT 主动脉口层面断层解剖结构图（续）

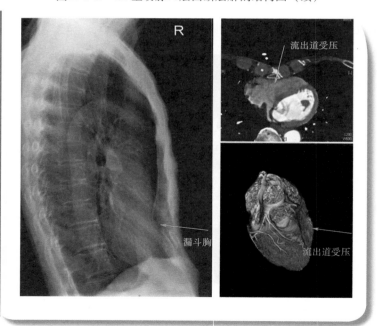

图 2-1-4   漏斗胸压迫右室流出道示意图

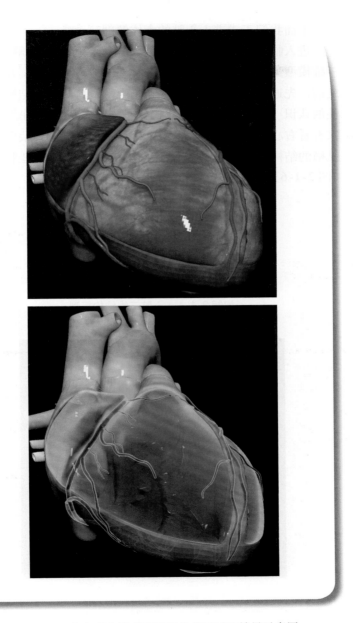

图2-1-5 右心房室游离面透明化前后对比效果示意图

下面我们正式进入心脏的大体解剖。

进入临床之后，很多人可能没有机会再次踏入解剖教室。三维模型为我们提供了认识心脏解剖的另一个手段。开始介绍之前，先通过一小段三维心脏动态影像资料对心脏结构有个感性的认识（视频 2-1-1）。我们先把右心耳切开后往外翻，大家看看右心耳切开外翻是不是更有耳朵的感觉？耳朵里面交错纵横的结构叫梳状肌，为什么叫梳状肌？我们一起来看一下（图 2-1-6）。

视频 2-1-1   心脏三维结构模型

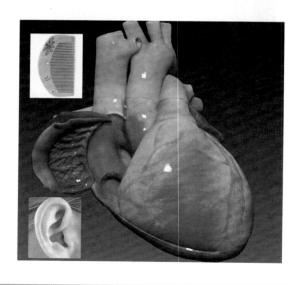

图 2-1-6   右心耳梳状肌结构示意图

心耳位于心房上方，血流本来就慢，当心房颤动（房颤）时血流速度更慢，再加上左右心耳这些纵横交错的梳状肌结构，所以很容易在这里形成血栓，尤其是左心耳。所以房颤超过48小时要抗凝治疗3周才能复律。一方面防止新的血栓形成，另一方面要让已经形成的血栓机化。另外即使是房颤复律为窦性心律后，左、右心耳一般也不能马上恢复节律收缩，仍处于顿抑状态，叫心房顿抑，所以仍需要抗凝4周，这就是房颤抗凝治疗"前3后4"的由来。

下面我们把右心室游离壁也切掉，然后把三尖瓣、乳头肌透明化，就暴露出清爽的右房、右室内部结构（图2-1-7）。做好这些准备工作我们就开始介绍右心房、右心室内部结构。

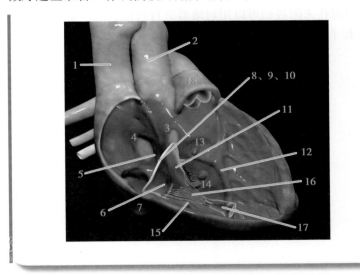

图 2-1-7 右房右室内部结构示意图

1. 上腔静脉　2. 主动脉　3. 室间隔膜部　4. 卵圆孔　5. 欧氏嵴
6. 冠状静脉窦口　7. 下腔静脉　8. 三尖瓣前瓣瓣环（白色）　9. 三尖瓣后瓣瓣环（绿色）　10. 三尖瓣隔瓣瓣环（蓝色）　11. 三尖瓣
12. 隔缘肉柱　13. 圆锥乳头肌　14. 内侧乳头肌　15. 后乳头肌
16. 三尖瓣腱索　17. 前乳头肌　18. 肺动脉

三尖瓣位于房室口，解剖上分为瓣环、瓣叶、腱索三部分。三尖瓣顾名思义有三个瓣膜，前瓣通过腱索与前乳头肌相连，后瓣通过腱索与后乳头肌相连，还有一个靠着膈肌叫隔瓣，它通过腱索与内侧乳头肌和圆锥乳头肌相连。因为有三个瓣叶所以在房室口的瓣环分为三个部分：三尖瓣前瓣瓣环、后瓣瓣环和隔瓣瓣环，大家先记住隔瓣瓣环，下面还会进一步介绍。

卵圆窝——房间隔标志性建筑之一，相信读者都很熟悉，卵圆窝很薄，厚度只有2mm，房颤射频消融是通常穿破卵圆窝把造影导丝升到左心房进行肺静脉造影，然后在股静脉穿刺后应用三维标测系统定位。随着心脏介入医学的发展，目前大多数卵圆孔未闭我们可以用封堵器进行封堵，而不必再通过外科手术（图2-1-8）。

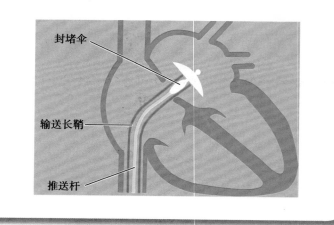

图2-1-8　卵圆孔未闭封堵示意图

我们注意到上腔静脉、下腔静脉开口于右房，但是很奇怪，我们没有找到上下腔静脉瓣，所以问题来了，如果没有静脉瓣心房收缩时血流难道不会倒流回上下腔静脉？其实，右心房在上下腔静脉口进化出肌袖这么一圈肌肉，这圈肌肉移行到上下腔静脉口，在心房收缩时肌袖随之收缩虽不足以封闭腔静脉口，但由于流体力学原因其产生湍流，可以对抗心房压力。不过这些肌袖有具备潜在起搏功能的 P 细胞，在左房肺静脉口的肌袖电活动尤其活跃，常成为房颤的"罪魁祸首"，所以目前房颤的环肺静脉消融治疗就是这个机制。这个是左房内容，现在我们还是先回到右房。

　　严格地说下腔静脉曾经是有静脉瓣的，胚胎期负责引导血流进入卵圆孔，随着卵圆孔封闭，这个下腔静脉瓣也逐渐退化，最终退化成连接下腔静脉口和卵圆孔前段一个隆起的结构，称欧式嵴，也有的直接称其为下腔静脉瓣。如果欧式嵴退化的不够好而比较长，称欧式瓣；如果退化故障，甚至形成网状结构叫希阿里网，也称 Charis 网，这样一个结构就有 5 个不同名称。Charis 网虽然很少见，但确实是个很麻烦的结构，麻烦在什么地方？它会经常被超声医生误诊为三尖瓣脱垂、右房黏液瘤，甚至装起搏器时还会缠绕导丝，所以我们做择期 PCI 或电生理检查，有条件先查个心脏超声探探路，了解心脏解剖结构有没什么异常还是必要的。

　　欧式嵴还有一个作用，可以作为卵圆孔穿刺的标志。欧式嵴后方为房间隔，连接左右心房，比如我们刚才提到在卵圆孔穿刺是进入左房；而在欧式嵴前方为房室隔连接右心房和左心室，从这个地方穿刺过去是进入左室流出道。下图的角度有助于读者理解欧式嵴的解剖特征（图 2-1-9）。

　　冠状静脉窦口：心脏大部分静脉血由心大静脉、心中静脉、心小静脉汇入冠状窦静脉，通过冠状静脉窦最后回流入右心房（图 2-1-10），冠状窦口下缘有冠状窦瓣，又叫 Thesbesian 瓣，不是所有的人都有，出现概率 50%。过去这个解剖结构不受重视，随着射频消融和三腔起搏器——心脏再同步治疗起搏器（cardiac resynchronization therapy，CRT）植入的开展，冠状静脉窦成为一个很重要解剖

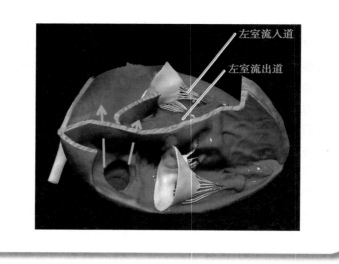

图 2-1-9 房间隔与房室隔与左房左室对应解剖位置示意图

结构，因为通过这里可以用冠状静脉窦电极进行电位标测，同时这个地方也是 CRT 左室后静脉电极必经之路。有趣的是，心脏静脉血流方向和造影剂方向相反，要在这里造影，造影剂会流回右心房，根本没办法成像，因此要在冠状静脉窦口用球囊打气把它封闭，才能实现造影。我们知道左主干不能断流太长时间，这个思维定式被带到冠状静脉窦，并且影响了好几年造影方法，谁也不敢把球囊在这里封闭太久，后来才发现原来封闭冠状静脉窦口并没有那么可怕。

在欧式嵴旁边还有一条小小隆起叫 tadaro 腱（图 2-1-11）。它是一条纤维状结构，前面提到过三尖瓣隔瓣瓣环（隔瓣瓣环）。tadaro 腱、三尖瓣隔瓣瓣环和冠状窦口围成一个三角区域，大家一定猜到了这个重要的解剖结构——Koch三角。

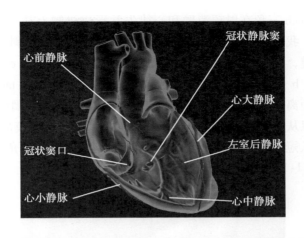

图2-1-10　冠状静脉解剖示意图

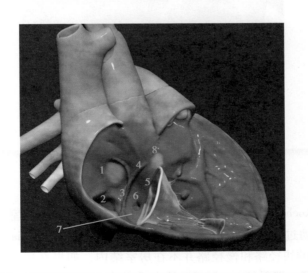

图2-1-11　右房解剖结构示意图
1. 卵圆孔　2. 下腔静脉口　3. 欧氏嵴　4. tadaro 腱　5. 三尖瓣隔瓣
瓣环　6. 冠状静脉窦口　7. 右心房峡部　8. 室间隔膜部

Koch 三角在射频消融和心律失常形成机制上都有重要的意义。我们先了解下 Koch 三角定义：Koch 三角内侧斜边为 tadaro 腱，外侧斜边为三尖瓣隔瓣瓣环，底边由 a、b、c 三部分组成，b 为冠状静脉窦口直径，a 为冠状静脉窦口到 tadaro 腱最短距离，c 为冠状静脉窦口到三尖瓣隔瓣瓣环最短距离。大家可以从图上看到 Koch 三角顶部刚好就在室间隔膜部下方，因此从冠状静脉窦口，到室间隔膜部就是 Koch 三角的高 h（图 2-1-12）。

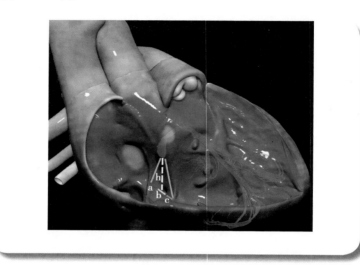

图 2-1-12　Koch 三角解剖位置示意图

Koch 三角意义在哪里？现代电生理研究发现房室结折返性心动过速（atrioventricular nodal reentrant tachycardia，AVNRT）的快径路和慢径路并不在房室结内，如果在房室结内就麻烦了，那射频对 AVNRT 就束手无策了，因为房室结可不能拿来消融，不然就会导致三度房室传导阻滞。遗憾的是很多教科书仍然沿用既往的图示，引起误导。既然快慢径路在 Koch 三角区域内，那消融就安全多了，tadaro 腱的附近一般是快径路的范围，三尖瓣隔瓣瓣环附近是慢径路的范围，从图 2-1-12 可以看出，Koch 三角顶部很靠近房室结，在这个位置消融很容易引起房室结损伤，应该格外小心。

另外这个区域也经常是房室交界区心律的起源点，而并不像向既往认为的是在希氏束附近的位置，理解了这个解剖部位和电生理特点有助于理解《黄宛临床心电图学》——"房室交界区心律"这个章节。

在下腔静脉口和三尖瓣环之间有个右房后窝，也叫右房峡部，它是心肌比较薄的几个位置之一，电生理检查时很容易引起损伤。

围绕着三尖瓣环折返的右房房扑是最多见的一种房扑类型，峡部是它的必经之路，所以也叫峡部依赖性房扑。按激动顺序分为右房逆时针房扑（Ⅰ型房扑）和右房顺时针房扑（Ⅱ型房扑）。

下面穿过三尖瓣进入右心室。

中国古代有一位长期拒绝使用漏斗而名垂青史的名人——卖油翁。右心室有个漏斗部，大家猜一猜这个漏斗应该放在心脏的哪个部位？

现在为大家揭开这个谜底。看，图 2-1-13，这是一个倒放的漏斗，漏斗是用来打酱油的，在右心室这个漏斗负责收集右心室流出道的血液汇向肺动脉，由于这个漏斗形似圆锥体，所以在这个位置的右室前壁叫动脉圆锥部。

那何谓右室流出道、流入道？图 2-1-14 直接模拟一个血流。

从三尖瓣流入的血流位置较低，代表流入道，血流经心尖发生转折，流向位置较高的肺动脉瓣代表流出道，见斜线处。

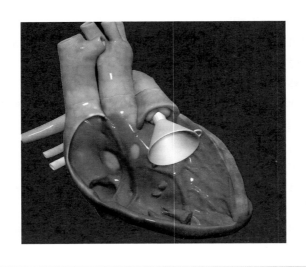

图 2-1-13   右室流出道位置示意图

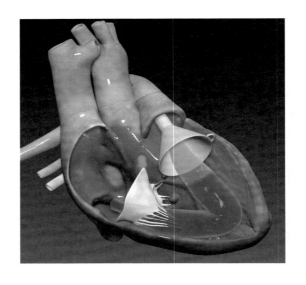

图 2-1-14   右室流出道血流方向意图

下面是心电图中一个比较重要知识点，在额面电轴上Ⅰ、Ⅱ、Ⅲ、aVR、aVL、aVF 探测电流方向如图所示（图 2-1-15），当心室除极综合向量在额面投射方向与探测电流方向一致，QRS 主波向上，反之主波方向向下。如果除极激动来自于窦房结或 A 点（流出道），那么除极大方向和Ⅱ、Ⅲ、aVF 的大方向是一致的，所以在Ⅱ、Ⅲ、aVF 的 QRS 主波方向向上（图 2-1-15 和图 2-1-16A）；如果来自于流入道 B 点，可想而知心脏除极由下向上，和Ⅱ、Ⅲ、aVF 大方向相反所以在Ⅱ、Ⅲ、aVF 的 QRS 主波方向向下（图 2-1-15 和图 2-1-16B），那么它很可能是个起源于流入道的室早或室速。

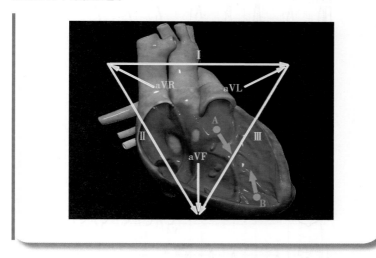

图 2-1-15 右室流出道 A、流入道 B 的异位激动扩散方向示意图

同理，早期起搏器的心室起搏电极一般是放在流入道，因为这个地方柱状肌纵横交错，如果起搏器电极头做成倒钩状，就很容易被动固定，安装方便。但是这个地方位置低，心室收缩由下而上，QRS 波宽不生理，所以很多新型号的起搏器起搏电极都放在高位流出道。由于这个地方很光滑，没办法被动

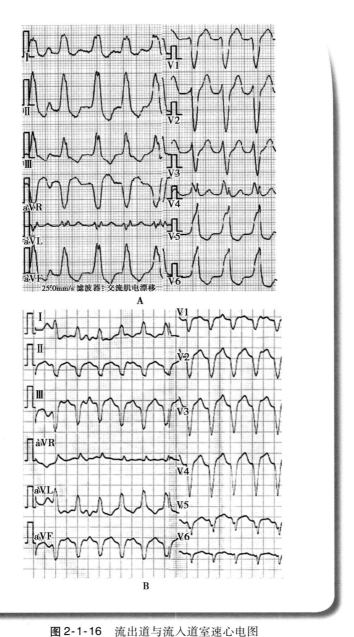

图 2-1-16 流出道与流入道室速心电图

A：起源于流出道室速心电图，B：起源于流入道室速心电图

　　固定，好在这里毛糙肉厚，所以可以用螺旋电极旋进心肌里面，这叫主动固定。我们一般只要看Ⅱ、Ⅲ、aVF主波方向就能大概判定起搏电极安放位置（图2-1-17）。

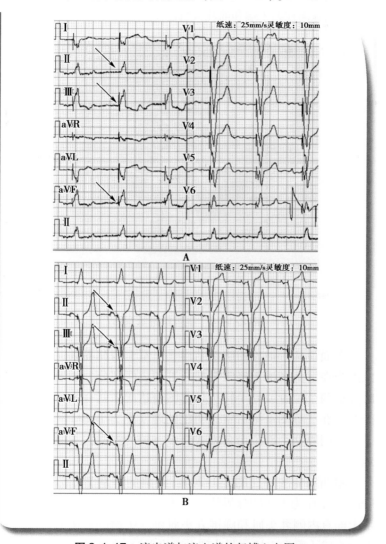

图2-1-17　流出道与流入道的起搏心电图
A：起源于流出道起搏心电图，B：起源于流入道起搏心电图

右心室有个 Y 型扁平肌肉隆起非常醒目称为隔带，分三个部分：a 为隔带前脚，b 为隔带后脚，c 为隔带体部。隔带向下延伸为隔缘肉柱，是心脏最大一个肉柱，我们所说的右束支就走行在里面。隔缘肉柱的末端和前乳头肌连在一起（图 2-1-18）。

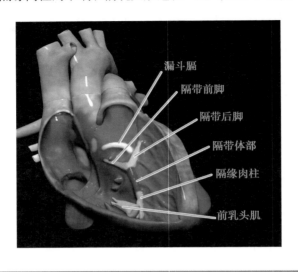

图 2-1-18　隔带解剖示意图

下面说两个抽象的解剖结构——室上嵴和界脊，说它们抽象因为在解剖图谱上经常要把心脏切成两部分，如果一个结构跨越这两个位置或处于转折处作图表达起来就有困难，所以这个结构在三维图上把右室透明化处理（图 2-1-19）。

室间隔这个部位命名方式众多，较为混乱，下面由简入繁地介绍。

室间隔分法一（图 2-1-20）：经典的解剖学划分方法以隔带的 Y 字作为天然的分界线，分为窦部、小梁部和漏斗部。窦部上面有内侧乳头肌和圆锥乳头肌供三尖瓣隔瓣附着，小梁部上面有肌小梁和肉柱，漏斗部上面光滑没有什么特殊的结构。

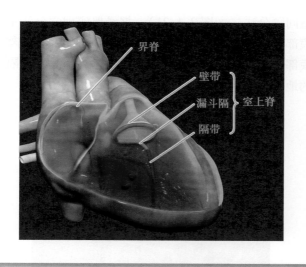

图2-1-19 界脊和室上嵴解剖示意图

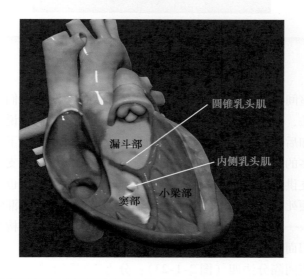

图2-1-20 室间隔窦部、漏斗部和小梁部的解剖示意图

室间隔分法二（图2-1-21）：据经典病理学分法室间隔可分为膜部和肌部两部分。没有肌肉就叫膜部，有肌肉就是肌部，膜部边界很小，它是心室肌最薄的地方，是室间隔缺损最好发的地方。

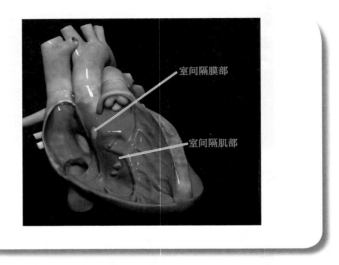

室间隔膜部

室间隔肌部

图2-1-21   室间隔膜部与肌部的解剖示意图

室间隔分法三（图2-1-22）：经典供血分法是我们很熟悉的分法，它把室间隔分为前缘和后缘，也就是我们常说的前室间隔和后室间隔，有时又称它为室间隔上部和室间隔下部。如此众多的表述名称确实易引起混乱，前室间隔由前降支分出的穿隔支供血，后室间隔由后降支供血，所以这种分法也适用于心肌梗死的心电图定位，但是我们要知道这种分法遗漏室间隔上缘——上缘这个地方地势奇特，毗邻众多，解剖结构异常复杂，因而它又分成3个部分（在这里就不展开）。

室间隔分法四（图2-1-23）：分为室间隔上部、室间隔中部、室间隔下部，就是把上面两分法改为3分法，这个读者一看就知道，不再展开。

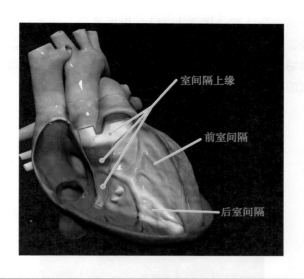

图 2-1-22 室间隔上缘、前室间隔和后室间隔的解剖示意图

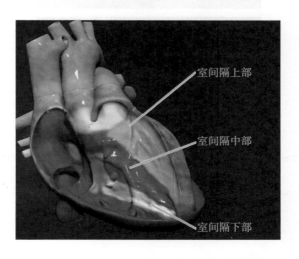

图 2-1-23 室间隔上缘、室间隔上部、室间隔中部和
室间隔下部的解剖示意图

室间隔分法五（图 2-1-24）：根据超声心动图的切面划分为上段、中段和下段（心脏超声切面解剖详细说明），即在左室长轴切面切断，切线刚好经过间隔上部、中部和下部，是一个平面的概念。

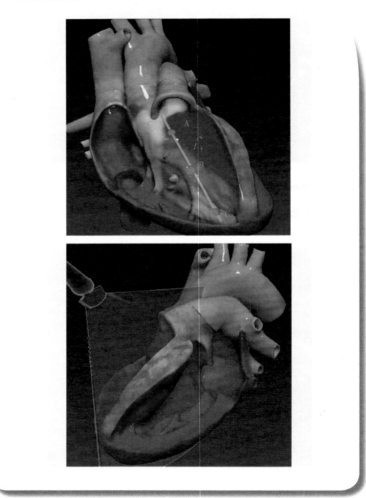

图 2-1-24　室间隔上段、中段和下段的解剖示意图

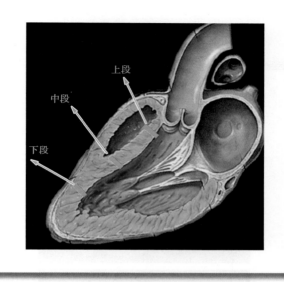

图 2-1-24　室间隔上段、中段和下段的解剖示意图（续）

　　室间隔是右室和左室的共有的部分，右室的解剖图说在这里结束，而左室的解剖的图说又从这里开始。

　　室间隔既是右室的组成部分，也是左室的组成部分，在心肌缺血的定位中，大左室的概念包括室间隔（前间壁＋后间壁）、左室前壁、左室侧壁、左室后壁、左室下壁。图 2-1-25 剥离右房、右室等杂七杂八的东西，单独把左室提取出来进行展示。左室分为 16 个小部分图中均已标明，16 个部分动态演示如视频 2-1-2 所示。此处读者先简要认识一下各部位名称，后文还会进一步介绍。

　　心电图上简要的缺血定位为 V_1、V_2 前间壁，V_3、V_4 前壁，V_5、V_6 侧壁，V_7、V_8 后壁和 Ⅱ、Ⅲ、aVF 下壁，这个心电图上的定位和解剖位置大体相当（图 2-1-26）。

　　这里再强调一下心脏空间观念，如果你发现心尖正对着你，那一定不是前后位，是左前斜位，注意右上角的题注。

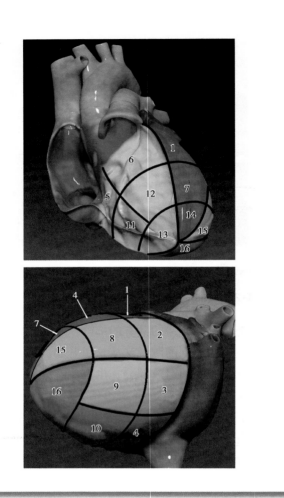

图 2-1-25   左室壁结构划分示意图

1. 前壁基底段；2. 侧壁基底段；3. 后壁基底段；4. 下壁基底段；5. 后间隔基底段；6. 前间隔基底段；7. 前壁中段；8. 侧壁中段；9. 后壁中段；10. 下壁中段；11. 后间隔中段；12. 前间隔中段；13. 室间隔心尖段；14. 前壁心尖段；15. 侧壁心尖段；16. 下壁心尖段

视频 2-1-2　左室 16 分法动态视频

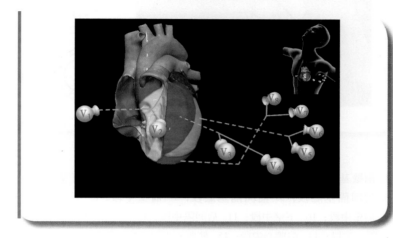

图 2-1-26　左室壁各部位对应心电图导联示意图

　　心肌严重缺血或梗死后相应心肌出现运动渐弱、停止或矛盾运动，其定位对冠心病的定位诊断和预后的评价有十分重要临床的意义。那么把左室划分成几部分，怎么划分最有利于节段性室壁运动分析，2000 年美国超声心动图协会推荐左室壁16 分法，这种分法最符合临床特点、心肌供血分布也和心电图心肌缺血定位相互呼应，它就是把这个模型用超声束再切成3 部分，但似乎出问题了。三六一十八，怎么少了两块？在心尖部前后间隔融合为一段，下壁消失，所以减去两段就是十六段（图 2-1-27）。

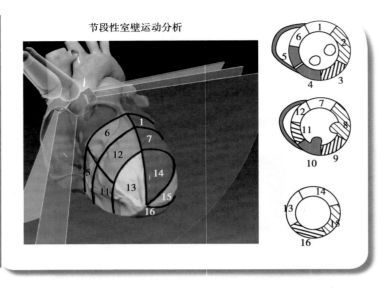

图 2-1-27   心脏超声左室壁 16 分法示意图

1. 前壁基底段；2. 侧壁基底段；3. 后壁基底段；4. 下壁基底段；
5. 后间隔基底段；6. 前间隔基底段；7. 前壁中段；8. 侧壁中段；
9. 后壁中段；10. 下壁中段；11. 后间隔中段；12. 前间隔中段；13. 室
间隔心尖段；14. 前壁心尖段；15. 侧壁心尖段；16. 下壁心尖段

所以心脏的大体形态解剖是所有造影解剖、断层解剖和超声切面解剖的基础，打好这个基础我们才能更容易理解其他解剖方式。

下面我们挖开左室，看一看内部结构，左室和右室一样有流入道和流出道，注意一点，二尖瓣前叶是左室流入道和流出道天然的分隔屏障，这个不必用过于复杂语言去描述，大家还是感性认识一下（图 2-1-28）。

下面讨论的问题跟左室流出道密切相关，大家一定都猜到了——肥厚型心肌病。在《TOPOL 心脏病学中》将肥厚型心肌病分为四型：Ⅰ型，前室间隔肥厚；Ⅱ型，前室间隔 + 后室间隔（即全室间隔）肥厚；Ⅲ型，全室间隔 + 左室前壁 + 左

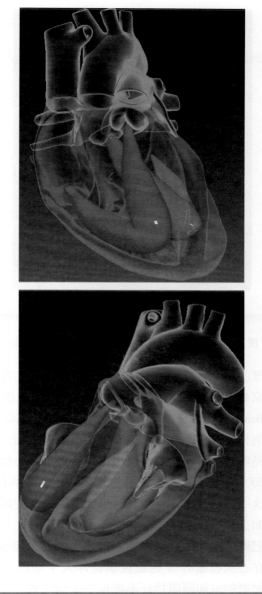

图 2-1-28 左、右流出道血流方向示意图

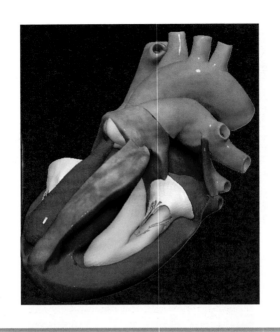

图 2-1-28   左、右流出道血流方向示意图（续）

室侧壁肥厚；Ⅳ型，仅后室间隔或仅侧壁或仅心尖部肥厚。这种分法大家较为熟悉，采用的是 Maron 教授一篇论著中的分型。在《Braunwald 心脏病学》和《赫斯特心脏病学中》则采用不同解剖分型方式，如果读者有兴趣可以参阅相关章节。但最实用和经典的分型还是依据流出道是否梗阻分为梗阻性和非梗阻性。2009 年 ACC/AHA 发布的《肥厚型心肌病诊疗指南》也是根据这一分型制定诊疗流程。那何谓流出道梗阻？直观地看一下就知道了（图 2-1-29）。

由于肥厚的室间隔把原本通畅流出道血流分隔成 A、B 两个部分，在心肌收缩时 A 处血流很快冲入主动脉，但 B 处血流由于被肥厚的室间隔阻挡还不能很快流到 A 处。这样，A 处形成相对真空，在文丘里效应作用下，把正在关闭的二尖瓣前

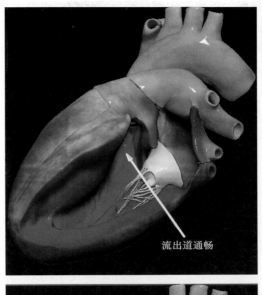

流出道通畅

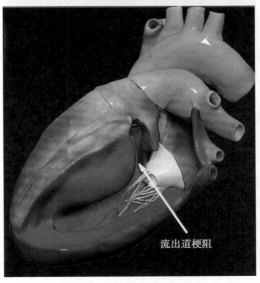

流出道梗阻

图2-1-29 肥厚型心肌病梗阻性与非梗阻性的解剖示意图

叶 C 给吸过来，形成二尖瓣前瓣反常运动，使 M 超曲线 CD 段反常上抬，这就是非对称的梗阻性肥厚型心肌病 M 型心脏超声中二尖瓣收缩期前向运动（systolic anterior motion，SAM）（systolic anterior motion，SAM）征的解剖基础（图 2-1-30）。

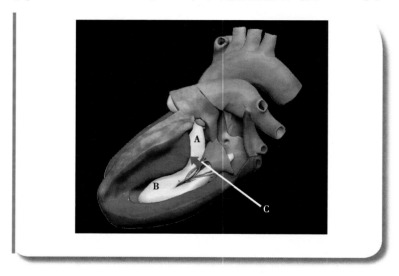

图 2-1-30 梗阻性肥厚型心肌病二尖瓣前叶反常运动示意图

二尖瓣环和三尖瓣环相比形状更规则，类似圆形，质地也更硬，有利于在预激旁路的射频消融治疗中使消融导管大头挂靠。另外，冠状静脉刚好环绕一半的瓣环，可以把冠状静脉窦电极放置在这个位置。以上决定了如果预激综合征旁路在左侧标注起来会更容易些，我们之所以在预激综合征时要简单对其进行分型，就是这个原因，它决定我们大体消融方式。

左房：左房的解剖相对简单，而且它的知识点大多和房颤有关。首先，左心耳是房颤栓子最容易形成的地方，要明确这个地方是否有血栓，普通的二维超声检出率不高。前面说过左房在心脏最靠后的地方，它的后面是食管，那就有办法，如果经过食管把超声探头伸下去，就很靠近左房，就比较容易检出血栓。虽然房颤指南推荐这种做法，但临床实践中很多医院没有开展经食管的心脏超声，而且患者确实较为痛苦，可以考虑用心脏 CT 或磁共振扫描检查，也更为准确。如果永久性房颤患者无法长期口服抗凝药，而血栓风险又很大，可以考虑行介入左心耳封堵或手术切除左心耳。

　　肺静脉在左房有四个开口，与上腔静脉一样没有静脉瓣，而进化出肌袖组织。肌袖组织中含有 P 细胞，多成为房颤的发源地。大多数情况下，肺静脉口的肌袖部位参与房颤的起源与维持，少数情况下作为旁观组织存在，如起源于上腔静脉的房颤，所以目前最常用的消融方式还是肺静脉消融，当然有时候心房复杂碎裂电位区（complex fractionated atrial electrogram，CFAE）和神经节丛（ganglial plexus，GP）也参与房颤形成，所以线性消融、肺静脉隔离术和腔静脉消融成为环肺静脉消融的必要补充方式（图 2-1-31）。

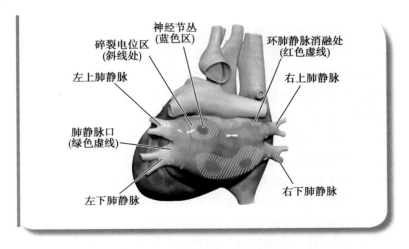

图 2-1-31　左房消融电位区解剖示意图

心脏传导系统解剖（图 2-1-32）

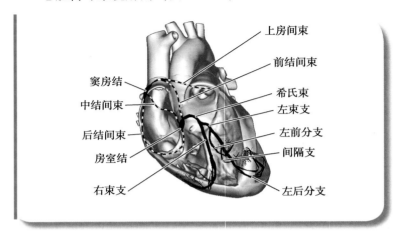

图 2-1-32　心脏传导系统解剖示意图

　　相对于复杂多变的心律失常来说。心脏的传导系统解剖要相对简单一些，但了解心脏的传导系统解剖是分析复杂心律失常的前提。

　　窦房结位于上腔静脉和右心耳交界的界沟，因其自律性最高而控制整个心脏节律性收缩。窦房结往下是前、中、后三个结间束，其中前结间束发出上房间束分布于左房，但是在解剖上其实并未分离出实体的结间束组织。目前认为它们可能并不存在，只是一些传导速度较快的通路，所以用虚线表示。这几个通路不但传导得快，而且对钾离子耐受性也较高。高钾血症时，心房的心肌细胞已经无法收缩，无法产生P波，而冲动却仍然可以沿着结间束传导到房室结，使心室的心肌收缩，形成了高钾血症早期的窦室传导，也就是心电图上没有明显可见的P波，但窦房结冲动可以照样下传产生正常的QRS波，当血钾进一步升高才形成T波高尖、QRS波增宽。因此，心电图上的窦室传导现象有助于早期诊断高钾血症。

再往下就是房室结和希氏束，希氏束分出左右两个束支，右束支沿着隔缘肉柱行走，最后发出浦肯野纤维分布于乳头肌和右室心肌。左束支分出左前分支和左后分支两个大支，当中还有些细小的间隔支。心电图上有一类很有特点的窄 QRS 波的室速，呈左后分支传导阻滞和不完全右束支传导阻滞图形，对维拉帕米敏感，其折返环就是位于左前分支及其附近心肌组织之间。

我们先来简单认识一下冲动在心脏如何传导：冲动由窦房结形成，经前、中、后三个结间束、房间束扩布到心房，然后在房室结耽搁大概 0.12 秒，经希氏束传导、左右束支及其分支，到浦肯野纤维传导心肌，引起心室收缩。

那第一个问题来了，我们多少有过触电经历，人是优良的导体，心房心室又是连在一起的，冲动既然在房室结会延搁一段时间下传，冲动为什么不直接由心房肌传导到心室肌，而非要经过房室结-希氏束下传呢？究其原因在于心房和心室之间不导电。正常心脏中间有一个纤维环，就像一层绝缘的橡胶垫做成的墙，将心房和心室隔开了，电信号只能由房室结和希氏束下传。旁路就是胚胎发育期间未完全退化的传导组织，连接心房和心室，破坏了游戏的规则，钻了心房和心室绝缘墙的墙角，在心房和心室之间建立了一个秘密导电通道。俗话说只要锄头抢得好，没有墙角挖不倒，有了旁路心脏的和谐生活就被搅乱了，临床表现为预激综合征。图 2-1-33 是心脏常见的旁路示意图。心脏传导系统和旁路的动态视频如视频 2-1-3 所示。

旁路至少包括三个知识点：①解剖命名；②别称（很多旁路是以发现者名字命名）；③电生理特点。

我们通过排列组合的方法很容易记住解剖命名。"旁束"也可以用"束、旁路、连接、纤维"等代替，比如房室旁束也可以叫房室旁路、房室纤维，都是一个含义（图2-1-34）。

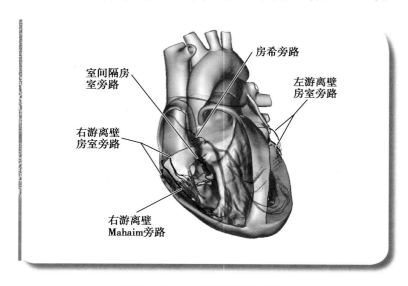

图2-1-33　心脏旁路解剖示意图

视频2-1-3
心脏传导系统和
旁路动态演示视频

　　为了纪念在旁路的发现上做出卓越贡献的解剖学家、病理学家和医学家，有时候我们用他们的名字来命名旁路，如Kent束、Mahaim束和James束。这些旁路与解剖旁路对应关系如下：红色底表示该对应旁路最常见，蓝色底表示较常见，绿色底表示少见，白色底表示没有对应该类型旁路（图

2-1-35）。

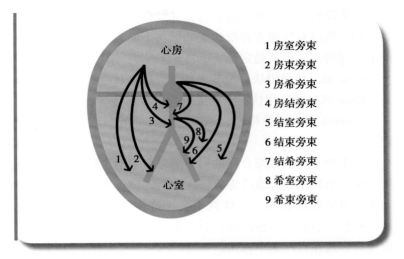

图 2-1-34 心脏旁路传导示意图

旁道别称	旁道起始部位	旁路名称			
Kent 束	心房至心室	房室旁路	房束旁路	房希旁路	房结旁路
	房室结至心室	结室旁路	结束旁路	结希旁路	
	希氏束至心室	希室旁路	希束旁路		
Mahaim 束	心房至心室	房室旁路	房束旁路	房希旁路	房结旁路
	房室结至心室	结室旁路	结束旁路	结希旁路	
	希氏束至心室	希室旁路	希束旁路		
James 束	心房至心室	房室旁路	房束旁路	房希旁路	房结旁路
	房室结至心室	结室旁路	结束旁路	结希旁路	
	希氏束至心室	希室旁路	希束旁路		

图 2-1-35 Kent 束、Mahaim 束和 James 束对应的解剖旁路

这种命名在早期并不存在什么问题，但随着解剖学和电生理学发展其最初的解剖定义和电生理特点也发生一些变化。尤其是电生理特点，这几位前辈其实并没有界定过，都是后来者界定的，所以有些地方并没达成共识。下面大致描述基本认可的电生理特点，但不是定论。

Kent 束：传导得快；全或无传导，双向传导，一般较短。

Jame 束：传导得快；全或无传导，双向传导，一般较短。

Mahaim 束：传导得慢，递减传导，一般只能顺传，一般较长。

电生理上，预激综合征的射频消融简单地说就是对旁路进行定位，然后用高温或冷冻方法在适当的位置把旁路切断，使其不能再形成折返环，这样就不会再产生房室折返性心动过速，而在没有射频消融的时代只能依靠开胸手术切断旁路，代价很高，现在已经基本淘汰。

本节简要介绍心脏左右室大体形态解剖和心脏传导系统解剖，对这些解剖部位的了解有助于对后面心脏断层切面解剖和超声心动图解剖界面的理解。而心脏的血管解剖因其特殊的临床地位而独立成节，下一节将介绍心脏的血管及造影解剖。

（郑炜平）

参考文献

1. 杜雷克. 格氏解剖学. 徐群渊, 译. 第 39 版. 北京：北京大学医学出版社, 2008.
2. 柏树令, 应大君. 系统解剖学. 第 8 版. 北京：人民卫生出版社, 2013.
3. 刘树伟, 李瑞锡. 局部解剖学. 第 8 版. 北京：人民卫生出版社, 2013.

4. 凌凤东, 林奇, 赵根然. 心脏解剖与临床. 北京: 北京大学医学出版社, 2005.

5. 陈新. 黄宛临床心电图学. 第 6 版. 北京: 人民卫生出版社, 2009.

6. 托波尔. TOPOL 心血管病学. 胡大一, 译. 第 3 版. 北京: 人民卫生出版社, 2009.

7. 马长生, 赵学. 心脏电生理及射频消融. 第 2 版. 沈阳: 辽宁科学技术出版社, 2013.

8. 罗伯特·波诺. 陈灏珠, 译. Braunwald 心脏病学·心血管内科学教科书. 第 9 版. 北京: 人民卫生出版社, 2016.

9. 奈特. 王海昌, 陶凌, 范延红, 译. 奈特心脏病学. 第 2 版. 北京: 人民军医出版社, 2015.

10. 奈特. 奈特人体解剖学彩色图谱. 张卫光, 译. 第 6 版. 北京: 人民卫生出版社, 2015.

11. 王新房. 超声心动图学. 第 4 版. 北京: 人民卫生出版社, 2009.

12. 培伯格, 马泽. 心脏 CT 血管造影手册. 吕滨, 译. 北京: 人民卫生出版社, 2009.

13. 余建明. 实用医学影像技术. 北京: 人民卫生出版社, 2015.

14. 任卫东, 常才. 超声诊断学. 第 3 版. 北京: 人民卫生出版社, 2010.

15. Cheitlin MD, Alpert JS, Armstrong WF, et al. ACC/AHA Guidelines for the Clinical Application of Echocardiography. A report of the American College of Cardiology/American Heart Association Task Force on Practice Guidelines (Committee on Clinical Application of Echocardiography). Developed in collaboration with the American Society of Echocardiography. Circulation, 1997, 95 (6): 1686-1744.

16. 中华医学会心血管病学分会介入心脏病学组. 中国经皮冠状动脉介入治疗指南 (2016). 中华心血管病杂志, 2016, 44 (5): 382-400.

17. 中华放射学杂志心脏冠状动脉多排 CT 临床应用协作组. 心脏冠状动脉多排 CT 临床应用专家共识. 中华放射学杂志, 2011, 45 (1): 9-17.

18. Thygesen K, Alpert JS, Jaffe AS, et al. Third universal definition of myocardial infarction. Eur Heart J, 2012, 33 (20): 2551-2567.

19. O'Gara PT, Kushner FG, Ascheim DD, et al. 2013 ACCF/AHA guideline for the management of ST-elevation myocardial infarction: a report of the American College of Cardiology Foundation/American Heart Association Task Force on Practice Guidelines. Circulation, 2013, 127 (4): e362-425.

20. Amsterdam EA, Wenger NK, Brindis RG, et al. 2014 AHA/ACC guideline for the management of patients with non-ST-elevation acute coronary syndromes: executive summary: a report of the American College of Cardiology/American Heart Association Task Force on Practice Guidelines. Circulation, 2014, 130 (25): 2354-2394.

21. Camm AJ, Lip GY, De Caterina R, et al. 2012 focused update of the ESC Guidelines for the management of atrial fibrillation: an update of the 2010 ESC Guidelines for the management of atrial fibrillation. Developed with the special contribution of the European Heart Rhythm Association. Eur Heart J, 2012, 33 (21): 2719-2747.

22. Marcus FI, McKenna WJ, Sherrill D, et al. Diagnosis of arrhythmogenic right ventricular cardiomyopathy/dysplasia: proposed modification of the task force criteria. Circulation, 2010, 121 (13): 1533-1541.

23. Priori SG, Wilde AA, Horie M, et al. HRS/EHRA/APHRS expert consensus statement on the diagnosis and management of patients with inherited primary arrhythmia syndromes: document endorsed by HRS, EHRA, and APHRS in May 2013 and by ACCF, AHA, PACES, and AEPC in June 2013. Heart Rhythm, 2013, 10 (12): 1932-1963.

24. Gersh BJ, Maron BJ, Bonow RO, et al. 2011 ACCF/AHA guideline for the diagnosis and treatment of hypertrophic cardiomyopathy: a report of the American College of Cardiology Foundation/American Heart Association Task Force on Practice Guidelines. Circulation, 2011, 124 (24): e783-831.

2 心脏造影血管解剖

心脏的血管解剖包括冠状动脉和心脏静脉两大系统。

了解冠状动脉解剖是解读冠脉造影、心脏 CTA 检查基础，而以往不太受关注的心脏静脉解剖因为射频消融和心脏再同步治疗起搏器（cardiac resychronization therapy，CRT）技术的开展也逐渐受到重视。

图 2-2-1A 是冠状动静脉三维模型，看起来似乎稍有些复杂，不过如果看看图 2-2-1B 的颅脑动静脉解剖图，立刻觉得宽慰多了。如果要说心脏的血管解剖复杂可能有一些其他因素在里面，总结的原因如下：

（1）经典解剖学跟不上快速发展的专科医学发展的步伐，近年由于介入医学、电生理，以及 CT 和 MRI 等多种检查和治疗手段的出现，对解剖学提出越来越高的要求，一些既往无关紧要甚至没有被定义过的解剖部位都有了新的内涵。

（2）同一根血管不但有解剖名称、简称，在不同专科又有不同俗称、雅称，还有英文名称、英文简称，在临床工作和科研中我们都要记住它们。

（3）不同的专著对一些解剖名称的界定缺乏统一共识，造成混乱，同时不同专著插图质量参差不齐。

（4）冠状动脉存在较大生理变异和病理变异，同一位置走行的血管因为这些变异而有不同名称。

在本章节血管解剖先采用最常规名字，在最后的总结（表 2-2-1）中一次性标注中英文简称和全称，同时对一些有异议的解剖名称会注解说明。

左、右冠状动脉是体循环中最早的两个分支，分支开口在哪里呢？就在主动脉窦内（图 2-2-2）。主动脉有 3 个瓣膜：左冠瓣、右冠瓣和无冠瓣（后瓣），三个瓣膜呈弧形向下凹

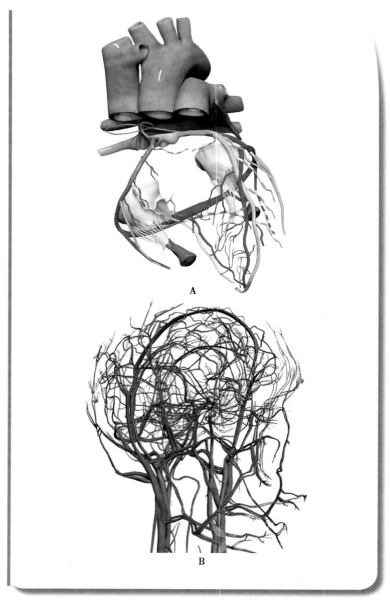

A

B

图 2-2-1　心脏动、静脉与颅脑动静脉示意图

陷，形成三个主动脉窦。顾名思义，左冠开口于左冠瓣上的主动脉窦内，右冠开口于右冠瓣上的主动脉窦内，后侧主动脉窦内没有开口，所以也把后瓣称为无冠瓣。冠状动脉造影检查时，造影导管就是要分别插入这两个开口内才能打造影剂。心血管系统把它的第一、二个分支给了左冠状动脉（左冠）和右冠状动脉（右冠），足见它们"出生名门、地位显赫"，担负着最重要职责——为心脏供血。

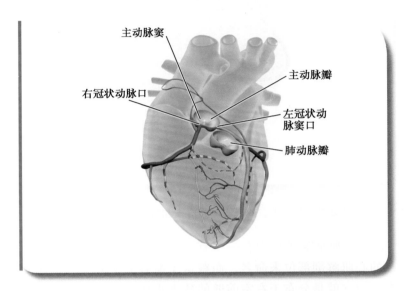

图 2-2-2　左、右冠状动脉开口位置解剖示意图

　　首先，我们先认识几支最重要的血管——冠状动脉分左右两个大支，即左冠和右冠（图 2-2-3）。左冠的开始部分称为左主干，左主干长为 1 ~ 3cm，直径约为 0.5cm，如果从 CT 断层切面上看，左冠开口左主干比右冠开口要高一些，左主干分出前降支和回旋支。这就是冠状动脉最主要的几个大支干。

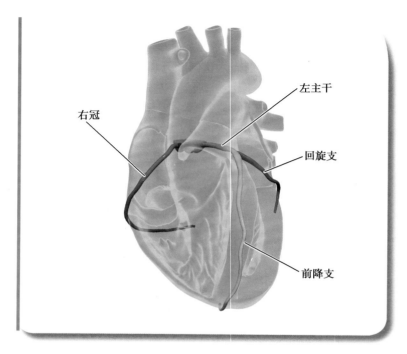

右冠

左主干

回旋支

前降支

图2-2-3　左主干、前降支、回旋支和右冠状动脉的示意图

　　在心脏血管解剖中有一个有意思的现象，经常以血管所在的心肌解剖部位来命名，而跟这支血管的来源无关，比如右室前支就是分布于右室前壁的数支小血管，它既可以来自右冠，也可以来左冠的自前降支，同样左室前支既可以来自前降支，也可以来自回旋支，相似的还有动脉圆锥支和左室后支。

　　先看左室后支（图2-2-4），它在左室后壁，左冠和右冠都可能在这个位置结束，所以左室后支既可以来自左冠、也可以来自右冠，有时候左、右冠都可以在这个位置发出左室后支。

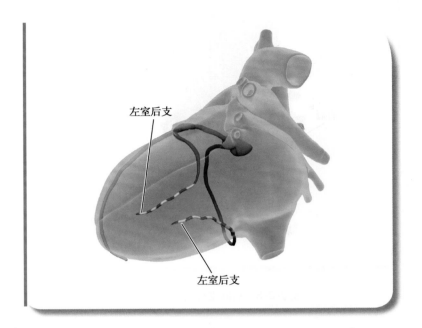

左室后支

左室后支

图2-2-4　左室后支解剖示意图

　　现在添加另一根重要的分支（图2-2-5），来自右冠的分支——后降支，冠状动脉系统大致的框架就出来了，我们可以通过视频2-2-1简单回顾一下，这样我们对冠状动脉有了一个最粗浅的印象。

　　下面我们要为这个框架添枝加叶，让它更饱满一些。我们再添加3对相互对称的血管——因为对称，所以比较好记（图2-2-6）。

　　（1）右冠分出右缘支，左冠的回旋支分出左缘支，分别在心脏右缘和左缘。

　　（2）在右室前壁上部也就是动脉圆锥部（右室流出道的顶部）右冠和前降支都可以发出动脉圆锥支，动脉圆锥支可能有一对或数对。

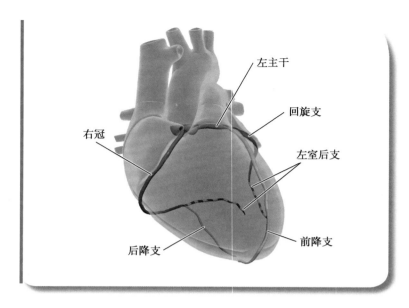

图 2-2-5　后降支解剖位置示意图

视频 2-2-1
冠状动脉主要血管动态视频

　　（3）右室前壁的中部右冠和前降支发出对称的右室前支，通常有数对，但都不是很粗大。

　　介绍完这几支对称的血管，我们把目光转到左室前壁这个位置来看看左室前支（图 2-2-7）。广义上的左室前支包括中间支、对角支（一般有 5～8 支）。经典的解剖学上只有从前降支和回旋支夹角当中发出的才叫中间支，只有不到一半

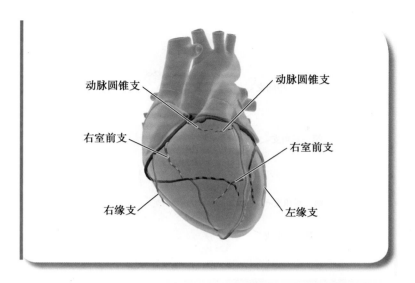

图2-2-6　动脉圆锥支、左缘支、右缘支和右室前支解剖示意图

（43%）的人有这一支。如果不在夹角当中而由前降支向左发出就属于对角支，通常把最靠近前降支近端，比较粗大的叫第一对角支，远一点叫第2对角支支，然后第3对角支……其实它们在解剖上都属于左室前支，甚至有些从回旋支发出的小血管分布在左室前壁这个位置也叫左室前支。有些文献认为中间支可以定义为第一对角支，大部分观点认为中间支是左主干分出左前降支和回旋支的同时，单独分出的一支，开口位于左前降支和回旋支的开口夹角处不属于对角支。

前降支和后降支遥相呼应，组成一个环，包绕室间隔，它们发出十几对穿隔支深入室间隔内部供血，来源于前降支的穿隔支通常叫前间隔支，来源于后降支的穿隔支叫后间隔支。在冠脉造影检查时这些长得跟胡须一样的穿隔支可以作为前降支和回旋支或粗大对角支的鉴别标志，因为后二者不会发出穿隔支（图2-2-8）。

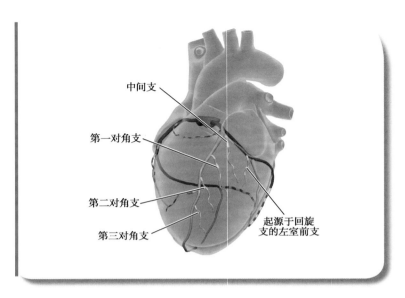

中间支

第一对角支

第二对角支

第三对角支

起源于回旋
支的左室前支

图2-2-7   对角支解剖示意图

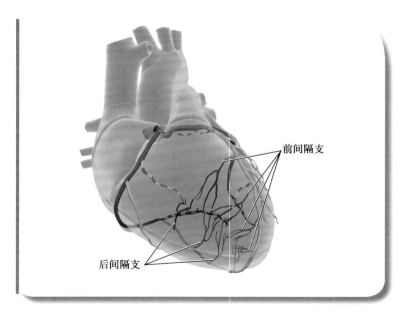

前间隔支

后间隔支

图2-2-8   前间隔支、后间隔支的解剖示意图

　　因为窦房结和房室结比较重要，所以需要做个介绍，这样才能理解为什么心肌梗死经常并发传导阻滞或窦性停搏。

　　窦房结主要由窦房结支供血，窦房结支主要有 2 种形式，约 65% 的人由右冠发出，34% 由左冠回旋支发出，还有不同走向和交叉供血方式，这个就不做进一步介绍。

　　房室结支主要由右冠发出的房室结支供血，大概 93%，少部分左优势型的人房室结支由左冠回旋支发出（图 2-2-9）。

　　前降支是心肌梗死最常见的"罪犯"血管，但它往往和窦房结、房室结供血无关，而右冠和回旋支的病变就可能影响窦房结和房室结血供。这两只血管病变又常常表现为下壁心肌缺血，所以在 Ⅱ、Ⅲ、aVF 导联 ST 改变的心电图中往往更容易并发窦性停搏、持续窦性心动过缓或房室传导阻滞。

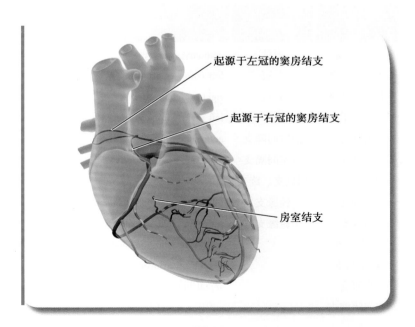

起源于左冠的窦房结支

起源于右冠的窦房结支

房室结支

图 2-2-9　窦房结和房室结的主要供血支

视频 2-2-2 将冠脉系统血管进行动态展示，供读者进一步加深理解。

视频 2-2-2
冠脉系统血管动态展示视频

介绍完主要的冠状动脉解剖，再把常见冠状动脉的名称、简称、英文名称、英文简称总结一下（表 2-2-1）。

表 2-2-1　冠状动脉中英文全称及简称

全称	简称	英文全称	英文简称
冠状动脉	冠脉	coronary artery	CA
左冠状动脉	左冠	left coronary artery	LCA
右冠状动脉	右冠	right coronary artery	RCA
左主干		left main coronary artery	LM
前降支	前室间隔支	anterior descending branch	LAD
后降支	后室间隔支	posterior descending branch	PAD
左回旋支	回旋支、旋支	left circumflex artery	LCX
左缘支	钝缘支	left (Obtuse) marginal branch	OM
右缘支	锐缘支	right marginal branch	
窦房结支		branch of sinuatrial node	
房室结支		branch of atrioventricular node	
穿隔支		septal branches	
室间隔前支		anterior septal branch	
室间隔后支		posterior septal branch	

续表

全称	简称	英文全称	英文简称
对角支		diagonal branch	
第二对角支		second diagonal branch	
右室前支		anterior branch of right ventricular	
左室前支		anterior branch of left ventricular	
动脉圆锥支	圆锥支	cone branch	

左缘支又叫钝缘支；右缘支又叫锐缘支，经常搞混，怎么记？可以这样记，左氧氟沙星缓解腹膜炎钝痛，所以左缘支=钝缘支，右边就不必记了，当然就是锐缘支。

穿隔支—也叫间隔支—也叫室间隔支。前降支—也叫前室间支—前间隔支，那么来自前室间隔支的穿隔支叫室间隔前支。有点绕、晕，这里容易出错，前室间隔支和室间隔前支是不一样的，要看清楚。

冠状动脉的生理变异

冠状动脉生理变异范围很大，从一根血管的长短、粗细、分支数目、行走位置和供血范围都可能发生生理性变异，有一些在前面已经提过。下面着重介绍几个重要的生理变异：冠脉优势型、冠脉开口、后降支生理变异和心肌桥。

（1）冠脉优势型血管分布：冠脉有右优势型、左优势型和均衡型（图2-2-10）。

右优势型：右冠状动脉发出后降支及左室后支，既往多是靠尸检和冠脉造影统计。随着冠脉CTA检查普及，又多了新的统计方法，文献著作差异较大，但是有一点是可以肯定的，大多数人都是右优势型，大约占到80%。

左优势型：左回旋支粗大，发出左室后支（一只或数支）

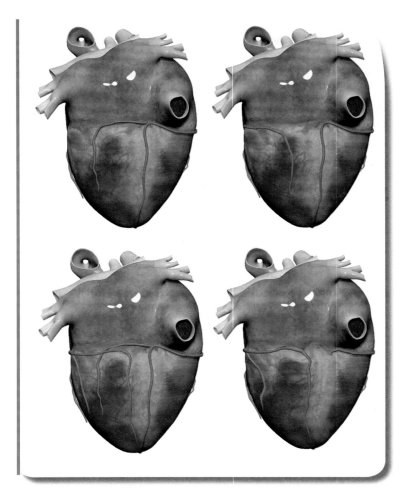

图 2-2-10　左、右优势型及均衡型冠脉血管分布示意图

和后降支，右冠很短，到锐缘支就结束了，这个类型所占比例不到10%，甚至有报道仅有3%～5%。

均衡型：右冠发出后降支而没有发出左室后支，左室后支由左冠发出，属于均衡性。如果右冠发出后降支和左室后支，左冠也发出后降支和左室后支，二者"战成平手"也属于均衡型。这个类型所占比例约10%。

这样看来有个简单记忆方法，后降支所占地盘和左室后支所占地盘各积一分，看看左右冠分支分布地盘哪个积分高就是那边优势型，战成平手就属于均衡型。

其实什么优势型就是人为定义，其落脚点就是如果左优势型患者，左回旋支粗大，供血范围广，那么回旋支阻塞是否需要积极开通就要多一份考量。

冠脉CTA上用容积再现法重建的三维图片，显示的右优势型、均衡型、左优势型的冠脉（图2-2-11）。

（2）冠脉开口

大多数人主动脉窦内仅发出左冠和右冠，少部分人动脉圆锥支直接从左或右主动脉窦发出就叫副冠状动脉（图2-2-12）。既然开口会多，当然也会少，有时候左、右冠会开口于同一侧

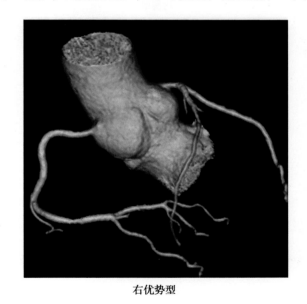

右优势型

图2-2-11 左、右优势型及均衡型冠脉CTA血管重建

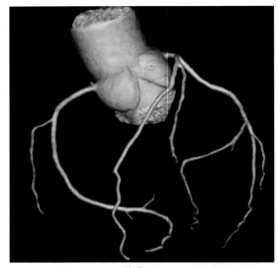

均衡型

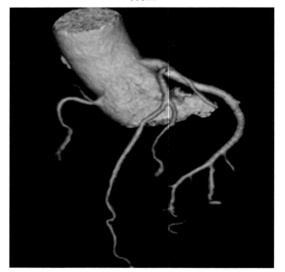

左优势型

图 2-2-11   左、右优势型及均衡型冠脉 CTA 血管重建（续）

主动脉窦内。有些人先天右冠缺如（属于病理性变异），多伴有先天性心脏病（先心），在做心脏手术时不能交叉灌注。这些人手术难度很大，如果术前不考虑周全，碰到这种突发状况就很棘手，所以先心手术一般需要做冠脉造影。

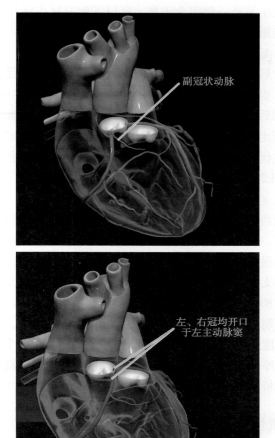

图 2-2-12　冠脉开口变异示意图

如果患者有右侧副冠状动脉，右室造影时如果造影导管到达这个位置，当经验不足时很可能认为右冠发生完全闭塞。同样的情况可能发生在左冠。另外如果一个人左主干很短，造影导管很可能直接越过左主干伸到前降支或回旋支近端，就可能误认为发生另外一侧完全闭塞。所以了解冠脉生理和病理变异对冠脉造影结果判定很重要。

（3）后降支生理变异

正常后降支多由右冠在室间沟和房间沟交汇的后十字交叉处发出，也有的后降支由粗大的锐缘支发出。还有一种情况右冠还不到后十字交叉就早早发出后降支，而相应仍然沿右侧后房室沟行走的这一段血管称右房室动脉，由它发出左室后动脉。在左优势型患者后降支可以由左冠回旋支在后十字交叉处发出（图2-2-13）。

（4）心肌桥

本应当走在心外膜的血管埋到心脏肌肉里面去，收缩时引起血管挤压。上面是心肌，下面是血管，里面流动着血液，小桥流水，还是很生动的命名。在肌肉桥下面的血管叫做壁冠状动脉，理论上大支血管都可能埋到肌肉中，但最常见是前降支。国外报道60%~80%人尸检都有心肌桥，只是程度不重罢了。一般来说只有收缩期和舒张期壁冠状动脉压迫管径比达到50%，或者心肌桥肌束厚度达到5mm才更容易引起症状。同时如果一个患者心肌代偿性肥厚，或者是肥厚型心肌病，心肌桥检出率更高，本来薄薄的心肌桥厚了当然就容易被发现（图2-2-14）。

心肌供血

（1）前降支及其分支（对角支、穿隔支前支、右室前支）供应室间隔前2/3、左室前壁中下部、二尖瓣前乳头肌、左心房大部分和右室前壁少部分。

（2）回旋支及其分支（钝缘支、左室后支）供应左室前壁中上部、左室外侧壁、左室后壁、二尖瓣后乳头肌和左心房少部分。

（3）右冠及其分支（右室前支、锐缘支、后降支）供应右室前壁大部分、右室侧壁、右室后壁、室间隔后1/3、窦房结和房室结。

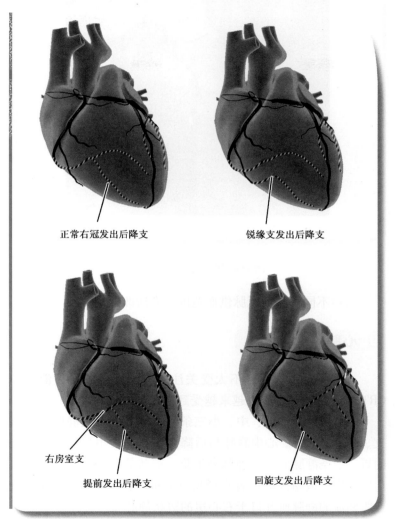

图 2-2-13　常见的后降支生理变异示意图

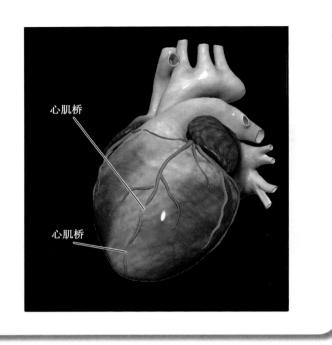

心肌桥

心肌桥

图 2-2-14   心肌桥示意图

当然不同优势型冠脉供血范围会有所改变。

心脏静脉系统

心脏静脉系统既往不太受关注，近年来由于射频消融和 CRT 植入技术的开展也越来越受到重视。

心脏静脉包括大、中、小三条主要静脉。心大静脉和前降支、回旋支伴行。心中静脉与后降支伴行。心小静脉在锐缘支附近。三条静脉向冠状静脉窦汇集，冠状静脉窦位于心脏膈面房室沟内，最粗大的位置直径超过 1cm，冠状静脉窦收集这些血管回流的静脉血开口于右心房的冠状静脉窦口（图 2-2-15）。心脏静脉系统的动态演示如视频 2-2-3 所示。

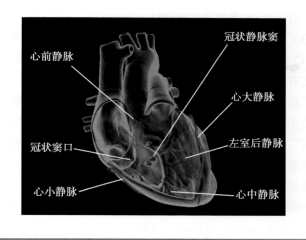

图 2-2-15 冠状静脉系统解剖示意图

视频 2-2-3
心脏静脉系统的动态演示视频

（1）在电生理检查中可以通过冠状静脉窦口放置冠状窦电极，因为冠状静脉窦比较粗大，且行走于心脏膈面房室沟内刚好呈一个半环形，包绕住二尖瓣下缘，在预激综合征旁路定位中很有用处。

（2）CRT 起搏器中左室电极可以通过冠状静脉窦口，经冠状静脉窦放置在左室后静脉，左室后静脉可以有一根或数根，这个位置电极安放的准确性是 CRT 手术关键。如果因为技术原因或膈肌刺激无法放置到最理想位置，只能术后通过调整左右电极起搏时间来调整 QRS 波宽度和改善二尖瓣反流，这样 CRT 治疗效果要大打折扣。

（3）在心脏手术中也可以从冠状窦口进行血液逆灌注。

（4）心前静脉血液直接回流右心房，不经过冠状窦回流，这一点有一定意义。

了解了心脏的血管解剖，我们进入冠脉造影的影像学介绍，关于 X 线的机制和角度的相关知识点，在"心脏断层切面解剖"中会详细介绍。先介绍一个知识点——角度，冠脉造影的成像角度是增强器与患者胸廓前后径线的角度。C 型臂上增强器与胸片上的暗盒类似是接受 X 线不是发射 X 线。

常用缩写：LAO（左前斜位，left anterior oblique），RAO（右前斜位，right anterior oblique），CRA（头位，cranial），CAU（足位，caudal），AP（前后位，anteroposterior）。如（图 2-2-16）

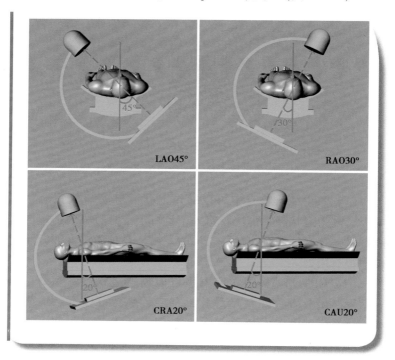

图 2-2-16　冠脉造影常用成像角度

LAO45°代表增强器位于患者左前方与胸廓矢状面的前后径线成45°

　　RAO30°代表增强器位于患者右前方与胸廓矢状面的前后径线成30°

　　CRA20°代表增强器位于患者头部与胸廓水平面的前后径线成20°

　　CAU20°代表增强器位于患者足部与胸廓水平面的前后径线成20°

　　在C型臂上定义左右侧角度加上下侧角度就能精确定义C型臂应该运行到哪个位置，这有点类似经度＋纬度确定一个地理位置。如定义LAO45°＋CAU20°，C臂马上就可以移到这个角度（图2-2-17）。

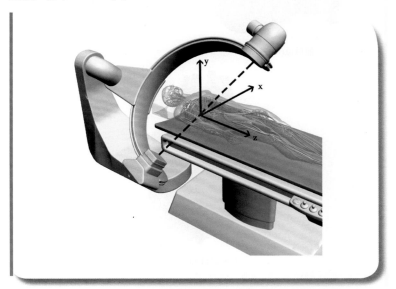

图2-2-17 冠脉造影C型臂定位示意图

　　将左右房室沟所在的环状平面（右冠和回旋支所在平面）和前后室间沟所在环状平面（前降支和后降支所在平面）做

个简单示意，理解在前后位、RAO30°、LAO45°～60°形状变化。我们很容易理解：①不同角度观察血管侧重点不同；②有些角度会引起观察血管视觉上变短，这个时候可以通过调整头位和足位将血管拉长有利于暴露病变位置（图2-2-18）。

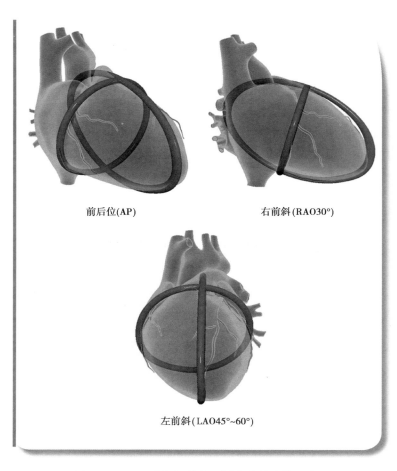

前后位(AP)　　　　　右前斜(RAO30°)

左前斜(LAO45°～60°)

图 2-2-18　心脏长短轴在不同角度的成像示意图

同一个血管斑块（白色）在不同观察角度呈现不同的狭

窄假象（图 2-2-19）。而在冠脉造影检查中血管狭窄的判定目前国际上通常采用还是目测直径法。因此初学者要大量阅读冠脉造影资料提高自己的判断水平。

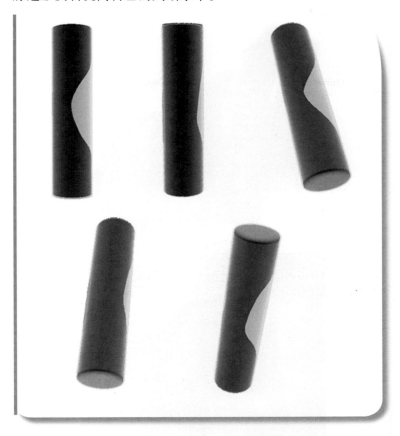

图 2-2-19　同一血管斑块在不同角度视觉效果

冠状动脉造影常用体位

左冠造影常用 6 个体位：RAO30° + CRA20°；RAO30° + CAU20°；AP + CRA30°；AP + CAU30°；LAO45° + CRA20°；

LAO45° + CAU20°

（1）RAO30° + CRA20°（也称右肩位），可以显示 LAD 中远段 2/3 的血管（图 2-2-20）。

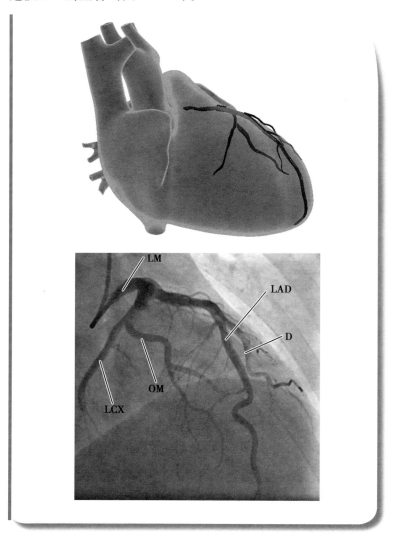

图 2-2-20 右肩位模型与血管造影对照示意图

（2）RAO30° + CAU20°（也称肝位），拉直回旋支近段，清楚显示钝缘支的起源，可用于观察前降支和对角支近段，该体位对左冠均有所缩短（图2-2-21）。

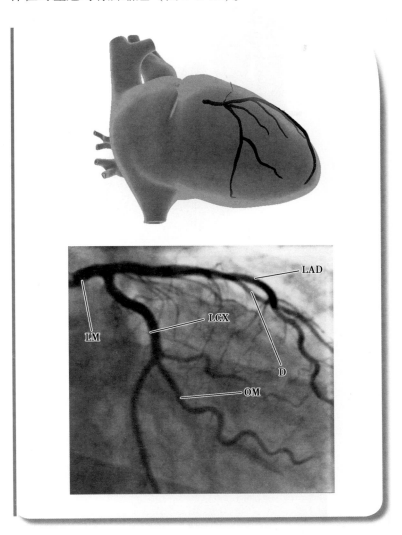

图 2-2-21　肝位模型与血管造影对照示意图

（3）AP + CRA30°（也称正位加头），观察 LAD 近、中段，LAD 与对角支分叉处（图 2-2-22）。

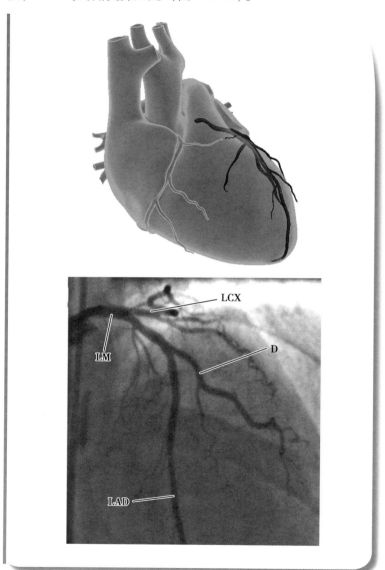

图 2-2-22　正位加头模型与血管造影对照示意图

（4）AP + CAU30°（也称正位加足），观察 LM、LAD 和 LCX 开口与近端，LCX 体部和 OM 开口（图 2-2-23）。

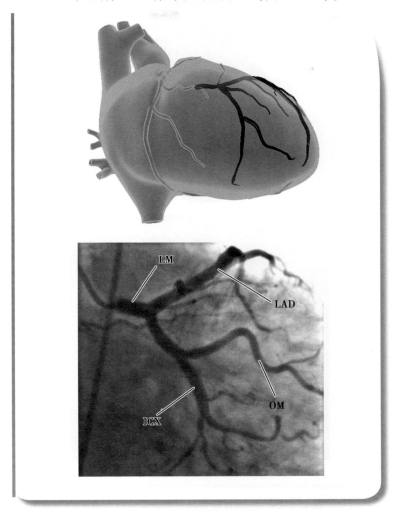

图 2-2-23 正位加足模型与血管造影对照示意图

（5）LAO45° + CRA20°（也称左肩位），观察 LAD 中远段和对角支开口（图 2-2-24）。

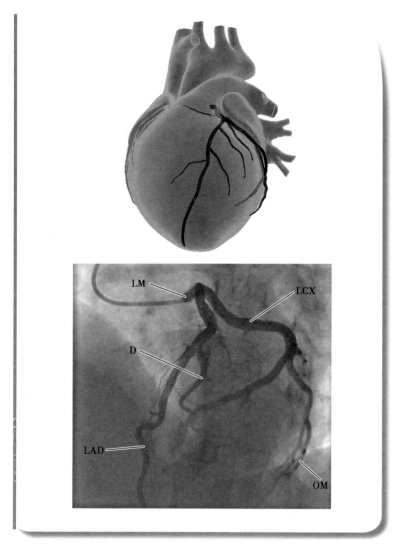

图 2-2-24   左肩位模型与血管造影对照示意图

（6）LAO45°＋CAU20°（也称蜘蛛位、脾位），观察 LM、LAD 和 LCX 开口病变（前三叉），LCX 体部、钝缘支（OM）开口和体部（图 2-2-25）。

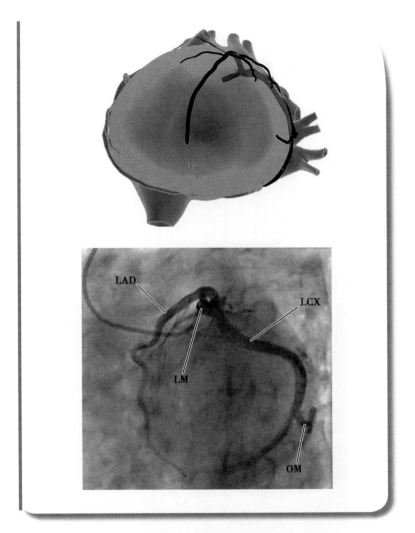

图 2-2-25　蜘蛛位模型与血管造影对照示意图

右冠造影常用 3 个角度：LAO45°；AP + CRA20°；RAO30°。

（1）LAO45°，右冠状动脉呈"C"形，观察 RCA 开口、起始部至后降支（图 2-2-26）。

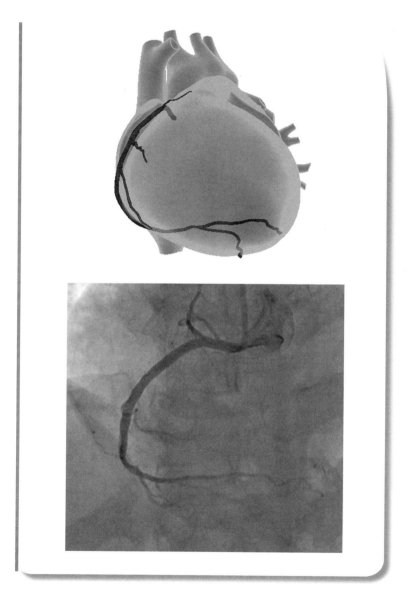

图 2-2-26   LAO45°右冠状成像模型与血管造影对照示意图

（2）AP + CRA20°，右冠状动脉呈"L"型，观察 RCA 远端分支及其开口（后三叉）情况（图 2-2-27）。

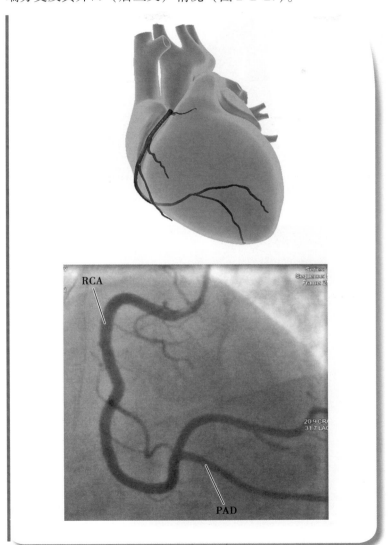

图 2-2-27 AP + CRA 20°右冠状成像模型与血管造影对照示意图

（3）RAO30°，观察 RCA 中段（图 2-2-28）。

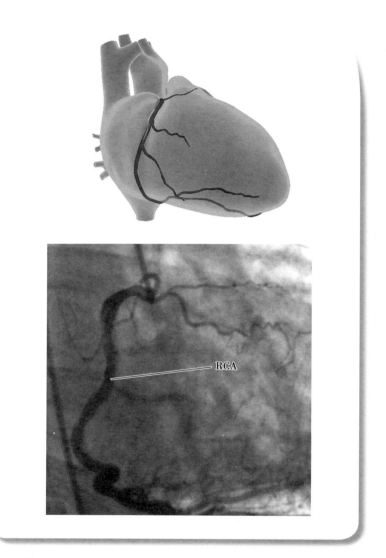

图 2-2-28   RAO30°右冠状成像模型与血管造影对照示意图

　　这两个小节介绍了心脏大体形态学上的解剖，使我们对心脏空间形态有了一个大体的把握，为下一步理解心脏断层切面和各种斜型的超声切面的解剖奠定了基础。

（郑炜平）

参考文献

1. 马长生，霍勇，方唯一，等. 介入心脏病学. 第2版. 北京：人民卫生出版社，2012.

2. 李占全，金元哲. 冠状动脉造影与临床. 第3版. 沈阳：辽宁科学技术出版社，2012.

3. 凌凤东，林奇，赵根然. 心脏解剖与临床. 北京：北京大学医学出版社，2005.

4. 白人驹，徐克. 医学影像学. 第8版. 北京：人民卫生出版社，2013.

5. 柏树令，应大君. 系统解剖学. 第8版. 北京：人民卫生出版社，2013.

6. Douglas LM. Braunwald's Heart Disease：A Textbook of Cardiovascular Medicine. 10th. New York：Saunders，2014.

7. 佛斯特. 赫斯特心脏病学. 胡大一，孙静平，译. 第11版. 北京：人民军医出版社，2008.

8. 张澍，黄丛新，黄德嘉. 心电生理及心脏起搏专科医师培训教程. 北京：人民卫生出版社，2007.

9. 奈特. 奈特心脏病学. 王海昌，陶凌，范延红，译. 第2版. 北京：人民军医出版社，2015.

10. 奈特. 奈特人体解剖学彩色图谱. 张卫光，译. 第6版. 北京：人民卫生出版社，2015.

11. 吕树铮，陈韵岱. 冠脉介入诊治技巧及器械选择. 第3版. 北京：人民卫生出版社，2015.

12. 中华医学会心血管病学分会，中华心血管病杂志编辑委员会. 急性ST段抬高型心肌梗死诊断和治疗指南. 中华心血管病杂志，2015，43（5）：380-393.

13. Thygesen K，Alpert JS，Jaffe AS，et al. Third universal definition of myocardial infarction. Eur Heart J，2012，33（20）：2551-2567.

14. Steg PG，James SK，Atar D，et al. ESC Guidelines for the management

of acute myocardial infarction in patients presenting with ST-segment ele-
vation. Eur Heart J, 2012, 33 (20): 2569-2619.

15. Roffi M, Patrono C, Collet JP, et al. 2015 ESC Guidelines for the man-
agement of acute coronary syndromes in patients presenting without persis-
tent ST-segment elevation: Task Force for the Management of Acute Coro-
nary Syndromes in Patients Presenting without Persistent ST-Segment Ele-
vation of the European Society of Cardiology (ESC). Eur Heart J, 2016,
37 (3): 267-315.

16. 中华医学会心血管病学分会, 中华心血管病杂志编辑委员会. 非 ST
段抬高急性冠状动脉综合征诊断和治疗指南. 中华心血管病杂志,
2012, 40 (5): 353-367.

17. Dehmer GJ, Blankenship JC, Cilingiroglu M, et al. SCAI/ACC/AHA
expert consensus document: 2014 update on percutaneous coronary inter-
vention without on-site surgical backup. Circulation, 2014, 129 (24):
2610-2626.

18. 中国经皮冠状动脉介入治疗指南 (2016). 中华心血管病杂志,
2016, 44 (5): 382-400.

3　心脏断层切面解剖

　　CT 的问世使断层切面解剖学成为解剖学重要组成部分。
心脏大体形态解剖是心脏断层切面解剖的基础, 而 X 线也是
CT 成像基础, 毫无疑问本节应该从 X 线说起。

　　1895 年伦琴发现 X 线并拍下了世界上第一张 X 线片
(图 2-3-1)。这个发现在当时引起了巨大轰动, 人类历史上第
一次拥有了可以洞察机体内部组织的技术。次年, X 线检查在
医学诊断领域应用, 并在随后的一百多年里大放异彩, 伦琴本
人也因此获得 1901 年诺贝尔物理学奖。

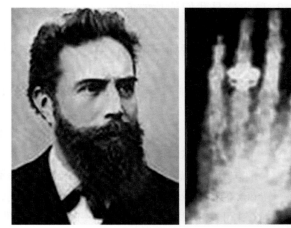

威廉.康拉.德伦琴(1845-1923)

图 2-3-1 X 线的发现者伦琴及第一张 X 线片

X 线的简单原理（图 2-3-2）：先用 60 V 左右电压点燃 X 线球管里面的钨丝，钨丝产生电子云后，再用变压器产生 10 万 V 高压加载在钨丝和钨靶之间，高压驱使电子向钨靶发射，电子在撞击钨靶的过程中动能急剧下降并辐射出 X 射线。X 射线具有高穿透性，体内不同组织吸收和透过率不同，X 线透射机体使胶片感光。X 线不但具有感光效还具有荧光效应，所以在胶片成本很昂贵的年代多采用荧光透视，其辐射剂量大大增加。目前荧光透视已经被影像增强透视取代，但辐射剂量仍然很大，仅限于动态器官的观察和介入操作等。

既然提到穿透性，那本章要讨论第一个重要的概念就登场了，这个重要的概念就是角度，我们要了解在放射学上怎么定义角度（图2-3-3），这是我们读片的前提。以胸片为例，定义如下：

正位（也叫后前位）：患者面向暗盒，射线从背部进入体内，球管高度对准第6胸椎体。

侧位：患者左侧身体紧贴暗盒保持不动，右侧向后旋转90°，球管高度同上。

右前斜位：以后前位开始，患者右侧身体紧贴暗盒保持不动，左侧向后旋转45°左右，球管高度同上。

左前斜位：后前位开始，患者左侧身体紧贴暗盒保持不动，右侧向后旋转60°左右，球管高度同上。

左前斜和右前斜可以这样理解记忆——暗盒为参照，暗盒在身体左前方就是左前斜位，暗盒在身体右前方为右前斜；而角度是X线与胸廓矢状面的前后径线夹角。同样，在冠脉造影上左前斜，右前斜也是以图像增强器（相当于胸片上的暗盒）位置为参照物命名的，这样记忆起来就很方便。

X线方向对图像有影响吗？比如前后位和后前位成像一样吗？X线片呈现的是黑白半透明视觉效果，如果我们把前后位改为后前位或者球管高度没有正对第6胸椎，从空间投影上看成像是稍有些不同，为了不把事情复杂化我们姑且认为它们差不多吧，我们暂时不考虑方向。

如何阅读胸片不是在这一节里三言两语就能够说完的，大家可以参阅相关放射学教材。在这里列出四个位置（后前位、侧位、右前斜位、左前斜位）的正常X线解剖图供读者参考（图2-3-4～7）。

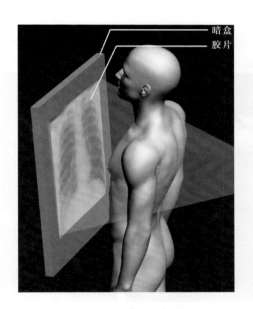

暗盒
胶片

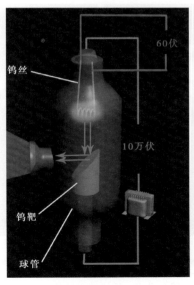

60伏
钨丝
10万伏
钨靶
球管

图2-3-2 X线原理示意图

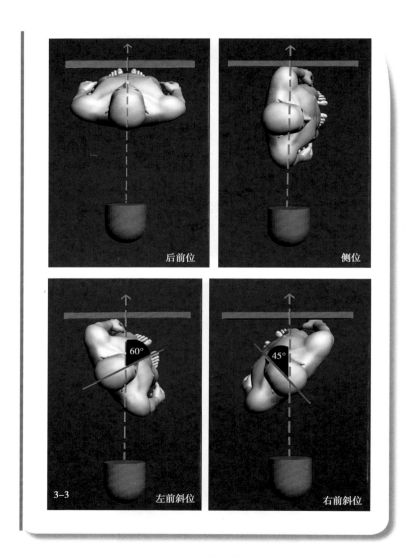

后前位

侧位

3-3   左前斜位

右前斜位

图2-3-3 X线拍摄体位示意图

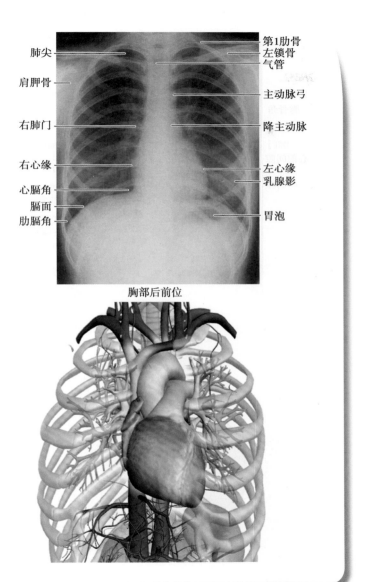

肺尖　　　　　　　　　　　第1肋骨
　　　　　　　　　　　　　左锁骨
　　　　　　　　　　　　　气管
肩胛骨
　　　　　　　　　　　　　主动脉弓
右肺门　　　　　　　　　　降主动脉

右心缘　　　　　　　　　　左心缘
心膈角　　　　　　　　　　乳腺影
膈面
肋膈角　　　　　　　　　　胃泡

胸部后前位

图 2-3-4　X 线后前位解剖结构及三维对照示意图

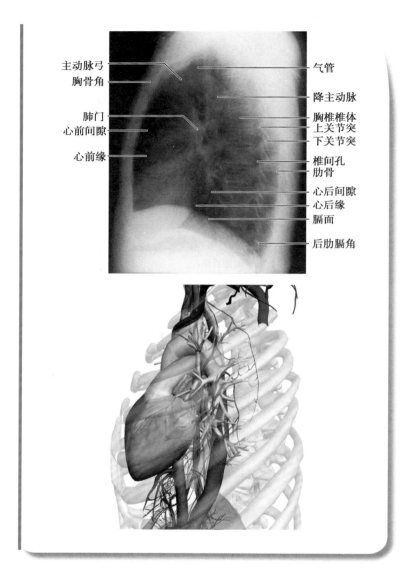

主动脉弓
胸骨角
肺门
心前间隙
心前缘

气管
降主动脉
胸椎椎体
上关节突
下关节突
椎间孔
肋骨
心后间隙
心后缘
膈面
后肋膈角

图 2-3-5   X 线侧位解剖结构及三维对照示意图

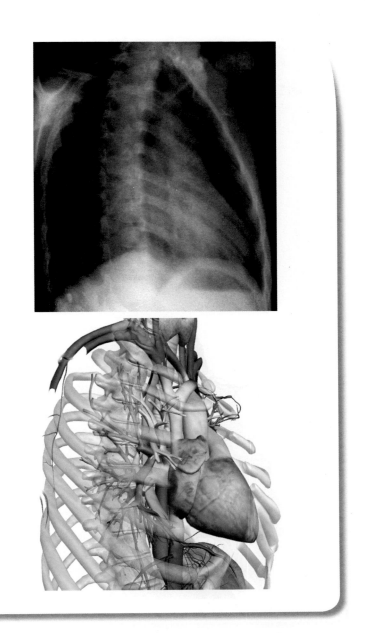

图 2-3-6　X 线右前斜位解剖结构及三维对照示意图

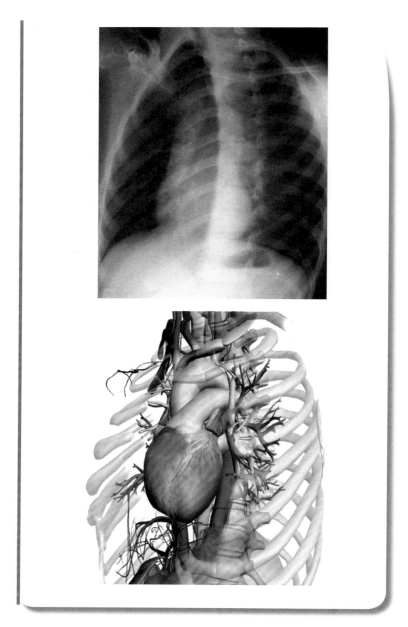

图 2-3-7   X 线左前斜位解剖结构及三维对照示意图

　　随着二维超声、CT、磁共振等多种检查手段的出现，胸片在心脏疾病中的诊断价值被弱化。第六版教育部本科教材《医学影像学》和第 2 版八年制教材《医学影像学》甚至已经取消左前斜和右前斜位片示意图，但是了解这两个体位心脏成像对于理解冠脉造影血管成像还是有一定意义。左前斜位心尖正对我们，左右室在这个角度大致可以认为是对称的。

　　胸片的缺点是显而易见的，在胸片中前后器官相互重叠遮盖，使很多结构显示不清；另外，胸片为透视影像，没有立体层次感，三维的信息被压缩到 1 张二维平片上，信息量大为减少。

　　计算机技术的出现使 X 线的临床应用有了第二次飞跃。可以这样说，计算机是 21 世纪最伟大的发明之一，它的出现不但改变了我们的世界，改变了我们生活，甚至改变一百多年前的诺贝尔奖。设立诺贝尔奖的时候还没计算机这个东西，自然也就不会有什么诺贝尔计算机奖。但我们仔细回顾一下近几十年的诺贝尔各方面的奖项，很多与计算机有千丝万缕的联系。CT 就是一个很典型的例子，CT 全称是电子计算机 X 射线断层扫描技术。先来看看 CT 机里面主要有什么（图 2-3-8）。

　　如果打开 CT 机舱盖，里面有样东西我们似曾相识，就是球管，前面介绍过 X 线基本原理，它负责发射 X 线。球管前面的叫前准直，决定了 CT 的扫描层厚；球管正对面是探测器，它负责接收穿透过人体后剩余的 X 线。探测器前方有个后准直，它的狭缝分别对准每一个探测器，使探测器只接收垂直于探测器方向的射线，了解这些基本就够了。

　　接下来解释下 CT 的简单原理。

　　首先要告诉大家的是 X 线片是在胶片上留下具体影像信息，而计算机 X 射线断层扫描技术（CT）发出的 X 线并不直接生成任何影像，所有的影像都是计算机通过公式推算出来的，它们都是不存在的，都是数据重建后再呈现的。

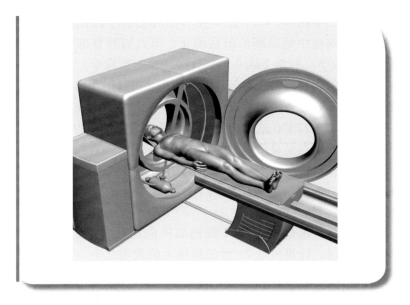

图 2-3-8   CT 内部结构简单示意图

以头颅 CT 扫描为例，人体吸收部分 CT 机球管发出的 X 线后，X 线剩余剂量被探测器接收，这样我们就知道这束 X 线穿过头颅后被人体吸收多少。

假设颅内只有四块密度不同物质 a、b、c、d（图 2-3-9），我们想知道它们是怎么排列的，西游记里有个章节叫"斗法车迟国"，但是我们没有七十二变，不能钻到脑袋里偷看，当然也不能像图示里面一样把颅顶盖掀开看，怎么办？

正侧位片 X 线片肯定不行图像会叠在一起，从头顶往下照脏器干扰太多，有个简单办法（图 2-3-10）：我们在不同四个方向发出 4 束 X 线，看看他们被吸收多少。四个未知数，四个方程，初中水平，大家都能得到答案，假设颅内只有这四块物质，我们就知道它怎么排列的，不必需要真实成像，电脑就按照我们计算答案编排重建出这四块物质顺序。

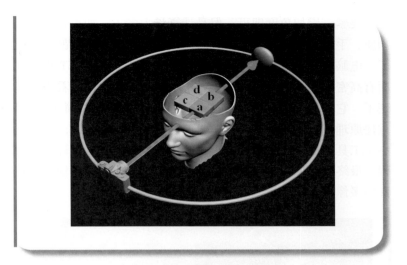

图 2-3-9　CT 成像原理图解 1

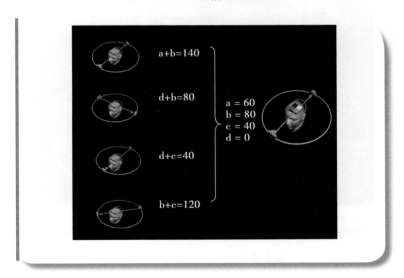

图 2-3-10　CT 成像原理图解 2

　　四块物质很容易计算编排，如果是九块呢，也不难，多发射几个角度，九个未知数，九个方程就够了。如果是九百块，也不要紧，增加角度即可，但是计算量大多了；如果是九千块物质，手工计算就不现实，把它交给电脑来处理问题就解决了。电脑重建九百个小方块的时候，我们发现这个 CT 重建平面有高密度物质了，电脑重建九千个小方块，我们就看得很清楚了，它是一个出血灶（图 2-3-11）。以上就是最简单的 CT 重建原理。CT 中 X 线的作用并不是生成实质性影像，它只是一个工具，提供这个角度及吸收剂量给电脑，代入许许多多方程，最终算出每个小方块数值，每个小方块代表一个像素，许许多多像素排列重建成图像。

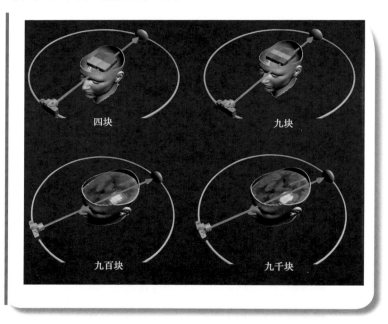

图 2-3-11　CT 成像原理图解 3

就是这样一个简单的思路把 X 线和电脑结合在一起，工程师亨斯费尔德和物理学家科马克（图 2-3-12）在 1972 年发明世界上第一台 CT 机，1979 年他们同分享了诺贝尔生理及医学奖，有意思的是这两位都不是医生。

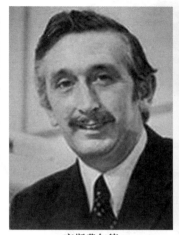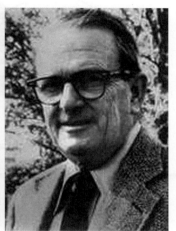

亨斯费尔德　　　　　　科马克

图 2-3-12　CT 发明者亨斯费尔德和科马克

　　当然如果都是 N 元 N 次方程计算求解，学高数和编程的同志们要笑了，实际上，方程设置和程序的编排要复杂得多，但是最简单思路就是这样：只要大家知道 X 线在 CT 中作用不是生成实质性影像，一切都是电脑计算模拟出来的，知道这个就行，这是个基础的小细节。

　　下面介绍些 CT 上的小概念。

　　（1）矩阵（图 2-3-13）：表示一个横竖排列的阵列比如这个图上矩阵就是 3 排 × 3 列。

　　（2）像素：像素就是矩阵里面的点，3 × 3 矩阵里面就有 9 个像素，如果 300 × 300 矩阵就有 90 000 个像素，图像就是由像素组建成的。

　　（3）空间分辨率：这个在专业影像学上的定义有点复杂，简单地说就是 CT 机所能分辨最小物体直径。

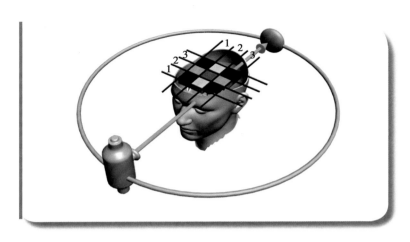

图 2-3-13 CT 矩阵示意图

像素和空间分辨率是两码事，经常被混淆。像素是指重建画面的图像由多少个点组成，空间分辨率是指对图像的分辨能力。但是它们又有些联系。做个比喻，我们买一台数码相机，多少万像素指的是相机暗盒内的感光元件（CCD）上的点。而对物体分辨率的高低，起码有三个因素决定，第一个因素是相机跟物体距离，就算你拿 1 千万像素码相机站在百米开外来个广角镜头，你也不可能照清楚远处车牌号，你拿 30 万像素手机，只要靠得近，照样拍得清楚，但是这一点在 CT 上并不重要，因为 CT 取景范围就是人体断层，远近差不了很多。第二个因素是 CCD 的像素，在距离相同时同一物体在 CCD 上投射出的大小相同，CCD 所含点越多当然分辨率越高。CT 上的空间分辨率还有一个决定因素——CT 整体设备性能。这就好比相机的镜头、防震性能、对焦性能，即使 CCD 是千万像素级别，给你配个塑料镜头、对焦还有问题，你的 CCD 也白搭，但是反过来，给你配个莱卡镜头、专业防震，然后来个 30 万 CCD，你也有劲使不出，所以好马要配好鞍。但是目前 CT 技术上的瓶颈是 CT 探测器质量、整体防震性、球管稳定性、准直精确性、时间分辨率、Z轴分辨率，伪影消除能力、软件重建算法，这些许许多多综合因素决定了对扫描组织的分辨率，瓶颈并不在于重建后这个层面能达到多少像素，现在随便买一部手机都有200万像素，这个不是技术瓶颈。

密度分辨率是指CT能够区分最小密度差别的能力——一般目前CT的密度分辨率达到2000层，也就是说在人体内从密度最大的骨组织，到密度最小空气，CT可以把它划分出2000个层次。一般两个临近组织密度差异在0.5%以上，CT就能分辨。

CT密度分辨率达到2000层，它可以用不同黑白层次图像表现出来供我们判断。但是问题来了不在CT本身，在我们自己身上，因为人的眼睛只能分辨16层黑白色阶。怎么办？下面引入两个很重要的概念：窗宽、窗位。

既然CT能分辨2000层组织密度，就用CT的眼观来界定组织密度叫CT值，单位是HU，最常见的水界定为0（这里有个计算公式，不展开介绍）。气体为 - 1000HU，骨为400 ~ 1000HU，肺含气较多故肺组织为 - 400HU，脂肪为 - 60HU左右，肌肉、肝、脾、肾大概在50HU。

如果每一张片我们都想从密度最高看到密度最低，那就要跨越2000HU，问题是我们只能看到16层黑白，那每层跨度125HU。比如说一个正常纵隔组织50UH，长了肿瘤有些地方变成90HU，变化40HU还不到一层间隔值125HU的1/3，那我们什么变化都看不到，那怎么办？既然贪多嚼不烂，我们就不要看那么多，如果我们要看纵隔我们把眼睛盯在50HU，向上我们只要看到250HU向下我们只要看到 - 150HU，跨度400HU。因为我们眼睛能辨别16层，每层就是25HU，我们就成功地识别到肿瘤组织灰度与周围不同，我们盯住50HU的那个地方就叫窗位，而跨度400HU就叫窗宽。刚才讲的就是胸部的纵隔窗，胸部还有两个常用的窗，即肺窗：窗位−600HU，窗宽1200HU；骨窗：窗位400HU，窗宽1200HU，当然这些都是可以灵活调整的。

CT机到目前为止发展到了第四代，第一、二代缺点多已经被淘汰，第4代电子束CT造价昂贵不适宜普及，目前的CT机大多数都属于第三代CT机。下面介绍几个重要概念。

（1）断层CT：早期的CT都是断层的，扫完一层机床先前运动一次，再扫第二层，层与层之间是分开的，有点像我们做菜时的黄瓜切片（图2-3-14A）。

（2）螺旋CT：到了1989年左右滑环技术和连续进床技术的使用，诞生了螺旋CT，X线球管扫描同时机床不间断地前进，其切面线是不间断螺旋线（图2-3-14B）。

螺旋CT又分为单层螺旋CT和多层螺旋CT。只有一排探测器的叫单层螺旋CT，有多排探测器的叫多层螺旋CT。这里有两个概念经常被混淆——排和层，排是指CT机上探测器数量，层是CT转一圈可以生成多少层图像。有时我们也经常听到64排螺旋CT，其实这是一种不正规叫法，应该叫64层螺旋CT，有什么区别？

所谓N层螺旋CT就是扫一圈最大能得到N层图像，如64层螺旋CT就是扫一圈最大能得到64层图像。那么64层螺旋CT一定是64排吗？那可不一定。

这当中经历了三个时期的变化。

早期螺旋CT探测器都只有1排，这样旋转一周只能得到一层图像，这个很容易理解在当时排和层的概念是统一的，大家"和睦相处"。

1998年之后就逐渐有了4排探测器、16排探测器的螺旋CT（图2-3-15），这样扫一圈就可以得到4层、16层。因为探测器多了，可玩的花样就多了。比如早期GE公司16层CT可以扫出1.25mm×16层，要把它设成2.5mm×8层，或者

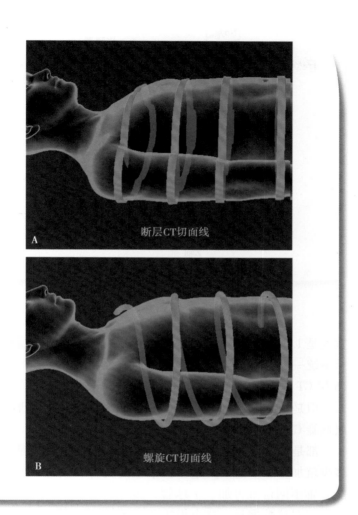

图 2-3-14 断层 CT 与螺旋 CT 扫描轨迹区别

5mm×4 层也可以，你甚至可以用准直遮挡住 15 排半，留下半排 0.625mm 的扫个超薄层这也是可以的，可组合的模式还不止这么多。目前大多数 CT 探测器是不等宽（比如西门子 16 层 CT，当中 16 排探测器是 0.6mm，两边还各有 4 排探测器

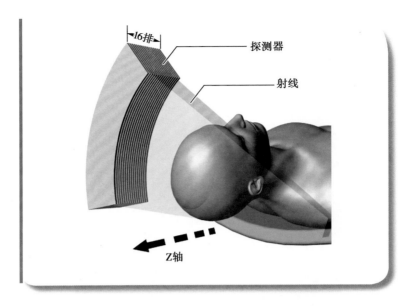

图 2-3-15 16 排 CT 探测器简单示意图

宽度是 1.2mm，这样组合方式就更多了。目前排和层概念开始不统一了，但是 4 层 CT 里面的探测器绝对不会少于 4 排，16 层 CT 里面的探测器绝对不会少于 16 排。

但是到了 64 层 CT 时这个时期观念又变了，如西门子 64 层螺旋 CT 却只有 40 排探测器，怎么回事？

都是 Z 轴飞焦惹的祸，在 Z 轴上探测器排数不是你想加多少就加多少，这个要很多技术上的支持和改进，所以如果能 Z 轴不同位置再加一个球管，多一个发射源，扫一圈就可以得到双倍数据量。这个想法还是不够激进，有一个工程师想到更划算做法，只要在旋转的时候把球管向 Z 轴做一个快速震动，只要几分之一毫秒，产生位移，一个球管通过快速震动在 Z 轴不同位置发射两次射线，干了两个球管的活（图 2-3-16）。这是个很聪明的想法，西门子工程师用这个思路开发 Z 轴飞焦技术，因此 32 排螺旋 CT 通过这个技术改进扫一圈可以得到 64 层图像，这个技术刚开始只有西门子公司掌握，其他的三个 CT 制造商压力当然很大，是羡慕、嫉妒、恨，纷纷表示不屑，后来大家纷纷掌握了这个技术，也就承认了，这就是竞争。所以现在如果说多少排 CT 就无法确定它转一圈能生成多少层图像，这样看来还是层的提法最正规，不会有歧义。

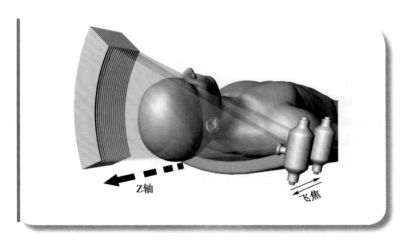

图 2-3-16　Z 轴飞焦技术示意图

还有一个小问题，刚才不是说西门子 64 层是 40 排探测器吗，用了 Z 轴飞焦技术 40×2 应该是 80 层才对，其实采用飞焦的时候只用到中心的 32 层探测器，剩下的射线用准直器遮住了，电脑也同步关闭两端各 4 层探测器电子开关，所以转一圈它最大生成层数是 64 层。两端各 4 层 1.2mm 探测器在不用飞焦技术时候可以用来和里面编排不同组合，这个就不展开说了。

另外一个有意思的概念就是螺距，它也随着多层螺旋 CT 出现发生了变化，过去螺距的概念也就是射线螺距：机床移动距离除以 X 线总宽度（准直宽度）——初衷是螺距越大成像质量越差，螺距越小质量越好。到了多层 CT 就出现问题了，相同 X 线总宽度如果是双层 CT，可以在里面采集 2 次数据，患者接受射线总量一样，但是数据却多采集一倍，因此除了过去的射线螺距概念又引入层厚螺距概念，层厚螺距 = （CT 旋转一圈生成层数）×（射线螺距），可以这样简单理解射线螺距和患者接受射线总量有关，层厚螺距和成像质量有关，至于怎么取舍设定，我们不必细究。

那什么是双源 CT？CT 里面有两套球管和探测器就叫双源 CT，为什么要双源 CT？这里面涉及另外一个重要概念——时间分辨率。

严格地说时间分辨率应该包括 X、Y 轴时间分辨率和 Z 轴时间分辨率。目前由于多排 CT 的出现，加之 Z 轴速度提升 Z 轴分辨率的问题基本得到解决，下面讨论的重点是 X、Y 轴时间分辨率，狭义上就称为 CT 时间分辨率。

CT 时间分辨率早期并不受重视，但随着冠脉 CTA 的兴起越来越引起重视，假设机体组织都跟脑袋一样可以受主观支配保持静止，或者像呼吸运动一样可以屏住气，那时间分辨率就没什么意义了。不幸的是心脏不可能受主观意念支配，也不能叫它暂时停跳几秒，而冠脉 CTA 血管斑块判定要精确到毫米级，心脏搏动形成的伪影会严重干扰成像质量。因此我们要尽可能快地在心脏相对安静的舒张期扫过一圈，如果扫的一圈时间够快，可以认为心脏相对凝固住了。时间分辨率就是这么一个概念——球管扫一圈要多长时间。那么我们做冠脉 CTA 时间分辨率要达到多少才是合格的。下面提供一组数据，在相对理想情况下：

心率 60 次/分时间分辨率要 <100ms

心率 110 次/分时间分辨率要 <50ms

早年 CT 扫一圈大概需要 2 秒，那么它的时间分辨率是 2 秒，1 秒 =1000 毫秒，两秒就是 2000 毫秒，这个差得有点远。

现在经过不断改进，普通 64 层螺旋 CT 时间分辨率 100～200 毫秒，但是跟上面提供的两组数据还是有差距，怎么办？日子过得紧巴巴的，如何提高时间分辨率——不外乎以下几种方法。

（1）提高转速：这个谁都想得到，但是想想看架在轴承上的仪器有多重，提高转速会产生巨大离心力，运动快了架在上面的机械更容易震动、不稳定，所以要攻克很多技术上的难关。目前西门子公司采用空气轴承技术可以把单幅成像的时间分辨率提高到 30 毫秒左右，似乎是这个星球上 CT 的极限速度了。毫不夸张地说可以胜任任何心率条件，不过问题是造价很昂贵，不是普通医院能承担得起的，看来这一条路目前还不现实。

（2）增加球管数目：这就是双源 CT（图 2-3-17）的思路，就是扫描一圈的活让两个人干，时间就短了一半，时间分辨率提高了一倍，有的朋友说了——好主意！那我上 8 个球管 8 个探测器，这个需要成本和技术支持，不是我们想上几个就上几个，听说过 3 源的再多就没有了。又有朋友说了 Z 轴可以

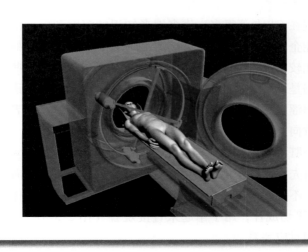

图 2-3-17　双源 CT 简单示意图

飞焦啊，X、Y 平面也来个旋转飞焦，注意了 Z 轴飞焦只是震动一点距离，X、Y 平面飞焦要旋转 180°，跑到对面去，这焦飞得有点远，有这技术不如直接提高转速。

（3）门控技术和多扇区重建：门控技术就是利用心电图 R 波做触发，专门找到舒张期比较安静的时候扫描，而在收缩期不扫描，把一个心脏层面分 3 ~ 4 次舒张期采集，然后拼合在一起，显然这是个拼接的图，叫多扇区重建，但好在重建图像质量也相对不错，X 线辐射剂量也大大减少，16 排螺旋 CT 时代一直都这么做，即使到了如今 64 排双源 CT 这个方法也还在使用。

（4）用短效 β 受体阻滞剂减慢心率、在扫描时用深吸气屏气法兴奋迷走神经等，这些小方法就不展开说明了，其实它并没有提高 CT 时间分辨率，走了相反的途径——降低受检者心率。

下面要进入心脏断层切面解剖的介绍了。这个章节的铺垫已经达到了喧宾夺主的程度，但是断层切面解剖的落脚点目前主要还是 CT 成像，不把这前因后果说清楚，光把解剖剥离，没有相关放射学关背景知识也不能很好地把 CT 与临床相结合。现在 CT 专著很多，许多编者知识的深度和广度都是笔者所不能企及的，但是有一些小小的遗憾，在很多关键概念的描述上比较枯燥，同时没有相应生动的插图可以解释这些关键概念。书是承载知识的介质，读者总希望能生动朴实的语言或图示把晦涩艰深的概念简单而有趣的阐述出来，这是作者应该努力的方向。

心脏断层解剖第一点还是空间概念。

首先我们得了解 CT 片上图像和我们实际观看方向的对应关系，不要颠来倒去地想象。我们站在患者足位把人体沿 Z 轴推进 CT 切成片，用手拿起来直接观看（图 2-3-18），这就是它们的对应关系。

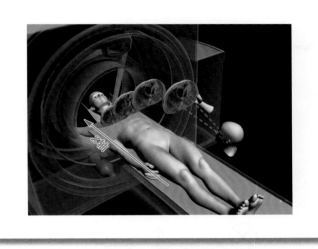

图2-3-18   CT切面与观察方向对应关系示意图

　　其次就是正确的心脏空间观，这个在本部分开头就说过，这里再重复一下。房、室间隔把心脏分为左、右房和左、右室，而房、室间隔长轴在水平面和正中线成50°～60°夹角，因此我们只有在左前斜位片才是正对心尖，在这个角度看心脏勉强可以认为它对称。所以心脏在水平面上应该是图2-3-19A，千万不能想象成图2-3-19B。

　　在水平面上也会出现心脏四腔切面和五腔切面，但是它是水平切面，二维超声心尖四腔切面和五腔切面切法不同，图像也不同。

　　下面逐一介绍胸腔重要切面，以心脏为主，肺部不做介绍。心脏解剖需要在纵隔窗看，而不是在肺窗上看。另外解剖图示跟CT形态有些区别、层厚不同CT片看起来也有区别、造影剂充盈时相不同的图片看起来有区别。CT和MRI成像原理不同看起来图像有区别，但是大体解剖形态都是一致的。

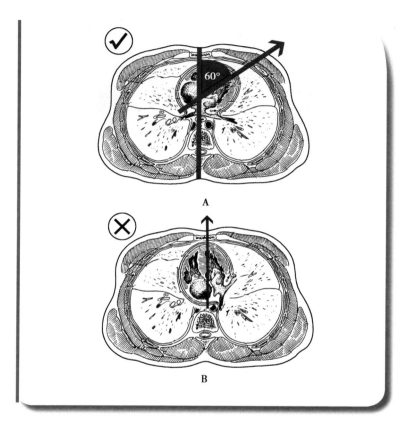

图 2-3-19   胸腔平扫心脏位置的正确（A）和错误（B）理解

（1）主动脉弓上层面（图 2-3-20）：相当于第 5 胸椎高度，这个层面我们需要分清胸主动脉的三个重要分支：头臂干、左颈总动脉和左锁骨下动脉，弄清其和左右头臂静脉，食管和器官毗邻关系。如果怀疑夹层动脉瘤从这个层面就要开始留心了。

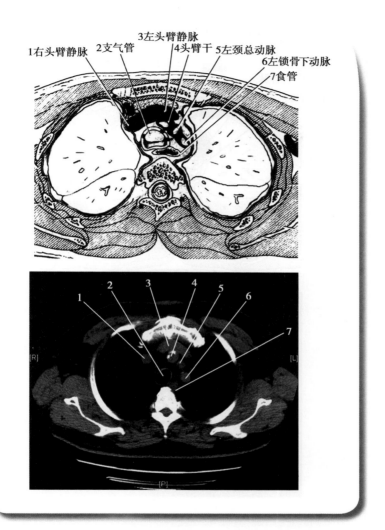

图 2-3-20 主动脉弓上层面 CT 成像与解剖对照图

（2）主动脉弓层面（图 2-3-21）：这层结构和主动脉弓上层面相似，头臂静脉向下延伸成上腔静脉，头臂干、左颈总动脉、左锁骨下动脉的下方当然就是主动脉弓，前面可以看到胸腺组织（成人胸腺组织退化）。这层主要观察主动脉弓钙化情况以及有无主动脉夹层、主动脉壁情况等。

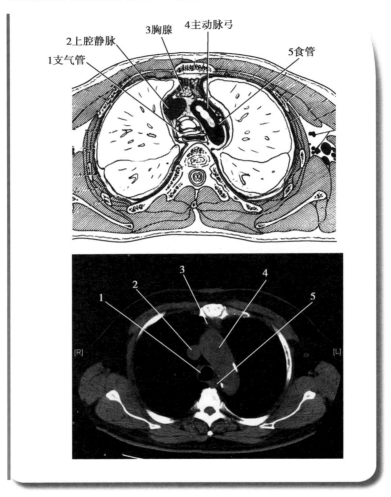

图2-3-21   主动脉弓层面 CT 成像与解剖对照图

（3）左右肺动脉层面（图2-3-22）：肺动脉干在这个层面分出左右肺动脉，一般我们冠脉 CTA 都是从这个层面开始往下扫。

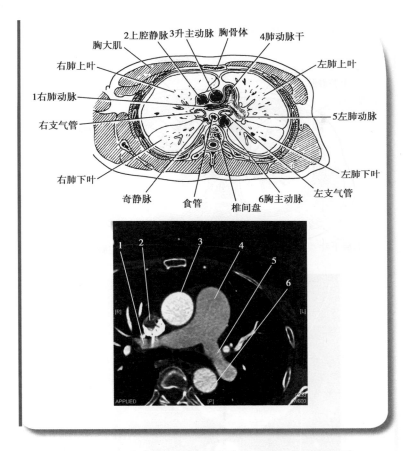

图2-3-22　左右肺动脉层面层面CT成像与解剖对照图

（4）左主干层面（图2-3-23）：这个层面可以看到升主动脉发出左主干，左主干分出前降支、回旋支（部分被左心耳遮挡），50%患者可看见中间支。这个层面再往下切一点，就可以看到右冠状动脉发出。

（5）主动脉口层面（图2-3-24）：可以清楚看到主动脉瓣的三个瓣膜，这个层面大多和左右上肺动脉平齐，主动脉瓣膜下延伸为左室流出道，所以向下切面由左心房、右心房、左心室、右心室和左室流出道组成，也称五腔切面。

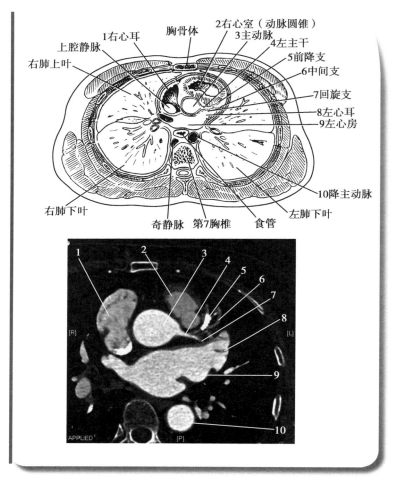

图 2-3-23   左主干层面层面 CT 成像与解剖对照图

（6）左右下肺静脉切面（图2-3-25）：也叫四腔切面。左室流出道在这个位置结束，由五腔切面正式进入四腔切面，我们可以看到左右心室、左右心房，左心房位于正后方。有一点需要说明，很多断层切面图谱和标本左心房显得很小，因为

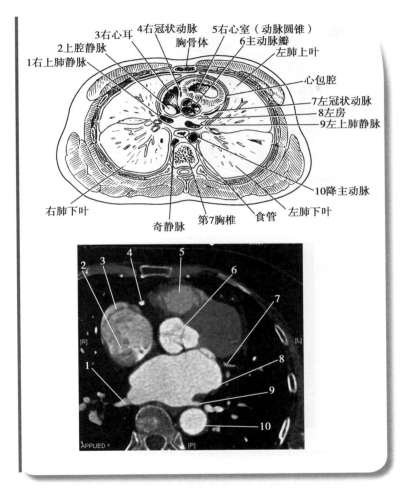

图2-3-24 主动脉口层面CT成像与解剖对照图

做标本左心房没有血液皱成一团，就显得很小，而很多医学插图又是根据这些标本绘画的，所以有些偏小，在CT切面上它要大得多。

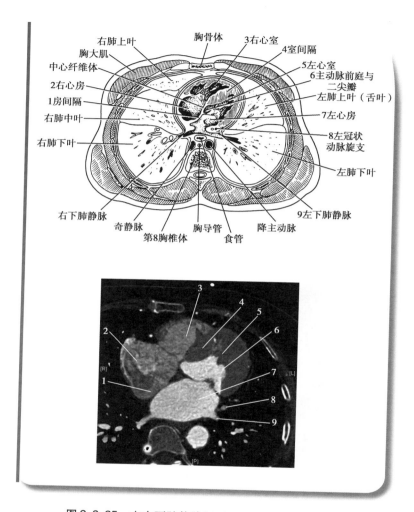

图 2-3-25   左右下肺静脉切面 CT 成像与解剖对照图

（7）心底部三腔切面（图 2-3-26）：左房底部较右房高，右房因为连接下腔静脉底部位置较低，在这个切面可以看到右心房、少部分右心室和左心室，再往下就能看到心底的后降支及其分支。

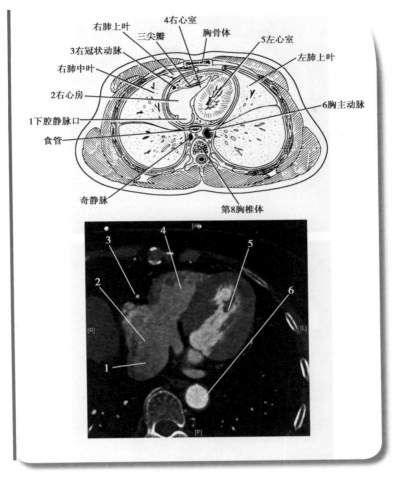

图 2-3-26　心底部三腔切面 CT 成像与解剖对照图

我们在这几个层面看到血管上有很多高密度亮点，它是支架，图 2-3-27 是容积重建（VR）的三维图，大家可以很直观地观察到。

一般 CT 从肺动脉干扫到膈面，大概是 200～300 层，如果快速翻看图片就会形成动态的移动效果，这样看就很容易理解各解剖部位是如何演变。

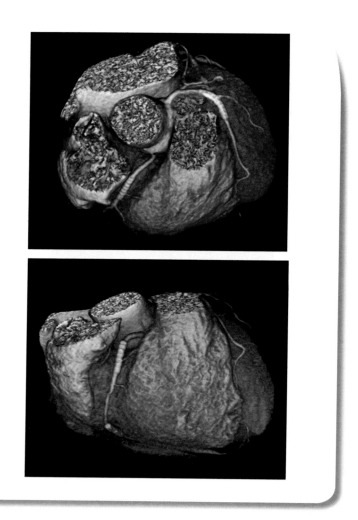

图 2-3-27   心脏容积重建法三维重建图

初学的朋友可以分几个轴来动态观察。

第一个轴面：了解肺动脉进入右室动态演变，最先出现是左肺动脉-然后是左右肺动脉和肺动脉干-右肺动脉和肺动脉干-右肺动脉和肺动脉干分离-肺动脉干口（可见部分瓣膜）

进入右心室动脉圆锥部-右心室移行消失。

第二个轴面：主动脉轴面，了解主动脉移行变化及冠状动脉出现和演变，因为 CTA 从肺动脉干开始扫描，所以看不到主动脉弓的 3 个分支演变，我们可以看到升主动脉和降主动脉，然后主动脉发出左主干，左主干分出前降支、中间支、回旋支，再往下血管角度增大我们可以追踪血管断面亮点了解走向。右冠在左主干发出后稍后几个层面可以看到，追踪右冠亮点，在心底部，由于后降支和水平面几乎平行，所以我们可以看到一整根后降支。回头再看主动脉延伸到主动脉瓣，主动脉瓣之下是流出道，然后进入左心室，左心室演变消失。

其他轴面：比如左房几处肺静脉，左心耳、左心房，右心耳、右心房如何演变，大家可以自己往下看，这里不再一一列举，单个轴面看清楚就可以多轴面相互组合比对，只要熟悉心脏大体解剖，用这个动态方法了解断面解剖有助于加深记忆。

在胸部 CT 中，优势最突出无疑是冠脉 CTA，这也是近 10 年的 CT 成像技术追逐的热点。因为要了解心腔的解剖结构还有心脏 MRI、超声心动图，尤其是超声心动图无创、无射线、费用低、可以动态观察心脏活动和血流，所以较 CT 有明显优势，不足的地方就是空间分辨率不够。而近年 CT 技术的进展，在空间分辨率、时间分辨率、Z 轴分辨率和三维重建技术上都有了长足进步，相信不远的将来，对冠脉狭窄和斑块的分辨能力还会更上一层楼，达到让业内人士都认可的水平。

什么是三维重建？

从 CT 诞生之日开始医学工程师就从未停止过追逐将二维平面转化为三维图像的梦想。梦想和现实的瓶颈在于电脑硬件和三维成像软件技术的革新。

其实 X 线正侧位片，就是最原始朴素的三维观念，只不过把三维重建的任务交给了医生的大脑来想象，让我们通过正侧位片来想象胸腔脏器的立体解剖形态。现在有一些有意思的小软件使用正侧照片来生成 3D 头部模型，就是用的这个思路。

CT 上的多平面数据重建也是秉承这一思路，既然可以重建水平切面断层图像，重建矢状面和冠状面甚至任意不同角度斜面对电脑来说并不是什么难事，这个技术很早就开发出来，并且一直沿用至今，但是这个充其量就是个伪三维技术。

什么是真正的三维技术？这个我们远在千年之前的老祖宗就已经做了精辟阐述，宋朝诗人苏轼在《题西林壁》中写到："横看成岭侧成峰，远近高低各不同。"这两句诗写出了三维技术两大标志性特点。第一句：横看成岭侧成峰：既可以从这个角度看，也可以从那个角度看，能从不同角度观察或做360°旋转，是三维区别于二维的第一个重要特点。第二句：远近高低各不同，离我们近的东西显得高，离我们远的东西显得矮，这就是视觉景深。比如 CT 的多平面重建技术也可以顺着一个点做360°旋转，但图像的显示还是一层平面，没有 Z 轴景深，有 Z 轴上的景深是三维区别于二维的第二个重要特点。

20 世纪 90 年代中期开始 3D 技术在电脑游戏上开始走红，其强大的视觉震撼效果以摧枯拉朽之势迅速取代 2D 游戏。随着以 OpenGL、DirectX 为代表的 3D 软件技术和 NVIDIA、ATI 为代表的 3D 硬件技术的发展，医用 CT 三维重建技术在 PC 平台上日臻成熟，真正意义上的三维重建技术开始兴起。

CT 上的 VR（容积重建）重建和 VE（仿真内镜技术）符合真正三维重的特点，VR 重建可以360°旋转观察，可以拉近拉远，可以依照不同密度去心血池提取出独立冠状动脉树。虽然 VR 和 VE 很直观，但目前水平 VR 重建分辨率还不高，在有些 64 层 CT 设备上，很多小血管甚至像动脉圆锥支这样的血管还不能很好地显示，所以它只能在提取的冠状动脉树上快速寻找狭窄部位，真正狭窄应该在 VR 基础上有针对性观察相应的曲面重建图像或多种方法组合应用。但是 VR、VE 这种成像技术代表 CT 三维技术未来发展的方向。随着 CT 软硬件技术提高，CT 的分辨水平一定会进一步增高，以科技的名义正言：不远的将来冠脉 CTA 取代冠脉造影的影像判定功能不是一个梦想，这个时代终将到来。

（郑炜平）

参考文献

1. 白人驹，徐克. 医学影像学. 第 8 版. 北京：人民卫生出版社，2013.

2. 余建明. 实用医学影像技术. 北京：人民卫生出版社，2015.

3. 刘树伟，李瑞锡. 局部解剖学. 第 8 版. 北京：人民卫生出版社，2013.

4. 托波尔. TOPOL 心血管病学. 胡大一，译. 第 3 版. 北京：人民卫生出版社，2009.

5. 罗伯特·波诺. Braunwald 心脏病学·心血管内科学教科书. 陈灏珠，译. 第 9 版. 北京：人民卫生出版社，2016.

6. 杜雷克. 格氏解剖学. 徐群渊，译. 第 39 版. 北京：北京大学医学出版社，2008.

7. 培伯格，马泽. 心脏 CT 血管造影手册. 吕滨，译. 北京：人民卫生出版社，2009.

8. 戴汝平. 心血管病 CT 诊断学. 第 2 版. 北京：人民卫生出版社，2013.

9. 毛定飚，张国桢，滑炎卿. 多层螺旋 CT 心脏和冠状动脉成像. 北京：人民军医出版社，2011.

10. 马长生，霍勇，方唯一，等. 介入心脏病学. 第 2 版. 北京：人民卫生出版社，2012.

11. 陈步星，胡大一，洪楠. 多层螺旋 CT 心脏成像与冠状动脉造影. 北京：北京大学医学出版社，2007.

12. 刘树伟. 人体断层解剖学图谱. 济南：山东科学技术出版社，2007.

13. 蔡祖龙. 胸部 CT 与 MRI 诊断学. 北京：人民军医出版社，2005.

14. Mark DB, Berman DS, Budoff MJ, et al. ACCF/ACR/AHA/NASCI/ SAIP/ SCAI/SCCT 2010 expert consensus document on coronary computed tomographic angiography：a report of the American College of Cardiology Foundation Task Force on Expert Consensus Documents. J Am Coll Cardiol, 2010, 55（23）：2663-2699.

15. Thomas JD, Zoghbi WA, Beller GA, et al. ACCF 2008 Training Statement on Multimodality Noninvasive Cardiovascular Imaging A Report of the American College of Cardiology Foundation/American Heart Association/American College of Physicians Task Force on Clinical Competence and Training Developed in Collaboration With the American Society of Echocardiography, the American Society of Nuclear Cardiology, the Society of Cardiovascular Computed Tomography, the Society for Cardiovascular Magnetic Resonance, and the Society for Vascular Medicine. J Am Coll Cardiol, 2009, 53（1）：125-146.

16. Kramer CM, Budoff MJ, Fayad ZA, et al. ACCF/AHA 2007 clinical competence statement on vascular imaging with computed tomography and magnetic resonance：a report of the American College of Cardiology Foundation/American Heart Association/American College of Physicians Task Force on Clinical Competence and Training：developed in collaboration with the Society of Atherosclerosis Imaging and Prevention, the Society for Cardiovascular Angiography and Interventions, the Society of Cardiovascular Computed Tomography, the Society for Cardiovascular Magnetic Resonance, and the Society for Vascular Medicine and Biology. Circulation, 2007, 116（11）：1318-1335.

4 心脏超声切面解剖

可以这样说，超声心动图学是心血管专科中不亚于心电图学的另一大知识体系。在国外医学界，超声心动图隶属于心血管专科，超声心动图学奠基人 Edler 博士就是心血管医生。在美国，一般心血管专科医生都要经过规范的心脏超声培训，达到一定操作例数，才能获得专科准入资格。这样做有一个好处，就是心血管医生对心脏解剖和超声的基础知识有较系统的学习和实践。这些技能对于心血管医生日后的工作很有帮助。因此心内科医生不能仅仅停留在阅读超声报告结论的层面上。超声心动图回归心血管专科是日后学科发展的必然趋势，心血管专科医生需要充分的参与到超声心动图基本知识的实践和基本技能的培训中来，即使一些医院没有系统开展相关学习和培训，也应当有意识的到超声心动图室去交流，为自己创造实践的机会。

理论是实践的基础，在进入超声心动图室之前，学习一些超声心动图的基础知识是十分必要的。王新房教授《超声心动图学》和刘延龄教授《临床超声心动图学》是当之无愧的经典之作，当然如果大家没有阅读"大部头"的热情，找一些超声心动图著作的"轻骑兵入门"也是个不错的选择，近年心脏超声优秀入门著作和译作很多，仁者见仁，这里就不一一推荐。

一般超声心动图著作编排结构基本如下：前面是总论，后面是各论。总论穿插介绍的基本是两大知识点：超声切面的解剖结构；超声基本物理学原理。各论是各种心血管疾病超声心动图的具体表现。最后的部分一般是前沿和展望。

因为这个章节是以解剖学作为主线展开，所以介绍的重点自然是超声切面解剖，其他部分内容在超声心动图报告的临床解读章节简要介绍。

在心脏超声切面解剖介绍中，多少会涉及超声基本物理学原理，所以在开篇之前对超声基本物理学原理做一个最简要的说明，主要有二维超声、M 超、多普勒超声。

二维超声

这个比较容易理解，超声探头射出的是一束扇形超声波平面，不同组织对超声波反射不同，反射回来的声波被探头吸收后经计算机处理，重建形成二维解剖形态。简单地说大家可以把二维超声理解成一个切片的刀，它可以对心脏进行不同角度切片，观察其解剖形态（图 2-4-1）。

M 超

和二维超声不同，M 超不是一个扇形的平面，它只是一束声线，就像一根探针扎进心脏，是个一维解剖。这个就有点难理解，三维是个空间结构，二维是个平面结构，二者都好想象，一维只是个线性结构，上面有不同反射光点随着组织的活动在跳跃，这个有什么用？别着急，举个例子大家就明白了，我们都做过心电图，接好导联，调到 II 导联，在描记之前指针就在上下波动。如果我们没压开始键，相信谁也不可能从指针上下抖动中看出什么信息，但是一旦开始走纸，这根指针就在图纸上描记出各种有意义的波形（图 2-4-2）。我们不妨把心电图的指针想象成二尖瓣上的亮点，一旦开始走纸是不是它就画出二尖瓣活动轨迹？如果二尖瓣狭窄，是不是指针上下波动轨迹就跟正常不同？心电图有不同肢导、胸导，同样 M 超在不同采样部位可以描记各个瓣膜和心肌组织活动轨迹。除了用于瓣膜运动曲线的观察，M 超还可以测量心腔直径和心肌的厚度，其机制和瓣膜运动曲线的机制一样，不过此时我们观察的对象并不是瓣膜上的某一个点的轨迹，而是心腔和心肌随时

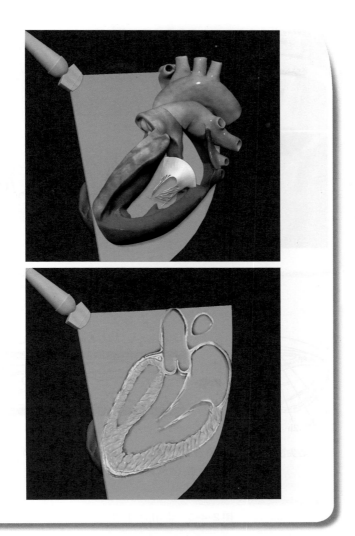

图 2-4-1　心脏超声左室长轴切面示意图

间运动的轨迹，这就是 M 超的基本工作原理。

常用的 M 超波群如图 2-4-3 所示：心尖波群、心室波群、二尖瓣前叶波群、二尖瓣后叶波群和心底波群。

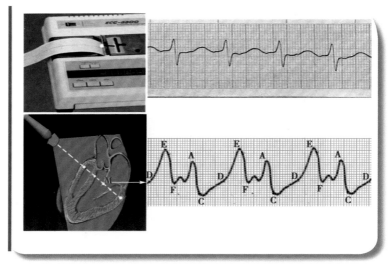

图 2-4-2   心脏 M 超成像与心电图比较

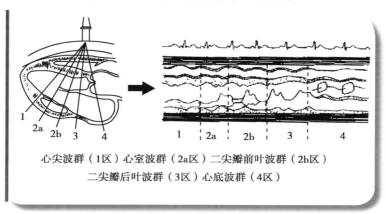

心尖波群（1区）心室波群（2a区）二尖瓣前叶波群（2b区）
二尖瓣后叶波群（3区）心底波群（4区）

图 2-4-3   常用的 M 超波群图

多普勒超声

主要包括频谱多普勒超声、彩色多普勒超声和组织多普勒超声。

（1）频谱多普勒超声：多普勒效应是频谱多普勒超声的理论基石，主要内容可以简述为：声源移向观察者声音频率会增高，声源远离观察者时声音频率会降低。这个理论由奥地利物理学家克里斯琴·约翰·多普勒于 1842 年提出，多普勒这个名称就是为了纪念这位伟大的物理学家。如果上面文绉绉的提法理解起来有困难的话，举个例子：火车汽笛的声音频率是不变的，但是火车向着我们急速迎面驶来我们会觉得声音越来越刺耳，反之则越来越低沉。这样大家明白了吧，如果一束血流向我们射来，我们发出一束超声波，因为血流在向我们运动，反弹回来的声波频率也会发生变化，那么通过计算频率变化差值是不是就可以计算出血流速度？这个可是个了不起的思路，1955 年日本学者里村茂夫（图 2-4-4）将多普勒效应用于心脏检查开启了超声心动图临床应用的新篇章。

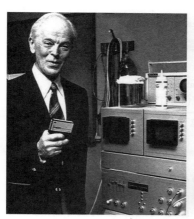 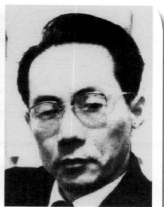

心脏超声学之父　Edler博士　　　　　　多普勒先驱　里村茂夫

图2-4-4　超声学之父 Edler 博士与超声多普勒创始人里村茂夫

有了血流速度，我们就可以根据流体力学原理利用电脑软件计算出单位时间的流量（如每搏量、心排血量、反流量）；

根据流体能量守恒原理，利用方程计算出瓣膜口面积；根据伯努利方程计算出血流压差（图2-4-5）；所以有了血流速度我们就有了一切。超声心动图的数据就变得更加丰富和全面，而不仅仅是个解剖形态的描述，从这个意义上说，有了多普勒技术之后，二维超声心动图的内涵已经不仅仅是心血管医生的"第二双眼睛"了。

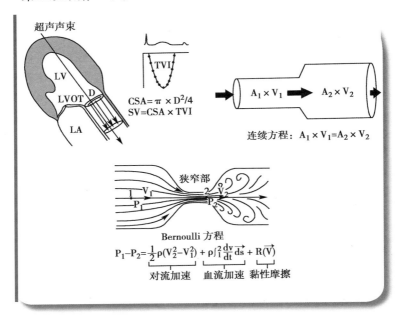

图2-4-5   伯努利方程计算出血流压差示意图

（2）彩色多普勒超声：它是利用多普勒技术结合彩色数字扫描转换技术，应用红、蓝主色调显示心腔内血流，朝向探头的血流编码为红色，速度越快红色越鲜艳，背离探头血流编码为蓝色，速度越快蓝色越鲜艳。与平均速度差异程度用绿色表示，简单理解如湍流就表现为花斑样混合色，这样不同方向和速度的血流可以用红黄蓝绿白等色调直观叠加到二维超声切面上（图2-4-6）。

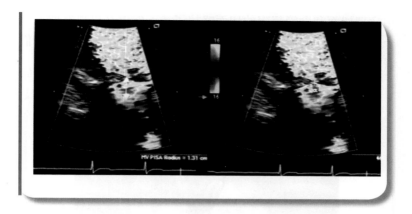

图2-4-6 彩色多普勒超声示意图

（3）组织多普勒超声：彩色多普勒超声主要针对血流，如果针对的是心脏组织，如二尖瓣环、心肌，就是组织多普勒。它把频率较高的血流多普勒信号过滤掉，留下频率较低的组织多普勒信号。

除了上面的三大部分，还有很多超声物理学概念对二维超声理解也很重要，如近场、远场，高频、低频，脉冲宽度、声速宽度，脉冲重复频率、尼奎斯特效应等就不再一一说明。

看完了上面铺垫我们正式进入心脏解剖与临床入门精要第四节——心脏超声切面解剖。

很多朋友在学习超声心动图学时，都卡在心脏超声切面解剖上，因为这些古怪的切面形态确实颠覆我们的三观，既然不理解，就只能强迫记忆，所以内心深处便存在抵触，这种记忆是不深刻的。应该这样说，心脏超声切面解剖是心脏解剖的高阶水平，只有在先熟悉心脏大体形态解剖、断层解剖的基础上，我们才能理解各种各样稀奇古怪的心脏断面形态，那么一般我们需要学习哪些稀奇古怪的心脏切面解剖？先上个图（图2-4-7），这个不算多，不到三十个切面吧，还把那些不常用病理切面和食管超声的切面略掉了，不然怎么也得有四五十个切面吧。初学者可能会觉得无所适从，其实不难，如果你们看完了前面几个章节，现在就可以开始重塑三观！

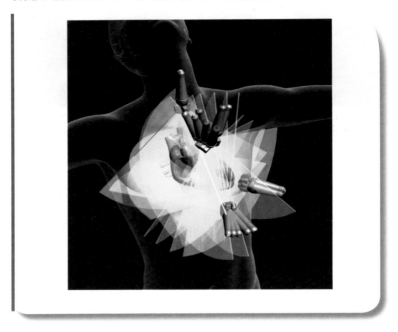

图 2-4-7   心脏超声常用声窗和切面

　　在开始介绍之前先引入两个重要的超声学概念：声窗与切面。这两个都是重要的空间上的概念。再强调一次，本部分重点是把心脏空间解剖的概念介绍给大家，而超声心动图学就像心电图学一样，是个很大的知识体系，我们不可能把 P、QRS、T 波形态讲解一下，大家就都会看心电图了。所以本部分重点不是教大家如何解读超声心动图，这个大家要参看相关教材。

　　所谓声窗，简单地说就是探头放在胸壁的哪个位置，心脏超声有 5 大声窗（其中第 5 个为病理性声窗不常用，图中未做标注），见（图 2-4-8），确定好放置位置之后，才能进一步在

这个位置打出各种各样切面——所以先有声窗，而后才有这个
声窗上的相应切面。

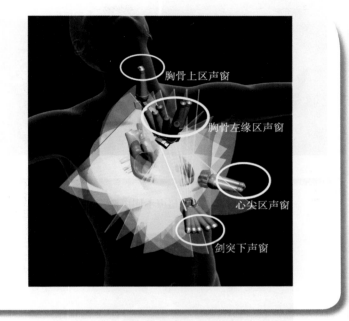

图2-4-8　心脏超声常用四个声窗

这里有个小窍门，在不同声窗有时可以切出同样切面，从
空间上理解切面解剖形态应该是一样的。如心尖区四腔切面和
剑突下四腔切面是同一个切面（图2-4-9）：

有人肯定要问："既然解剖形态一样，为什么还要换不同
声窗位置来做？"有一句话叫做"观点不同是因为角度不同"，
这句话很好地回答了前面的问题，不同角度看同一个切面，看
到的重点是不一样的，可以取长补短。如心尖部声窗对各心房
心室、二尖瓣、三尖瓣看得很清楚，但是该角度超声与房间隔
平行，会导致超声在房间隔假性回声失落，因此从心尖部观察
房间隔缺损不太容易，而剑突四腔切面观察房间隔就很有优势
（图2-4-10）。

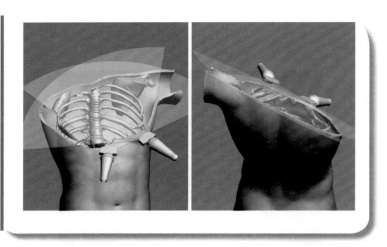

图 2-4-9   心脏超声不同声窗相同切面

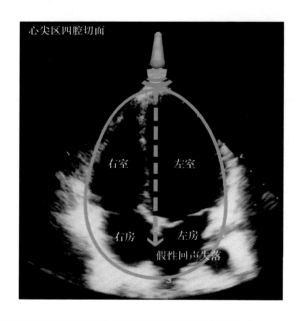

图 2-4-10   心脏超声不同声窗相同切面观察差异

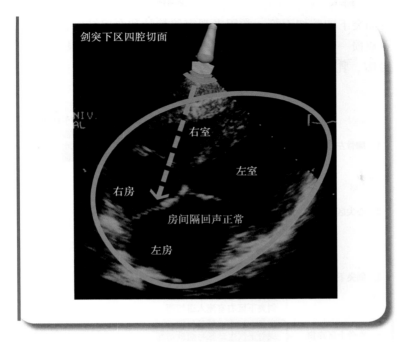

图 2-4-10　心脏超声不同声窗相同切面观察差异（续）

现在对这 5 个声窗和切面地位做个简单介绍（图 2-4-11），红色部分是本部分要重点介绍的切面。

（1）胸骨左缘区声窗：最常用声窗，心血管主要解剖结构都可以在这个声窗显示，这个声窗有 8 个常用切面：左室长轴切面，左室短轴切面（包括主动脉根部、二尖瓣、乳头肌、心尖部四个切面），右室流出道长轴、短轴切面，右室流入道切面。

（2）心尖区声窗：常用声窗，心血管主要解剖结构都可以在这个声窗显示。这个声窗有心尖部二腔、三腔、四腔、五腔切面。

（3）剑突下声窗：作为其他声窗的辅助声窗，这个声窗有剑突下四腔切面等，常用来观察腔静脉和右房结构，如房间隔缺损一般在这个声窗检查，还有剑突下主动脉根部、二尖瓣、乳头肌、心尖部切面等。

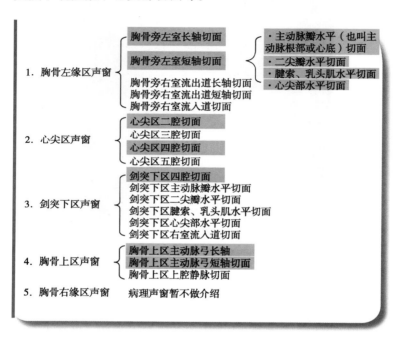

图2-4-11　心脏超声常用的声窗和切面

（4）胸骨上区声窗：较少用，这个声窗有主动脉弓长轴短轴切面和上腔静脉切面。主要用于完整显示主动脉和上腔静脉，如果考虑主动脉夹层通常要在这个声窗检查。

（5）胸骨右缘区声窗：少用，主要用于右室明显增大时使用，不是生理声窗，本章不做介绍，也就不标注这个声窗位置了。

篇幅所限主要对上表画框部分的常用声窗做进一步讲解，如果理解了这几个切面，其他切面自然就融会贯通了。

第一个介绍的自然是最重要切面——胸骨左缘区左室长轴切面。

第一步，探头置于胸骨左侧第3、4肋间。所有心脏超声著作表达都一致，这个位置相当于右室流出道这个点。

第二步，探头长轴位置指向10～11点（不同著作提法有些小差异：有的说指向9～10点，有的说右肩到左腰连线，有的说右胸锁关节和左乳头之间的连线，大概应该是如下的视觉效果（图2-4-12）。胸骨左缘区左室长轴切面动态示展示如视频2-4-1所示。

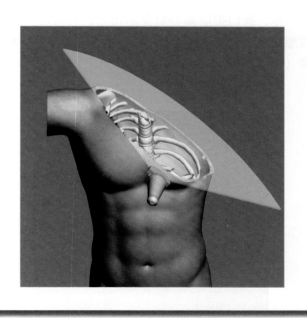

图2-4-12 胸骨左缘区左室长轴切面角度效果图

视频 2-4-1
胸骨左缘区左室长轴切面动态示意图

　　下面先隐藏所有心肌部分，只留下瓣膜和心脏大血管的空间位置，这样我们能就比较清楚地看到超声切面切到了主动脉的一半和二尖瓣一半，而肺动脉和三尖瓣不在切面上。现在我们至少很容易在这个切面上画上主动脉和二尖瓣图像（图 2-4-13）。

　　下一步，我们把隐藏心肌显示出来，同时透明化右侧心肌。我想现在大多数读者能够想象心肌在这个超声切面上的投射影像（图 2-4-14）。

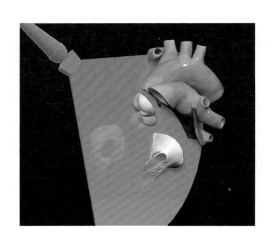

图 2-4-13　胸骨左缘区左室长轴切面成像分解示意图 1

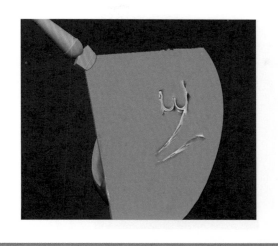

图 2-4-13 胸骨左缘区左室长轴切面成像分解示意图 1（续）

下面把超声图像顺时针转动90°，大功告成（图2-4-15）。

大家理解这个图像是怎么得到的，现在在脑海里记住它，理解来龙去脉，就好记了。

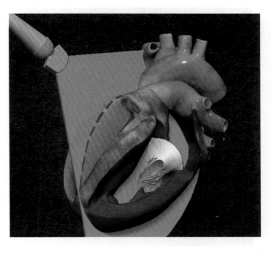

图 2-4-14 胸骨左缘区左室长轴切面成像分解示意图 2

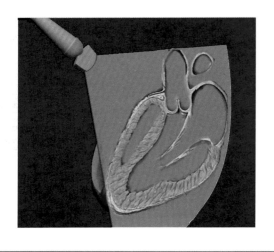

图 2-4-14   胸骨左缘区左室长轴切面成像分解示意图 2（续）

图 2-4-16 上的 A、B、C 三点为什么是室间隔上、中、下段，在这个角度看一下我们就很容易理解。

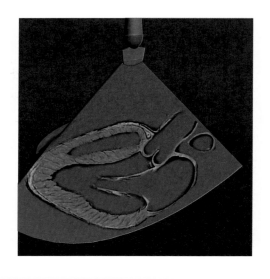

图 2-4-15   胸骨左缘区左室长轴切面成像分解示意图 3

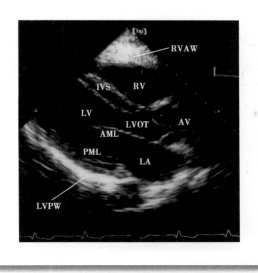

图2-4-15 胸骨左缘区左室长轴切面成像分解示意图3（续）

在左室长轴切面的基础上把探头顺时针转90°就是左室短轴心底切面（也叫主动脉根部切面，图2-4-17）。胸骨左缘区

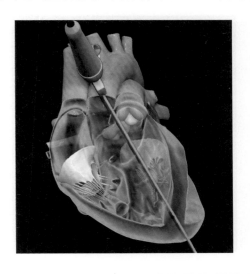

图2-4-16 胸骨左缘区左室长轴切面室间隔上、中、下段示意图

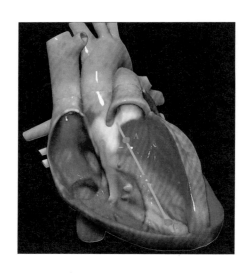

图 2-4-16   胸骨左缘区左室长轴切面室间隔上、中、下段示意图（续）

左室短轴切面动态示展示如视频 2-4-2 所示。

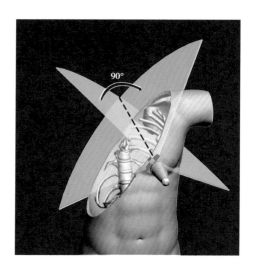

图 2-4-17   胸骨左缘区左室短轴切面角度效果图

视频 2-4-2

胸骨左缘区左室短轴切面动态示意图

依探头倾斜的不同角度可以得到左室短轴的另外三个切面（图 2-4-18）：二尖瓣切面（A 处），腱索乳头肌切面（B 处）和心尖切面（C 处）。

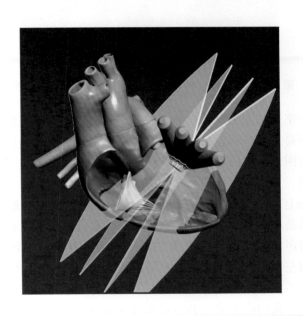

图 2-4-18 胸骨左缘区左室短轴切面角度示意图

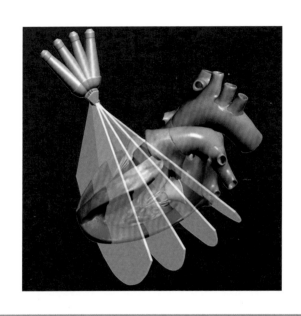

图 2-4-18   胸骨左缘区左室短轴切面角度示意图（续）

左室短轴的主动脉根部切面在空间上相对比较难想象，如果轻而易举凭空就想象出来了，右脑一定异常发达。如果空间想象有困难，可以利用三维软件带一步步认识这个切面是怎么出来的。

先上一张图，图 2-4-19 只要认识到一点：主动脉根部切面虽然是左室短轴第一个切面，但是注意它可完全没有切到左室。超声最后交界切点都在左房和右房，右室流出道切到一点，而左室和二尖瓣都没切到，认识到这一点就行，下面有用。

然后我们把左室、右室心肌全部隐藏起来（图 2-4-20），这回我们的重点是观察切到了哪些瓣膜。这个切面切到部分三尖瓣，切到了整个主动脉瓣，切到部分肺动脉瓣，没有切到二尖瓣。好的，跟上面一样我们先把瓣膜投影画出来

（图 2-4-21），这个我们都可以理解。

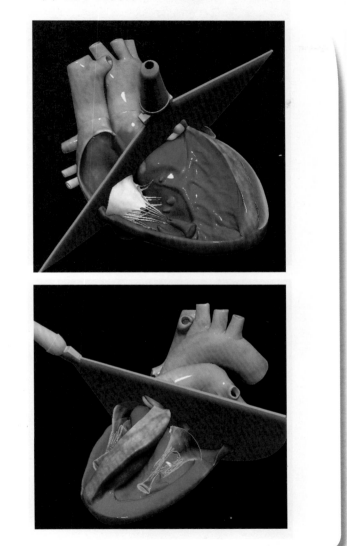

图 2-4-19　左室短轴主动脉根部切面成像分解示意图 1

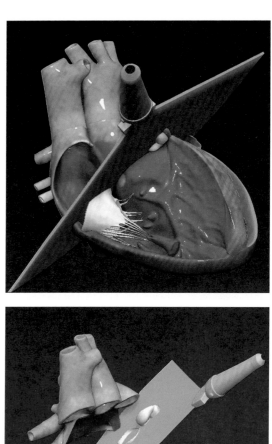

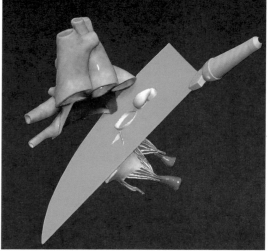

图 2-4-20　左室短轴主动脉根部切面成像分解示意图 2

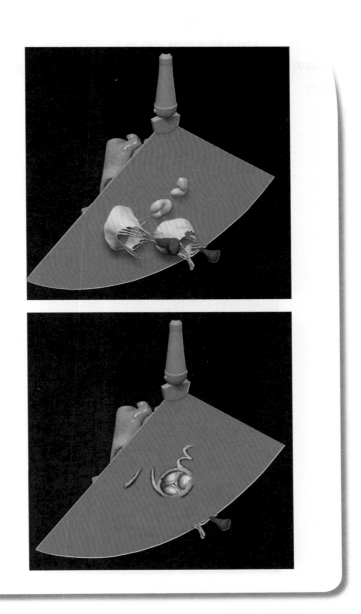

图2-4-21　左室短轴主动脉根部切面成像分解示意图3

下面同样在这个角度把隐藏心肌显示出来（图 2-4-22 和图 2-4-23），这样我们就比较容易想象，上面提到主动脉根部切面落点都是左右心房，左心室没有切到，大家可以参看上面几张图，再想象一下，应该都能理解。

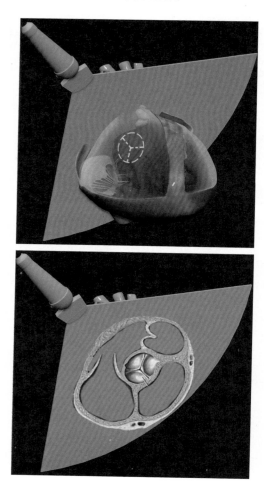

图 2-4-22　左室短轴主动脉根部切面成像分解示意图 4

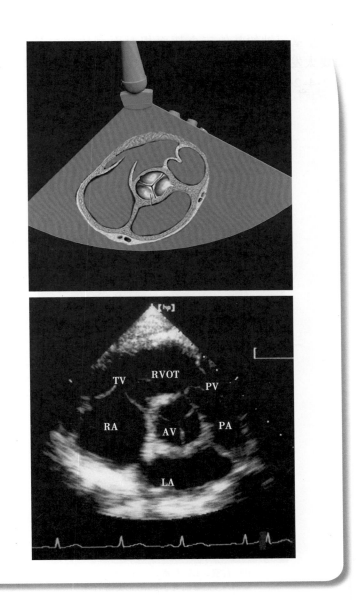

图2-4-23 左室短轴主动脉根部切面成像分解示意图5

　　左室短轴的其他三个切面相对而言比较容易理解，不需要太发达的右脑都能想象出来，直接上图（图2-4-24～图2-4-26）。

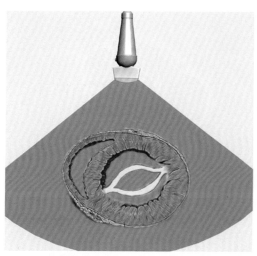

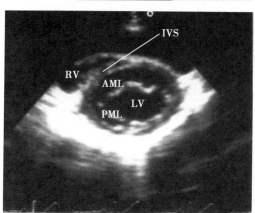

RV 右室，LV 左室，IVS室间隔，
AML 二尖瓣前叶，PML二尖瓣后叶

图2-4-24　左室短轴二尖瓣切面成像示意图

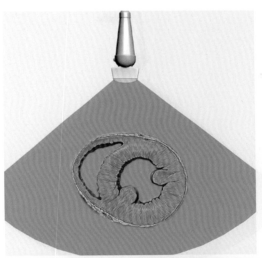

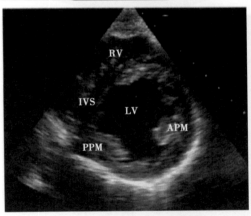

RV 右室，LV 左室，IVS 室间隔，
PPM 后乳头肌 APM 前乳头肌

图 2-4-25 左室短轴乳头肌切面成像示意图

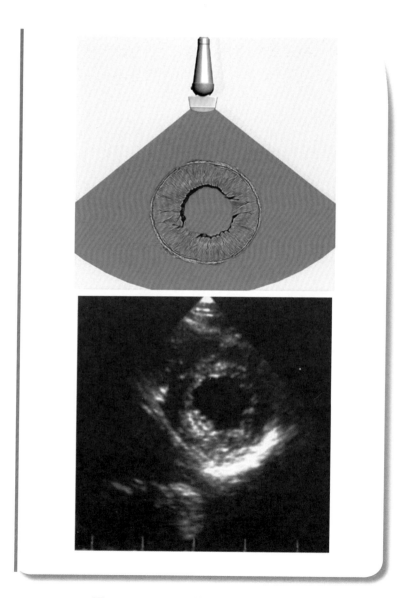

图 2-4-26   左室短轴心尖切面成像示意图

　　胸骨旁右室流出道长轴和短轴切面平常不常用（图2-4-27），但在致心律失常性右室心肌病（ARVC）中，这两个切面测得的右室流出道直径是作为诊断标准，所以我们大概了解怎么切就行。所以不同疾病有时候需要不同探查角度来诊断，这也是正常心脏空间解剖学观念，如果你的ARVC诊断依据是建立在心尖部四腔和二腔切面上那就是错误的。

　　心尖区四腔切面：心尖区四腔切面超声束的直观效果如图2-4-28。心尖区四腔切面动态示展示如视频2-4-3所示。

　　将探头置于心尖搏动最明显处，探头示标指向2～3点，就能得到心尖的四腔切面，心尖的四腔切面是最重要的标准切面之一，这里可以评价心脏四个心腔大小，观察房间隔室间隔完整性，可以观察二尖瓣、三尖瓣运动情况（图2-4-29）。

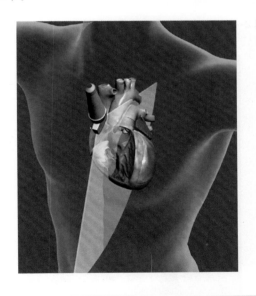

图2-4-27　胸骨旁右室流出道长轴和短轴切面

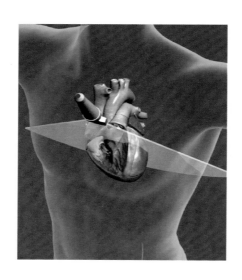

图 2-4-27　胸骨旁右室流出道长轴和短轴切面（续）

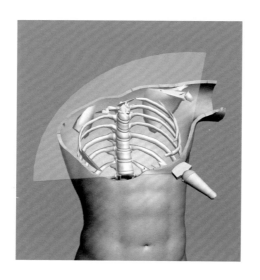

图 2-4-28　心尖四腔切面角度效果图

视频 2-4-3
心尖四腔切面动态示意图

　　在心尖的四腔切面基础上探头逆时针转动 90°就是心尖二腔切面（图 2-4-30、图 2-4-31），该切面主要观察左心室壁运动，同时可测量心脏左室射血分数（left ventricular ejection fractions，LVEF），二维超声心动图计算 EF 值有好几种方法，

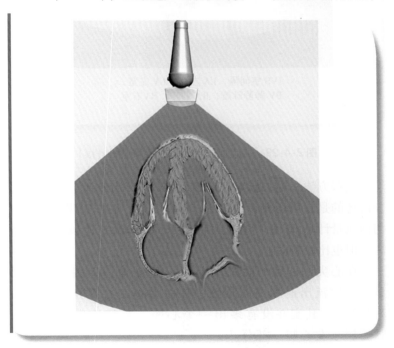

图 2-4-29　心尖四腔切面角成像示意图

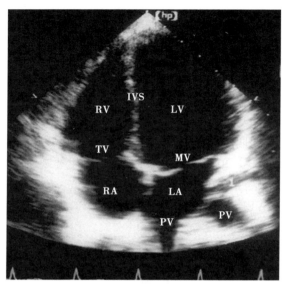

IVS 室间隔，LA 左房，LV 左室，
PV 肺静脉瓣，RA 右房，RV右室

图 2-4-29   心尖四腔切面角成像示意图（续）

了解这些方法来龙去脉对正确解读 LVEF 十分重要，因为本部分讲述的是超声切面解剖，所以不再展开，在心尖四腔和二腔切面测量计算 EF 值的心尖双平面 simpson 法是比较准确的方法，但也比较费时。

在心尖的四腔切面基础上探头角度稍稍上斜，可同时显示左室流出道和主动脉瓣，常称为心尖的五腔切面（图 2-4-32）。其实并没有多出一个心腔，左室流出道和主动脉瓣属于左心腔一部分。

为了更好让大家理解心尖五腔切面，图 2-4-33 把心肌部分透明化处理，大家可以看看左室流出道和主动脉瓣位置。

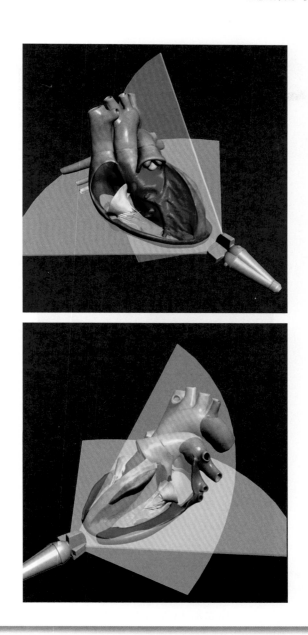

图 2-4-30　心尖四腔切面和心尖二腔切面

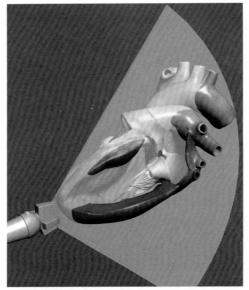

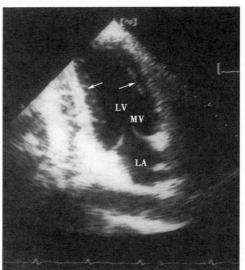

LA 左房，LV 左室，MV二尖瓣

图 2-4-31   心尖二腔切面角成像示意图

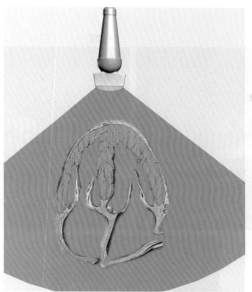

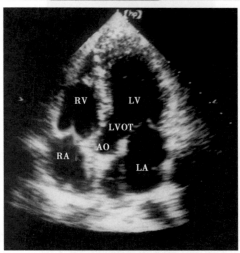

AO 主动脉口，LVOT，左室流出道
LV左室，LA左房，RA右房，RV右室

图 2-4-32 心尖五腔切面角成像示意图

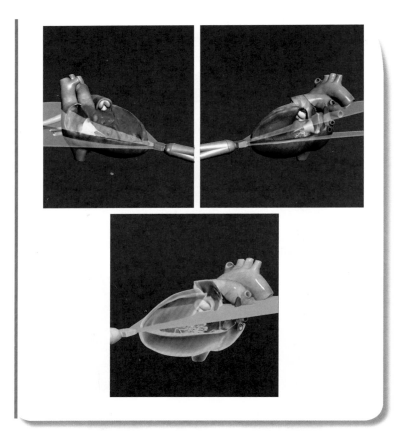

图 2-4-33　心尖五腔切面角角度示意图

　　心尖部的左室长轴切面（也叫三腔切面）和胸骨旁左室长轴切面是同一个平面，观察角度不同，上个图（图2-4-34），大家理解一下。

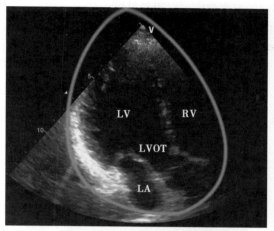

心尖左室长轴

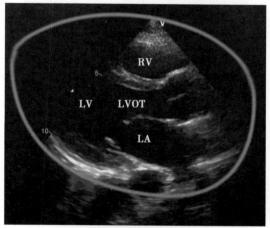

胸骨旁左室长轴

图 2-4-34　心尖左室长轴切面和胸骨旁左室长轴切面

　　剑突下声窗四腔切面作为心尖四腔切面的辅助观察区，其实它们切的是同一个平面，即所切的平面成像一模一样，上个图大家就理解了。但是由于观察的角度不同就各有特点，前面说过了——不同的观察角度可以取长补短，剑突下四腔切面更容易观察到房间隔和腔静脉解剖结构（图 2-4-35 和图 2-4-36）。

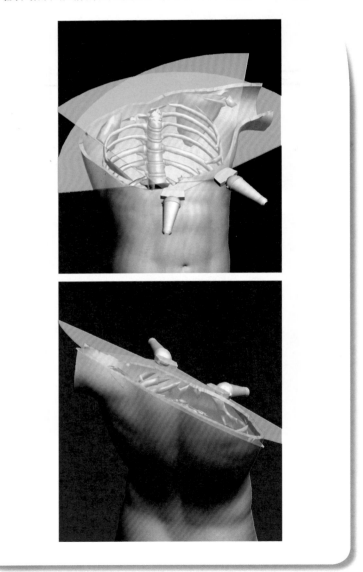

图 2-4-35   剑突下四腔切面和心尖四腔切面角度示意图

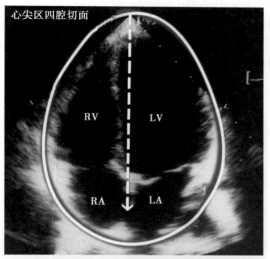

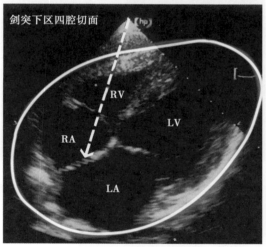

图2-4-36　剑突下四腔切面和心尖四腔切面成像示意图

剑突下左室短轴切面也可以切出与胸骨旁左室短轴主动脉根部、二尖瓣、乳头肌、心尖这几个大致相同切面形态,不再详细介绍。

剑突下右室流出道切面和胸骨旁右室流出道切面解剖形态也大致相同(图2-4-37)。

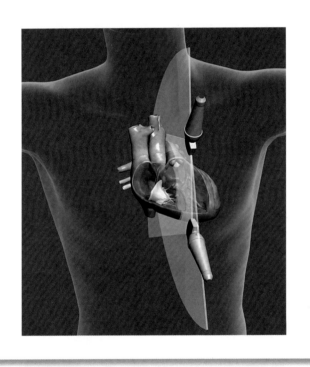

图2-4-37 剑突下右室流出道切面和胸骨旁右室
流出道切面角度示意图

锁骨上声窗主要有主动脉长轴和主动脉短轴切面,这个应该比较容易想象,相信下面这几张图就明白了(图2-4-38 ~ 图2-4-40),主要用于观察主动脉瘤。

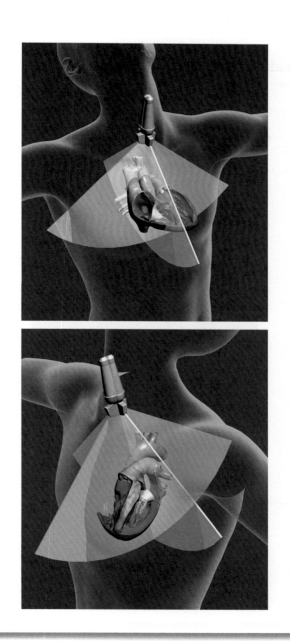

图 2-4-38 主动脉长轴和主动脉短轴切面角度示意图

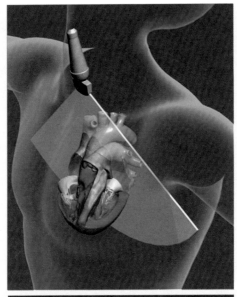

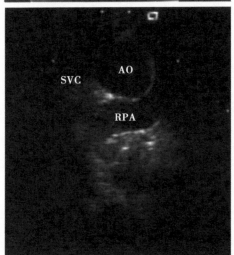

AO主动脉，RPA右肺动脉，SVC上腔静脉

图2-4-39   主动脉短轴切面角度和成像示意图

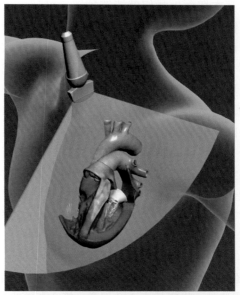

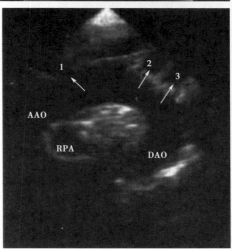

AAO升主动脉，DAO降主动脉，RPA右肺动脉

1 无名动脉，2左颈总动脉，3左锁骨下动脉

图2-4-40 主动脉长轴切面角度和成像示意图

　　介绍完基本切面，我们就能够理解二维超声正常值一定是特指某个声窗的某个切面正常值。换句话说同一个人的左室内径在不同切面有不同正常值，所以我们在看这些数据时一定要养成先看哪个声窗哪个切面的习惯，不要张冠李戴。

　　写到这里，心脏解剖与临床入门精要四个部分的内容就要全部结束了，当然心脏解剖与临床是一份厚重的知识体系，远非这简单的四个部分的内容所能够承载。这几个系列只是抛砖引玉，开启一扇了解心脏解剖与临床之门，艰辛而又充满乐趣的心血管探索之路还要靠大家自己去远征，希望这些零星散落的路标，能让大家在心血管探索之路上少走一些弯路。

（郑炜平）

参考文献

1. 王新房. 超声心动图学. 第 4 版. 北京：人民卫生出版社，2009.

2. 刘延玲，熊鉴然. 临床超声心动图学. 第 3 版. 北京：科学出版社，2015.

3. 姜玉新，王志刚. 医学超声影像学. 北京：人民卫生出版社，2010.

4. 任卫东，常才. 超声诊断学. 第 3 版. 北京：人民卫生出版社，2010.

5. 凌凤东，林奇，赵根然. 心脏解剖与临床. 北京：北京大学医学出版社，2005.

6. 刘树伟，李瑞锡. 局部解剖学. 第 8 版. 北京：人民卫生出版社，2013.

7. 柏树令，应大君. 系统解剖学. 第 8 版. 北京：人民卫生出版社，2013.

8. 郭薇. 实用现代心脏超声诊断学. 福州：福建科技出版社，2001.

9. Douglas LM. Braunwald's Heart Disease：A Textbook of Cardiovascular Medicine. 10th ed. New York：Saunders，2014.

10. 佛斯特. 赫斯特心脏病学. 胡大一，孙静平，译. 第 11 版. 北京：人民军医出版社，2008.

11. 奈特. 奈特心脏病学. 王海昌，陶凌，范延红，译. 第 2 版. 北京：

人民军医出版社，2015.

12. 奈特. 奈特人体解剖学彩色图谱. 张卫光，译. 第 6 版. 北京：人民卫生出版社，2015.

13. 余建明. 实用医学影像技术. 北京：人民卫生出版社，2015.

14. 中华医学会超声医学分会超声心动学组. 中国心血管超声造影检查专家共识. 中华超声影像学杂志，2016，25（4）：277-293.

15. Cheitlin MD, Alpert JS, Armstrong WF, et al. ACC/AHA Guidelines for the Clinical Application of Echocardiography. A report of the American College of Cardiology/American Heart Association Task Force on Practice Guidelines（Committee on Clinical Application of Echocardiography）. Developed in collaboration with the American Society of Echocardiography. Circulation, 1997, 95（6）：1686-1744.

16. Cheitlin MD, Armstrong WF, Aurigemma GP, et al. ACC/AHA/ASE 2003 guideline update for the clinical application of echocardiography--summary article：a report of the American College of Cardiology/American Heart Association Task Force on Practice Guidelines（ACC/AHA/ASE Committee to Update the 1997 Guidelines for the Clinical Application of Echocardiography）. J Am Coll Cardiol, 2003, 42（5）：954-970.

17. Gersh BJ, Maron BJ, Bonow RO, et al. 2011 ACCF/AHA guideline for the diagnosis and treatment of hypertrophic cardiomyopathy：a report of the American College of Cardiology Foundation/American Heart Association Task Force on Practice Guidelines&. Circulation, 2011, 124（24）：e783-831.

18. Marcus FI, McKenna WJ, Sherrill D, et al. Diagnosis of arrhythmogenic right ventricular cardiomyopathy/dysplasia：proposed modification of the Task Force Criteria&. Eur Heart J, 2010, 31（7）：806-814.

19. Kramer CM, Budoff MJ, Fayad ZA, et al. ACCF/AHA 2007 clinical competence statement on vascular imaging with computed tomography and magnetic resonance：a report of the American College of Cardiology Foundation/American Heart Association/American College of Physicians Task Force on Clinical Competence and Training：developed in collaboration with the Society of Atherosclerosis Imaging and Prevention, the Society for

Cardiovascular Angiography and Interventions, the Society of Cardiovascular Computed Tomography, the Society for Cardiovascular Magnetic Resonance, and the Society for Vascular Medicine and Biology&. Circulation, 2007, 116 (11): 1318-1335.

20. Mulvagh SL, Rakowski H, Vannan MA, et al. American Society of Echocardiography Consensus Statement on the Clinical Applications of Ultrasonic Contrast Agents in Echocardiography. J Am Soc Echocardiogr, 2008, 21 (11): 1179-1201.

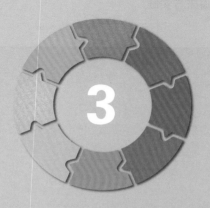

心电图的临床与实践

1   心电图学习中的心得与体会

毫无疑问，心电图学是心血管专科最重要的知识体系之一。心电图学知识储备不足，很难成为一名合格的心血管内科医生。从我国目前的现状来看，大多数心血管内科医生在走向临床岗位前并未经过系统的、有规划的心电图学培训，其知识来源主要是《诊断学》、《内科学》教材上的心电图相关章节，以及工作之后的进修与自学。如何提高心电图诊断水平、如何学好心电图，也是很多年轻心血管医生经常困惑的一个问题。

学习心电图有没有捷径？这很像"学习英语有没有捷径？"这个问题。应该说确实有一些比较高效的学习方法和经验，但是如果指望一两本快速入门手册，不付出辛勤的劳动就能短时间内掌握心电图，这也是不现实的。本书没有专门章节介绍心电图学的知识，因为心电图学是个很大的知识体系，远非本书所能承载，无法进行系统介绍。这部分主要和大家分享一下心电图学习中的一些经验和心得，通过一些与心电图诊断相关的临床案例，加深读者对心电图学的认识。系统的心电图学知识体系在《诊断学》和《内科学》知识的基础上，推荐读者参阅专门的心电学专著，如《黄宛临床心电图学》等。

首先，要对心电图学习过程有个总体的了解，心电图诊断水平的提高与心内科临床知识和经验的积累是分不开的，不是一朝一夕的事情。心电图学中本身就包含很多心内科知识，如果我们对冠心病、高血压、心肌病、心脏瓣膜病、心律失常等疾病都不了解，那么学习心电图就举步维艰。这也就是我们最初接触《诊断学》时认为心电图很难一个重要原因，因为那时候我们对这些心内科知识本身并没有一个比较系统的了解，所以这部分知识量在那个时候就显得庞大而抽象。另外，学习心电图学的过程往往也是对临床知识不断复习的过程。因此随着心电图学水平的提高，我们临床水平也会不断提高，二者相辅相成。在过去条件简陋的年代，我国心电图学的奠基人黄宛教授可以凭借一张心电图来查房，这不但说明心电图上蕴含着丰富的诊断信息，也反映了黄宛教授在临床上的高深造诣。

学习心电图当然离不开一本好的教材，应该说《诊断学》《内科学》心电图相关的章节是大多数医生最主要的入门的基础，其知识点编排是系统而合理的。而对于心血管专科医生的要求应该要更高一些，黄宛教授是我国心电图学的奠基人，《黄宛临床心电图学》是我国心电图的经典之作，难易适中，是首选的参考书籍，相信这一点大家都不会有异议。在此基础上我们可以有选择地看一些其他心电图专著、图谱和国内外心电学杂志，提高对心电学前沿领域的认识。

纸上得来终觉浅，心电图学同时也是一门实践的知识体系，经常有朋友会发现心电图专著看的也不少了，可是在临床上一张稍微复杂一点的心电图，还是显得无所适从，心中没底。因为心电图要不断在临床中实践，不断地总结、讨论和进步。随着网络时代的到来，我们不但可以在办公室里和同事交流讨论，还可以在专科论坛、QQ 群、微信群上和全国的同道切磋交流，提高我们汲取和巩固知识的效率。尤其是一些高水平的心电图 QQ 群，每天都有很多疑难的心电图病例讨论，每周都有很多热心的老师讲课，甚至在里面可以看到国内最著名的心电学教授的身影。这是一种新的实践的形式，这个学习过程的长短因人而异，大概每周参与 2~3 次讨论，持续 1~2 年，你的心电图学的水平会有一个大幅度的提高。心电案例的积累与收集，也是一个重要的方法。随着手机拍照功能的普及，我们可以很方便地将一些典型的或疑难的心电图案例拍照、收集、分享、讨论。从这个意义上说，我们这一代人学习心电图学要比前辈有更多的优势，因此更应该学好心电图。

在心电图学学习的过程中，应该尽量避免一些误区：①首先就是闷头看书，不交流，这样成长得就比较慢。这就好像天天看棋谱，不找人对弈，怎么能成为一个高手？②不重视临床结合，经常围绕一张心电图讨论半天，就图论图，忽略了基本病史、查体、实验室检查、随访，这也是不可取的。同样一份心电图，在不同的病史中可能会有截然不同的诊断思路。比如同样是多导联 ST 段弓背上抬，肌钙蛋白阳性，如果发生在一个年轻、有胆管病史，或暴饮暴食后突发出现腹痛伴胸痛的患者身上，我们就一定要注意排除急性胰腺炎，而不能单单考虑心肌梗死或心肌炎；如果这个人体检腹部有压痛，但腹肌是软的，没有反跳痛，那么就有可能是一个腹主动脉夹层。③另外一个极端我们也要注意避免。心电图学是一门很有魅力的知识，在学习过程中你会自然而然地迷上它，在已经达到一定水平后，如果不是心电诊断专业医生，作为心内科不建议在心电图上投入过多的时间，过于钻牛角尖。虽然心电图学是心血管内科重要的知识体系，但不是唯一的知识体系，心内科医生要学习的知识很多，要合理分配时间。

（郑炜平）

2　冠心病心电图研判流程

冠心病 ST 段的研判是心电图学最有价值的知识点之一，不但心血管内科医生要掌握，其他专科的医生也要较为熟悉，下面结合个人体会复习一下 ST 段研判流程，分为四步。

确定等电位线（基线）

我们都知道 ST 段的改变要和心电图上的等电位做比较，那么等电位线在哪里？不用费心地去寻找，因为心电图等电位线实际上并不专指哪一段。等电位线是一个抽象的定义，有点类似于海平面的概念。通俗地理解就是绝大多数心肌细胞处于静息状态时在心电图上描记的理想线段。一个心肌细胞除极和复极的动作电位的电流很微弱，心电图探测不到。我国有十多亿人口，心脏也有十多亿个心肌细胞，其中心室的心肌细胞数量占到90%以上。当窦房结的冲动经房室结、左右束支、浦肯野纤维传导到心室，这十多亿个心室的心肌细胞在很短的时间内（大约110ms）共同除极，它们释放总电流形成高而窄的QRS波。然后它们一起开始午休，好比在中午12时到2时，这十多亿个心肌细胞一起进入动作电位2时相的平台期，一起睡午觉，这一段叫ST段，正常情况下探测不到电流。下午这些心肌细胞又一起开始工作，也就是复极。这十多亿个心肌细胞共同复极形成了T波。总是有些细胞早一些工作或晚一些休息，所以在T波有起点、高点、终点，形状像一个倒扣的钟形。夜里12时到第二天凌晨6时绝大多数人在休息，尽管总有少部分人喜欢开夜车，但对全局不会产生什么影响，这一段叫TP段，也应该是探测不到电流的。那么在正常的心电图上，哪一些时间段处于等电位状态呢？很明显有三段：TP段、ST段和PR段，这三段时间绝大多数心肌细胞都在休息，正常情况下应该在等电位线上。另外，我们很容易理解P波的起点和下一个P波起点组成的连线PP连线；QRS波的起点和下一个QRS波起点组成的连线QQ连线在正常情况下也处于等电位线高度。这样我们可以找到5条线段处于等电位线上。既然ST段发生了改变，那么可以拿来与之比较的等电位线只剩下4段。我们首先选择TP段，这个很容易理解，晚上睡觉时间最长，又相对稳定。但是TP段是我们正常人的心率储备时间，当心率增快时TP段经常会变短甚至消失，这个时候我们拿哪一段做替代呢？如果TP段消失，自然我们也就不能准确定位P波的起点了，所以PP连线退出竞争。可选择的只有两段PR段和QQ连线，等等。眼尖的读者可能考虑到了，前面没有介绍 PR 段，既然心室肌细胞们一起除极形成 QRS 波，而后一起复极形成 T 波，那么心房肌细胞一起除极形成 P 波，它们是不是也要一起复极呢？完全正确，心房肌复极会形成 Ta 波，有时会影响 PR 段甚至是 QRS 波的基线，只不过它们大多数情况下很微弱，不会造成太明显影响，所以勉强算它合格。所以一般来说我们先选择 QQ 连线，而后才是用 PR 段作为与 ST 段比较的等电位线。我们可以借助图 3-2-1 复习一下心电图各部分名称。

选择 ST 段测量点

选择好了等电位线，那么下一个问题：我们如何选择 ST 段。ST 段抬高和压低并不一定都是水平的，在压低的时候可以呈水平状，也可以呈下斜状和上斜状，甚至可能是弧形的。ST 段上抬的时候形状更加多变，可以呈水平上抬、弓背向上抬高、弓背向下抬高，有时候干脆和 T 波融合在一起找不到 ST 段了。所以你要把 ST 段想象成老老实实的一个水平线段那就错了，我们甚至可以用多姿多彩来形容它们，图 3-2-2 展示了这些多姿多彩的 ST 段。既然 ST 段这么不规则，那我们如何拿它和等电位线作比较？这样看来，我们界定 ST 段高度只能取 ST 段某一个点，而不是取一条线。拿约定俗成的这一点替代 ST 段高度和等电位线作比较，只有这样才比较统一，不至于形成各种各样的研判结果。那么这一点该取在 ST 段的什么位置呢？ST 段压低时，一般是取 J 点后 0.08 秒的那个位置作为测量点。当心率增快时，ST 段也会随之变短，这个时候取 J 点后 0.06 秒的那个点比较合适。而 ST 段抬高，目前统一直接在 J 点处进行测量（图 3-2-2）。J 点是在心电图上 QRS 波与 ST 段交界处一个突发性的转折点（图 3-2-1），它标志着心室除极的结束。

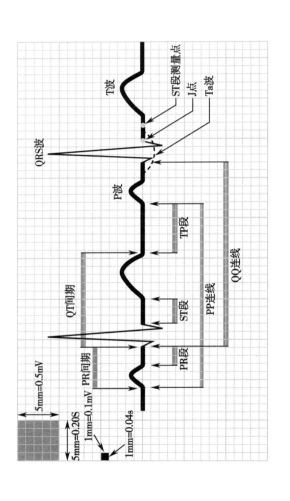

图 3-2-1   正常心电图各部分名称

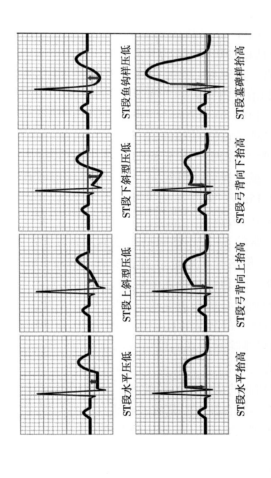

ST段水平压低　　ST段上斜型压低　　ST段下斜型压低　　ST段鱼钩样压低

ST段水平抬高　　ST段弓背向上抬高　　ST段弓背向下抬高　　ST段墓碑样抬高

图3-2-2 心电图 ST 段压低和抬高的主要形态特点

异常的 ST 段改变

确定了等电位线和 ST 段测量点，我们就可以测定各个肢体导联和胸前导联 ST 段的改变幅度，下一步就可以对 ST 段的改变进行判定，国际上以胸痛发作时相邻两个或两个以上相邻的导联 ST 段压低超过 0.05mV 为异常，但压低 0.05mV，在临床实践中判别有一定困难，我国 2012 年《非 ST 段抬高急性冠脉综合征诊断和治疗指南》以相邻两个或两个以上相邻的导联 ST 段压低超过 0.1mV（1mm）为异常压低较为合适；对于 ST 段抬高稍稍有些复杂，《2012 全球心肌梗死统一定义》胸痛发作时相邻两个或两个以上相邻的导联 ST 段抬高超过 0.1mV（1mm）视为异常，但在 $V_2 \sim V_3$ 导联标准有所不同，对于女性要 >0.15mV，对于 ≥40 岁男性为 0.2mV，对于 <40 岁男性要放宽至 0.25mV。

超过上述正常的 ST 段压低和抬高范围，都属于非生理的异常 ST 段改变。但这些异常的 ST 段改变就能和冠心病画上等号吗？当然不能。受到传统观念的影响，可能很多人会把 ST 段改变不自觉的和冠心病画上等号，其实持续 ST 段改变最多见的应该是心肌病。部分学者甚至认为超过 30 分钟没有变化的 ST 段改变即可排除冠心病心绞痛或心肌梗死。从病因学角度出发我们把能引起 ST 改变的常见疾病做个大体归类。

常见 ST 段抬高的病因：心肌梗死、变异型心绞痛、冠脉夹层、心尖球囊样综合征、心肌病、心肌炎、心包积液、心包炎、室壁瘤、预激综合征、束支传导阻滞、Brugada 综合征、早复极综合征、长 QT 综合征-S3、电解质紊乱、肺梗死、主动脉夹层、急腹症（胰腺炎、胆囊炎）、颅内出血、气胸等。

常见 ST 段压低的病因：心绞痛，冠脉夹层、心尖球囊样综合征、心肌病、高血压心肌劳损、心肌炎、预激综合征、束支传导阻滞、电解质紊乱、肺梗死、主动脉夹层、急腹症

（胰腺炎、胆囊炎）、颅内出血、气胸、甲状腺功能亢进症（甲亢）、甲状腺功能减低症（甲减）、心脏瓣膜病变、药物因素（洋地黄类、抗抑郁药）等。

上述总结并不完善，其目的只有一个，ST 段改变的病因很多，冠心病只是其中之一，仅此而已，异常的 ST 段改变不能和冠心病画等号。所以我们还要进入最后一步：什么样的 ST 段改变才与冠心病有关？

冠心病 ST 段改变用一句话来总结就是：常常伴随着临床症状（如胸痛、气促）或心肌酶学变化的动态改变。大多数心绞痛在没有胸痛症状发作时并没有 ST 段改变，只有在发作时才引起 ST 段压低或抬高（变异性心绞痛），随着症状好转 ST 段又恢复正常。在心绞痛中这种动态改变一般不会超过半个小时，超过了这个时间就会引起心肌不可逆损伤，引起梗死。这就是为什么心绞痛超过 20 分钟即属于高危。我们常常听到一些患者诉说心绞痛持续半小时或 1 小时，如果仔细辨别，其实大多数是有间歇缓解，否则要么不是心绞痛，要么发展成心肌梗死。同样对于 ST 段抬高型心肌梗死，心电图也是动态改变的，ST 段在心肌梗死发作头几个小时到 1 天左右呈现动态抬高，随后逐渐下降，而后 Q 波形成。如果连续几天 ST 段抬高形态没有变化，要么不是心肌梗死要么是心肌梗死后形成室壁瘤。可能还有的读者会质疑：冠心病长期心肌供血不足引起缺血性心肌病，ST 段持续压低，不就证明 ST 段持续压低可以诊断冠心病吗？一般这种患者的诊断仍需要在胸痛时候 ST 段在原有的基础上进一步压低才可靠。对于冠脉长期缺血造成心肌坏死纤维化持续 ST 段压低这一现象可以这样理解，在这个状态下，即使我们给他换上完全健康的冠脉，心电图的 ST 持续压低也无法恢复，所以它已经和冠脉无关了，从这个层面上说，把它归入心肌病更合适。

ST-T 改变缺血部位及罪犯血管的简要定位

心电图上 ST-T 改变心肌缺血简要定位为：V_1、V_2 左室间壁（室间隔），V_3、V_4 左室前壁，V_5、V_6 左室侧壁，V_7、V_8 左室后壁，可用四个字来总结——间、前、侧、后。Ⅱ、Ⅲ、aVF 导联定位左室下壁，V_3R、V_4R 定位右心室。图 3-2-3 去除右室以便更清楚展示左室缺血定位，注意心尖处于左前斜 45°~60°不是正对我们。前降支主干病变主要表现在 V_1~V_4 导联 ST-T 改变；回旋支病变的定位是Ⅰ、aVL、V_5、V_6 导联的 ST-T 改变；而Ⅱ、Ⅲ、aVF 导联 ST 段改变主要是右冠脉病变所导致，同时右冠脉病变尚可引起 V_{3R}~V_{5R} 导联的 ST-T 变化。另外需要注意当 aVR 导联 ST 段的抬高大于 V_1 导联 ST 段的抬高，并且 V_4~V_6 导联和Ⅱ、Ⅲ、aVF 导联 ST 段压低时，高度提示左主干及前降支开口部位有严重病变。

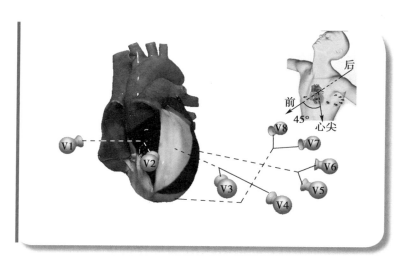

图 3-2-3 左室心肌缺血部位与胸导联的对应关系示意图

我们不必过于纠结心电图 ST 段各种各样的表象和分型，按照：①确定等电位线；②标记 ST 段测量点；③是否符合冠心病 ST 段异常变化特点；④ST-T 改变缺血部位及罪犯血管的简要定位。这四步走下来，我们就可以对 ST 段进行一个大致的研判。

（郑炜平　林开阳）

参考文献

1. 陈新. 黄宛临床心电图学. 第 6 版. 北京：人民卫生出版社，2009.
2. 郭继鸿. 新概念心电图. 第 4 版. 北京：北京大学医学出版社，2014.
3. Douglas LM. Braunwald's Heart Disease：A Textbook of Cardiovascular Medicine. 10th ed. New York：Saunders，2014.
4. 中华医学会心血管病学分会，中华心血管病杂志编辑委员会. 急性 ST 段抬高型心肌梗死诊断和治疗指南. 中华心血管病杂志，2015，43（5）：380-393.
5. Thygesen K，Alpert JS，Jaffe AS，et al. Third universal definition of myocardial infarction. Eur Heart J，2012，33（20）：2551-2567.
6. O'Gara PT，Kushner FG，Ascheim DD，et al. 2013 ACCF/AHA guideline for the management of ST-elevation myocardial infarction：a report of the American College of Cardiology Foundation/American Heart Association Task Force on Practice Guidelines. Circulation，2013，127（4）：e362-425.

3　起搏心电图概述与基础

自心脏外科医生 Ake Senning 于 1958 年进行世界第一例植入型人工心脏起搏器起，该项治疗方法在临床应用和工程技术方面都取得了飞跃式发展。在过去的近 60 年里，人工心脏起搏器的临床应用从治疗病态窦房结综合征和房室传导阻滞的传统起搏器发展到治疗心力衰竭、肥厚型心肌病流出道梗阻的心脏再同步治疗（cardiac resynchronization therapy，CRT）起搏器以及治疗心脏性猝死的植入型心律转复除颤器（implantable cardioverter defibrillator，ICD），起搏工程技术也从单腔起搏发展为双腔、三腔，甚至四腔的多功能生理起搏。目前磁共振兼容起搏器和无导线起搏器也逐渐开始在临床应用。因此，"心脏起搏器"这一名称正逐渐被"心脏植入性电子装置"所取代，并得到越来越广泛的认可。因为本章节主要介绍基础起搏心电图的相关知识，故沿用"心脏起搏器"一词。

由于心脏起搏器在临床上的应用日益广泛，临床医生对起搏心电图的基本认识也显得越来越重要。虽然无法要求每一位临床医生都能准确及时地分析复杂起搏心电图，但是正确识别并判断简单起搏心电图是所有心内科医生必须掌握的临床知识。

心脏起搏器代码

1974 年，国际心脏疾病分类协会（ICHD）首次针对人工心脏起搏器制定 3 位字母的代码，便于识别起搏器的功能、型号。1981 年，北美心脏起搏和电生理学会（NASPE）对将该代码扩充为 5 位字母，后经多次修改，形成目前通用的 NBG 起搏器代码（NASPE/BPEG，BPEG 是英国心脏起搏和电生理学会的缩写）（表 3-3-1）。

常规 NBG 代码由 4 个字母组成，第 5 个字母不是常规使用。第 1 位字母代表起搏的心腔。部分单腔起搏器将电极导线植入心房时可以起搏心房，植入心室时可以起搏心室，故可以用 S 来代表，但其并非正式的 NBG 代码。第 2 位字母代表起搏的感知心腔。第 3 位字母代表起搏器对感知事件的反应，抑制型起搏器感知到一次自身心电信号后，将抑制下一次起搏脉冲的发放，标识为"I"，触发型起搏器感知自身心电信号后则触发下一次起搏脉冲发放。第 4 个字母代表频率应答，根据患者的活动水平起搏器能自动调整起搏频率时称频率应答功能，如 AAI 起搏器表示心房起搏、心房感知，感知自身心房点活动后抑制下一次心房起搏脉冲的发放。此外，起搏器感知患者运动量改变时，能自动调整心房起搏频率。起搏器常规出厂标识为最高级工作模式，例如双腔频率应答起搏器的标识为 DDDR，而其植入后可以程控为 DDD、VVIR 等工作模式。目前，第 5 位字母应用较前增多，表示多部位起搏。

表 3-3-1   NBG 起搏器代码（1987）

字母位置	I	II	III	IV	V
类型	起搏心腔	感知心腔	感知后反应方式	频率应答	多部位起搏
	O = 无起搏	O = 无感知	O = 无反应	O = 无频率应答	O = 无多部位起搏
	A = 心房	A = 心房	T = 触发	R = 有频率应答	A = 心房多部位起搏
	V = 心室	V = 心室	I = 抑制		V = 心室多部位起搏
	D = 双腔（房 + 室）	D = 双腔（房 + 室）	D = 双重反应（触发或抑制）		D = 双腔多部位起搏（房 + 室）
厂家使用符号	S = 单腔（房或室）	S = 单腔（房或室）			

常规起搏心电图示例

起搏器的发展史上曾经出现过多种类型起搏器，很多类型的起搏器已不再生产，目前临床上最为常见是单腔的 VVI 起搏器和双腔的 DDD 起搏器，右室单腔 VVI 起搏器和双腔 DDD 起搏器示意图（图 3-3-1A 和图 3-3-1B）。VVI 起搏器工作模式简单、价格低廉，一般仅用于永久性房颤并发房室传导阻滞的患者。DDD 起搏器可根据患者不同的心律失常情况自动切换成 AAI、VAT、DVI 等起搏模式，是当前比较理想的"生理性"起搏器。下面对 VVI 起搏器及 DDD 起搏器中常见的几种工作模式的心电图特征进行说明。

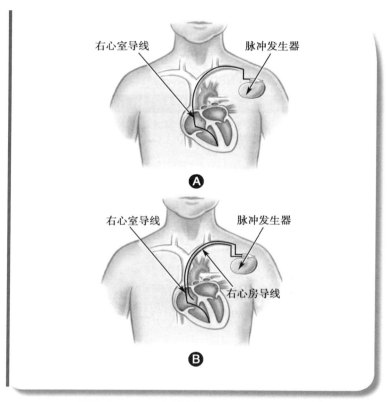

图 3-3-1   VVI 起搏器与 DDD 起搏器示意图

A：右室单腔 VVI 起搏器示意图；B：右室双腔 DDD 起搏器示意图

（1）VVI 起搏心电图（图3-3-2）：肢体导联 QRS 波均呈左束支传导阻滞图形，伴电轴左偏；胸前导联 QRS 波在 V_5、V_6 导联呈 rS 型；VVI 起搏器带动良好，起搏电极置于右室心尖部。

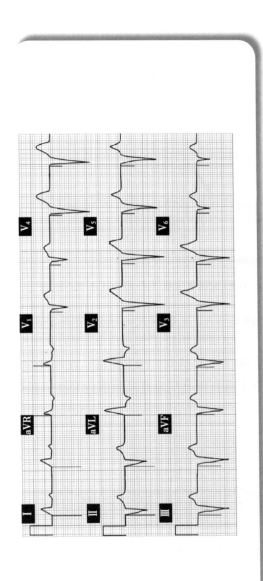

图 3-3-2 单腔 VVI 起搏器心电图

（2）DDD 起搏器 AAI 工作模式心电图（图 3-3-3）：病态窦房结综合征患者，当窦房结功能障碍，房室结传导功能正常，DDD 起搏器自动切换为心房起搏、心房感知，如感知患者心房冲动后，起搏器自动抑制下一次心房起搏脉冲的发放，并重新调整起搏器计时周期。

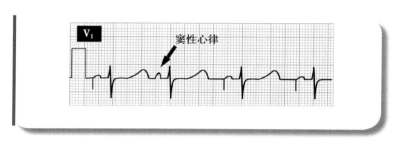

图 3-3-3   DDD 起搏器 AAI 工作模式状态下心电图

（3）DDD 起搏器 VAT 工作模式心电图（图 3-3-4）：房室传导阻滞患者，当窦房结功能正常，房室结传导功能障碍，DDD 起搏器自动切换为心房感知、房室跟踪，在预设的 AV 延迟间期的跟踪过程中没有探测到患者自身的心室冲动则发放一个心室起搏脉冲。

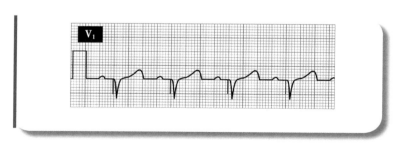

图 3-3-4   DDD 起搏器 VAT 工作模式状态下心电图

（4）DDD 起搏器 DVI 工作模式心电图（图 3-3-5）：双结病变患者，当窦房结及房室结功能障碍，DDD 起搏器自动切换为心房和心室顺序起搏，心室感知，如感知患者自身心室冲动则自动抑制下一次心室起搏脉冲的发放并重新调整起搏器计时周期。

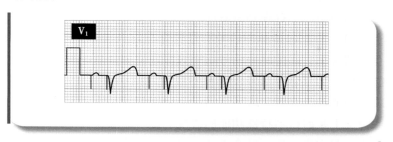

图 3-3-5　DDD 起搏器 DVI 工作模式状态下心电图

上述仅列举最简单的常规起搏器心电图，如要进一步理解起搏心电图，需要对起搏器各种模式的计时周期原理进行深入学习，限于篇幅在本节不进一步展开介绍，有兴趣的读者可参看《黄宛临床心电学》起搏心电图相关章节。

起搏心电图基本分析方法

起搏心电图是在原有缓慢或快速心律失常基础上添加了刺激信号以及由此引起的心房和（或）心室除极电活动的混合波形表现。它改变了原有心脏电激动顺序和（或）部位，导致原来心电图形态发生改变或掩盖了原来心电图图形的变化。此外，起搏器类型、功能繁多，且可能出现起搏系统故障，因此起搏心电图变得更为复杂。

在分析起搏心电图时，首先应遵循普通心电图心律失常诊断的分析方法，即判断该心电图的心律、P 波存在与否、PR 间期、P 波与 QRS 波的关系、PP 间期和 RR 间期的规律、QRS 波及 T 波形态等，了解患者可能存在的心律失常。而后根据心电图起搏钉信号的特点初步研判起搏器的类型、工作模式及是否存在感知异常、起搏异常、夺获异常或起搏器介导的心律失常。如存在研判困难或考虑可能存在起搏器功能异常应建议患者进一步进行起搏器程控。

当心电图上存在刺激脉冲时

（1）根据起搏脉冲信号后是否存在除极波判断起搏功能：正常情况下，起搏脉冲信号后应该存在除极夺获，提示起搏功能良好。如果脉冲信号发放在不应期内则不会出现起搏夺获，属于功能性失夺获。大多数情况下，失夺获是不正常的，但少数情况下是起搏器特殊功能的表现。此外，还应注意心室起搏是否引起室房逆传。融合波也可能会掩盖感知不良或失夺获，可以根据自身除极波的形态、自身心率与低限起搏频率之间的关系等协助判断起搏、感知功能是否正常。

（2）判断起搏脉冲信号出现的时机正常与否：相对于起搏脉冲是否夺获而言，判断脉冲出现时机更为困难。绝大多数情况下，直接阅读心电图时不能获得患者起搏时间周期内各个间期的具体设定值，但根据常规的设定范围初步判断起搏系统的感知功能是否正常。

（3）根据脉冲信号的数量判断单腔抑或双腔起搏：为更好地模拟生理心电传导，目前双腔起搏器 DDD（R）植入数量普遍多于单腔起搏器。根据出现的脉冲信号多能直接判断植入起搏器的类型。简言之，如固定只出现一个信号，该信号的出现只与自身 P 波或 QRS 波相关，则应为单腔起搏；如两个脉冲信号依序出现，则肯定为双腔起搏；有时只有一个脉冲信号出现，但根据出现的时机（如 VAT 方式起搏）确定房室同步关系，也能判断为双腔起搏。此外，通过询问患者植入起搏器费用可以间接判断起搏器类型，目前双腔起搏器的价格多高于4 万 ~5 万元，而单腔起搏器价格相对稍低。

（4）单腔起搏心电图：单腔起搏器的起搏心电图相对简单，根据起搏脉冲信号出现的时机是否正确可基本确定其感知功能，并根据后续有无除极波也能判断起搏功能正常与否。偶尔能够看到依序出现两个双脉冲，多为起搏阈值自动管理功能在工作。

（5）双腔起搏心电图：相对于单腔起搏心电图而言，双腔起搏心电图更为复杂，可分为以下几种可能：①顺序出现的双脉冲，如间隔为 120～130ms，多为房室顺序起搏脉冲；如间隔 110ms 左右，则可能为心室安全起搏脉冲或阈值自动测试功能启动，也可能是起搏器程控的 AV 间期（如双心室同步起搏或肥厚型梗阻性心肌病起搏治疗，为完全夺获心室而将 AV 间期程控为较小的数值，短于自身 PR 间期）。②当连续出现 3 个起搏脉冲信号时，基本可以判断为阈值自动测试功能启动，是正常起搏心电图的表现。③发现单独出现的脉冲信号可分为两种情况：如果是心房脉冲，则脉冲后一定存在心室感知现象，否则应触发心室起搏脉冲信号发放；如判断为心室脉冲，则一定在其前发生了心房感知，由此在 AV 间期后触发了心室起搏脉冲。可对照心电图判断是否可以针对一个脉冲信号进行合理解释，如不能，可判断为心室或心房过感知。④当心房起搏频率明显加快时，多为频率应答功能，偶见于房颤的起搏功能启动和磁铁频率时。⑤当心室起搏频率明显加快时，多为跟踪快速的室上性心率或快速的心房起搏频率。当跟踪房颤时，心室起搏频率也是绝对不规则的。

当心电图上未发现刺激脉冲时

在阅读植入起搏器患者的心电图时，经常遇到没有刺激信号的情况，此时不能简单地判断为起搏器不工作或工作故障，其原因可能如下。

（1）感知到自身心房和（或）心室除极波，自动抑制心房和（或）心室起搏脉冲的发放。患者此时的自身心率肯定高于起搏器的预设下限频率，可通过观察患者自身心率来做出初步判断，心率通常 >60 次/分。

（2）发生过感知或开启了滞后、休息或睡眠频率功能。当患者自身心率 <60 次/分时，应考虑连续的感知、启动持续的滞后频率以及开启的休息或睡眠频率，这些情况会导致心率慢于起搏器的输出频率，可进一步通过在脉冲发生器上放置磁铁进一步证实。

（3）脉冲钉样信号太小而未被识别。双极导线脉冲信号在体表心电图上往往不如单极导线明显，随着双极导线的广泛应用，起搏心电图的某个导联常常难以发现起搏信号。此时可以根据后续除极波的形态，以及观察其他导联心电图的起搏脉冲信号灯方法进行判别。

（4）电极导线的完整性出现问题。电极导线断裂会导致电路中断，此时没有起搏脉冲，可用程控仪测试起搏系统阻抗或通过影像学检查（如胸片）观察导线的完整性。

（5）电极导线与脉冲发生器的连接出现问题。与导线断裂相似，连接故障导致起搏电路中断，起搏系统的阻抗变为无穷大。这是临床上比较少见的原因，多由于手术操作不慎所致。

（6）脉冲发生器电能耗竭。如果患者植入现用起搏器时间过长，可导致电池耗竭，起搏器无法正常工作，从而没有起搏脉冲（不同功能起搏器使用寿命存在差异，普通单腔或双腔起搏器电池寿命 8～10 年）。

对于初学心电学的年轻医生，起搏心电图的入门可能有一定的困难，我们可以分为以下几步来走：首先要打好常规心电图知识的基础，在此基础上学习理解起搏器各种工作模式的计时周期原理，尤其是 DVI 工作模式的计时周期的原理；而后我们再进一步了解特殊类型和特殊功能起搏器的工作特点和心电图表现形式。另外，如果有机会进行起搏器程控知识的学习和实践，将对理解起搏心电图有很大的帮助。

(张 磊)

参考文献

1. Bernstein AD, Brownlee RR, Fletcher R, et al. Report of the NASPE Mode Code Committee. Pacing Clin Electrophysiol, 1984, 7 (3): 395-402.

2. Bernstein AD, Daubert JC, Fletcher RD, et al. The revised NASPE/BPEG generic code for antibradycardia, adaptive-rate, and multisite pacing. North American Society of Pacing and Electrophysiology/British Pacing and Electrophysiology Group. Pacing Clin Electrophysiol, 2002, 25 (2): 260-264.

3. 王立群，郭继鸿. 起搏心电图的初步判断. 心电学杂志，2010，29 (1): 51-57.

4. 郭继鸿. DDI 起搏心电图. 临床心电学杂志，2011，20 (5): 385-392.

5. 王立群，郭继鸿. 起搏器计时规则与起搏心电图分析. 心电学杂志，2008，27 (1): 112-115.

6. 陈新. 黄宛临床心电图学. 第 6 版. 北京：人民卫生出版社，2009.

4　心电图解读与临床案例

　　心电图研判能力是心血管医生重要的基本功之一。它包括两大部分，第一部分是心电图学的基础理论知识，第二部分是心血管内科的临床知识。心电图基础理论是阅读心电图的前提，但是仅仅依据一张心电图图形往往不足以得出正确的临床诊断，心电图的诊断离不开心电图和临床知识的结合，脱离临床的心电图诊断是没有生命力的。因此本部分在简要回顾心电图基础知识点后，重点和大家分享心电图与临床的那些事儿。

　　1903 年荷兰生理学家爱因托芬（Einthoven）用弦线式电

流计描记了人类历史上第一份真正意义上的心电图。这一年心电诊断开始进入临床，爱因托芬因此被称为"心电图之父"。心电图在临床应用已经有一百多年的历史。在半导体三极管发明之前无法对电流信号进行放大，因此早期心电图机是弦线式心电图机，靠的是巨大的电磁铁和精细机械工艺，把微弱的电流用安培定律转化为机械振动再描记下来。这种心电图机体积庞大造价昂贵，无法在临床普及。1947 年半导体三极管发明，电流信号可以很方便地进行放大，心电图机在临床开始普及。早期的心电图机是单导联的，后来有 3 导联同步、12 导联同步，同时心电图机的体积也越来越小，检查的成本也越来越低，时至今日成为临床上最方便、最有价值、最常规的检查之一。

　　人类从胎儿阶段心脏的搏动就已经开始，在我们有生之年，心脏日夜不停搏动，十多亿个心肌细胞周而复始的除极复极产生可传导到皮肤表面的生物电流，使身体各不同部位的体表出现电位差，通过心电图机将体表上这种电位差连续记录下来所得的曲线即为心电图。因此我们不妨把心电图机理解成一个优质功放机，它把两点之间微弱电压差转换成电流信号并进行放大，转化成我们可以阅读分析的图形。一百多年来心电图学的前辈经过临床积累把心电图上各种枯燥的波形，借助统计学和逻辑学的思想加以总结分析，赋予他们不同的临床意义，因此心电图学的诊断指标无不闪烁着统计学和逻辑学的光辉。心电图学作为心血管学科一个独立的知识体系，其重要性自然不言而喻。学好心电图学也是进一步学习动态心电图学、起搏器程控、食管调拨、心脏电生理的基础。

　　同时我们也必须注意到，在近几十年的医学发展中出现了很多新兴的诊查技术，如心脏超声、心脏 MRT、冠脉 CTA、冠脉造影、心肌酶学、生化检查、基因诊断，心电诊断的地位也在潜移默化地改变。简而言之，心电图的主要作用有心律失常诊断、心肌缺血诊断、心脏解剖形态学诊断、药物浓度、电解质紊乱及离子通道性疾病诊断。心脏解剖形态学诊断由于胸片、超声、CT、MRI 等技术的出现已经有准确的检查手段，而药物浓度、电解质紊乱由于血药浓度监测及生化检验开展也有了更可靠的检查方法。当然我们并不能否认心电图在心房心室肥大、心脏转位、先天性心脏病、电解质异常诊断中的参考价值，但是在临床中应该将更多的目光集中在心电图在心律失常诊断、心肌缺血诊断这两个强项中来，因此本章节也将着重对这两个部分进行阐述。

作为一门独立的知识体系，心电图学已经有很多经典专著，如黄宛老前辈的《临床心电图学》、郭继鸿教授的《心电图学》，还有卢喜烈教授、黄元铸教授、陈虎教授、方丕华教授、陈清启教授等编写的众多专著，甚至心电图学下面的一个分支，如宽 QRS 波的鉴别、冠心病心电图等，都有相应的优秀专著，还有很多译本和年轻医生的心电图优秀著作，无法一一作出推荐，这些都是宝贵的知识财富值得我们去学习和借鉴。

由于篇幅和能力所限，本章节不可能从心肌细胞生理、心电向量二次投射，正常心电图等基础的理论说起，这些推荐大家系统地学习心电图学的经典著作——《黄宛临床心电图学》。本章节仅仅从临床应用角度和大家探讨如何结合临床知识阅读与分析心电图。

心电图机使用的小技巧

不要让第一手的证据从我们手边溜走——心电图机使用的小技巧 1

这个夜班很不平静，刚刚处理完一例心衰患者，旁边一个阵发性房颤的患者又开始叫心悸、胸闷。今天和我搭班医生刚好是一个心电专业的规陪生，我让他先描记心电图，看看房颤是不是又发了。不一会心电图描出来了，心率有点快，目测 120～130 次/分，但是各导联的 P 波不太明显，是窦性心律还是房颤伴快速心室率？房颤伴快速心室率有时心律会显得比较整齐，不一定能用节律是否规则来判定窦性心律还是房颤心律。不巧这个心电图 P 波似乎不太容易分辨，到底是窦性心律，还是房颤心律，这又涉及下一步处理方案的选择。这一次我们尝试了一个新的导联连接方法，Fontaine 导联连接法，将红色肢体导联电极置于胸骨柄处，黄色肢体导联置于剑突下，绿色置于胸前导联 V_4 部位，安置好电极后，用心电图机的 I、II、III 导联记录，即为 F_I、F_{II}、F_{III} 导联。采用这种方法记录患者心电图 P 波的振幅较常规心电图增高，尤其是 F_{II} 导联显示的更清楚。使用 Fontaine 导联描记后，我们发现患者 P 波还是比较明显的，P 波和 QRS 波对应关系清楚，考虑为窦性心律，也就是说这个患者并没有房颤发作，只是由于目睹心衰的抢救过程心情比较紧张，所以心跳加快，同时自觉出现了心悸、胸闷等不适。谜底解开了，我们没有进行特别的药物干预处理，对患者进行心理安慰，患者情绪逐渐平静，心率恢复正常。

经验教训

很多时候我们既是心电图的阅读分析者，也是心电图的采集者，我们要充分发挥这个优势。有时心律失常稍纵即逝，与其在事后分析猜测，不如在检查的时候用一些特殊的描记技巧去捕捉这些蛛丝马迹。清楚的 P 波显示对于心律失常的分析至关重要，在 P 波不太明显时我们可以考虑使用一些特殊导联来辅助研判，除了上文介绍的 Fontaine 导联外，S5 导联、头胸前导联等对 P 波的描记也有一定优势，大家可以根据自己的使用习惯和诊疗体会选择使用。有意思的是，在使用 Fontaine

导联法时，我发现单导联心电图机很难描记出图形，而 12 导联同步的心电图机就容易得多，初步考虑可能跟自动校正基线的功能有关。

不要让第一手的证据从我们手边溜走——心电图机使用的小技巧 2

这是一个因冠心病急性下壁心肌梗死而收住的患者，在急诊行 PCI 治疗，右冠狭窄 99%，于右冠安置药物洗脱支架一枚，术后转入 ICU 予低分子肝素和双联抗血小板治疗。患者在术后第 5 天突发心悸，心电监护示宽 QRS 波心动过速。当班医生立刻行床边心电图检查。宽 QRS 波心动过速，又是心肌梗死后患者，当然考虑室速的可能性大，但是患者有预激病史，以前曾发生过房室折返型室上速（AVRT），也没做过射频治疗。这就比较有意思，如果真的是一个 AVRT 伴差异性传导，那么以后该不该进一步行射频消融治疗就很有参考意义，所以我们希望能诊断得更明确些。但是由于心率接近 180 次/分，心电图很难找出 P 波或逆行 P 波，我们想到一个简单的办法，就在床边把走纸速度调至 50mm/min，描记了一个长 II 导联，果然发现几处可疑为窦性 P 波地方，然后根据 PP 间期仔细搜索又发现隐藏在 T 波中的几处窦性 P 波，确定了 PP 间期为 86 次/分，存在房室分离现象，基本肯定是室速。本例没有明显血流动力学障碍，最后予胺碘酮复律处理。根据目前循证学结论，预激伴室上速发作的死亡率要大大高于预激但没有发生过室上速的患者，所以前者有条件应尽量建议患者行射频消融治疗，如果从未发作过室上速，但是从事高空作业、飞行驾驶员等危险工作者建议射频消融治疗，而非从事这些工作的，可根据患者具体意愿和条件进一步决定是否射频消融治疗。

经验教训

　　心电图有一些小技巧我们用起来很简单，如提高走纸速度和增加导联的电压，对于正在采集心电图的人来说是很简单的事。这些方法可能给以后心电图的分析带来很多方便，因此我们不要忽略这些小细节，有时候细节决定成败。

不要让第一手的证据从我们手边溜走——心电图机使用的小技巧3

　　病房里收住了一个心悸待查的女性患者，反复心悸1个月，入院后症状却再也没发作过，做了心电图、动态心电图、二维超声心电图也没有发现什么有价值的线索。有的时候这种不明原因心悸确实很难缠，当你刻意要检查的时候，它却喜欢跟你玩捉迷藏。患者住了一周，心悸症状也再没发作，只能先动员她先出院。刚办完出院手续，正在病房收拾东西，患者忽然觉得又心悸了，经管医生赶紧给她描床边心电图，心率大概120次/分，P波形态大致符合窦性P波的特点。基本上能排除室速、房室折返性室上速、房室结折返性室上速、房扑和房颤的可能性。最终的讨论焦点在于这是个普通的窦性心动过速还是起源于右房高位房速，有的医生甚至都考虑要不要做个电生理检查。这个时候老主任进来，嘱咐把心电图导联接上，先描一段长Ⅱ导联，然后在描记过程中嘱患者深吸气屏气，如此两三次，患者心率没有明显变化，主任说基本可以肯定是房速，因为窦性心律在用这种方法时一般心率都会明显下降，而房速不会明显受到迷走神经影响。正说着，患者心律突然转复，由120次/分，降到76次/分。谜底就这样揭开，没有用太复杂的手段，更没有必要去做电生理。

经验教训

有的时候，临床医生的水平差别不在于能动用多么高端的医疗检查手段来诊断或治疗一个疾病，而在于能恰到好处地把握，能够用最高性价比手段来诊治疾病。其实只要抓住疾病的特点在描记心电图时用一些简单的方法，比如兴奋迷走神经、通过药物增加或减慢心率就可以很方便地诊断疾病。相反如果当时没有很好地处理，事后就只能对着这张心电图猜测，诊断准确性大打折扣。所以又回到我们的主题：善于使用心电图机的小技巧——不要让第一手的证据从我们手边溜走。

正确的皮肤处理

中午，急诊室外面一阵嘈杂，抬进来一名建筑工人，约50来岁，不慎从3楼脚手架上跌落。外科医生考虑有腹腔内出血可能性，需要剖腹探查。在抽了血常规、血凝全套等相关检查后，因为患者年龄稍大，急诊外科医生比较慎重，送到内科描个心电图，我刚好在处理一个心肌梗死患者，就嘱咐实习生去描记心电图。不一会心电图出来了，我看了一下，干扰得很厉害，无法判定ST段变化。难道是抗干扰键没打开？我叫实习生再描记一次，特地提醒他记得打开抗干扰键。过了一会儿心电图又描记过来，还是一样，奇怪，是不是患者因为疼痛、紧张引起干扰？我跑到床边看了一下，患者光着上身，神志还算清楚，表情稍痛苦，但并没有烦躁不安，再一看身上，恍然大悟！由于天气热，工人在户外工作，身上都是汗水油脂，形成了一层绝缘层，实习生没有注意脱脂，所以做出来心电图效果不好。我叫实习生先用纱布擦掉接触部位污渍，用95%乙醇溶液脱脂，然后再做心电图，这回描记的心电图就很清晰，心电图基本正常，没有ST段压低，写了报告，送回外科急诊室。

经验教训

　　正确的导联接触是生成一张合格心电图的前提。在心电图机刚问世时，受检者为了更好地导电要把手和脚分别放入盛满硫酸铜的桶里。严格地说导联安放前要做好消毒、脱脂、导电三个步骤。首先任何医学检查都应该有无菌观念，心电图导联反复接触不同患者皮肤，存在传染疾病的可能性，因此第一步就应该是用 75% 乙醇溶液在受检部位消毒。我们皮肤上常常覆盖一层薄薄的油脂，妨碍皮肤和导联之间导电，因此第二步脱脂是重要的一个环节。正规的脱脂步骤需要用 95% 乙醇溶液较用力地在受检部位反复擦拭，在以前电极片质量不是很高时，做动态心电图前，甚至要用细细的砂纸把皮肤稍稍擦红，保证皮肤和导联之间接触。第三步是涂少许导电胶或导电膏，使皮肤和导联无缝接触。现在这个步骤已经简化到用 75% 乙醇溶液或清水在受检皮肤擦拭，有些年轻医生甚至为了省事直接就用棉签蘸点水涂在电极上。这非常不正规了，最起码的消毒、脱脂、导电观念都没有了，虽然在多数情况下并没有太多差异，但是碰到本例这种情况如果没有处理好就会干扰心电图检查效果，影响心电图的研判。

肢体导联连接的小窍门

　　每名实习生第一次做心电图的时候都不免手忙脚乱。带过实习生的朋友可能见过各种各样因为导联接错而啼笑皆非的情况。其中左右手接反应该是最常出现的情况，以至于有时一眼扫去就知道某某同学这次又把左右手接反了。这种图很多心电图专著上都有介绍，不妨复述一下左右手接反的心电图特点：Ⅰ 导联图形倒置；Ⅱ、Ⅲ 导联图形互换；aVR、 aVL 导联图形互换；aVF 和胸前导联 $V_1 \sim V_6$ 没影响。但是这两面似乎隐藏着三个问题需要我们去解决：①如何避免左右手接反？②为什么没有左右脚接反的心电图？③黑色的导联是干什么用的？

（1）如何避免左右手接反？这个问题说起来其实也不复杂。人体有四肢，右手、左手、左脚、右脚，生活中右手是我们最重要的肢体所以它放在第一位，从它开始。交通信号灯有红灯、黄灯、绿灯，红灯最重要，从它开始。所以按这个顺序，红、黄、绿对应右手、左手、左脚，最后黑色当然是右脚，这样就不会接错。还有一点需要注意，这种颜色标注是国产或欧洲进口的心电图机，美国和台湾产心电图机肢体导联颜色与上面介绍不同：白色为右手（RA）、黑色为左手（LA）、绿色为右脚（RL）、红色为左脚（LL）。这种机型国内医院很少购买，其特点就是大家会发现有个白色肢体导联，大家按照肢体导联上英文简称连接就不会错。

（2）为什么没有左右脚接反的心电图？如果大家有兴趣可以试试看，左右脚接反对心电图有没有什么影响，尝试过的朋友都知道没有影响。甚至我们可以再进一步，把最后一个黑色导联拿掉，看看是不是会影响心电图描记。答案是不会影响，仍然可以描记出完整心电图，那自然就有第 3 个问题。

（3）黑色导联是什么作用？大家都对肢体导联 Einthoven 三角有印象，红、黄、绿三个电极已经可以组成 Einthoven 三角了，那为什么心电图右下肢还要接个黑色导联？有时候我们把这种导联叫做无干电极。无干电极并不是说它可有可无，它在心电图上起一个干扰共模抑制作用。大家可以把心电图机理解成一个优质功放机，它把两点之间微弱电压差转换成电流信号并进行放大，转化成可以阅读分析的图形。如果其他导联上输入的是和右下肢相似图形的干扰信号，"功放机"就不会把这个信号逐级放大，而是把相互抵消，这样就减少了干扰。有时候大规模社区体检或流行病学调查因为工作量太大，有些心电图医生会把黑色导联焊在绿色肢体导联旁边，虽然带来些方便，但是我们要意识到这是个不正规的做法。

胸前导联的安放与定标

曾经接管过一名患者，腹痛待查，考虑胆囊炎、胆石症，症状很典型，既往多次发作，有胆总管结石病史，这回来做经内镜逆行胰胆管造影（ERCP）取石。叫住院医生去描个心电图，V_1、V_2 导联 ST 段抬高 0.2mV，看到这张图，当时心里就想：真不能掉以轻心，看来今天真就差点被胆囊结石病史误导了，赶紧查个肌钙蛋白证实一下，结果回来一看：阴性。为了慎重起见我决定再仔细问问病史，再复查一次心电图。结果到床边掀开衣服，刚才做心电图的印记还在，原来住院医生把 V_1、V_2 导联电极放在第 2 肋间隙，校正位置后再描记心电图，完全正常。所以错误的胸前导联联安放位置会导致一张心电图的误判。这里再和大家一起复习一下胸前导联心电图的安放位置：V_1 导联：胸骨右缘第 4 肋间，V_2 导联：胸骨左缘第 4 肋间，V_3 导联：V_2 与 V_4 连线的中点，V_4 导联：左锁骨中线与第 5 肋间相交处 V_5 导联：左腋前线与 V_4 同一水平处，V_6 导联：左腋中线与 V_4 同一水平处，V_7 导联左腋后线与 V_4 同一水平处，V_8 导联左肩胛骨线与 V_4 同一水平处，V_9 导联左脊旁线与 V_4 同一水平处，V_{3R}、V_{4R}、V_{5R} 位于右侧胸部与 V_3、V_4、V_5 对称处。

经验教训

相对于肢体导联左右手接反的错误，胸前导联安放位置的错误有时更加隐蔽，甚至会导致误诊。由于胸前导联的接线插头上标注了 V_1、V_2、V_3……大多数情况下我们都不会把顺序搞错，胸前导联联安放错误的问题大多数都集中在定位的错误上，甚至临床上有些年资很高的住院医生也还在犯这种错误。

临床上有时患者比较肥胖，确实探及肋间隙有困难，这个时候我们可以借助体表皮肤位置做个大概参考。男性平躺乳头水平大概平第 4 肋间隙，女性平躺乳头位置大概第 5 肋，如果大家触摸肋间隙定位和这个差得太远可能就要注意是不是定错了。

同时，对于一个考虑非 ST 段抬高急性冠脉综合征或 ST 段抬高急性心肌梗死的患者一定不要嫌麻烦，要注意养成用甲紫定标的习惯，这样比较 ST 段的动态演变才更加可靠，对于心肌梗死病变和疗效的判定才更加确切。

养成良好的阅读心电图的习惯

良好的阅图习惯是避免临床漏诊的有效方法

半夜急诊收住一名晕厥待查的患者，42 岁女性，于半日前突发晕厥伴跌倒一次，无恶心、呕吐、大小便失禁、肢体抽搐症状，约一分钟后自行苏醒，伴头晕，门诊查头颅 CT 未见明显异常，患者坚持要求住院进一步检查明确诊断。入院后值班医生常规做了一个心电图：除了窦性心动过缓（58 次/分）其他似乎还好，这位年轻的医生总觉得这个心电图有什么不对劲的地方，但是就是看不出来，直觉告诉他，心电图不正常。患者倒是一夜无事，症状未再发，年轻的医生还是比较负责的，请教了一位经验丰富的老主任，老主任听完他的叙述，把心电图拿来详细看了，笑了："你的直觉很正确，这个心电图确实有问题，不正常，可能跟他这次发病还有一定关系，你为什么不测一下 QT 间期？"年轻医生恍然大悟，患者 QT 间期长达 0.55 秒，所以这个图形确实有些不正常，只是他没注意到这个问题。再一仔细体检和询问，患者家族中确实有不明原因猝死的病例，而且患者左耳听力下降多年，长 QT 综合征这个诊断就明确了，后来这个患者植入了 ICD。

还有一个有意思的病例发生在病房另一位年轻医生身上。病房里住着一名胸痛待查的女性患者，52 岁，住院期间发作了 2 次比较典型的心绞痛症状，当班医生都很快描记了心电图，并予以硝酸甘油舌下含服。但是有意思的是，这两次胸痛发作时描记的心电图和患者平常的心电图对照似乎没有什么不同，没有导联 ST 段有压低或抬高，T 波也没有异常，难道患者是神经官能症？因为患者经济条件较差，到底是进一步行冠脉造影检查还是让患者先带药出院观察？主任查房时这名年轻医生把患者的病史和相关检查做了汇报，主任认真看了入院来的这几张心电图，然后说："大家如果认真看这两份胸痛发作时描记的心电图和平常心电图确实不一样。不一样在什么地方？大家仔细看 V$_1$、V$_2$ 导联导联 T 波后面有什么变化？"这时大家仔细观察几份心电图，发现心绞痛发作时在 V$_1$、V$_2$ 导联后面存在倒置的 U 波，由于大家都把目光放在 ST-T 上，而忽略了这个小小的细节。老主任接着分析："我们有时不要忽略了这个 U 波，有一部分患者可能 U 波倒置是心肌缺血早期的唯一表现，建议动员患者做个冠脉造影。"后来造影结果提示前降支中段狭窄 90%，并于相应部位安置药物涂层支架一枚。

经验教训

现在回顾两个病例，似乎不需要太高深的心电图知识就可以诊断出来，但是这两名医生却都没看出来，甚至险些造成漏诊。其实如果我们一开始就有相对规范的心电图读图习惯，漏诊是可以避免的。年轻医生在学习心电图时候往往都希望在学习一些心电图专著之后能很快地提高读图水平，有两点很重要：①心电图是一门实践的知识，水平的积累仅仅通过书本知识的学习是不够的，要多看图、多讨论、多交流，水平才会提高；②养成良好的读图习惯可以有效地避免一些常规的错误，达到事半功倍的效果，这一点对于初学者来说尤为重要，而良好的习惯本身就是一个窍门。

工欲善其事，必先利其器。在读图之前，我们得有一个最基本的工具，就是一把袖套上有刻度的分规。那么良好的读图习惯究竟包括哪些内容？虽然没有一个硬性的标准，但很多心电图学者已经对此进行过总结。大体上可以分三步走：第一步，患者的一般资料、心电图走纸速度、肢体导联和胸前导联的标准电压，是否有伪差，这一步可以看作读图前的准备。不要小看这些准备，经常有些人面红耳赤地争论半天突然发现心电图的走纸速度是 12.5mm/min，或胸前导联标准电压是 5mV/mm，患者的简单病史对研判思路也很重要。第二步，如果心电图是以窦性心律为主，计算 PP 间期、RR 间期、P 波时间、P 波振幅、PR 间期、QRS 时限、QT 间期、粗略计算 QRS 波电轴，而后观察 P 波、QRS 波、ST 段、T 波和 U 波形态。前面为量化指标，很多心电图申请单和报告单都附注这些指标，足见老一辈心电工作者对其重视程度。如果不是争分夺秒地抢救患者，建议初学者在纸上写下来。后者不是量化指标，我们可以对每一个指标打一个问号，至少需要问自己两个问题：这些波形存在吗？有异常吗？第三步：如果是异位心律为主导的心电图，除了尽量分析第二步能够判定指标外看看能否找到窦性 P 波、f 波，逆行 P 波，这些波形和 QRS 波有没有逻辑关系，也就是进入心律失常的综合分析阶段。

P 波改变在心电图研判中的临床意义

PR 间期延长的陷阱

这是一位心电老专家早年的一个有意思的故事。在他刚从事心电图工作不久，一位家属找到他，说自己的孩子 12 岁了，2 岁多时一次感冒查心电图发现一度房室传导阻滞（AVB），儿科医生就诊断心肌炎。以后常复查心电图，多数诊断一度房室传导阻滞。因为有这个病史，医生一直不同意他参加体育运动，现在体质比同胞哥哥差很多，怎么办？他分析了家属带来的一系列心电图，部分 PR 间期 R 完全正常，部分全是 PR 间期延长；还有两次，心率没有明显改变，一段 PR 间期正常，一段 PR 间期明显延长，交替出现，PR 间期长的与长的相等、短的与短的相等。所以就考虑和心肌炎无关，是房室结内双径路交替传导问题。于是便嘱咐家属带孩子来再检查一次心电图，结果 PR 间期全是延长的，达到 0.28 秒。这个孩子一般情况还可以，询问本人也表示身体没有问题，就叫他做 30 次下蹲运动，做完马上复查心电图，结果 PR 间期缩短为 0.16 秒，持续不变。遂诊断房室结内双径路，允许患儿参加正常体育运动。现在该孩子大学毕业参加工作多年了，身体一直很好！长大后多次复查心电图极少发现 PR 间期明显延长的情况，也没有出现过结内折返性室上性心动过速的心电图。

经验教训

对于这种年轻的受检者，如果没有长期从事耐力性体育活动，一度 AVB 的诊断要多个留个心眼，PR 间期延长，大于 0.30 秒，特别是 0.40 秒以上者，如果患者一般情况可以，无运动禁忌，可以嘱咐受检者做下蹲运动，使心率增加 30 次/分左右，如出现 PR 间期恢复正常者，考虑存在房室结内双径路。别让他背一辈子心肌炎和房室传导阻滞的包袱。

一份心电图上如果 PR 间期波动的时限超过 120ms，尤其是超过 160ms 应该要考虑到双径路传导的可能性。有时候这种波动如果没有通过运动等方法诱发，恰好被一张心电图捕捉到的概率很小，这个时候可以考虑进一步做动态心电图检查，特别在房性期前收缩之后，因为快慢径路不应期的差别可以使原先的传导路径发生改变，这些都是房室结双径路的蛛丝马迹。

警惕消失的 P 波

病房里有名长期住院的老患者，冠心病，心功能 Ⅱ ~ Ⅲ 级，平常经常出现活动后气喘，反复双下肢水肿。今天刚查完房又出现胸闷症状，住院医生常规做了心电图检查，心电图检查与过去对照 ST 段和 T 波没有明显改变，但是有一点比较奇怪。对照既往的心电图检查，P 波不太明显，就这一个小小的细节引起旁边上级医生的注意，嘱咐住院医生查个电解质。很快结果出来，血钾 6.0mmol/L，这个患者因为冠心病、慢性心功能不全，长期予以血管紧张素转换酶抑制剂（ACEI）类药物改善心肌重塑治疗，这一段时间因为双下肢水肿，加用螺内酯口服。虽然患者饮食和尿量基本正常，但 ACEI 和螺内酯都可以引起血钾升高，不宜长期合用，而经管医生忘记及时停用螺内酯，也没有注意定期复查电解质，还好这张心电图上这一微小的改变被上级医生捕捉到了，避免了一次严重高钾血症的发生。

经验教训

有的时候心电图上的一些小细节也很重要，我们要注意练好心电图的基本功，不但要心细而且要思路开阔。对于高钾血症大家很容易想到 T 波高尖和 QRS 波宽大畸形，其实高钾血症最早期的表现往往是窦室传导，心房肌纤维对高钾的抑制作用的反应最为敏感，而心房内前、中、后结间束较不容易被高钾抑制。在血钾轻度升高时（5.5~6.5mmol/L），就有可能使心房肌受抑制，兴奋性、传导性丧失，而此时窦房结冲动仍然可以沿心房前、中、后结间束下传到心室，到了血钾进一步升高才引起心室肌纤维兴奋性、传导性丧失，出现 QRS 波宽大畸形，此时可能血钾水平已经到了 7~8mmol/L，这个时候已经很危险了。所以如果患者 P 波突然变得不明显或找不到了，但是心律又相对规则，我们首先考虑不是细波房颤或什么交界性心律，而要先注意患者的用药、饮食、尿量、肾功能，查个电解质，排除高钾血症。

P 波的变化与胸痛 1

一例 76 岁脑梗死后遗症长期卧床的患者，平素病情一直比较稳定，上午大便后突发胸痛，血压下降至 92/50mmHg，呼吸急促，经管医生行床边心电图检查，心电图上表现为窦性心动过速，ST 段和 T 波倒是没有明显的变化，肌钙蛋白水平也正常，但是这张心电图和过去对比最大的一个不同之处就是 P 波明显高尖，Ⅱ 导联的 P 波振幅超过 0.25mV。长期卧床的老年患者，突发胸痛，但是心肌酶学和 ST-T 没有变化，这个医生思路还是比较开阔，没有在心肌梗死这条路上走到黑，考虑这种突然出现的肺性 P 波与右房、右室负荷加重有关，不排除肺栓塞的可能性。急查一个血凝 + DIC 全套，D-二聚体阳性，更进一步支持肺栓塞诊断。于是经管医生动员患者做了一个肺动脉 CTA，很快明确了右肺动脉栓塞诊断，而下肢静脉超声证实下肢深静脉内血栓形成，考虑在患者翻身转动过程中部分血栓脱落，引起肺动脉栓塞可能性最大。由于患者年龄偏大，在肺 CTA 上判断部分血栓已经自溶，故未予静脉溶栓，予以低分子肝素桥接华法林抗凝治疗。由于发现得早，治疗及时，本例预后不错，病情稳定后又针对下肢深静脉血栓安置了下腔静脉滤网，长期口服华法林治疗。

经验教训

　　对于胸痛的患者，平常我们可能都比较注重观察 ST 段和 T 波的变化，P 波变化的参考价值往往容易被忽略。本例没有出现肺栓塞较特异的 S_I、Q_{III}、T_{III} 的心电图改变，但心电图上的 P 波负荷提供很重要的信息，结合患者长期卧床的特点，应该要考虑到肺栓塞可能。如果没有这个思路可能下一步会做冠脉 CTA 或冠脉造影检查，而通常冠脉 CTA 的常规扫描层面是从肺动脉干层面往下开始扫描，这种位置右肺肺动脉栓塞一般发现不了，必须要做肺动脉 CTA 检查才能发现。

P 波的变化与胸痛 2

　　晚上八点多，急诊室来了 1 名患者，40 多岁，半个小时前还在医院附近的羽毛球馆打球。在打球的过程中，突然出现胸闷、心悸、气喘，本以为休息一下就会改善，想不到症状越来越严重，两个队友赶紧打车送他来医院。那天值班的是位刚参加工作的年轻心内科医生，听了一下心率，比较快，立即给患者做了个床边心电图，查了肌钙蛋白。心电图示窦性心动过速，肌钙蛋白阴性。值班医生考虑是不是打球运动太剧烈，引起心脏供血不好，给他含了一片硝酸甘油，嘱休息观察。这个年轻医生下班时把这例观察患者交接给了下一班医生。过了 1 个小时患者又过来说胸闷症状没有改善反而加重了。当班医生又给他描了心电图，还是窦性心动过速，不过这两张心电图 P

波都比较高尖，第 2 张似乎更明显。这位当班医生是呼吸科医生，就问患者有没有慢性支气管炎、肺源性心脏病（肺心病）病史，患者均否认。当班医生觉得既然没有肺心病，那 P 波似乎有些奇怪，又仔细给他做了个体检，两边呼吸音不一致，赶紧叫患者拍个胸片，胸片结果：右侧气胸，肺部压缩 80%，左侧多发肺大疱。于是立即收住呼吸科进一步治疗。这个病例如果不是后来当班医生多问了两句既往史，又做了一个更加详细的体检，可能就会被前一个医生的诊断思路和处理方式误导。

我们回过头分析一下这个病例：首先患者体型比较高瘦、在运动过程中突发胸闷、气喘，也许先前气胸还不太严重，但如果第一个医生认真体检应该也是可以发现一些蛛丝马迹；另外一个提示就是高尖的肺性 P 波，如果他注意到这一点就可能会及时调整思路。

经验教训

我们切莫小看这个小小 P 波，有的时候 P 波里蕴含着很丰富的诊断信息。比如它来自哪里，是窦性还是异位性？它与 QRS 波关系如何？它是宽了还是窄了？它低了还是高了？读懂这些指标背后的信息对临床诊断很有帮助。

心电图 ST 段改变研判和临床处理

ST 段抬高的故事 1——冠状动脉性心脏病与冠状动脉粥样硬化性心脏病

这是一例 24 岁的女性患者，于工作中突发胸痛，位于胸骨中下段，呈压榨性疼痛，伴头晕、恶心、大汗、乏力，休息 30 分钟后症状略缓解。"120"送入当地医院急诊，查心电图示：Ⅱ、Ⅲ、aVF 导联 ST 段抬高 0.1~0.2mV，Ⅰ、aVL 导联

ST段压低0.1mV，考虑"急性下壁心肌梗死不除外"。1小时后患者胸痛症状完全缓解，复查心电图Ⅱ、Ⅲ、aVF导联ST段回落基线水平，建议留院观察并进一步完善相关检查以明确诊断，患者拒绝，签字后自行离院。9小时后胸痛再发，再次到急诊就诊，肌钙蛋白（TnT）0.8ng/L升高，超声心动图示左室下壁运动减弱，心超所见主动脉部未见异常，射血分数（EF）68%，以"急性下壁心肌梗死"收入冠心病监护病房（CCU）。入院后经抗凝、扩冠，改善心肌细胞代谢治疗后病情逐渐稳定。患者下壁心肌梗死诊断是明确的，但患者为年轻女性，考虑冠状动脉粥样硬化性心脏病引起下壁心肌梗死可能性不大，结合患者近期检查资料和病史可排除的疾病有：①心肌炎：该病好发于青年，可出现胸痛症状及心电图ST段抬高和（或）心肌酶升高。但该患者发病前3周内无呼吸道感染和肠道感染等前驱感染病史，无发热等全身表现，症状缓解后ST段随即回落至基线，且无心功能受损表现，故不支持该诊断。②心包炎：患者虽以胸痛伴ST段抬高为特征性表现，但无发热等炎症反应，且胸痛不随呼吸咳嗽等加重，听诊未闻及心包摩擦音，超声心动图未见心包积液，故不支持心包炎诊断。③应激性心肌病：该病亦通常以胸痛起病，可表现为心电图胸前导联ST段抬高及心肌酶升高，临床经过酷似急性心肌梗死。但应激性心肌病好发于60岁左右绝经后女性，常有情绪或心理应激因素作为发病诱因，而反复追问患者均否认近期有情感及心理刺激因素，且超声心动图未见应激性心肌病特有的心尖球样改变，故可除外应激性心肌病诊断。那么究竟是什么原因引起这位年轻患者下壁心肌梗死呢？1周后行冠脉造影及血管内超声（IVUS）检查，冠脉造影结果示：左冠脉主干正常；左前降支近段内膜略不光滑；左回旋支正常；右冠脉近中段扩张，近段直径约4mm，远段可见夹层影，延续至左室后侧支，后侧支远端血流TIMI 2级；IVUS结果：右冠脉全程内膜增生，后分叉前夹层形成，夹层延续至后侧支，真腔最小管腔面积（MLA）3.4mm²。再次详细追问病史，患者幼年有反复发热、上呼吸道感染病史。结合其冠脉病变以扩张和内膜撕裂（夹层）为特征，故考虑系川崎病导致冠脉病变可能。经讨论决定加强抗凝、抗血小板治疗，并予硝酸酯类和钙拮抗剂硫氮䓬酮预防冠脉痉挛，暂不行介入治疗。

经验教训

根据目前急性心肌梗死心电图诊断全球统一定义，患者心电图表现符合下壁心肌梗死，且肌钙蛋水平增高，超声心动图示下壁活动减弱，所以下壁心肌梗死诊断是明确的。冠状动脉粥样硬化性心脏病是心肌梗死的最常见原因，但不是唯一的原因，冠状动脉还可以发生夹层、炎症（如梅毒感染）、严重的痉挛、异位栓子的栓塞等，从这个意义上来说冠状动脉性心脏病的含义要大于冠状动脉粥样硬化性心脏病。在本例，24岁女性患者发生冠状动脉粥样硬化的较罕见，所以如果坚持用冠状动脉粥样硬化性心脏病来解释心肌梗死原因显得牵强附会。本例经管医生思路开阔，同时医院的检查手段也比较先进，最终才能得出令我们信服的病因诊断，值得我们学习和反思。所以心电图的诊断一定要符合临床表现特点，解释到位，并且经得起临床实践的检验。

ST段抬高的故事2——一颗红心两手准备

这个病例发生在基层医院，该医院没有开展PCI的条件。医院收住了当地一个文职干部，男性，36岁，平常喜欢抽烟，应酬也较多，上班多是在办公室，户外活动也较少。诉3周前有"感冒"病史，目前仍未完全好转，因"反复胸痛1周余，加重 3 小时"经朋友介绍住院进一步检查。患者胸痛症状比较典型，胸骨中下段压榨感，伴头晕、恶心、大汗、乏力，于急诊就诊，入院体检无明显阳性体征，入院后立即查了床边心电图：胸前导联 ST 段广泛抬高，肌钙蛋白 I 阳性。考虑患者年龄轻，无糖尿病、高血压等病史，无心血管家族史，发病前有呼吸道感染病史，心电图示胸前导联 ST 段广泛抬高、肌钙蛋白阳性，因此当班医生考虑胸痛待查、急性心肌炎？予以卧床、吸氧、心电监护、极化液改善心肌细胞代谢处理。因当地为县级医院条件有限，患者要求转上级医院进一步治疗，并签字确认。在联系上级医院急诊后，医院准备派 120 急救车送患者至上级医院就诊。这时当班主任到场，当班主任比较有经验，从年龄和病史上看此例患者考虑急性心肌炎可能是合理的，但是不能完全排除急性广泛心肌梗死可能，如果没有意识到这种可能性存在，在首诊没有采取相应治疗措施，可能会引起医疗纠纷，因此在将患者送上救护车前跟家属反复交代有心肌梗死可能性，在出院小结中添加：冠心病、急性心肌梗死待排，同时立即予以阿司匹林 300mg，氯吡格雷（波立维）300mg 口服，低分子肝素皮下注射。患者转到上级院当天晚上行冠脉造影证实是三支病变，在住院期间于前降支和右冠植入了 2 枚药物洗脱支架，考虑回旋支已部分开通建议择期安置支架。该患者症状改善后带药出院回到本地，1 周后在家中猝死。

经验教训

①目前我国冠心病的发病有年轻化的趋势，究其原因主要是不良的饮食习惯和高血脂、肥胖人群增加，吸烟"队伍"庞大，有时我们的思路要开阔一些，不能因为患者年轻，或者曾有呼吸道感染病史就只考虑心肌炎。②临床上我们上经常碰

到有些急诊暂时无法确定的诊断，或者是由于医院条件限制无法进一步检查明确诊断。如果治疗上没有太大矛盾，或如果不采取治疗可能会有比较严重后果，我们不妨"一颗红心两手准备"，两种治疗措施都上。比如本例，如果不是当班主任经验丰富，在转院前强化抗血小板、抗凝治疗，可能就会留下医疗纠纷的隐患。

ST 段抬高的故事 3——肌钙蛋白阴性的"心肌梗死"1

这个病例同样也发生在前面的基层医院，急诊室来了一个 68 岁的男性患者，"反复胸闷 2 年余，胸痛 3 小时"。患者入院前 2 年余反复胸闷，为心前区闷塞感，因平常家离县城有些远，交通不方便，没有到医院检查治疗，平素曾口服一些草药，无明显效果。3 小时前突发胸痛，位于心前区，为压榨感，不能忍受，伴头晕、恶心、大汗，在家属陪同下于急诊就诊。急诊查血压 165/85mmHg，急性病容，无其他阳性体征。查心电图示胸前导联 $V_1 \sim V_3$ ST 段弓背上抬 0.2 ~ 0.4mV，肌钙蛋白 I：阴性，心肌酶（CK、CK-MB）：均正常。门诊考虑：胸痛待查：冠心病、急性前间壁心肌梗死。该患者为老年男性，反复胸闷 2 年余，胸痛 3 小时，胸痛症状典型，心电图：胸前导联联 $V_1 \sim V_3$ ST 段弓背上抬 0.2 ~ 0.4mV，考虑冠心病、急性前间壁心肌梗死是合理的。因为当地为县级医院没有条件行 PCI，患者年龄 68 岁，无溶栓禁忌证，而且在发病 6 小时时间窗内，可以考虑溶栓治疗。这个病例唯一让人感觉奇怪之处就在于虽然患者症状和心电图表现都很典型，但是就是没有心肌酶学上的改变。所以两个当班医生讨论后，认为肌钙蛋白阴性原因可能是时间窗未到，同时也不排除实验室检验误差，先予以强化抗血小板治疗，积极与患者及家属沟通。家属和患者同意溶栓治疗，并签字。在此期间又复查一次肌钙蛋白还是阴性，综合考虑还是准备溶栓治疗。这个时候超声室医生刚好带熟人到急诊看病，其中一个当班急诊医生就顺带要求这个医生做个心脏二维超声。很多基层医院超声室没有专门的心脏二维超声医生，超声科医生既负责做普通超声又负责做心脏二维超声，因为人手缺乏，很多医院也没有安排超声医生值班，或者有需要时临时通知。这不做不要紧，一做吓一跳，在升主动脉区可见瘤样扩张，在左室长轴切面测量横径约6cm，考虑主动脉夹层动脉瘤。当班医生吓出一身冷汗，以前没有碰到过这种情况，要不是今天恰巧做了二维超声，溶栓可能酿成严重后果。最后患者连夜由救护车送往上级医院治疗，后来此病例失访。

经验教训

（1）本案例患者的各种表现都和急性心肌梗死很类似，唯一不支持的就是心肌酶学始终是阴性。有没有肌钙蛋白阴性的心肌梗死？一般来说没有。从心肌梗死全球统一定义出发是没有心肌酶学阴性的心肌梗死，但是严谨一点说要排除以下这些情况：①肌钙蛋白释放入外周循环时间窗未到，随后会被检测证实升高。②肌钙蛋白释放入外周循环时间窗未到患者就已经猝死。③实验室诊断的差错。因此，即使患者有典型心电图改变，如无心肌酶学变化，医生应慎重考虑急性心肌梗死诊断是否成立。当然这个前提是要充分考虑到心肌酶学的时间窗和心肌酶学质控的可靠性。

（2）二维超声心动图是心血管超声医生的第三只眼睛，国外心血管专科对心脏二维超声的要求很高，专科医生要有独立操作的水平。如果我们留心一下国外著名的心脏病学的专著如《赫斯特心脏病学》《Braunwald心脏病学》等，我们就会发现心脏二维超声章节篇幅要远远超过其他任何章节，包括心电图章节。遗憾的是我们目前对二维超声的重视程度远远不够，甚至有些能够操作的医生由于准入资格的问题无法进行操作。心电图结果和二维心脏超声结果即时的结合可以大大增加诊断的准确性，有效地避免一些误诊。

（3）疑似心肌梗死患者，PCI 治疗或溶栓治疗是不是一定要有肌钙蛋白增高的诊断依据？这个问题十分难回答，也争论颇多。一方面罪犯血管的开通要争分夺秒，越早开通收益越大，另一方面肌钙蛋白增高有一定的时间窗。笔者个人看法是在 PCI 治疗上不一定非要等到肌钙蛋白增高，因为冠脉造影本身是一个重要诊断措施，冠脉造影不支持心肌梗死诊断，下面的支架介入可以终止；而对于溶栓治疗要相对谨慎，至少要排除主动脉夹层以免发生不必要的纠纷。

ST 段抬高的故事 4——肌钙蛋白阴性的"心肌梗死"2

这是早年发生在一个基层医院进修医生身上的事情。当时他在一家省级医院进修心血管专业，当年这家医院可能还没常规开展急诊 PCI。一次，从急诊中心收了个 50 岁左右的男性，胸痛原因待查，急诊行心电图提示：胸前导联 ST 段明显弓背上抬，最多达 5mV。家属十分着急，带着门诊病例和心电图先赶到病房，患者正在从急诊运送到病房的路上。床位经管医生刚好又是心血管进修班的，立即口头医嘱让护士准备好"生理盐水 100ml ＋尿激酶 120 万 U"准备溶栓，安排好床位。溶栓前常规查了心电图和心肌酶，一看傻眼了——正常心电图！心肌酶学检查回报结果也正常，再仔细问病史、查体，考虑是变异性心绞痛，不能溶栓。药已经配好，尿激酶 40 万 U/支，当时价值 400 多元，这个进修医生要赔 1200 多元，不过最后有没有赔钱，就不知道了。但是，个人感觉进修医生这种争分夺秒的抢救精神和治疗前复查一次心电图的认真精神还是值得我们去学习的，美中不足的是过于激进了一些，如果把药准备好而不打开，故事的结局就比较完美了。

经验教训

从这个故事我们更能体会到心肌梗死 1＋1 诊断的重要性。我们不妨再一起回顾一下：1＋1 中的第一个 1 是指心脏生物标志物（最好是肌钙蛋白）超过参考值上限的 99 百分位（正常上限）；第二个 1 是下列至少 1 项心肌缺血的证据：①心肌缺血临床症状；②心电图出现新的心肌缺血变化，即新的 ST 段改变或左束支传导阻滞；③心电图出现病理性 Q 波；④影像学证据显示新的心肌活力丧失或节段性室壁运动异常。心电图上 ST 段抬高最常见的原因是心肌梗死，但是还有其他很多原因，所以特异性并不是很高，而心肌酶学增高反映的是心肌细胞受损，但并不一定就是心肌梗死引起来的。反映一个疾病不同侧面、不同敏感性和特异性的指标相互结合，大大提高诊断中的正确率，这就是我们诊断中常用的思路。

ST 段抬高的故事 5——令人费解的死因

这是一例最终没有机会明确诊断的病例，我们只能在心电图的蛛丝马迹中进行猜测与反思。患者男性，61 岁，头晕乏力 1 周，加重 2 小时入院。入院前 1 周开始出现头晕乏力，在家自测血压（70～80）/（40～50）mmHg，未引起重视，2 小时前上厕所，起身时头晕乏力加重，伴有出汗，无心悸、胸闷、胸痛，无咳嗽、咳痰、咯血，无畏寒、发热，无头痛、恶心、呕吐，无肢体活动障碍，为求进一步诊治入院。入院测血压 80/40mmHg，体检似乎没有发现阳性体征，心肌酶谱、肌钙蛋白、电解质、肝肾功、血脂、血糖均在正常范围。未行心脏彩超、胸片等检查，床边心电图：V_1～V_3 导联 ST 段轻度上抬。入院后因头晕乏力持续加重，血压测不出，家属要求转上级医院治疗，转院后 2 小时死亡（转院后相关检查、治疗均不详、死因不详）。我们从仅有的能得到的临床资料中进行分析，这一张心电图要告诉我们的绝不仅仅是一个 $V_1 \sim V_3$ 导联 ST 段轻度上抬，首先这张心电图一个很大的特点就是肢体导联低电压，其次 QRS 波出现了电交替，最后这个 $V_1 \sim V_3$ 导联 ST 段是呈一个弓背向下的上抬。这张心电图几乎包括了心包积液心电图表现的一切典型特征，能够表现得这么典型。我们推测心包积液量一定不少，如果能结合患者低血压、乏力、头晕的表现，如果能进一步仔细地进行查体，如果能有条件做一个二维超声心动图，诊断应该不太困难。那么下一步的治疗要点也就一目了然，这个患者很可能死于急性心脏压塞，当然这一切只是基于目前有限资料的一个推测。

经验教训

（1）临床心电图的基本功很重要。大家都很熟悉，心包积液在心电图上表现为胸前导联 ST 段弓背向下的抬高。心包积液同时还有两个比较典型的心电图表现：肢体导联低电压、QRS 波电交替，尤其在心包积液量比较多时表现得更明显。肢体导联低电压与心脏在心包积液中有关，QRS 波电交替，可能与心脏在心包积液中搏动有一定活动度，引起心电向量环方向改变有关，如果一个心电图同时具备上述特点，那么心包积液的可能性就很大。

（2）临床查体基本功也很重要，但是很多时候临床诊断思路会影响查体的重点，临床思路错了可能很多本来要注意到的阳性体征就会被忽略。

（3）听诊器、床边心电图操作已经成为心血管医生常规的诊断武器，但是心脏超声由于仪器昂贵，操作程序和相关知识相对复杂以及我国大型诊断仪器准入制度等原因还无法成为常规武器。我们还要借助心脏超声专科医生的"第三只眼睛"来观察心脏。但是目前在美国已经推出相对便宜的口袋式二维超声仪器，并在查房中使用。随着仪器造价不断下降，也许有一天，心血管医生口袋里配备一套口袋式二维超声仪将成为可能。

ST 段抬高的故事 6——心肌梗死与心碎

夜里十点多，急诊室来了一名胸痛待查女患者，66 岁，既往身体健康，没有高血压、糖尿病、高脂血症病史。就诊前 3 小时因家庭琐事与儿媳妇吵架后突发胸痛，位于胸骨中下段，呈压榨感，伴气促、大汗、乏力，家属拨打 120 送入急诊室，查体：血压 142/88mmHg 血压偏高一些，其余无明显阳性体征。查心电图：窦性心动过速，$V_1 \sim V_4$ 导联 ST 呈弓背上抬 0.2 ~0.3mV，肌钙蛋白 I 0.2ng/L（正常值 <0.1ng/L）。当班医生考虑胸痛待查、急性心肌梗死待排除？予以卧床、吸氧、心电监护、双联抗血小板治疗，低分子肝素抗凝，硝酸甘油静脉滴注，经与家属沟通，同意行急诊冠脉造影检查。冠脉造影反复观察：左主干、前降支、回旋支、右冠无明显狭窄。考虑是否与冠脉痉挛有关系，继续予以硝酸甘油扩冠，加用地尔硫䓬（合贝爽）口服，同时予以抗血小板、抗凝治疗，次日复查心电图，ST 段明显下降，肌钙蛋白水平降至正常。行二维超声心动图检查，EF 62%，左室舒张功能减弱，轻度二尖瓣反流。患者一周后出院。考虑患者发病前有明显的精神刺激史，有典型胸痛症状和心电图表现，肌钙蛋白轻度增高，但是冠脉造影排除血管狭窄引起心肌梗死，遗憾的是二维超声心动图检查左心室心尖没有呈典型球囊状的特殊心肌运动不协调表现，可能与次日患者症状改善有关，经过本组讨论考虑出院诊断为应激性心肌病。

经验教训

应激性心肌病也称心碎综合征、tako-tsubo心肌病、心尖球形综合征，是一种由精神刺激所诱发的胸痛，心电图呈一过性ST-T改变的一组症候群。有时超声表现为左心室心尖和前壁下段运动减弱或消失，基底部心肌运动代偿性增强，左心室心尖呈球囊状的特殊心肌运动不协调，心电图出现ST段抬高、病理性Q波等异常变化，甚至一些患者还伴有心肌酶学升高。但与急性心肌梗死不同，大多心碎综合征心肌缺血是可逆的，预后也相对较好。该病多发于老年女性，一般近期有丧偶、失业、争吵、车祸等突发事件引起强烈精神刺激。考虑该病可能机制为强烈精神刺激使血液中儿茶酚胺水平升高，导致冠脉痉挛有关。如果没有条件进行冠脉造影，这类疾病有时和心肌梗死鉴别困难。所以我们问病史要细致些，多一些人文关怀。

ST段抬高的故事7——冠心病的诊断——不需要开庭的审判

这是名52岁男性患者，似乎还不能说是患者，因为那天是陪他爱人到医院看病，所以他的身份应该是个家属。不过他觉得有时也有胸闷，就多问了两句。医生就给他开了张心电图检查单，这一做发现了问题，$V_2 \sim V_5$导联ST弓背上抬0.2～0.3mV，赶紧做了个肌钙蛋白，结果回报：正常。门诊医生觉得不放心，是不是变异心绞痛？于是安排做了个运动平板试验，一做又是阳性。这下变成老婆陪老公办住院了。入院第一天和第二天所查的心电图和门诊基本相同，肌钙蛋白还是正常，患者并没有胸痛等症状。第三天安排做了冠脉造影，前降支狭窄30%，一周后诊断冠状动脉粥样硬化性心脏病，带药出院了。我们发现这个病例里面可圈可点的内容很多，不妨一起分析一下。首先看看心电图：心肌梗死或心绞痛一定要强调心电图的动态演变，一个标准的心肌梗死动态演变心电图的价值某种意义上不亚于心肌酶学的改变，如果一个人从入院到出院都是这种没有演变的心电图，还考虑急性心肌梗死就很不恰当了。这种情况要考虑的东西很多如室壁瘤、动脉夹层、肺动脉栓塞、心包积液、早复极综合征、Brugada 综合征，但是急性心肌梗死完全可以摆在最后考虑，因为它没有心肌梗死典型的心电图演变过程。其次还是心电图，好几位有经验的主任事后看过这个心电图都觉得是弓背向上的抬高，因此考虑早复极或Ⅱ型 Brugada 综合征，如果有恶性心律失常发作或猝死家族史，则更倾向是后者。再次是心肌酶学：几次肌钙蛋白都正常，至少说明虽然有心电图 ST 上抬，但没有心肌细胞受损的表现，不太像是心肌梗死或心肌炎。而后，运动平板试验：运动平板试验阳性标准很多，诱发典型心绞痛、血压下降超过20/10mmHg、不能耐受终止、诱发恶性心律失常、休克、心电图 ST 段在原来的基础上压低 0.1mV。患者整个运动平板试验完成得是比较轻松的，达到极限心率时没有诱发心绞痛，血压无明显下降，无恶性心律失常、休克，唯一依据就是心电图 ST 段在原来的基础上压低 0.1mV。而运动平板试验心电图基线受呼吸干扰相对较大，所以要靠检查医生的实践水平综合分析去伪存真，所以这个运动试验阳性结果暂时持谨慎的态度。最后是冠脉造影，目前冠脉造影主要靠目测直径法，与检查医生经验水平和主观性关系比较大。几位有经验的主任看过，认为前降支并没有明显狭窄，如果认真观察前降支中段，在心肌收缩和舒张时直径稍有变化，考虑心肌桥，但程度很轻，一般不至于影响供血。即使退一步，前降支狭窄30% 也达不到冠心病标准。综上所述这个患者考虑早复极综合征应该更合理。

经验教训

　　这名患者从门诊的诊断到住院检查，直至出院结论都按着冠心病诊断思路走，把所有的检查结论都往冠心病诊断上靠。好比法官办案，先做有罪推论，然后一切相关行为不做分析，都作为有罪的佐证，开不开庭都不重要，审理过程也就是走个形式，因为审判结论早已写好。到了冠脉造影前降支狭窄30%仍然将患者诊断冠心病带药出院似乎有点唯冠心病论了。不可否认冠心病是临床上的常见病，但血管之外的世界还很大，我们的思路是不是应该开阔一些？

ST 段抬高的故事 8——怪异 ST 段演变暗藏杀机

　　本例病例的前半部分病程没有什么特殊，有意思的是后半部分病程。这是一名 59 岁的男性患者，"反复胸痛 1 年余，加重 6 小时，晕厥 1 次"入院。患者入院前 1 年余反复胸痛，位于胸骨中下段，呈压榨感，多于活动后发作，发作时急诊查心电图有 ST-T 改变，未予以相关检查和治疗，6 小时前突发胸痛加重，性质同前，伴头晕、恶心、大汗，晕厥 1 次，家属诉时间数十秒，无抽搐及大小便失禁，后自行苏醒。120 车送急诊，查心电图：胸前导联联 V_1 ~ V_4 ST 段抬高，肌钙蛋白 I 阳性，急诊头颅 CT：轻度脑萎缩。该患者行急诊 PCI 前降支中段完全闭塞，予以球囊扩张、植入药物洗脱支架一枚，术后予以抗血小板、稳定斑块治疗，患者症状恢复良好，肌钙蛋白转阴。从整个病程上看，急性心肌梗死诊断是明确的，血管开通也很及时，治疗效果比较理想。但是美中不足的地方是在住院的 2 周时间内多次复查心电图 V_1 ~ V_4 导联 ST 段无明显下降，这一点让人比较奇怪。在本病例的讨论上有医生注意到患者发病时曾经晕厥过一次，结合病史，是否可能是 Brugada 综合征？需不需做电生理检查进一步植入 ICD 治疗？主任追问患者亲属中并没有不明原因猝死的家族史，同时患者无法提供既往心电图资料进行对比，了解完上述情况，主任建议先申请一个心脏二维超声检查。检查结果：心脏前壁 2 cm × 2 cm 室壁瘤，瘤壁较薄，可能破裂，主动脉未见明显瘤样扩张。经心外科会诊，转入心外科进一步手术治疗。患者手术过程顺利，室壁瘤切除后复查心电图 ST 段降至基线。

经验教训

一个比较典型的冠心病心肌梗死的演变过程一般是：冠状 T 形成，T 波倒置，ST 弓背上台，ST 段逐渐回落至基线，Q 波形成，部分患者 Q 波终生存在。当然有少部分患者 ST 段逐渐回落至基线的时间较长，如果 ST 段持续不回落，可能有新发梗死使心肌持续损害，或者对侧心肌缺血 ST 段压低引起同侧 ST 段镜像抬高。但是有一点不应该被忽略，在急性心肌梗死患者中 ST 段持续抬高应该考虑到室壁瘤形成的可能，尤其是在急性心肌梗死的最初两周时间。Brugada 综合征虽然在临床上被提及的比较多，但在我国确实是一个罕见病，如果不是电生理专科医生很多心内科医生工作十几年可能都碰不到 1 例，所以我们诊断思路上应该先考虑常见病多发病，而后再考虑这些少见的疾病。

ST 段抬高的故事9——心肌梗死与心肌病

这个案例是个不大不小的误诊，虽然没有造成严重的后果，但是却让经管医生多少有点尴尬。有意思的是类似病例笔者也碰到几例，正是因为这个病例给我的警示，没有造成误诊误治，这里和大家一起分享一下。

　　这是名门诊患者，43岁，无高血压病史，平素常有乏力、胸闷感觉，在门诊做了个心电图，这个心电图看起来很严重 V_1、V_2 导联弓背上抬 0.2～0.3mV，肢体导联联 Ⅰ、Ⅱ、aVL，胸前导联联 V_4～V_6 T 波全部倒置，门诊查肌钙蛋白 Ⅰ 正常，二维超声心动图：EF 68%，无明显节段性运动障碍，心脏舒张功能下降。门诊医生还是不放心，收住入院进一步检查治疗。患者在住院期间做了很多检查，甚至连冠脉造影都做了，均正常。因为门诊已经做过二维超声，所以入院后也就没有再复查。最终病因还是没有找到，刚好一个外地二维超声专家来讲课，就讨论了该病例。专家建议再查一次二维超声，并亲自做。谜底终于解开了，患者是个Ⅳ型肥厚型心肌病（心尖肥厚型心肌病），虽然诊断最终明确了，也没造成什么不良后果，但是家属感到很不舒服，因为住院折腾了好几天，花了一大笔冤枉钱，最后又回到起点。问题还是出在门诊二维超声报告上，所以家属在超声室大吵大闹。最后，超声医生赔礼道歉才平息了这场风波。其实我们仔细分析这个病例，错的不仅仅是超声医生，如果门诊医生、心电图医生、超声医生、病房经管医生，只要有一位医生熟悉这种图形就不会导致误诊。这种图形很多心电专著都有介绍：广泛 T 波倒置，T 波深而窄，不对称，有时伴有 V_1～V_2 导联 ST 抬高，这是典型的肥厚型心肌病心电图。甚至有的专著还进一步点明，如果遇到这种心电图，二维超声没有室间隔肥厚，一定要注意可能是心尖肥厚型心肌病。

经验教训

　　临床医生碰到 ST 段改变、T 波改变的心电图，思路要开阔一些，不能除了冠心病还是冠心病，尤其在发病年龄、心肌酶学表现、症状体征与原有冠心病思路明显不符合的时候，要注意及时调整诊断思路。

心尖肥厚型心肌病容易被漏诊，因为常规胸骨旁左室长轴超声切面扫不到心尖部，要观察到心尖位置需要在标准切面上调整探头位置。申请单是临床医生和超声医生相互沟通的桥梁，在如果申请医生没有写明病史、心电图结果和检查目的，在患者比较多的情况下有可能产生漏诊。所以平常我们开辅助检查申请单时一定要把诊断意见写清楚，必要时要提醒检查医生查看重点。

ST 抬高的故事 10——煮熟的鸭子也可能飞走

晚上急诊室来了一名患者，是某公司的老总，男性，53岁，刚刚参加完部门的应酬，诉在回家路上突发胸部疼痛，向后背放射，伴恶心、呕吐一次，为胃内容物。急诊科医生查床边心电图：$V_1 \sim V_3$ 导联 ST 段弓背上抬 0.2 ~ 0.3mV，急诊查肌钙蛋白：弱阳性，考虑"冠心病，急性心肌梗死待排除"，收住入院。病房接诊医生复查床边心电图与急诊室也大致相同。与家属沟通，同意行进一步行冠脉造影检查。于是当班医生联系上级医生和导管室相关人员，但是接诊的心内科在查体的时候发现患者上腹部压痛明显，伴轻度反跳痛。询问患者，诉上腹部和胸前区均有疼痛感，向后背放射。心内科医生赶紧急查血淀粉酶 430U/L，明显升高。马上请消化科急会诊。会诊医生结合患者晚上应酬饮酒较多，血淀粉酶水平增高，腹部疼痛考虑：急性胰腺炎可能性大。这个时候导管室上级医生也到了，综合分析，同意消化科医生意见。急性胰腺炎部分患者可能有心电图 ST 段抬高，甚至有些患者心肌酶学增高。目前主要矛盾是胰腺炎，取消冠脉造影检查，可以辅助扩冠、抗血小板治疗，注意复查肌钙蛋白，转入消化内科进一步治疗，心内科随诊。该患者经消化内科治疗及时治疗症状改善，心电图和肌钙蛋白也恢复正常。

经验教训

　　患者在急诊有较典型胸痛、心电图表现、心肌酶学改变，也处于冠心病好发的年龄段，按照当时情况诊断心肌梗死似乎是板上钉钉的事情。但是随后的病情演变和进一步相关检查完全推翻了前面的结论。的确，急性胰腺炎如果患者主诉表述模糊或腹痛症状不典型，很容易与胸痛混淆。部分急性胰腺炎患者会出现胸前导联联 ST 段抬高，甚至可能出现心肌酶学增高，考虑与疼痛刺激引起冠脉痉挛有关，同时急性胰腺炎时释放的胰蛋白酶对心肌也有损伤作用，会引起心肌酶增高，所以有时候确实可能会误诊为急性心肌梗死。这就要求医生不但要思路开阔，询问病史查体要认真仔细，而且要注意观察病情演变，及时调整诊疗思路。

ST 抬高的故事 11——心肌梗死与甲亢

　　从内分泌科转过来一名女患者，45 岁，患者 1 年前曾因毒性弥漫性甲状腺肿（Graves 病）在内分泌科住院治疗过一次，症状好转带药出院，近一个月症状复发再次入院，因为住院这两三天反复诉有胸痛症状，故内分泌科请心内科会诊。会诊医生注意到患者两次胸痛时经治医生描记的床边心电图和入院时相比确实有胸前导联联 $V_1 \sim V_3$ ST 段水平抬高，幅度 0.1~0.2mV。另外还有一个有意思的地方，患者入院时心电图 Ⅱ、Ⅲ、aVF 导联有 q 波，但是比较小，心电图报告上没有提及，调阅患者一年前的心电图，这 3 个导联当时并没有 Q 波。患者肌钙蛋白 I 正常。二维超声心动图：EF 72%，心肌下壁运动减弱。通常，这个年龄女性患者很少发生冠心病，发病率不到同龄男性的 1/6，但是该患者胸痛症状、心电图表现和心脏超声表现比较典型，经会诊决定转入心内科，进一步行了冠脉造影检查。造影结果让人意外，完全正常。本组为此进行了一次小讨论，从发病年龄和造影结果上看基本排除冠状动脉粥样硬化引起血管闭塞或狭窄，考虑患者心绞痛可能是由于甲亢导致冠脉痉挛引起，另外可能在患者住院前就曾经因右冠脉痉挛，心肌氧耗量增加，引起部分心肌梗死，心电图上表现为 Ⅱ、Ⅲ、aVF 导联 Q 波形成。目前治疗重点是控制甲亢，可同时予以硝酸甘油扩冠，地尔硫䓬改善冠脉痉挛。患者转回内分泌科，甲亢症状控制后随诊心绞痛再未发作过，复查心电图胸前导联联 $V_1 \sim V_3$ ST 降至基线水平。

经验教训

目前冠脉粥样硬化之外的原因引起心肌梗死的报道逐渐增多，其中甲亢引起心绞痛或心肌梗死的报道也不在少数。按照目前全球心肌梗死的统一定义，心肌梗死分 5 型：①1 型：自发性心肌梗死，由于原发的冠状动脉事件如斑块破裂等引起的心肌缺血；②2 型：心肌梗死继发于心肌的供氧和耗氧不平衡所导致的心肌缺血，如冠状动脉痉挛、贫血、冠状动脉栓塞、心律失常或低血压等；③3 型：心脏性猝死，有心肌缺血的症状和新出现的 ST 段抬高或新的左束支传导阻滞（LBBB），但未及采集血样前就死亡；④4 型：PCI 相关性心肌梗死，包括 4a 型，即 PCI 导致的心肌梗死，4b 型，即支架内血栓导致的心肌梗死；⑤5 型：冠脉旁路移植术（CABG）相关性心肌梗死。本例属于 2 型心肌梗死，即甲亢引起冠脉痉挛和心肌氧耗量增加，引起严重心肌缺血导致心肌梗死。在诊断时需要结合患者的具体情况，治疗主要针对原发疾病，而不是盲目地进行介入治疗。

心电图心律失常的诊断与处置

不是所有的复律都有美好的回忆 1——房颤与栓塞

这是一例 82 岁的女性患者，是个房颤老患者，阵发性房颤每年都发好几次，对自己病情很熟悉。房颤反复发作，一难受就往医院跑，告诉急诊医生，"可能我这房颤又发了"。患者久病成医，遇到年轻的值班医生自己还会点药，"上回某某医生给我推了一支西地兰（毛花苷丙），上回某某医生给我推了一支胺碘酮我就好了"。有时还自己一个人跑来看急诊，久而久之医生护士对她都很熟了。一看是她，八成是老太太房颤又发了。这一次老太太又来急诊，说刚从外地看孙子回来，心悸了好几天。值班的是个年轻医生，给她描了个心电图，心电图没有什么特别的，快速性房颤（房颤伴快速心室率）。血压也还好，126/76mmHg，医生翻了翻以前就诊病例，按过去治疗方案给她推了 150mg 胺碘酮，很快老太太心悸症状就好转了，复查心电图恢复窦性心律。因为那天急诊患者很多，老太太症状好转自己就走了。第二天老太太因为突发左侧肢体瘫痪被送到神经科门诊，一查脑 CT，右侧内囊基底节片状低密度梗死灶。当班神经科医生也请了心内科会诊，考虑脑栓塞可能性较大。因为老太太反复阵发性房颤发作，曾经建议口服华法林治疗，但她都不接受，医生也没有坚持。既往多次老太太一难受就往医院跑，一般都在 48 小时内很快复律，没有什么不良后果。这次由于去外地探亲，病情拖得时间较久，而且追问病史，患者平时连阿司匹林都没吃，可能心房内已经形成血栓，年轻医生没有经验，按照过去的方案复律，导致心房内新生血栓脱落，引起脑栓塞。

经验教训

　　虽然心电图上都表现房颤心律，所用的药物也大致相同，但由于临床具体的情况不同，产生完全不同的治疗后果。房颤最重要的治疗措施不是复律和控制心室率，除非已经引起严重血流动力学障碍，应该把房颤的抗凝治疗摆在第一位。房颤患者脑卒中的发病率是正常人6倍。超过48小时的房颤左心耳内可能就已经有血栓形成，按照指南规定，一般要抗凝3周后才可以复律，复律后，虽然已经是窦性心律，但可能仍然存在心房顿抑现象，心房内血流仍不会立刻恢复正常，所以还要继续抗凝四周，也就是我们常说的"前三后四"。另外华法林一般要三天后才达到抗凝效果，一般急诊前三天要采用肝素华法林桥接抗凝以期最快达到抗凝效果。如果需要紧急复律，有条件最好行经食管二维超声心动图检查，排除心房血栓后才能复律。如果病情十分紧急患者又不能配合检查，只能签署知情同意书，告知复律风险和收益，患者和家属同意后治疗。因为很多时候治疗方案本身存在一定风险，医生只能根据自己的专业知识给患者选择一个最佳的治疗方案，而非完美的治疗方案。

　　不是所有的复律都有美好的回忆2——房颤与病窦

　　这也是一个阵发性房颤的病例，患者是医院职工的家属，72岁的老年男性患者，晚饭后自觉心悸1小时。患者既往高血压、糖尿病10余年，血压、血糖控制得也比较稳定。家属带患者来到心内科病房找值班医生，值班医生简单问了患者病史：患者近半年反复头晕，有时伴心悸，今日晚饭后，心悸症状加重。值班医生描了个床边心电图：快速性房颤（房颤伴快速心室率）。值班医生考虑患者心悸与快速性房颤有关，予以毛花苷丙 0.2mg 静脉推注，琥珀酸美托洛尔 23.75mg 口服，但患者症状无明显改善。因为发病时间短，考虑予以静脉胺碘酮复律。值班医生比较慎重，打电话请示了主任，主任听完病史汇报也同意予以胺碘酮复律。但挂断电话这个主任总觉得有什么不妥当的地方，就直接打电话给这个家属，在询问中了解到这个患者一周前体检曾经做过一个动态心电图，于是就询问了一下这张动态心电图报告结果。这一问不要紧，吓出一身冷汗。这张动态心电图当时夹在很多报告中，家属并没有十分在意，报告结果为：窦性心律，平均心率 54 次/分，最慢心率 38 次/分，最快 88 次/分，短阵房速、阵发性房颤。这种动态心电图要考虑病态窦房结综合征。询问患者本人确实有时有头晕、黑蒙症状，但一直以为是自己年龄大、劳累有关，最后考虑这个房颤很可能是病态窦房结综合征引起的慢快综合征。患者刚刚静脉推注毛花苷丙，口服美托洛尔，如果再使用胺碘酮复律，复律后如果窦房结功能严重抑制，可能引起停搏或严重窦性心动过缓。所以立刻通知值班医生停止使用胺碘酮复律。这名患者后来住院植入了 DDD 起搏器，多次复查动态心电图房颤未再发。

经验教训

在病态窦房结综合征中慢快型是一个常见的分型，主要表现为在窦性心动过缓的基础上出现各种快速性房性心律失常，如房速、房扑和房颤，其中多数为阵发性房颤，也称慢快综合征。这类患者平时主要表现为症状性窦性心动过缓和窦性停搏，快速性房性心律失常均发生在缓慢性心律失常的基础上，可以定义为原发性窦房功能障碍伴继发性房性快速性心律失常。如果这一类患者我们当时只注意到了房颤这个表象，没有详细询问病史，没有注意到隐藏在表象背后的问题实质，我们很可能在复律后发生严重的窦性心动过缓或窦性停搏，本例确实值得我们反思与借鉴。

快慢与慢快

　　本例患者是名企业家，60岁出头，事业很成功，就是平常压力很大，经常失眠，近期查出得了房颤。来医院并不是为了房颤咨询，而是咨询起搏器，因为患者在当地医院做了动态心电图，存在3.3秒的长RR间歇，当地医生建议植入起搏器。因为患者经济条件很好，经常上网，看到网上有一种防磁共振的起搏器，问现在国内能不能安装。初步看了患者资料，动态心电图：房颤心律，长RR间歇一般出现在转窦性心律时，最长RR间歇出现在夜间2时3分，后面为窦性P波。这是个典型的房颤快慢综合征，既往没有特殊的病史，当地医院二维心脏超声：没有明显瓣膜性心脏病，心房没有明显增大，病史不到一年，患者经济条件又很好，建议先行射频消融治疗，如果能成功复律，则不必植入起搏器，更没有必要安装防磁共振起搏器。在还没有射频消融治疗之前，建议在当地医院先开始抗凝治疗，采用低分子肝素华法林桥接治疗。患者接受了建议，因为经济条件好，联系到上海某家医院射频消融治疗。从建议射频治疗到手术，近1个月时间予以华法林口服。患者曾在手术前1周复查动态心电图，最长RR间期达到4.4秒（睡眠时），患者清醒时无黑蒙、晕厥，RR间期未超过3秒。我曾经一度质疑自己的建议是否正确，因为虽然没有达到指南推荐植入起搏条件，但是面对4.4秒的RR间期我还是不免有点担心，因为患者可能会因为我的决策导致严重的后果。应该说如果不是患者1周后就行射频消融治疗，我可能会改变建议，好在一切顺利，房颤射频治疗成功后多次复查动态心电图，没有超过1.6秒的长RR间歇。

经验教训

　　房颤终止后出现长间歇，提示窦房结功能减退继发于房颤，治疗关键是控制房颤。研究表明快慢综合征房颤行肺静脉电隔离后患者平均最长窦性停搏间期由 4.5 秒降至 1.7 秒，表明继发于房颤的窦房结功能减退可完全逆转，不一定存在窦房结功能障碍，但是如果本例房颤患者无条件复律，反复出现快慢综合征，清醒时最长 RR 间歇超过 3 秒，睡眠时最长 RR 间歇超过 5 秒，尤其是出现过黑蒙、晕厥症状，是有必要植入起搏器的。

频率依赖性束支传导阻滞误诊为心肌梗死

　　病房里新收住了一例老年男性患者，咳嗽、咳痰、气喘 1 周，拟"肺部感染"收住入院，既往有脑出血病史 1 年。入院时查肌钙蛋白：阴性，心电图：大致正常。1 周后常规复查心电图发现：Ⅱ、Ⅲ、aVF 导联有 Q 波形成、左束支传导阻滞、ST-T 改变，因为该患者为脑出血后遗症患者，可能对疼痛反应或表达较迟钝，经管医生考虑是否在住院期间出现无症状或胸痛症状不明显的下壁心肌梗死，予以硫酸氢氯吡格雷（波立维）、阿司匹林双联抗血小板、低分子肝素抗凝、阿托伐他汀稳定斑块、硝酸甘油脂扩冠治疗，并急查肌钙蛋白、CK-MB 均正常。因为目前已经在下壁形成 Q 波，且心肌酶学已正常，故没有再考虑积极介入治疗。有意思的事情发生在第二天，心电监护提示患者心率慢时 Ⅱ 导联 R 波恢复直立，复查心电图 Ⅱ、Ⅲ、aVF 导联 Q 波消失，胸前导联 $V_1 \sim V_3$ R 波明显，ST 段恢复正常，心电图恢复入院时形态。查二维超声心电图：EF 62%，无节段性室壁运动异常。本组医生为此进行了一次小讨论：目前急性心肌梗死为"1 + 1"诊断模式：

心脏生物标志物（最好是肌钙蛋白）超过参考值上限的 99 百分位（即正常上限），并有下列至少 1 项心肌缺血的证据：①心肌缺血临床症状；②心电图出现新的心肌缺血变化，即新的 ST 段改变或左束支传导阻滞；③心电图出现病理性 Q 波；④影像学证据显示新的心肌活力丧失或区域性室壁运动异常。因此，即使患者有典型心电图改变，如无心肌酶学变化，医生应慎重考虑心急性心肌梗死诊断是否成立。本例不但心肌酶水平始终正常、无临床症状、无室壁运动异常，心电图表现也不典型，而事后观察 Ⅱ、Ⅲ、aVF 导联其实是 rS 波，只不过这个 r 波太小，容易误判为 QS 波。而次日心率减慢心电图恢复成入院时形态亦旁证 Ⅱ、Ⅲ、aVF 导联为 rS 波，是频率依赖性左束支及左前分支传导阻滞，因为心肌梗死形成 Q 波短期内一般不会突然消失。经本组医生讨论即使是频率依赖型束支传导阻滞亦可能与心肌缺血有关，慎重起见可保留阿司匹林抗血小板治疗，停用硫酸氢氯吡格雷和低分子肝素。

经验教训

本例患者频率依赖性束支传导阻滞被误诊为心肌梗死将有什么后果？我们应当注意本例患者曾发生过脑出血，如无心肌梗死，给予双联抗血小板联合低分子肝素治疗不但没有带来临床收益，反而增加了出血风险，可谓得不偿失，应停用。

虚惊一场的房室传导阻滞

急诊室来了一对小夫妻，因为小孩的事情大吵了一架。女方在吵架后突然觉得心慌心悸感明显，这种感觉以前从未有过，这下老公害怕了，还好医院离家不远，就赶紧开车来到急诊就诊。接诊的医生立即描记了心电图，窦性心率，P 波明显，心律整齐，心率 120～130 次/分，没有明显 ST-T 改变，考虑窦性心动过速，患者在急诊室观察半个小时症状改善，于是就回家了。大概过了 3 个月，这对小夫妻又来了，还是因为吵架，患者再次感觉心慌，接诊的是另一位值班医生，这位值班医生同样也描记了一个心电图，和上次心电图对比大致一样。不同的是这位医生很细心，分析了 P 波和 QRS 波的关系，发现心律虽然整齐，但是 P 波和 QRS 波并不是个一一对应的关系，P 波频率约 180 次分，QRS 波频率是 120 次/分，所以是一个 3∶2 下传的二度-Ⅰ型文氏传导阻滞。于是下了诊断。这下患者和家属都很紧张，回去后在家里也上网查了很多资料，托关系到处找医生问要不要紧。我们分析了这张心电图，在二度-Ⅰ型的传导阻滞中有 2 种情况心律是规整的。第一种是 2∶1 下传，还有一种情况比较容易忽略，就是向本例一样是 3∶2 下传，这个节律也是规整的。那么本例心电图算不算是二度-Ⅰ型的文氏传导阻滞呢？广义上说是可以算的，但是二度-Ⅰ型房室传导阻滞可以分为生理性的和病理性的两种。简单地说，我们可以把这种生理性的二度-Ⅰ型房室传导阻滞看作是一种进化上的保护机制。如果没有这种保护机制会怎样？上面心房率走多少，下面心室率就得跟多少，上面房颤下面就跟着室颤，这就糟了。所以生物的进化就是这么神奇微妙。当心房率太快时，下一个冲动如果落在房室结细胞相对不应期，就产生脱落，保证下面不产生致命的快速心室率。我们 DDD 起搏器上 VAT 跟踪模式超过上限跟踪频率也是采取类似思路进行伪文氏脱落。这种生理性文氏传导阻滞房室结细胞的相对不应期是没有病理性延长的，当心房率太快它就自动落在相对不应期内发生阻滞。而病理性的二度-Ⅰ型文氏传导阻滞房室结细胞相对不应期发生了病理性延长，在心率不太快时候就已经落入病理性延长的不应期。另外即使是二度-Ⅰ型房室传导阻滞，预后也相对较好，不必要紧张，不必要有思想包袱。这样跟患者解释通了，这对小夫妻就不再紧张焦虑了。

经验教训

临床医生看心电图是确实要细心，要养成良好的看图习惯，尤其是刚开始接触心电图的年轻医生，切不能囫囵吞枣。不要像第一位医生一看到有 P 波出现，QRS 波节律规整就得出窦性心动过速诊断。对于本例患者虽然没有什么严重误诊后果，可是下一次呢？

伪病态窦房结综合征——胆心综合征的另一种表现形式

这个案例发生在某医院神经外科主任身上，该主任应该算当地医院的"一把刀"。快退休那几年反复右上腹疼痛，在医院超声检查考虑：胆囊多发结石，慢性胆囊炎症。都说英雄气短，开刀这事儿，到了自己身上反而下不了决心，想来想去，还是保守治疗。于是腹痛发作就成了家常便饭。一次腹痛又发了，住进消化内科治疗，因为老主任也有高血压，就顺带做了相关的检查，查了动态心电图、动态血压。这一查，又添了新问题，动态心电图平均心率只有 54 次/分，而且超过 2 秒得长 RR 间歇次数还不少，很多都是发生在白天。消化科就请了心内科会诊。会诊的是个年资不高的主治医生，看了看动态心电图报告，考虑是病态窦房结综合征，就说建议等胆囊炎、胆石症症状好一点，转到心内科植入起搏器。老主任觉得自己并没有晕厥、黑蒙等症状，当时也没表态。后来腹痛症状改善就办理了出院。但是这个主任心里还是惦记着这个事，过了两个月到北京开会顺便假公济私了一把，找了一位心内科知名主任看了这张报告。心内科主任详细问完病史，考虑不排除胆心综合征。最后这位老主任想想，胆囊炎、胆石症老是这么耗着也不是个事儿，万一耗出个胆源性胰腺炎就亏大了，而且现在又多了个胆心综合征，开完会回医院狠狠心，把胆囊给"端"了。

后来的结果大家都猜得到，复查动态心电图，平均心率 64 次/分，没有超过 2 秒长 RR 间歇。每回提起这个事这个主任气就不打一处来。

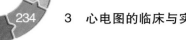

经验教训

　　不知道那位年轻的心内科医生最后知不知道这件事，不过我们确实可以从这件事情中吸取一些教训。胆心综合征是指胆管系统疾病（胆囊炎、胆石症等），通过神经反射引起冠脉收缩，导致冠脉供血不足（供氧需氧失衡），从而引起心绞痛、心律不齐，甚至心肌梗死等症状的临床综合征。这个综合征一般表现为心肌缺血症状，少部分患者表现为窦性心动过缓、心律不齐。国内甚至有胆心综合征导致阿斯发作的个例报道。另外一个比较容易混淆的概念是胆心反射，胆管手术时由于牵扯胆囊，或探查胆管时引起的心率减慢、血压下降，严重者可因反射性冠脉痉挛导致心肌缺血、心律失常，甚至心脏骤停等现象。这两个不是同一个概念，有区别，但又存在内在联系，即二者发病均以胆心反射弧为基础。如果这个心内科医生脑海里有这个概念可能就不会误诊了。

　　迷雾后面的真相——心电监护也会说谎

　　半夜，急促的电话铃声再次打破心内科病房的宁静，神经外科申请急会诊。电话那头神经外科医生简单叙述了申请急会诊原因，刚刚从急诊收进来一例脑出血患者，上了心电监护，心率很快，将近 200 次/分，考虑会不会是室上性心律失常，请心内科医生急会诊。心内科住院总快速赶到神经外科病房。患者的心电监护上确实心率很快，接近 200 次/分，波形也很密集，但是一摸脉搏，觉得不对，脉搏并不是非常快，而且患者监测血压也还好，146/78mmHg。住院总医生也觉得奇怪，描了个床边心电图，不到 100 次/分。再把心电监护设置调出来一看，恍然大悟，原来心电监护上的设置走纸速度是 12.5mm/s，造成视觉上 RR 间期很短，同时患者倒置巨大 T 波在 RR 间期当中，被心电监护识别为 R 波，程序计算速度增加了一倍，所以心电监护仪上显示速度也很快。这样两个巧合，加上神经外科医生没有仔细查看就出现判断上失误。调整心电监护的走纸速度为 25mm/s，换 T 波小 R 波大的导联，然后再看监护，心率为 96 次/分。这个巨大倒置的 T 波在神经科脑出血的患者身上经常可以看到，有个形象的名称叫尼亚加拉瀑布 T 波，建议脑外科加强脱水降颅内压治疗。最终证明是虚惊一场，会诊记录也没写（没法写），让脑外科删除会诊申请。

经验教训

这个故事虽然很快被证实只是虚惊一场，也没有对患者造成什么不良的后果，但是也提醒我们有时候误诊是环环相扣的，看似简单的心电监护有时候也是会欺骗人的，不能仅仅只看监护显示的心率，要结合患者病情进行分析，同时还要注意是不是有干扰情况。另外要熟悉监护的工作原理，数据设置，尤其是心内科医生更要注意这些。

尼亚加拉（Niagara）瀑布样 T 波，国内也译成尼加拉瓜（南美洲一个国家）瀑布样 T 波，可能是音译错误，不过这种译法似乎也被认可了。其特点是巨大倒置的 T 波，经常与 ST 段和 U 波融合，QTc 间期显著延长，演变迅速，持续数日后自行消失。多见于脑出血患者，考虑可能与交感神经兴奋有关。

（郑炜平）

参考文献

1. 陈新. 黄宛临床心电图学. 第 6 版. 北京：人民卫生出版社，2010.

2. 陈灏珠，林果为，王吉耀. 实用内科学. 第 14 版. 北京：人民卫生出版社，2013.

3. 郭继鸿. 心电图学. 北京：人民卫生出版社，2005.

4. 马长生，赵学. 心脏电生理及射频消融. 第 2 版. 沈阳：辽宁科学技术出版社，2013.

5. 张澍，黄丛新，黄德嘉. 心电生理及心脏起搏专科医师培训教程. 北京：人民卫生出版社，2007.

6. 陈新. 临床心律失常学. 第 2 版. 北京：人民卫生出版社，2009.

7. 卢喜烈，卢亦伟. 12 导同步动态心电图解读. 北京：人民军医出版社，2006.

8. 黄元铸. 宽 QRS 波心动过速的诊断与鉴别诊断. 北京：人民卫生出版社，2009.

9. Thygesen K，Alpert JS，Jaffe AS，et al. Third universal definition of myocardial infarction. Eur Heart J，2012，33（20）：2551-2567.

10. O'Gara PT，Kushner FG，Ascheim DD，et al. 2013 ACCF/AHA guideline for the management of ST-elevation myocardial infarction：a report of the American College of Cardiology Foundation/American Heart Association Task Force on Practice Guidelines. Circulation，2013，127（4）：e362-425.

11. Amsterdam EA，Wenger NK，Brindis RG，et al. 2014 AHA/ACC guideline for the management of patients with non-ST-elevation acute coronary syndromes：executive summary：a report of the American College of Cardiology/American Heart Association Task Force on Practice Guidelines. Circulation，2014，130（25）：2354-2394.

12. 杨新春，石亮. Brugada 综合征危险分层和诊治. 中国实用内科杂志，2013，33（1）：9-12.

13. Antzelevitch C，Yan GX. J wave syndromes. Heart Rhythm，2010，7（4）：549-558.

14. Allan WC. The long-QT syndrome. N Engl J Med，2000，342（7）：514-515.

15. Gaita F，Giustetto C，Bianchi F，et al. Short QT Syndrome：a familial cause of sudden death. Circulation，2003，108（8）：965-970.

16. Gussak I, Brugada P, Brugada J, et al. Idiopathic short QT interval: a new clinical syndrome. Cardiology, 2000, 94（2）: 99-102.

17. Marcus FI, McKenna WJ, Sherrill D, et al. Diagnosis of arrhythmogenic right ventricular cardiomyopathy/dysplasia: proposed modification of the Task Force Criteria. Eur Heart J, 2010, 31（7）: 806-814.

18. 郭继鸿. 获得性长 QT 间期综合征的防治建议解读. 中华心血管病杂志, 2011, 39（4）: 289-292.

19. 张燕, 陶丽. aVR 导联临床应用的新视点. 江苏实用心电学杂志, 2013, 22（6）: 896-903.

20. Priori SG, Wilde AA, Horie M, et al. HRS/EHRA/APHRS expert consensus statement on the diagnosis and management of patients with inherited primary arrhythmia syndromes: document endorsed by HRS, EHRA, and APHRS in May 2013 and by ACCF, AHA, PACES, and AEPC in June 2013. Heart Rhythm, 2013, 10（12）: 1932-1963.

21. 郭继鸿. 胺碘酮的现代观点. 临床心电学杂志, 2007, 16（2）: 143-151.

22. 陈刚, 侯炳波, 姚焰, 等. 维拉帕米敏感性束支内折返性室性心动过速的临床特点. 中华心律失常学杂志, 2014, 18（6）: 454-457.

23. 《中华医学会心血管病学分会中华心血管病杂志》编辑委员会. 抗心律失常药物治疗建议. 中华心血管病杂志, 2001, 29（6）: 323-336.

24. 中华医学会心血管病学分会, 中华心血管病杂志编辑委员会. 急性 ST 段抬高型心肌梗死诊断和治疗指南. 中华心血管病杂志, 2015, 43（5）: 380-393.

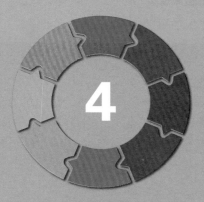

超声心动图临床解读

超声心动图是心血管专科最重要的一项检查，也是性价比最高的一项检查。超声心动图被喻为心血管医生的"第二双眼睛"，在欧美一些国家心血管医生要求能独立操作超声心动图检查。由于我国目前医疗现状和国情的限制，还不能达到欧美心血管专科医生所要求的超声心动图水平，超声心动图检查回归心血管专科还需要一定时间。目前我国大多数医院超声心动图由专业的心脏超声医生来检查和发布报告。作为临床医生应该如何正确阅读和研判一份超声心动图报告？

心脏超声医生架起患者和临床医生之间的一道桥梁，我们借助心脏超声医生的"眼睛"来观察和评估患者心血管系统状况，那么对于患者，他们看到的重点是我们想得到的重点吗？他们所描述内容的是我们所想了解内容的吗？他们的结论是我们所想要倾听的建议吗？要想达到这种默契就需要临床医生和心脏超声医生之间有良好的沟通。所以我们在申请一份超声检查之前要尽可能将患者的病情和检查的目的在申请单上书写清楚，一些罕见病例或复杂病例最好能做到电话沟通或亲自到超声心动图室沟通。作为心血管医生如果有条件应该参加心脏超声理论和技术的培训，最好对本院心脏超声开展的项目、水平、特长和仪器的特点有大概的了解，这样更有利于沟通。掌握超声心动图常用声窗和切面解剖，是阅读超声心动图报告的基础，对超声成像基本原理的了解有利于正确理解和解读超声报告（这部分内容可以参阅"心脏解剖入门精要心脏超声切面解剖"）。

有了以上基础我们就可以开始对二维超声报告进行解读。本章分为两大部分，第一部分简要介绍心脏超声报告基本结构和各指标正常值，第二部分针对具体指标或疾病进行解读。

1　心脏超声报告单格式及各指标正常值

　　目前我国超声心动图报告格式尚未完全统一，同时各家医院心脏超声也可能有自己的强项或特色，不可能把所有心脏超声报告涉及的内容在本部分一一描述。但总体而言，二维超声心动图报告大体包括以下 7 个方面的内容（图 4-1-1）。

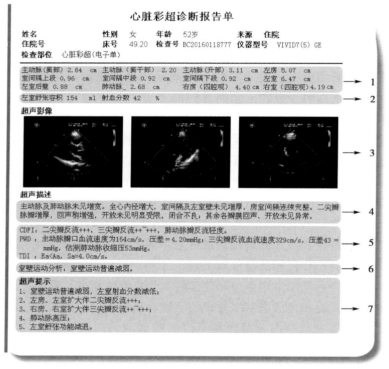

图 4-1-1　超声心电图报告格式示意图

M 超或二维超声对心脏和血管量化测量指标

　　M 超测量心脏和大血管常成人值参考值（表 4-1-1）。

表4-1-1 成人M型超声心动图正常值参考

主动脉内径：男 33～36mm；女 28～32mm	肺动脉内径：18～22mm
左心房内径：男 28-32mm；女 19～33mm	右心室内径：10～20mm
左心室舒张期末期内径：男 45～55mm，女 35～50mm	左心室收缩期末内径：男 25～37mm；女 20～35mm
室间隔厚度：6～11mm	左室后壁厚度：7～11mm

二维超声测量心脏和大血管常成人值参考值（表4-1-2）。

表4-1-2 成人二维超声心动图正常值参考

1. 胸骨旁左室长轴切面

 主动脉瓣环内径：14～26mm

 窦上升主动脉内径：21～34mm

 左房内径：最大前后径，25-35mm

 最大上下径，31～55mm

 左房面积：9.0～19.3cm²

2. 心尖四腔心切面

 左房内径上下径：31～51mm

 左房内径左右径：25～44mm

 二尖瓣环左右径：19-31mm

 右心房内径：上下径 34～49mm

 右心房面积：11.3～16.7cm²

 右心房左右径：32～45mm

 三尖瓣环左右径：17～28mm

 左室舒张期长径：70～84mm

 左室舒张期横径：37～54mm

 左室舒张面积：21.2～40.2cm²

 右室舒张长径：55～78mm

 右室舒张横径：33～43mm

 右室舒张面积：5.4～14.6cm²

3. 胸骨旁心底短轴切面

 右室流出道：19～22mm

 肺动脉瓣环内径：11～22mm

 主肺动脉内径：24～30mm

 左肺动脉内径：10～14mm

 右肺动脉内径：8～16mm

 主动脉瓣口面积：>3.0cm²

4. 心尖左室二腔切面测量：

 左室舒张期长径：68～94mm

 左室舒张期横径：38～61mm

 左室舒张期面积：19.4～48cm²

5. 胸骨上窝主动脉弓长轴切面测量

 主动脉内径：22～27mm

 右肺动脉内径：18-24mm

6. 剑突下切面测量下腔静脉内径（呼气末）

 近心端内径：12～23mm

 远心端内径：11～25mm

7. 胸骨旁左室短轴切面二尖瓣水平切面

 二尖瓣口面积：4～6cm²

心脏收缩功能的指标

这一部分是将前面 M 超或二维超声等方法测定的数值后通过软件处理，计算出反映心脏收缩功能的指标，各指标成人正常值范围（表 4-1-3）。

表 4-1-3   心脏收缩功能的常用指标

EF 值 50% ~ 75%	左室短轴缩短率：25% ~ 45%
每搏量 50 ~ 80ml	心排血量 4 ~ 6L/min
左室舒张末容积（108 ± 24）ml	左室收缩末容积（45 ± 16）ml

重要或有诊断意义的超声切面截图展示

对于部分有临床意义的超声切面或彩色多普勒形态在报告中会截图供临床医生参考。

以 M 超和二维超声为基础的心脏和大血管形态学描述

这部分对是对前面 M 超或 B 超测定的量化指标结果做出评价性描述，如主、肺动脉内径是否增宽，心腔是否扩大等，同时更着重于不能用具体数值来量化的心脏解剖形态学描述，如房间隔、室间隔是否有缺损，瓣膜是否有粘连、增厚，各瓣膜开放是否受限、回声是否增强、形态是否正常等。

以多普勒超声为基础的检查指标

这部分一般包括彩色多普勒血流成像（color doppler flow imaging，CDFI）、频谱多普勒成像、组织多普勒成像（doppler tissue image，DTI）3 大指标。其中频谱多普勒成像视不同要求可采用脉冲多普勒（pulsed wave doppler，PWD）或连续多普勒（continuous wave doppler，CWD）两种方法，前者更常用。

（1）CDFI 观测瓣膜反流程度：CDFI 显示经二尖瓣口至左房侧以蓝色为主的反流束，将二尖瓣口到左房底部距离分为四等分，根据反流束到达部位 Ⅰ、Ⅱ、Ⅲ、Ⅳ度反流，这是临床上简便的半定量的划分方法。对于各瓣膜也可各根据反流数的面积或长度对反流程度进行划分（表 4-1-4）。

表 4-1-4　各瓣膜反流程度与流束面积对应关系

狭窄程度	二尖瓣或三尖瓣反流束面积（cm²）	主动脉瓣或肺动脉瓣反流束面积（cm²）
轻微（＋）	＜1	＜1
轻度（＋＋）	1~4	1~3
中度（＋＋＋）	4~8	3~6
重度（＋＋＋＋）	＞8	＞6

（2）PWD 测量各瓣膜口血流速度、压差：正常成人二尖瓣口峰值流速 60~130cm/s，二尖瓣口面积 4~6cm²，二尖瓣狭频谱多普勒在二尖瓣口测量的峰值流速及换算后的跨瓣压差及瓣口面积的对应关系如表 4-1-5 所示。

表 4-1-5　二尖瓣脉冲多普勒测量指标

狭窄程度	峰值流速（cm/s）	最大压差（mmHg）	平均压差（mmHg）	瓣口面积（cm²）
轻度	＜150	＜10	＜5	1.5~2.0
中度	150~220	10~20	5~10	1.0~1.5
重度	＞220	＞20	＞10	＜1.0

正常成人主动脉瓣口峰值流速 100 ~ 170cm/s，主动脉瓣口面积 > 3cm²，主动脉瓣狭频谱多普勒在主动脉口测量的峰值流速及换算后的跨瓣压差及瓣口面积的对应关系如表 4-1-6 所示。

表 4-1-6　主动脉瓣脉冲多普勒测量指标

狭窄程度	峰值流速 （cm/s）	最大压差 （mmHg）	平均压差 （mmHg）	瓣口面积 （cm²）
轻度	< 300	50	< 30	1.5 ~ 3.0
中度	300 ~ 400	50 ~ 80	30 ~ 50	1.0 ~ 1.5
重度	> 400	> 80	> 50	< 1.0

肺动脉收缩压如果采用 PWD 测量肺动脉口血流速度，进一步换算成肺动脉压差的误差较大，一般通过 PWD 测量三尖瓣口的血流反流速度，换算成三尖瓣跨瓣压，肺动脉压 = 三尖瓣跨瓣压 + 右房压。右房压可根据右房大小估测，右房轻度扩大为 5mmHg、中度扩大为 10mmHg、重度扩大为 15mmHg。通过这种间接方法估算肺动脉收缩压较为准确。肺动脉高压（pulmonary hypertension，PH）诊断标准：静息心导管检查肺动脉平均压 > 25mmHg，肺动脉收缩压 > 30mmHg（目前肺动脉高压指南建议采用平均压作为诊断标准）。超声心动图具有简单无创的特定，可作为临床诊断参考，其诊断标准要比心导管法高 10mmHg，按肺动脉收缩压对 PH 分级：轻度 30 ~ 50mmHg；中度 50 ~ 70mmHg；重度 > 70mmHg。超声的评估仅作为临床肺动脉高压筛查和疗效评定依据，不作为确诊依据。

PWD 测量左室舒张早期血流速度 E 峰和左室舒张晚期血流速度 A 峰及 E 峰最高点到 E 峰结束的时间（E 峰减速时间，DT），可用于评价左室舒张功能。正常人 E/A > 1，且 DT < 220ms，E/A < 1 提示有可能有舒张功能受损，具体解读见心功

能指标的解读部分。

（3）TDI 测量评价心脏舒张功能：近年研究发现采用 TDI 对于评价心脏舒张功能更为准确，具体解读见心功能指标的解读部分。

通过 M 超或 B 超测量后的室壁运动分析

参见冠心病与超声心动图解读部分。

心脏超声的结论报告

临床医生要注意一点，心脏超声的建议和结论报告不是最终的临床诊断，最终的临床诊断要结合患者具体病情、临床表现、其他实验室检查综合判定。这类似心电图报告：ST 段广泛抬高，心肌梗死待排，请结合临床。但能引起 ST 段广泛抬高的疾病有很多，最后临床诊断可能是主动脉夹层。比如在心脏超声报告中左室功能受损，能不能诊断舒张性心衰要结合患者临床表现、脑钠肽（BNP）等指标综合判定。

2 心脏收缩和舒张功能指标的临床解读

心血管病的诊断一般包括病因诊断、病理诊断、病理生理诊断和心功能诊断四部分，因而对心功能的评价是临床工作的一个重要的组成部分。它不仅能评估患者目前的病情，而且对疗效评定、疾病的转归、预后的判定均有重要的临床价值。心功能评价指标主要包括左室收缩和舒张功能评价。

左室收缩功能评价

超声心动图发展过程中先后有众多的指标用于评估左室收

缩功能，如左室压力上升最大速率、二尖瓣环缩短速度、收缩期室壁应力、收缩期最大弹性模量、主动脉血流积分、射血前期/射血期时间比、左室短轴缩短分数、左室射血分数（left ventricular ejection fraction，LVEF），而最为常用、最重要的指标是 LVEF。

LVEF 测定方法和临床应用

LVEF 指每个心动周期从左室泵出的血液占左心室舒张末期容积的比例。左室射血分数（%）= ［（舒张末容积 − 收缩末容积)/舒张末容积］× 100%。因此为了计算 LVEF，首先要测量左室舒张末期容积和收缩末期容积这两个指标。超声心动图检查发展历程中先后有多种方法用于测量这两个指标，计算LVEF，这些方法各有其优缺点。M 超 Teichholz 法和二维超声双尖 Simpson 法在临床中最为常用。

M 超 Teichholz 法：二维超声引导定出 M 超取样线位置，在心动周期中测量左室舒张末期内径（left ventricular end diastolic dimension，LVDd）和左室收缩末期内径（left ventricular end-systolic dimension，LVDs），代入校正的立方体公式 $V = 7/(2.4 + D)^{\pi}D^3$（这个公式是将左室容积想象成一个近似的椭球体），分别计算出左室舒张末期容积和收缩末期容积，然后算出 LVEF（图 4-2-1）。这种方法的优点就是测量方便省时，目前仍是常用的测量方法之一。但是这个方法的缺点也是显而易见的。首先在心衰患者中左室舒张末形态已经接近球形用近似的椭球体公式计算存在误差；而对于有室壁瘤形成的患者这个方法是无法测量室壁瘤这一部分额外体积，其次对于有节段性运动障碍的患者也无法准确估算出左室收缩末容积，所以 M 超测量法一般用于健康患者评估左室射血功能。

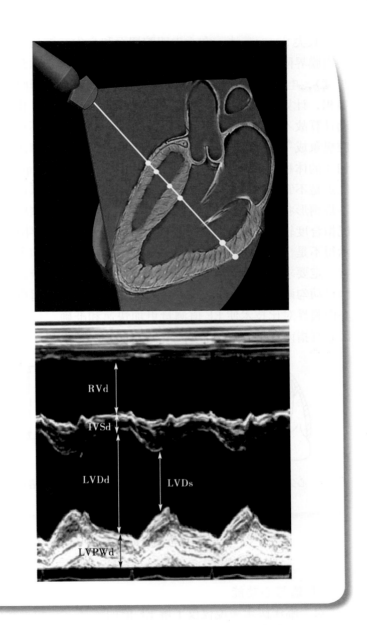

图 4-2-1 M 超测量法测量 EF 值原理示意图

双尖 Simpson 法：在心尖四腔切面和心尖二腔切面勾勒出心内膜界限，同时测定心腔长度 L（从二尖瓣环平面到心尖部长度），电脑自动代入计算公式算出左室舒张末期和收缩末期容积，计算 EF 值（图 4-2-2）。这个公式比较复杂，由电脑自动计算故不再详细展开。我们可以简单地理解，把不规则左心腔想象成一个土豆，把土豆切成相等厚度切片，计算出每一个切片的体积然后相加就是整个土豆的体积。双尖 Simpson 法的优点是不管左室腔是什么样几何形状，均适用，可以计算各种不规则形状左室心腔，对心衰、左室壁运动障碍、室壁瘤等情况拟合度较好，但缺点是测量时间较长，且心内膜界限有时显示得不是十分清楚，对超声操作者的操作熟练程度和个人经验有一定要求。为了解决这些问题软件工程师又进一步设定出电脑自动勾画心内膜界面、自然组织谐波显像技术、超声造影剂心内膜界对比技术使 EF 值测量更加快速和准确。目前欧美地区心衰指南均推荐双尖 Simpson 法测量 EF 值。

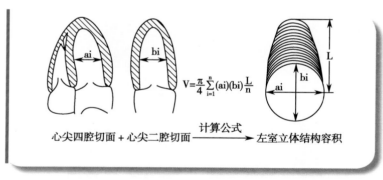

$$V = \frac{\pi}{4} \sum_{i=1}^{n} (a_i)(b_i) \frac{L}{n}$$

心尖四腔切面 + 心尖二腔切面 —— 计算公式 —— 左室立体结构容积

图 4-2-2   双尖 Simpson 法测量 EF 值原理示意图

EF 值与心功能

对于临床医生来说仅仅了解 EF 值的测量方法和正常值是不够的，还要根据具体临床情况加以解读。

如果一名患者有严重主动脉瓣反流、二尖瓣反流、室间隔缺损，它所射出的血并不一定都能进入体循环，EF值不代表他的有效射血分数。而一些严重贫血的患者由于单位容积血液携氧量下降，即使有效射血分数正常，也会导致重要脏器灌注不足引起心衰。部分肥厚型心肌病、高血压性心脏病、缩窄性心包炎患者因为左室舒张功能下降导致左室充盈受阻，即使EF值正常，但其每搏量和心排血量是下降的，临床上称为射血分数保留的心衰。上述情况都会出现EF值正常但患者有心衰临床症状，临床医生应该辨证分析，而不是仅仅考虑是超声心动图检查的错误。

EF值和慢性心功能不全分级的关系

部分学者认为心功能I级：EF值50%～60%；心功能II级：EF值40%～50%；心功能III级：EF值30%～40%；心功能IV级：EF值<30%。临床上还有一些BNP值和EF值相关关系\2分钟步行距离和EF值相关关系，但是最终发现它们之间相关性并不太好。2012年欧洲心脏病协会（ESC）心衰指南认为6分钟步行试验、运动平板试验、NYHA心功能分级所代表运动能力其核心是峰值氧耗量，其与EF、BNP等所代表静息血流动力学测量指标之间的相关性较差。另一方面，制定于1928年的NYHA心功能分级虽然在临床上广为使用，但其判定标准受主观因素影响明显，同时心功能II与III级界定标准较为模糊，也进一步造成它与EF值之间对应关系较差，所以EF值和NYHA心功能分级仅仅只能做个大概参考。目前EF值低于50%代表心功能受损、EF值低于30%代表心功能严重受损的提法在临床实践上是可以接受的。近年欧美指南将慢性心功能不全划分为A、B、C、D四级较为合理，应推广使用。

左室舒张功能评价指标

近年来随着舒张性心衰研究的不断深入，左室舒张功能评价指标越来越受到重视。临床很多疾病如肥厚型心肌病、高血压性心脏病、缺血性心肌病等在心脏收缩功能受损之前往往就已经出现心脏舒张功能受损。部分患者由于舒张功能受损导致舒张末容积下降，进而引起每搏量和心排血量下降引起心衰症状，有心衰症状和体征但 EF 值正常的心衰称为射血分数保留的心衰，既往也称舒张性心衰。常用的心脏舒张功能评价指标有二尖瓣多普勒超声指标 E/E'、E/A、DT，肺静脉多普勒超声指标 S/D。

如图 4-2-3A 将超声采样容积位于跨二尖瓣的血流处，可测得左室舒张早期血流 E 峰和左室舒张晚期血流 A 峰，DT 代表 E 峰最高点到 E 峰结束的时间。如图 4-2-3B 将超声采样容

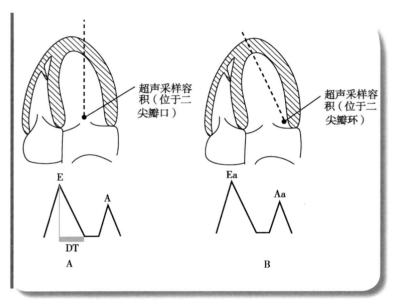

图 4-2-3　左室舒张功能指标超声测量方法示意图

E：左室舒张早期血流峰值速度；A 左室舒张晚期血流峰值速度；DT：E 峰最高点到 E 峰结束的时间；Ea：二尖瓣环根部舒张早期峰值速度；Aa：二尖瓣环根部舒张晚期峰值速度

积位于二尖瓣环处，可测得二尖瓣环根部舒张早期峰值速度 Ea（也称 Em、E'），二尖瓣环根部舒张晚期峰值速度 Aa，二尖瓣根部环收缩期峰值速度 Sa。

早期常用 E/A 比值来评价左室舒张功能。正常人 E/A > 1，且 DT < 220ms。但由于 E/A 受很多因素影响，有时会出现伪正常化，即 E/A > 1 但仍有可能有舒张功能受损，所以通常要结合 DT 值和肺静脉血流频谱 S/D 综合判定左室舒张功能。近年研究发现，E/E' 指标在评价左室舒张功能比较特异，当 E/E' > 15 提示左室舒张功能受损，E/E' < 8 提示左室舒张功能正常，E/E' 8~15，可结合 E/A、DT、S/D 等指标综合判定（图 4-2-4）。

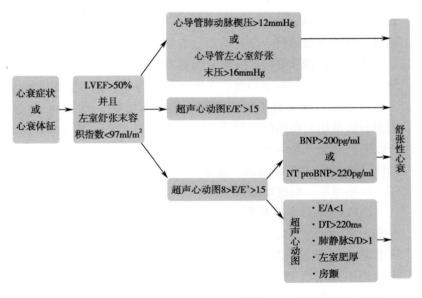

图 4-2-4　射血分数保留的心衰（舒张性心衰）诊断简易流程图

3   冠心病超声心动图解读

目前超声心动图的分辨率还不能够对冠脉狭窄程度作出准确判定，这方面诊断有赖于冠脉造影、心脏 CTA 和冠脉血管内超声检查。而对于川崎病、冠脉畸形，冠状静脉窦瘘等病变心脏超声检查有一定参考价值。心脏超声检查对于冠心病引起的室壁运动障碍、室壁瘤、乳头肌断裂、室间隔穿孔、心腔附壁血栓、心功能改变的检查有重要参考价值也是临床医生关注的重点。

正常心肌在收缩期向心运动、舒张期向外运动，当心室某区段供血不足可引起不同程度运动渐弱、运动消失和矛盾运动。2000 年美国超声心动图协会推荐左室壁 16 分法观察心肌运动，这种分法最符合临床特点、心肌血供分布，也和心电图心肌缺血定位相互呼应。左室分为前室间隔、后室间隔、左室前壁、左室侧壁、左室后壁、左室下壁六部分。在左室短轴的二尖瓣切面，腱索乳头肌切面和心尖切面切成 3 部分 18 段，因为心尖部切面前后间隔融合为一段且下壁消失，减去 2 段，所以一共是十六段（图 4-3-1）。心肌梗死时显示相应室壁节段性运动消失或明显减弱，正常心肌部分表现代偿性运动增强，收缩增厚，幅度增加。

心肌梗死后室壁瘤形成可以发生于任何部分，多见于左室前壁和心尖部。超声特点是局部变薄、局限性膨出，该处运动渐弱或呈反常运动。心肌梗死后如果出现二尖瓣收缩期不能闭合到二尖瓣环水平线上，呈帐篷样拱起或伸入左房呈"挥鞭样"改变，伴有彩色多普勒蓝色反流信号要考虑乳头肌功能不全或腱索断裂。如室间隔回声失落、连续性中断伴有彩色多普勒湍流信号要考虑出现室间隔穿孔。

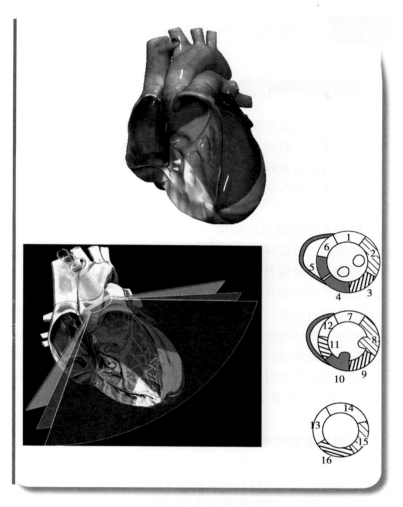

图 4-3-1　左室壁 16 分法解剖示意图

1. 前壁基底段；2. 侧壁基底段；3. 后壁基底段；4. 下壁基底段；
5. 后间隔基底段；6. 前间隔基底段；7. 前壁中段；8. 侧壁中段；
9. 后壁中段；10. 下壁中段；11. 后间隔中段；12. 前间隔中段；
13. 室间隔心尖段；14. 前壁心尖段；15. 侧壁心尖段；16. 下壁心尖段

4 心肌病超声心动图解读

扩张型心肌病

扩张型心肌病是临床上最常见的心肌病，约占所有心肌病 70%。扩张型心肌病以左室扩大、右室扩大或全心扩大为特征，并伴有心力衰竭。由于心室扩大，房室环也因而增大，常引起房室瓣关闭不全。

M 型和二维超声心动图

M 型和二维超声心动图特点：一大、二小、三薄、四弱。一大指的是心腔偏大，其中以心室偏大更显著，心脏呈球形；二小指的是瓣膜变开放幅度变小；三薄指的是因为心腔变大，造成室壁相对变薄，其室壁绝对厚度可能并没有减少；四弱指的是各心室壁运动普遍减弱，这种普遍减弱应与冠心病心肌缺血引起心肌局部运动减弱相区别。另外由于心腔扩大、运动减弱、瓣膜反流等原因血流容易在心腔滞留引起附壁血栓，尤其是当 EF 值 <30% 更应注意观察。

频谱多普勒超声心动图

二尖瓣口血流频谱用于对左室舒张功能的评价较有意义。严重心衰时，二尖瓣口 E 峰血流速度加快，充盈时间缩短，A 峰减低，表现左室顺应性明显减低，收缩期可检出二尖瓣、三尖瓣反流频谱。

CDFI 显像

主要用于观察扩张型心肌病合并瓣膜反流的状况。彩色反流束多以中心性反流为主，而原发瓣膜病多为偏心性反流。

超声心动图不但在扩张型心肌病诊断上有重要价值，在扩张型心肌病 CRT 治疗中也有很重要评估价值，其组织同步化显像技术（tissue synchronization imaging，TSI）可用于评价 CRT 左室同步程度，对 CRT 术中起搏导线位置的调整、术后左右心室起搏时间的调整有重要参考价值。

肥厚型心肌病

肥厚型心肌病为常染色体显性遗传性疾病，通常表现为心室肌非对称性肥厚，以室间隔肥厚多见。肥厚型心肌病以流出道是否梗阻分为梗阻型和非梗阻型。

二维超声心动图

在胸骨旁左室长轴切面室间隔明显肥厚，常大于 1.5cm，肥厚部位的心肌回声呈毛玻璃样增高，肥厚形态呈纺锤形。梗阻型以室间隔基底部肥厚为主，突向左室流出道。左室腔较正常减小，左房增大。室间隔运动幅度减低。室间隔与左室后壁比值 >1.3 是一个提示性指标，其目的是为了早期诊断时不因为室间隔绝对厚度不足而漏诊，并不是一个诊断性指标。有研究提示肥厚型心肌病平均室间隔厚度为 20～22mm，因此室间隔厚度绝对值以 >15mm 考虑本病可能性大较为妥当。心尖肥厚型心肌病并不像既往所认为的那么少见，该类型由于肥厚常常局限于心尖部而在常规的心脏切面上容易漏诊，同时该类型心电图表现常呈 $V_1 \sim V_3$ 的 ST 段弓背上抬和广泛 T 波倒置，常常误诊为心肌梗死，因此遇到这种心电图如无心肌酶学变化和 ST 段动态改变，应注意胸骨旁左室长轴切面往心尖方向探查及左室短轴心尖切面探查，排除心尖肥厚型心肌病。

M 型超声心动图

肥厚梗阻型心肌病二尖瓣前叶收缩期 CD 段反常前向运动（SAM 征），致使左室流出道内径变窄。室间隔肥厚，与左室后壁厚度之比 > 1.3，左房增大，左室内径减小。

多普勒超声心动图

梗阻性肥厚型心肌病时，取样容积由左室腔移向左室流出道，可见收缩期峰值流速突然增高，> 2m/s，频谱呈"匕首状"，峰值后移。

CDFI 显像

用于判定是否合并左室流出道梗阻，瓣膜是否存在反流。梗阻性肥厚型心肌病的特征是左室长轴切面在收缩期左室流出道内主动脉瓣下出现五彩镶嵌明亮的血流频谱。

限制型心肌病

限制型心肌病比较少见，约占心肌病的 3%。病变以心内膜、心内膜下心肌纤维及乳头肌进行性纤维化并增厚为主。由于心内膜广泛纤维化，使心室顺应性降低，舒张末压升高，血流回流受限，心排血量减少，心房扩大。

M 型超声心动图

左室后壁和室间隔活动幅度明显变小。左室舒张末期内径明显变小。

二维超声心动图

心内膜呈致密的回声带，有时可见局限性增厚突向左室腔，心室腔变小，心房扩大，室间隔和左室后壁活动幅度减低。

多普勒超声心动图

二尖瓣血流加速导致 E 峰高尖，但 DT 缩短，常 ≤150ms，多普勒血流图可见舒张期快速充盈突然中止；舒张中、晚期心室内径无继续扩大，A 峰减低，E/A 比值增大，具体标准为：E 峰 ≥1.0m/s，A 峰 ≤0.5m/s，E/A 比值 ≥2.0，等容舒张时间缩短 ≤70ms。

致心律失常性右室心肌病（ARVC）

ARVC 是一种常染色体显性遗传性心肌病，特征为右心室心肌进行性被纤维脂肪组织所替代，临床常表现为右心室扩大、右心衰竭、心律失常和猝死，是导致年轻人猝死主要病因之一。ARVC 病理改变常见于右室前壁漏斗部、心尖部和后基底部，即发育不良三角，随着病程的进展逐渐累及整个右室，导致右室游离壁变薄，纤维脂肪变性、收缩能力下降，形态上类似羊皮纸样心。ESC 于 2010 年再次更新 ARVC 诊断标准，这个诊断标准由心脏形态学检查（超声心动图或 MRI 或心导管）、心肌活检、心电图检查、家族史四大部分组成。在我国由于右室游离壁心肌活检、心导管检查为有创检查有一定风险，心脏 MRI 参考价值不如超声心动图且费用较贵，因此超声心动图检查、心电图检查和家族史是临床医生诊断该病较合理的组合方案。

M 性超声心动图、二维超声心动图

右室局部运动减弱、节段性运动不良、无运动。部分病例可见右室室壁瘤。胸骨旁长轴右室流出道切面直径 ≥32mm；胸骨旁短轴右室流出道切面直径 ≥36mm；面积变化分数 ≤33%。

多普勒超声心动图

三尖瓣及右室流出道、流入道血流速度明显减低，三尖瓣口有不同程度的反流。

临床上 ARVC 患者易在年轻时猝死，在发病早期右室流出道扩大，较少累及左心室，超声形态学上易诊断和鉴别诊断。而晚期心脏超声与扩张型心肌病或其他原因心衰晚期较难鉴别。同时心电图上均能出现 Epsilon 波、起源于右室流出道室早和室速、右束支传导阻滞，其大体治疗原则也相似，鉴别意义也不大。故 ARVC 应强调早期诊断、早期治疗，获得最大的临床收益，而不是纠结于晚期的鉴别诊断，这也是 2010 年 ARVC 诊断标准修改的初衷之一。

5   心脏瓣膜病超声心动图解读

心脏超声检查是心脏瓣膜病变最重要检查，可以对瓣膜形状、活动情况、瓣膜功能、瓣膜口血流情况进行可靠的评估。

二尖瓣狭窄

二尖瓣狭窄是最常见心脏瓣膜病，其最常见的原因是风湿性心脏病。正常人二尖瓣口面积 $4 \sim 6cm^2$，当二尖瓣口面积 < $2cm^2$，出现症状。由于二尖瓣口开放受限，舒张期左房排血受阻，可致左房压力升高，左房增大。长期左房压力升高，肺静脉压力和肺毛细血管压力也升高，继而可引起右室扩大。二尖瓣狭窄超声心动图表现（图 4-5-1）。

M 型超声心动图

左心房扩大，二尖瓣前叶呈"城垛样"改变，EF 斜率下降，二尖瓣开放幅度降低，前后叶同向运动。瓣叶增厚，回声增强。

二维超声心动图

舒张期在胸骨旁左室长轴切面舒张期二尖瓣开放受限，开放时呈"穹隆样"或"僧帽样"瓣膜回声增强，瓣膜间距 <2cm，

左室短轴二尖瓣水平切面见"鱼嘴状"瓣口，表示交界处粘连，瓣口面积缩小。左房附壁血栓是二尖瓣狭窄的常见并发症。

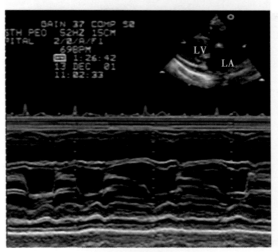

城垛样改变

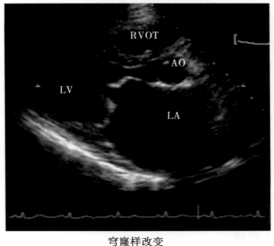

穹窿样改变

图4-5-1　二尖瓣狭窄M超和二维超声形态改变示意图

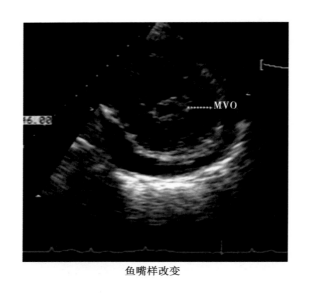

鱼嘴样改变

图 4-5-1　二尖瓣狭窄 M 超和二维超声形态改变示意图（续）

多普勒超声心动图

二尖瓣口血流速度增快，增快的程度与二尖瓣口狭窄面积成正比，正常人经二尖瓣口峰值流速不超过 1.2m/s，在二尖瓣狭窄时，可达 2m/s 以上。频谱充填而明亮，当心房颤动时，二尖瓣血流频谱中的 A 峰消失，频谱呈单峰状。应用压差半降时间法（PHT 法）可估测二尖瓣口面积：轻度二尖瓣狭窄，瓣口面积 1.5 ~ 2.0cm^2；中度二尖瓣狭窄，瓣口面积 1.0 ~ 1.5cm^2；重度二尖瓣狭窄，瓣口面积 < 1cm^2。

CDFI 显像

经二尖瓣口的血流可出现流速较高的彩色血流频谱，呈红黄为主的五彩镶嵌状，且瓣口流束明显缩窄，色彩明亮。

二尖瓣关闭不全

二尖瓣关闭不全最常见原因也是风湿性心脏病，它常与二尖瓣狭窄同时存在。风湿性心脏病引起二尖瓣纤维化、增厚、腱索乳头肌融合、缩短，致使二尖瓣前后叶合不拢。收缩期左室的部分血液反流回左房，使左房容量增加，左房扩大，舒张期这部分血又回到左室，造成左室容量负荷过重，左室扩大。

M 型和二维超声心动图

可见二尖瓣增厚，关闭时二个瓣叶不能合拢，左房、左室扩大，但这些表现并不特异。

频谱多普勒

频谱多普勒出现为二尖瓣关闭不全提供了更可靠的手段。二尖瓣反流表现为收缩期负向湍流频谱，最大反流速度 >4m/s。

CDFI

显示经二尖瓣口至左房侧以蓝色为主的反流束，根据彩色反流束的长度可半定量地判断二尖瓣反流的程度。将左房分为四等分，根据反流束到达心房距离分为Ⅰ、Ⅱ、Ⅲ、Ⅳ度反流；根据反流束长度 <1.5cm、1.5~3.0cm、3.0~4.5cm、>4.5cm 分为Ⅰ、Ⅱ、Ⅲ、Ⅳ度反流；根据反流面积 <1cm^2、1~4cm^2、4~8cm^2、>8cm^2 分为Ⅰ、Ⅱ、Ⅲ、Ⅳ度反流。

二尖瓣脱垂

二尖瓣脱垂原因众多。有因自主神经功能失调（多见于中年女性，常伴发期前收缩）引起的功能性二尖瓣脱垂，有因风湿性心脏病、感染性心内膜炎、马方综合征、乳头肌缺血、肥厚梗阻型心脏病左室内压增高等器质性心脏病引起的二尖瓣脱垂。

M 型超声心动图
脱垂的瓣叶收缩期呈"吊床样"曲线。

二维超声心动图
二尖瓣叶的一部分在收缩期超过二尖瓣环水平、脱入左房，有时伴房扩大。

多普勒超声心动图
可检出二尖瓣收缩期反流频谱。

CDFI
可显示具有特征性的偏心的二尖瓣反流。该反流束向脱垂瓣叶的对侧行走，即前叶脱垂；反流束沿后叶行走，后叶脱垂，反流束沿前叶行走。

二尖瓣腱索断裂

二尖瓣腱索断裂的病因有乳头肌梗死、感染性心内膜炎、外伤、风湿性心瓣膜病等。腱索断裂将导致二尖瓣反流，其严重程度与腱索断裂的部位、范围有关。

二维超声心动图
收缩期左房内出现断裂残端及瓣膜漂浮活动回声，舒张期消失。受损的二尖瓣叶呈"连枷样"或"挥鞭样"运动，收缩期瓣尖指向左房，舒张期瓣叶返回左室，瓣尖指向室间隔。二尖瓣前后叶对位、对合不良，左房、左室扩大。

多普勒超声心动图

频谱多普勒可检出二尖瓣反流信号。

CDFI

在左房内见收缩期蓝色为主、多彩镶嵌的反流束，该反流束沿非病变瓣叶行走，呈偏心状。

主动脉瓣狭窄

主动脉瓣狭窄常见的原因是风湿性心脏病累及主动脉瓣膜，老年性退行性主动脉瓣钙化，先天性主动脉瓣狭窄较少见其瓣膜可呈二叶畸形。正常成人的主动脉瓣口面积为 $3cm^2$。当瓣口面积小于正常 1/2 时，左室排血受阻，收缩压增高，逐渐发生代偿性、均匀性，向心性肥厚，晚期可出现左室腔扩大和心衰。

M 型超声心动图

主动脉瓣回声增强，瓣叶增厚，开放受限，开放幅度减小，室间隔和左室后壁厚度增加。

二维超声心动图

主动脉瓣增厚，回声增强，活动受限，先天性主动脉瓣狭窄瓣膜可呈二叶畸形。

频谱多普勒超声心动图

通过主动脉瓣的血流速度加快，峰值流速 >2m/s，在心尖五腔切面取样时表现为收缩期负向高速湍流频谱。主动脉瓣狭窄程度与瓣口血流流速、跨瓣压差、瓣膜面积对照见表3-2-6。

CDFI

收缩期经主动脉瓣口呈喷泉状、射向主动脉的蓝色为主的五彩镶嵌血流。

主动脉关闭不全

主动脉瓣狭窄常见的原因为风湿性和其他病因造成的主动脉瓣病变，以瓣叶增厚、钙化、缩短以及变形为主，其后果是主动脉瓣对合不良，血流由主动脉向左心室反流，左室容量逐渐增加，左室腔扩大，严重时导致心力衰竭。

M 型和二维超声心动图

主动脉反流在 M 型和二维超声心动图上可出现如下表现：瓣叶增厚、钙化、闭合不拢，左室扩大，二尖瓣前叶活动曲线见舒张期震颤等。但这些均不是特征性表现，诊断主动脉瓣反流主要依据频谱多普勒和彩色多普勒的表现。

频谱多普勒超声心动图

将脉冲多普勒取样容积置于主动脉瓣下或连续多普勒取样线通过主动脉瓣时，可探及舒张期朝向左室流出道的高速湍流，峰值流速超过 3.5m/s。

CDFI

在胸骨旁左室长轴和心尖五腔切面，可清晰显示舒张期经主动脉瓣反流至左室流出道的彩色血流，反流束的血流方向往往朝向超声探头，故大多数以红色为主。轻度反流时，反流束刚达主动脉瓣下，呈窄带状。重度反流时，反流束呈喷泉状，占据大部分左室流出道。

三尖瓣反流

右心室收缩时，血液经三尖瓣口反流入右心房，引起右心房压力增加，右室舒张期压力亦增高，右心房、室扩大。

M 型和二维超声心动图

M 型和二维超声心动图显示右心房室扩大。三尖瓣可有病变表现，也可无任何器质性损害。

频谱多普勒超声心动图

可探及收缩期背离探头方向的负向湍流频谱。根据三尖瓣反流的峰值压差可测算肺动脉收缩压。

CDFI

收缩期经三尖瓣口至右心房以蓝色为主的反流。

6　心包积液超声心动图解读

在心包脏层和壁层之间有 10～20ml 液体，起润滑作用。心包积液时心包脏层和壁层分开，心包腔被液体充填。大量心包积液影响心脏的舒张和收缩可致心脏压塞。在我国结核性心包炎是心包积液最常见原因。化脓性心包炎、尿毒症、急性心肌梗死、系统性红斑狼疮、肿瘤也可引起心包积液。超声心动图是诊断心包积液的首选方法，其主要观察切面见图4-6-1。

胸骨旁左室长轴切面可显示左室后壁后方、右室前壁前方的无回声暗区。其中左室后壁后方因位置较低，少量心包积液常在此首先发现。随积液量增多，向下达心尖部。

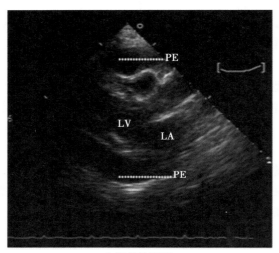

左室长轴切面

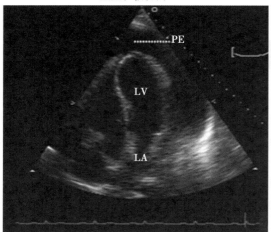

心尖四腔切面

图 4-6-1　心包积液在主要诊断切面示意图

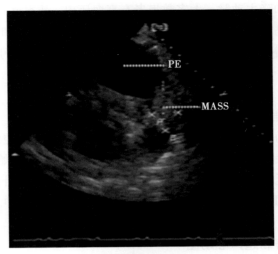

主动脉根部切面

图 4-6-1 心包积液在主要诊断切面示意图（续）

心尖四腔切面显示左室外侧壁、心尖部、右室外侧壁、左、右房室环处的心包腔有积液回声。

胸骨旁左室短轴主动脉根部切面显示右室前壁、肺动脉外侧心包腔内液性暗区。

心包积液的定量：100ml 以内的心包积液为少量积液，液性暗区最大宽度一般 <10mm；100～500ml 为中量心包积液，液性暗区宽度 <20mm；>500ml 为大量心包积液，液性暗区宽度 >20mm。

7　主动脉夹层动脉瘤超声心动图解读

各种病因导致主动脉中膜的弹力纤维病变，内膜出现裂口，血液流入，将中膜与内膜分隔，形成夹层动脉瘤，累及升主动脉和降主动脉。大多数患者有高血压史，青壮年发病往往继发于马方综合征。当主动脉夹层累及主动脉瓣根部时，产生主动脉瓣关闭不全，左心室扩大，如破入心包腔时，引起心脏压塞。

二维超声心动图

主动脉内径增宽、剥脱的内膜将主动脉分为真腔和假腔，真腔多狭小，假腔一般较大。Debekey Ⅰ 型，夹层起始于升主动脉并延伸到降主动脉；Debekey Ⅱ 型，夹层局限于升主动脉；Debekey Ⅲ 型，夹层起始于降主动脉，并向远心端延伸。

多普勒超声心动图

夹层累及主动脉瓣时，引起主动脉瓣反流信号。多普勒在真腔与假腔内显示的血流信号，方向相反，血流信号亦不同，真腔内流速快，假腔内血流缓慢。彩色多普勒血流显像显示升主动脉真腔内为明亮的红色血流，而假腔内为暗淡的蓝色血流。

8 肺动脉高压超声心动图解读

PH 是一类以肺血管阻力进行性升高为主要特征的疾病，其发病率、致残率、死亡率都很高，也一直是近年临床研究的热点。2009 年美国 ACC/AHA 和欧洲 ESC 相继发布《肺动脉高压专家共识》和《肺动脉高压指南》，对 2003 年威尼斯会议的临床分型、诊断标准和治疗方案均作出修正。2015 年 ESC 再次公布《肺动脉高压指南》，超声心动图检查是 PH 重要无创性检查、治疗随访、预后评估的手段，但 PH 的确诊、血管反应性试验和肺毛细血管楔压检查有赖于心导管检查。

　　超声心动图检查测定肺动脉压常用间接测量方法，通过多普勒测定三尖瓣口血流最大反流速度计算三尖瓣跨瓣压再加右房压计算肺动脉压力，三尖瓣口反流压差方法和右室心导管测量法有很强的相关性。但需要注意的是无论是间接测量法还是直接测量法超声心动图检查目前尚不能准确评估肺动脉压，同时也无法准确评估肺毛细血管楔压，故在 PH 早期诊断、PH 亚型分类和 PH 的血管扩张试验评估上有一定局限性，尚有赖于心导管检查。

二维超声心动图
　　右房扩大，右室肥厚。

频谱多普勒超声心动图
　　2015 年 ESC《肺动脉高压指南》已不提倡将肺动脉收缩压作为诊断和分层标准，但临床实践中由于比较直观、简便，故仍在沿用。超声心动图肺动脉高压诊断标准为肺动脉收缩压 >40mmHg，较导管法收缩压高 10mmHg。肺动脉高压按超声心动图肺动脉收缩压分级：轻度 30 ~ 50mmHg、中度 50 ~ 70mmHg、重度 > 70mmHg；按肺动脉平均压分级：轻度25 ~ 35mmHg、中度 36 ~ 45mmHg、重度 >45mmHg。

CDFI 显像
　　收缩期经三尖瓣口至右心房以蓝色为主的反流。

附：心脏超声报告的中英文对照表

英文简称	中文	英文简称	中文
Aa	二尖瓣根部环舒张早期峰值速度	LVDs	左室收缩末期内径

续表

英文简称	中文	英文简称	中文
AML	二尖瓣前叶	LVEDV	左室舒展末期容积
AO	主动脉	LVEF	左室射血分数
AV	主动脉瓣	LVESV	左室收缩末期容积
CO	心排血量	LVOT	左室流出道
CS	冠状静脉窦	LVPW	左室后壁
DCM	扩张型心肌病	MR	二尖瓣反流
DT	E 峰减速时间	MS	二尖瓣反流
E/A	二尖瓣血流 E 峰 A 峰比值	MV	二尖瓣
Ea	二尖瓣根部环收缩期峰值速度	PA	肺动脉
EF	射血分数	PAP	肺动脉压
FS	左室短轴缩短率	PCWC	肺毛细血管楔压
HCM	肥厚型心肌病	PML	二尖瓣后叶
IAS	房间隔	PML	乳头肌
IRT	等容舒张期	PV	肺静脉
IVC	下腔静脉瓣	RA	右心房
IVS	室间隔	RVOT	右室流出道
LA	左心房	Sa	二尖瓣环根部舒张晚期峰值速度
LAA	左心耳	SV	每搏量
LV	左心室	SVC	上腔静脉
LVDd	左室舒张末期内径		

（郑炜平　叶　盛）

参 考 文 献

1. 王新房. 超声心动图学. 第4版. 北京：人民卫生出版社，2009.

2. 刘延玲，熊鉴然. 临床超声心动图学. 第3版. 北京：科学出版社，2015.

3. Cheitlin MD, Alpert JS, Armstrong WF, et al. ACC/AHA Guidelines for the Clinical Application of Echocardiography. A report of the American College of Cardiology/American Heart Association Task Force on Practice Guidelines (Committee on Clinical Application of Echocardiography). Developed in collaboration with the American Society of Echocardiography. Circulation, 1997, 95 (6): 1686-744.

4. Cheitlin MD, Armstrong WF, Aurigemma GP, et al. ACC/AHA/ASE 2003 guideline update for the clinical application of echocardiography--summary article: a report of the American College of Cardiology/American Heart Association Task Force on Practice Guidelines (ACC/AHA/ASE Committee to Update the 1997 Guidelines for the Clinical Application of Echocardiography). J Am Coll Cardiol, 2003, 42 (5): 954-70.

5. 中华医学会超声医学分会超声心动学组. 中国心血管超声造影检查专家共识. 中华超声影像学杂志，2016，25 (4)：277-293.

6. 张贵灿. 现代超声心动图学—基础与临床. 福州：福建科技出版社，2003.

7. Galie N, Torbicki A, Barst R, et al. Guidelines on diagnosis and treatment of pulmonary arterial hypertension. The Task Force on Diagnosis and Treatment of Pulmonary Arterial Hypertension of the European Society of Cardiology. Eur Heart J, 2004, 25 (24): 2243-2278.

8. 中华医学会心血管病学分会，中华心血管病杂志编辑委员会. 肺动脉高压筛查诊断与治疗专家共识. 中华心血管病杂志，2007，35 (11)：979-987.

9. O'Gara PT, Kushner FG, Ascheim DD, et al. 2013 ACCF/AHA guideline for the management of ST-elevation myocardial infarction: a report of the American College of Cardiology Foundation/American Heart Association Task Force on Practice Guidelines. Circulation, 2013, 127 (4): e362-425.

10. Roffi M，Patrono C，Collet JP，et al. 2015 ESC Guidelines for the management of acute coronary syndromes in patients presenting without persistent ST-segment elevation：Task Force for the Management of Acute Coronary Syndromes in Patients Presenting without Persistent ST-Segment Elevation of the European Society of Cardiology（ESC）. Eur Heart J，2016，37（3）：267-315.

11. Yancy CW，Jessup M，Bozkurt B，et al. 2013 ACCF/AHA guideline for the management of heart failure：executive summary：a report of the American College of Cardiology Foundation/American Heart Association Task Force on practice guidelines. Circulation，2013，128（16）：1810-52.

12. 中华医学会心血管病学分会，中华心血管病杂志编辑委员会. 中国心力衰竭诊断和治疗指南 2014. 中华心血管病杂志，2014，42（2）：98-122.

13. McMurray JJ，Adamopoulos S，Anker SD，et al. ESC Guidelines for the diagnosis and treatment of acute and chronic heart failure 2012：The Task Force for the Diagnosis and Treatment of Acute and Chronic Heart Failure 2012 of the European Society of Cardiology. Developed in collaboration with the Heart Failure Association（HFA）of the ESC. Eur Heart J，2012，33（14）：1787-1847.

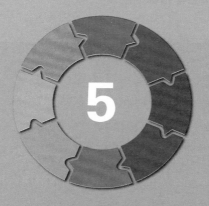

心内科血清血学指标的解读

1 肌钙蛋白与临床

无论是溶栓、经皮冠脉介入（PCI），还是冠脉旁路移植术（CABG），都是有一定风险的治疗手段，所以"冠心病，急性心肌梗死"诊断的正确性就显得至关重要。长期以来临床工作者一直致力于寻找一种高敏感性和高特异性的血清诊断指标，以期提高诊断正确性。近几十年中曾经有很多血清诊断指标在临床中得到应用，从天冬氨酸氨基转移酶到乳酸脱氢酶，再到肌酸激酶、心肌肌酸激酶同工酶（CKMB）、肌红蛋白，最后到心肌肌钙蛋白（cardiac troponin，cTn）、高敏心肌肌钙蛋白（high-sensitive cardiac troponin，hs-cTn），其对心肌损伤检测的敏感性和特异性越来越高。hs-cTn 可以检出非常微小的心肌损伤，在临床实践中成为目前公认的高敏感性和高特异性的指标，为众多指南所推荐。下面我们就一起来解读 cTn 及其临床意义。

要了解 cTn 首先认识一下 cTn 的发现者——江桥节郎（图5-1-1）。

早在 20 世纪 50 年代，横纹肌的粗细肌丝的滑动模型学说已被提出，但关键一环——原理的阐述尚不清楚。1965 年日本学者江桥节郎首次在这个体系中发现新的物质——cTn，终于将这个理论阐述清楚。cTn 存在于全身横纹肌中，由 C、T、I 三个亚单位组成。cTn 结合于原肌凝蛋白上，组成肌钙蛋白-原肌凝蛋白复合体。当 cTn 未与钙离子结合时，这个复合体阻挡粗肌丝上的横桥和细肌丝结合，相当于一块挡路石；当 cTn 与钙离子结合，这个挡路石移开，横桥和细肌丝结合并扭动，肌肉收缩（图5-1-2）。

cTn 的发现在生理学界引起巨大的轰动，但当时似乎并没看到什么临床应用前景。直到 20 年之后，Roger 和 Michael Wilkinson

发现心肌的 cTnT、I 这两个亚单位和其他部位横纹肌 cTn 来自不同的基因,抗原性明显不同。当心肌损伤时,游离于细胞质内的少部分 cTnI 快速释放入血液循环,随后更多 cTnI 和 cTnT 从坏死的肌纤维中游离到细胞质内并释放入血液循环。能不能用血清中心肌 cTn 检测心肌受损?这确实是个很聪明的想法,这个想法引发了随后 20 年心肌酶学检测的一场革命。

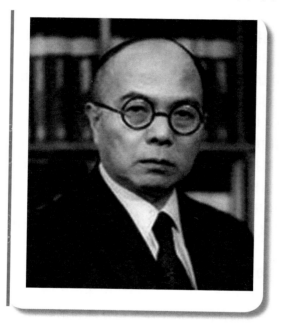

图 5-1-1   肌钙蛋白的发现者江桥节郎(S. Ebashi)

1989 年在 Katus 等的努力下,第一份诊断急性心肌梗死的 cTnT 试剂诞生。在早期,cTnT 采用多克隆抗体包被载体的酶联免疫吸附法(ELISA)检测,精密度较差,只能定性不能定量。因此 20 世纪 90 年代初期一般只能检测出 cTn 阳性或阴性,作为 CKMB 之外的另外一种血清学辅助判定手段。伴随着抗体制备技术、酶联免疫技术发展又出现单克隆抗体包被

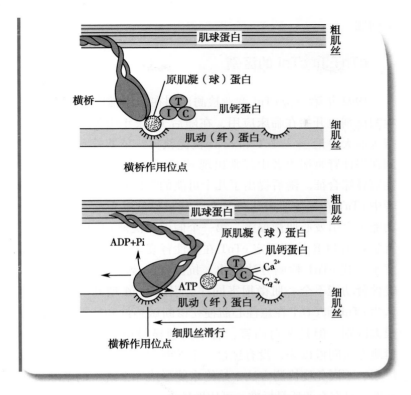

图 5-1-2　肌钙蛋白生理功能示意图

载体、化学发光法、免疫荧光法等，所能检测的精确性越来越高，可以实现定量分析。在不到 10 年内，cTn 以其更高的敏感性、特异性以及更长的检测窗口期而迅速得到临床医生的认可，在 2000 版的全球急性心肌梗死统一定义中，其地位已经超越 CKMB，被推荐为首选的心肌酶学指标，成为最可靠的心肌酶学标志物，2007 版、2012 版的全球急性心肌梗死统一定义推荐 hs-cTn 作为心肌酶学诊断指标。这里有一点需要注意，肌钙蛋白存在于全身横纹肌中，cTn 其实特指心肌肌钙蛋白。

　　简单地了解 cTn 的历史和检测方法后，我们一起来讨论以下问题。

cTnT 和 cTnI 的区别

1992 年第一份 cTnI 商业检测试剂在临床推广，不久 cTnT 检测试剂也开始在临床应用，在随后 10 余年引发了一场旷日持久的大争论——cTnT 和 cTnI 孰优孰劣？早期曾有研究观察到在慢性肾衰竭患者中经常出现 cTnT 水平增高却不一定有急性冠脉综合征。随后提出了几个可能的学说：①慢性肾衰竭患者中 cTnT 在横纹肌表达再分布；②抗原交叉反应；③慢性肾功能不全引发心肌微损害。第一个假说很快被 cTnT 阵营否定，有学者用 PCR 检测否定 cTnT 在慢性肾衰竭患者表达异常。随着第二代 cTnT 检测方法推出，抗原交叉反应得到较好解决。慢性肾功能不全心肌微损害同样会引起 cTnI 增高。目前倾向认为 cTnI 和 cTnT 在急性心肌梗死诊断敏感性和特异性上没有很大区别。但是相对而言，有个问题显得更加重要，自 cTnI 检测方法问世以来，没有经过一个垄断的专利生产过程，不同厂家、不同免疫检测方法，始终未能形成一个统一的全球质量标准，只有企业质量标准，可比性较差，而 cTnT 是罗氏公司专利生产，标准比较统一。这可能是两大阵营论战当中诸多结论相互矛盾的主要原因。由于巨大的市场份额和不同商业利益，要求不同厂家按照统一模式生产目前看来并不现实。这样看来我们确实不必要花太多精力，一定要在 cTnT 和 cTnI 之间分出伯仲。另外 cTn 不但没有一个统一的全球质量标准，它的单位表达也各不相同，目前推荐统一使用 ng/L 作为 cTn 标准单位，其单位换算供读者参考：$1ng/L = 1pg/ml = 0.001ng/ml = 0.001\mu g/L = 0.01ug/dl$（$1L = 10dl = 1000ml$，$1mg = 1000\mu g$，$1\mu g = 1000ng$，$1ng = 1000pg$）。

肌钙蛋白在急性心肌梗死诊断中的界值

北极熊的故事（一）

cTn 高到多少诊断心肌梗死？这个问题反复地在不同场合被问及。按照目前急性心肌梗死诊断 1 + 1 模式：心肌酶学标志物（推荐 cTn）升高，伴下列至少 1 项：①心肌缺血的临床症状；②心电图出现新的心肌缺血变化；③心电图出现病理性 Q 波；④影像学证据显示新的心肌活力丧失或区域性室壁运动异常。到底 cTn 升高到多少考虑诊断心肌梗死？有的学者说是 3 倍，有的学者说是 10 倍。我们一起回顾一下规范的诊断提法——2012 年全球急性心肌梗死统一定义的提法，这个提法也为欧美地区及我国冠心病指南所采纳，超过正常参考值上限的第 99 百分位值即可。何谓超过正常参考值上限的第 99 百分位值？其实这个是统计学术语，大家应该都不陌生，就和中位数 P_{50}，第 1 四分数差 P_{25} 不多。举个简单的例子，选择 100 个正常人，抽取 cTnT，按照 cTnT 数值大小排序，第 50 个人对应的 cTn 数值（比如 6ng/L），就是中位数值，第 99 个人所对应数值（比如 14ng/L）就是第 99 百分位数值，超过这个数值就被界定为异常。那么肯定有读者问：他们都没有急性心肌梗死，为什么超过 99 百分位数值就界定为异常？这个好比要区别成年人和北极熊，看长得什么样子就行，我们的眼光就是金标准，相信大家都不会判定失误。可是把你的眼睛蒙上不让用金标准怎么办？我们只能找另外的指标，99% 人类的身高都不会超过 2.2m，那么如果一个物体身高 2.2m，超过 99% 人类身高的正常值上限，我们可以认为它是个北极熊而不是人类。这是个大概率事件，在眼睛被蒙住时用这个指标很有效。大多数情况下我们是对的，可是姚明表示他很郁闷，他不是北极熊但是也超过 99% 人类身高的正常值上限，我们只好误判他了，他被误判为北极熊。但是我们不能理解成他的身高不正常，在这个身高下他并没有病态，但是由于绝大多数北极熊身高都在2.2m之上，而人类只有极少数人能达到2.2m，为了绝大多数人诊断的正确性，我们只能牺牲一小部分极端值人的利益。需要注意的是，刚接受PCI术后如果再发心肌梗死这个诊断标准是超过正常参考值上限的第99百分位数值的5倍，刚接受CABG如果再发心肌梗死这个诊断标准是超过正常参考值上限的第99百分位数值的10倍。另外，指南之所以用超过99百分位数值的表述而不用具体值，因为cTnI这个值是不一样的，即使都是cTnI不同生产厂家，这个值也是不一样的。另外在不同地区、不同人种这个具体数据也会有点差别。

北极熊的故事（二）

如果我们把诊断冠心病急性心肌梗死的过程比作在人群中寻找北极熊，符合指标统统遣返北极。而身高超过2.2m就好比cTn超过正常参考值上限的第99百分位数值。这个指标看似不错，敏感性、特异性都很高，起码我和读者都表示满意。美职篮球队表示他们压力很大，但假如把指标订到2.5m，很多北极熊就会漏网，怎么办？不妨在测身高前增加一两个筛查指标，哪怕他们的敏感性、特异性不如身高。于是我们想到了体重和腹围。如果体重超过150kg或者腹围超过200cm可以考虑可能是北极熊，这时候很多相扑队员表示不满。于是我们告诉他们还有下一个加测指标，身高要超过2.2m。这样美国NBA球队和日本相扑队都表示可以接受。当然总是有一些体重超过150kg或腹围超过200cm同时身高超过2.2m的人被送往北极，他们为全人类的安全做出了牺牲。人类社会无时无刻不在牺牲部分小概率事件，比如我们不能因为有车祸就不出门，统计学的思想在生活中无处不在。临床医生最关心是今天晚上我们诊断出冠心病急性心肌梗死而要进一步进行血运重建的这些患者，到底有几个是真正的冠心病急性心肌梗死？这个比值叫做阳性预测值，如果阳性预测值太低，就意味着我们经常要把没有冠心病的人送上手术台或进行溶栓治疗。所以这个指标直接关系到我们今晚会不会有医疗纠纷，敏感性和特异性，那是检验科应该替我们考虑的。即使敏感性特异性很高，如果某一个疾病发病率很低，会导致我们阳性预测值大大降低。就像身高 2.2m 这个指标敏感性和特异性可能都超过99%，但是由于混在人群当中的北极熊的数量实在太少，导致我们筛查的熊中包含很多人。怎么办，借助其他角度指标步步筛查，经过体重、腰围、巴掌长度、身高层层筛查，我们会发现最终打包上路的一大堆熊当中只混有一两个人。没办法，他们实在太另类了。典型的胸痛、ST 段改变、二维超声节段性运动障碍这些看似敏感性特异性不太强的指标，经过层层组合配合 cTn 检查，最终大大提高冠心病急性心肌梗死诊断中的阳性预测值，这就是流行病学上验前比、验后比的概念，也是急性心肌梗死诊断最朴素的统计学原理。所以切勿忽视这些临床指标，急性心肌梗死不是仅靠 cTn 一个指标诊断的。

肌钙蛋白升高与急性心肌梗死的确诊

　　cTn 水平升高就一定意味着急性心肌梗死吗？从 2007 年的全球急性心肌梗死统一定义开始，心肌梗死已经不再和冠心病产生必然的联系。急性心肌梗死分为 5 型：自发型急性心肌梗死、心肌氧供失衡型急性心肌梗死、猝死型急性心肌梗死、PCI 相关性急性心肌梗死、CABG 相关性急性心肌梗死。很明显如果是室速或休克引起心肌氧供失衡，心肌细胞坏死，它符合目前急性心肌梗死定义，在临床表现上也会有 cTn 水平升高，心电图改变。但其治疗重点已不再是血运重建、抗血小板、抗凝、稳定斑块。2012 年的全球急性心肌梗死统一定义更进一步对 cTn 水平升高的临床意义做了说明。cTn 水平升高仅能代表心肌细胞损伤，而由于冠状动脉粥样硬化斑块破裂引起急性闭塞导致心肌细胞缺血缺氧最终坏死，仅仅是心肌细胞损伤的众多原因之一。该版急性心肌梗死统一定义列举了20余种可以引起心肌细胞损伤的病因（表5-1-1）。

表5-1-1   肌钙蛋白增高的各种病因

心肌损伤类型	形成原因
心肌缺血性心肌损伤	斑块破裂
	冠脉腔内血栓形成
心肌缺血氧供失衡性	快速性和（或）缓慢性心律失常
心肌损伤	肥厚型心肌病
	心源性和（或）低血容量性和（或）感染性休克
	严重的呼吸衰竭、严重贫血
	原发性高血压（伴或不伴左心室肥大）
	冠脉痉挛、冠脉血栓或血管炎
	冠脉内皮功能障碍（无实质性冠心病）
非心肌缺血性心肌损伤	心脏挫伤、外科手术、消融、除颤等
	横纹肌溶解（心脏相关）
	心肌炎、心脏毒性药物所致
其他原因所致心肌损伤	心衰应激性心肌病
	严重肺栓塞或肺动脉高压
	败血症、危重病症患者、肾衰竭
	严重的神经系统疾病，如脑卒中、蛛网膜下隙出血
	浸润性疾病，如淀粉样变、肉瘤状疾病、剧烈运动

其中有些类型的疾病无论从临床症状、心电图表现、心肌酶学变化上都很难与冠心病急性心肌梗死区别，如主动脉夹层、坏死性胰腺炎、非冠脉闭塞原因引起突发的左心衰竭。所以我们对冠心病急性心肌梗死的诊断不能仅仅局限于1+1的模式化理念，在此基础上要综合各种临床表现和检查手段临床评定，切勿将cTn水平升高和冠心病急性心肌梗死画等号。

肌钙蛋白阴性与急性心肌梗死的排除

cTn 阴性就意味着排除急性心肌梗死吗？有没有 cTn 阴性的急性心肌梗死？一般来说没有。从心肌梗死全球统一定义出发是没有心肌酶学阴性的急性心肌梗死，但是严谨一点则需要排除以下情况：①cTn 释放入外周循环时间窗未到，随后会被检测证实升高；②cTn 释放入外周循环时间窗未到，患者就已经猝死；③检验试剂不可靠；④坏死心肌组织产生的 cTn 无法排入循环；⑤还有一种情况，如果在急性冠脉综合征中血管曾经闭塞或濒临闭塞，引起典型胸痛症状和两个导联以上 ST 段弓背上抬超过诊断值，由于积极治疗或血运重建使得本已经闭塞或濒临闭塞的血管得以再通，cTn 未升高，是否算急性心肌梗死？目前 hs-cTn 敏感性足以检测出微小的梗死病灶，甚至连心衰、肾衰竭出现心肌微坏死都能检出，上述情况如果并未引起心肌坏死和 cTn 增高，那本身也就不符合心肌梗死的定义。

肌钙蛋白未升高前血运重建的决策把握

这也是一个很令人头痛问题，对于 ST 抬高型急性心肌梗死，如果在院前急救或急诊出现典型心绞痛症状、典型 ST 段弓背上抬，但是此时 cTn 还是阴性，如何把握血运重建的决策？我们先来看一下目前不同心肌酶学指标的上升曲线（图5-1-3）。

cTn 的检测时间窗始终是该指标缺陷，cTn 在发病 3～4 小时才开始升高。而指南告诉我们急性心肌梗死后血运重建时间越短其净收益就越大，如果能在发病 3 个小时之内开始溶栓治疗，其效果等同于 PCI 治疗，甚至提倡可以在院前急救车上开始溶栓治疗，按目前常规 cTn 检测方法，3 个小时之内似乎很难

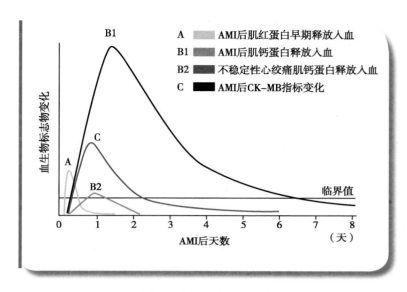

图 5-1-3 不同心肌酶指标在心肌损伤时的变化曲线

检测到 cTn 增高，按正规定义还不能下急性心肌梗死诊断。个人认为，临床中少数病例到了检测时间窗，cTn 还是阴性，而症状和心电图都很典型，此时如果血运重建的决策是 PCI，那么不必再等 cTn 增高，先行冠脉造影明确诊断是可行的，因为如果不支持冠心病急性心肌梗死可以随时终止下一步的球囊扩张和支架置入，但在众多的基层医院如果血运重建的决策是溶栓治疗，没有心肌酶学作为后盾确实要慎之又慎，因为溶栓治疗开弓没有回头箭，一旦开始溶栓出血风险随之而来。另外溶栓治疗有着比 PCI 更多的绝对禁忌证和相对禁忌证，一旦治疗失败这些禁忌证都会被放在放大镜下细细审视。所以有时指南代表着一种完美主义，理想和现实总是有些差距。

肌钙蛋白与心衰

cTn 与心衰是个无论如何也绕不开的话题，并且可以以各种各样的形式出现：cTn 轻度升高是冠心病急性心肌梗死引起还是心衰引起？cTn 升高 10 倍是急性心肌梗死吗？心衰的 cTn 一般不超过 3 倍吗？在心衰中 cTn 水平升得越高远期死亡率越高吗？

为了说明这个问题需要把它倒过来看，心衰与 cTn，我们的关键词是心衰。如果我们没有很好地把握心衰这个知识点，对 cTn 意义理解得再好，问题也无从解答。所以我们要反过来先看心衰指南，建议参看 2012 版 ESC 指南。

需要明确两点，第一，心衰分为急性心衰和慢性心衰；第二，心衰的病因学诊断是重点。如果在解读 cTn 与心衰时意识到这两点，很多问题便不再纠结。

首先，如果前提是慢性心衰，那么很多命题是成立的，问题是我们需要严格地剥离它们。经严格药物治疗后，长期慢性中度心衰是不能和急性中度心衰纳入同一体系评价 cTn 意义的。在慢性心衰前提下，即使中、重度心衰也很难引起 cTn 10 倍以上的增高，甚至长期高于正常值就已经可以对远期死亡率造成重大影响。

第二个比较好剥离的是 ST 段弓背上抬或新发左束支阻滞或病理性 Q 波，此时如果有 cTn 增高伴有心衰，那么在 12 小时内甚至 24 小时内各种血运重建的收益是明显的，这个时候大家都不会去纠缠到底是心衰引起 cTn 增高还是急性心肌梗死引起 cTn 增高。

最令人头疼的是仅有 ST 压低或 T 波倒置伴胸闷、胸痛，到底 cTn 增高是因非 ST 段抬高型急性心肌梗死还是因心衰加重？幸运的是，从另一个角度出发我们不必过于纠结这个问题。虽然同属于冠心病范畴，但非 ST 段抬高急性冠脉综合征和急性 ST 抬高急性心肌梗死无论从发病机制、诊断流程、治疗方案都有很大不同，甚至有不同的两套指南，所以 cTn 的解读方式也不相同。无论是心衰还是心肌损害，只要 cTn 升高，根据不稳定心绞痛危险分层仅此一条即属高危，有 PCI 指征，如果伴随心源性休克，有条件应迅速 PCI 治疗。同时急性非 ST 段抬高急性心肌梗死不推荐溶栓。

肌钙蛋白与肾衰竭

在慢性肾功能不全患者中常出现 cTnT、cTnI 增高而不伴有急性冠脉综合征的情况。第一代 cTnT 检测试方法由于与骨骼肌的 TnT 会发生交叉反应，导致慢性肾功能不全，患者 cTnT 检测值假阳性尤为明显。采用更新的第二代、第三代 cTnT 检测方法后，仍然发现部分患者慢性肾功能不全患者 cTnT 增高。有研究表明临床上无急性冠脉综合征的慢性肾功能不全患者中有近 50% cTnT 升高，近 20% 会出现 cTnI 的升高。

目前对于 cTn 与慢性肾功能不全研究多集中于以下三个方面：

（1）为什么慢性肾功能不全会引起 cTn 增高？考虑主要和慢性肾功能不全尤其是尿毒症时引起心衰、心肌炎、心包炎导致心肌微损伤有关。同时肾小球滤过率（GFR）下降导致 cTn 分解片段清除障碍。

（2）对于此类患者需不需要建立 cTn 正常值校正公式？这方面相关的研究很多，部分研究确实也界定了依据 GFR 的 cTnT、cTnI 校正公式，但由于影响因素众多，计算公式繁琐，不宜在临床推广。

（3）慢性肾功能不全出现 cTn 增高对远期死亡率有没有影响？目前倾向认为：病情稳定的慢性肾功能不全患者 cTn 升高近期或远期的死亡率增加 2~5 倍。

总之在临床实践中我们应该意识到慢性肾功能不全患者 cTnT、cTnI 会出现增高，并与 GFR 有明确的相关性，具体校正公式无法确定。但如果出现 cTnT、cTnI 明显增高或升高符合急性心肌梗死的变化规律应视为有临床意义的增高，可结合患者症状及其他临床检查诊断急性心肌梗死。

高敏肌钙蛋白的解读

cTnI 和 cTnT 历经了定性、半定量、定量，其检测值越来越精确。近年来，新的高敏感方法检测 cTn 的技术在临床实践中日渐增多，并被众多相关指南推荐，我国也公布了《高敏感方法检测心肌肌钙蛋白临床应用中国专家共识（2014）》。那么，什么是 hs-cTn？解释这个定义稍稍有些复杂，我们还是先用简单的例子说明。第 1 个例子：如果直接从 10ml 针筒抽取 1ml 液体波动会比较大。我们做个试验，抽 5 次分别为 1.20ml、0.90ml、0.80ml、0.90ml、1.30ml，5 次平均值为 1.02ml，标准差（把 5 次实际值减去平均值的平方和除以 5，然后再开方）为 0.22ml。说明用 10ml 针筒抽 1m 波动确实挺大的。如果改为 1ml 针筒抽出 1ml，抽 5 次结果分别为 1.03ml、1.04ml、0.99ml、1.00ml、1.03ml，5 次平均值是 1.01ml，但是标准差只有 0.02ml，说明波动很小。这个还不够公平直观，我们把标准差除以平均值得出一个指标叫 CV 值，也称变异系数或不精确系数。10ml 针筒取 1ml 液体变异系数 20%，而改用 1ml 针筒变异系数 2%。这个 1ml 针筒好比是 hs-cTn，10ml 针筒是 cTn，而抽出 1ml，好比是我们划分的急性心肌梗死诊断指标。hs-cTn 第一个条件是：在诊断急性心肌梗死的这个点位，CV 值不能超过 10%。有读者可能要问了，为什么要在这个诊断点位比较 CV 值？很简单，如果从 10ml 针筒取 8ml 他的 CV 值和用 1ml 针筒取 8ml 会有大的区别吗？当然不会，只有取的量比较小的时候 1ml 针筒精确性才有优势。同样，在比较高的数值比较两种 cTn 测定方法波动的 CV 值，那 hs-cTn 就没有优势了。第 2 个例子，我们以罗氏的普通肌钙蛋 T 白为例，它最低只能测出 10ng/L，而罗氏的高敏肌钙蛋 T 最低能测出 3ng/L。这里面又派生出一个概念，早期普通 cTn 在表面正常人群（这个定义比较复杂不展开解释，暂时理解成正常人群）会测出很多值是 0ng/L，或者有的实验室在 10ng/L 以上才会报告具体值，在 10ng/L 以下就直接报个 <10ng/L。实际上我们正常人体内是有个生理 cTn 浓度的，绝对不会是 0ng/L，如果在 0~10ng/L 能有很多人有具体值，可能有利于早期诊断和动态观察 cTn 变化，于是就有了第 2 个定义，依据有表面健康人中有多少比例的人能够测出具体 cTn 数值（而不是测不出值，为 0ng/L），把 cTn 检测分为 4 个水平检出率 >95% 为水平 4，检出率 75%~95% 为水平 3，检出率 50%~75% 为水平 2，检出率 <50% 为水平 1，其中水平 1 为普通 cTn，水平 2~4 为 hs-cTn（表 5-1-2）。理解了前面两个例子我们就可以阐述一下 hs-cTn 的定义：hs-cTn 是指在表面健康人群中，至少有 50% 以上的人能够检测出具体数值，并且在参考范围上限第 99 百分位数值的 CV 值应 ≤10% 的那种 cTn 检测方法。

表 5-1-2   评估高敏肌心肌钙蛋白检测性能的方案

第 99 百分位值处检测 不精密度（CV, %）	接受程度
≤10	指南可接受
>10~20	临床可接受
>20	不可接受

低于第 99 百分位值 检出率（%）	检测水平
≥95	水平 4（第 3 代高敏感方法）
75~95	水平 3（第 2 代高敏感方法）
50~75	水平 2（第 1 代高敏感方法）
<50	水平 1（常规方法）

引自：高敏感方法检测心肌肌钙蛋白临床应用中国专家共识（2014）

　　hs- cTn 更为精确、波动更小，作为一种更好的检验方法其最终取代传统的 cTn 无疑将是一种趋势。随着近年循证学依据的不断增多，hs- cTn 在非 ST 段抬高型心梗的早期诊断中的指导价值越来越被临床所认可，2015 年《欧洲不稳定性心绞痛与非 ST 段抬高心梗指南》在原来 2011 版指南的 hs- cTn 3 小时分诊标准及基础上进一步提出 1 小时分诊标准。为了方便读者记忆，结合 2014 年我国高敏肌钙蛋白共识简要地对这两个标准进行介绍，既往 hs- cTn3 小时分诊标准为：初次 hs- cTn 低于正常且 3 小时后复查值波动小于 50% 患者症状改善可排除心梗，若波动值大于 50% 则考虑心梗；若初次 hs- cTn 高于正常值（但不超过 5 倍），3 小时后复查值波动大于 20% 即可考虑心梗；若第 1 次 hs- cTn 检查即高于正常值 5 倍可直接考虑心梗。为了在更短时间窗内做出诊断和决策 2015 版的指南增加了 hs- cTn1 小时分诊标准，波动值不采用正常值的百分比，而采用绝对值，考虑罗氏 hs- cTnT 全球标准比较统一，以罗氏 hs- cTnT 为例简要介绍：初次 hs- cTnT 低于 12ng/L 且 1 小时后复查值波动小于 3ng/L，患者可排除心梗；若波动范围在 3-5ng/L 之间，不能排除心梗，继续观察；若波动范围超过 5ng/L 或第一次检查即超过 52ng/L，需考虑心梗。指南制定的这个 hs- cTn 分诊标准对于提高急诊胸痛患者的分诊效率和减少漏诊率有重要的临床意义。不难看出 hs- cTn 的动态改变是本段重点，正如指南所指出如果没有这种动态改变的特点应考虑肌钙蛋白增高是其他疾病引起。

　　各版相关指南均采纳的急性心肌梗死诊断标准 cTn 为超过 99 百分位数值，但在很多医院临床诊断标准却并非如此，比如西门子 cTnI 厂家说明书标定的 99 百分位数值为 4ng/L，罗氏的 cTnT 厂家说明书标定的 99 百分位数值为 14ng/L，但在临床中却难以实施，有些医院认可的临床诊断标准要远高于此，分别为 10ng/L 和 100ng/L，尽管未经过严格本地区人群 99 百分位数值校正，但长期实践下来也被逐渐认可。

后肌钙蛋白时代的展望

hs-cTn 检测的指标仍然是 cTn，而不是一种叫 hs-cTn 的新鲜事物，只不过这个检测方法精确度高些。从生理角度出发心肌细胞在不断新陈代谢，正常衰老和凋亡不可避免，同时机体亚健康状态比如长时间运动、发热、甲状腺功能异常、肾功能受损都可以导致心肌微损害，短暂可逆的心肌缺血、缺氧（如冠脉痉挛、冠心病心绞痛）这些因素都可以引起血液中 cTnI、cTnT 的微量升高，过于敏感的诊断指标并不一定利于急性心肌梗死诊断。hs-cTn 较传统 cTn 检测方法而言并未产生质的飞跃，也无法改变心肌坏死后 cTn 需要延迟一段时间才大量排入外周循环的病理生理学特征，所以不断提高检测敏感度，到了一定阶段后便不可避免地会走入一条死胡同。cTn 无法像心电图那样能够更早期地捕捉到心肌梗死的信息。在免疫学方法不断革新的现在，提高检测灵敏度已经不再十分困难，后 cTn 时代一定是致力寻找一种能更加早期检测到心肌坏死的心肌酶学指标。很多生物学家已经在进行有益的尝试，尽管目前还没有满意的生物学指标被发现，相信它的到来不会让我们期待太久，也许不远的将来，我们可以共同见证这个时代的到来。

（郑炜平　张　铭）

参考文献

1. 中华医学会心血管病学分会，中华心血管病杂志编辑委员会. 急性ST段抬高型心肌梗死诊断和治疗指南. 中华心血管病杂志，2015，43（5）：380-393.

2. Thygesen K，Alpert JS，Jaffe AS，et al. Third universal definition of myocardial infarction. Eur Heart J，2012，33（20）：2551-2567.

3. Thygesen K，Alpert JS，White HD. Universal definition of myocardial in-

farction. Eur Heart J, 2007, 28 (20): 2525-2538.

4. Thygesen K, Alpert JS, Jaffe AS, et al. Myocardial infarction redefined-a consensus document of The Joint European Society of Cardiology/American College of Cardiology Committee for the redefinition of myocardial infarction. Eur Heart J, 2000, 21 (18): 1502-1513.

5. Steg PG, James SK, Atar D, et al. ESC Guidelines for the management of acute myocardial infarction in patients presenting with ST-segment elevation. Eur Heart J, 2012, 33 (20): 2569-2619.

6. O'Gara PT, Kushner FG, Ascheim DD, et al. 2013 ACCF/AHA guideline for the management of ST-elevation myocardial infarction: a report of the American College of Cardiology Foundation/American Heart Association Task Force on Practice Guidelines. Circulation, 2013, 127 (4): e362-425.

7. Amsterdam EA, Wenger NK, Brindis RG, et al. 2014 AHA/ACC guideline for the management of patients with non-ST-elevation acute coronary syndromes: executive summary: a report of the American College of Cardiology/American Heart Association Task Force on Practice Guidelines. Circulation, 2014, 130 (25): 2354-2394.

8. Roffi M, Patrono C, Collet JP, et al. 2015 ESC Guidelines for the management of acute coronary syndromes in patients presenting without persistent ST-segment elevation: Task Force for the Management of Acute Coronary Syndromes in Patients Presenting without Persistent ST-Segment Elevation of the European Society of Cardiology (ESC). Eur Heart J, 2016, 37 (3): 267-315.

9. 中华医学会心血管病学分会, 中华医学会检验医学分会. 高敏感方法检测心肌肌钙蛋白临床应用中国专家共识 (2014). 中华内科杂志, 2015, 54 (10): 899-904.

10. 中华心血管病杂志编辑委员会, 中华医学会心血管病学分会. 高敏心肌肌钙蛋白在急性冠状动脉综合征中的应用中国专家共识. 中华心血管病杂志, 2012, 40 (10): 809-812.

11. 沈立松. 评析《高敏心肌肌钙蛋白在急性冠状动脉综合征中的应用中国专家共识》. 中华检验医学杂志, 2012, 35 (12): 1091-1093.

12. 中华医学会心血管病学分会，中华心血管病杂志编辑委员会. 非 ST 段抬高急性冠状动脉综合征诊断和治疗指南. 中华心血管病杂志，2012，40（5）：353-367.

13. 黄从新，张澍，马长生，等. 心房颤动：目前的认识和治疗建议——2012. 中华心律失常学杂志，2012，16（4）：246-289.

14. Yancy CW, Jessup M, Bozkurt B, et al. 2013 ACCF/AHA guideline for the management of heart failure：executive summary：a report of the American College of Cardiology Foundation/American Heart Association Task Force on practice guidelines. Circulation，2013，128（16）：1810-1852.

2　B 型利钠肽和 N 末端 B 型利钠肽原临床意义的解读

利钠肽（natriuretic peptide，NP）家族成员众多，包括 A 型-NP、B 型-NP、C 型-NP、D 型-NP 和 V 型-NP 等，是脊椎动物体内用于调节循环系统的容量和渗透压的一大类物质。从原始圆口纲脊椎动物到高级的灵长类动物体内都可以找到利钠肽，其中最原始的一类利钠肽——C 型-NP 可能已经存在了上亿年，越高级的物种在体内所能找到利钠肽家族种类就越多。

当然，临床医生最关心的是 B 型利钠肽（brain natriuretic peptide，BNP）。1988 年，日本学者 Tetsuji Sudoh 首次从猪脑内分离得到一种具有强力的利钠、利尿、扩血管和降压作用的多肽，因为是从猪脑中分离的所以命名为脑钠肽。这个发现随即在 *Nature* 杂志上发表。1991 年 Mukoyama 等发现实际上很多脏器都可以分泌 BNP，而主要是由心室分泌。在随后的 10 年当中 BNP 一直都是生物学界研究的热点，所以名称繁多，不但叫脑钠肽，也可以叫脑钠素、脑利尿钠肽、脑利钠肽、B 型钠利尿肽、B 型钠尿肽、B 型促尿钠排泄肽、B 钠尿肽，但最正规的命名应该是——B 型利钠肽。

BNP 存在于心室隔膜颗粒中，其分泌有赖于心室的容积扩张和压力负荷增加。当心肌细胞受到牵拉刺激后，首先分泌B型利钠肽原前体（precursor pro-B-type natriuretic peptide，pre-proBNP），随后形成B型利钠肽原（pro-B-type natriuretic peptide，proBNP），proBNP在内切酶的作用下裂解为有利钠、利尿、扩血管等生物活性的BNP和无生物活性的N末端B型利钠肽原（N-terminal pro-B-type natriuretic peptide，NT-proBNP）（图5-2-1）。BNP主要在大血管等部位降解，而NT-proBNP主要经肾脏排泄。因此测定血压中的BNP或者NT-proBNP水平可以对心衰进行诊断和评估。

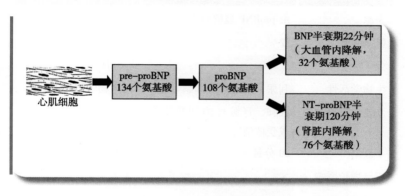

图5-2-1　BNP生成及代谢示意图

pre-proBNP：B型利钠肽原前体；proBNP：B型利钠肽原；

BNP：B型利钠肽；NT-proBNP：N末端B型利钠肽原

2000年11月美国Biosite公司BNP检测方法得到美国FDA的批准并申请专利，Biosite的专利保护得很好，因此2000-2005年BNP的检测意义得到几乎所有大型随机对照试验的认可。最早在2001年ESC心衰指南继而在美国2005年美国心脏病协会/美国心脏学会（ACC/AHA）心衰指南，直至目前欧美最新版本心衰指南都推荐将血BNP水平测定作为心衰的诊断和预后指标。

2002年11月罗氏公司NT-proBNP得到美国FDA的批准并上

市，2005 年之后，基于众多 RCT 研究的证据欧美各版心衰指南开始推荐 NT- proBNP 水平测定作为心衰的诊断和预后指标。

BNP 和 NT- proBNP 的比较

BNP 和 NT- proBNP 是由 proBNP 等摩尔裂解而来，二者生物学特点对比（表 5-2-1）。

表 5-2-1   BNP 和 NT- proBNP 的比较

	BNP	NT- proBNP
来源	由 proBNP 裂解而来	由 proBNP 裂解而来
氨基酸数量	32	76
分子量	3.5kD	8.5kD
生物学活性	利尿、扩血管、抑制 RASS	无生物学作用
主要清除机制	在肺、肾脏经内切酶降解或受体清除	经肾脏排出
半衰期	20 分钟	120 分钟
年龄增长影响	+	+ + + +
受肾功能影响	+	+ + + +
受性别、体重等影响	+	+ +
体内浓度	低	高
体外稳定性	差，常温保存半天	好，常温可保存 7 天
对试管要求	需抗凝剂，非硅化玻璃试管	无要求

注：BNP：B 型利钠肽；NT- proBNP：N 末端 B 型利钠肽原

站在不同立场就会有不同的观点，站在不同角度就有不同的解读。优点有时候从另外一个角度看可以变成缺点。更长的半衰期似乎有更长的检测窗口，不容易漏诊心衰，但是却不能及时快速地判定心衰治疗效果和目前真实的心衰病情，这二者在心衰诊疗中哪一个更重要显而易见。而就目前免疫检测水平而言，二者血液内浓度差别早已不是问题。含抗凝剂的非硅化玻璃试管也不会增加很多检验成本。常温半天稳定存放已足够满足临床检验要求，似乎看不出稳定保存 1 周有什么临床价值，我们也不可能等上一周再看检查结果。在 BNP 和 NT-proBNP 众多不同点中只有受肾功能影响是无法解决的，这一点在下文会详细提及。当然无论是 BNP 还是 NT-proBNP 在心衰中应用都是对临床了不起的贡献。

BNP/NT-proBNP 与急性心衰

BNP/NT-proBNP 指标在心衰的诊断和鉴别诊断中有重要价值。总体上说 BNP/NT-proBNP 指标在急性心衰中的临床价值要大于慢性心衰；在急性心衰中排除截点的可靠程度要大于诊断截点的可靠程度。

（1）BNP/NT-proBNP 在急性心衰中的排除截点：目前在急性心衰中 BNP/NT-proBNP 采用排除截点和诊断截点的双截点诊断策略，其排除截点比诊断截点更为可靠。BNP 的排除截点为 <100pg/ml，NT-proBNPP 的排除截点为 <300pg/ml，即如果 BNP/NT-proBNP 小于排除截点，其急性心衰的可能性是很小的。

（2）BNP/NT-proBNP 在急性心衰中的诊断截点：BNP 的诊断截点为 ≥300pg/ml，NT-proBNP 的诊断截点为 ≥450pg/ml（<50 岁）、≥900pg/ml（50~75 岁）、≥1800pg/ml（>75 岁），在急性左心衰的诊断中对于 BNP/NT-proBNP 诊断截点应更注意结合临床表现和其他实验室检查综合征判定。

（3）为什么 NT-proBNP 诊断截点设定年龄分层：NT-proBNP 受很多因素影响，包括性别、体重、年龄、肾功能等因素。正常健康女性 NT-proBNP 要明显高于健康男性，肥胖人群

NT-proBNP 水平要低于非肥胖人群，而年龄和肾功能对 NT-proBNP影响就更大。实际上早期 NT-proBNP 的诊断指标确实并没有设定年龄分层。2008 年 ICON 研究结果发表，这个研究纳入多中心 1256 例疑似急性心衰患者，绘制 NT-proBNP 指标诊断急性心衰的 ROC 曲线，找出整体人群（不考虑年龄差别）最佳截点的 cutoff 值：1243ng/L。ICON 研究另一个亮点是考虑到 3 个年龄段 NT-proBNP 指标可能会有异质性（在此之前，原作者已经做过相似的划分为两个年龄段的 PRIDE 研究），做了拆分，画了三个 ROC 曲线，取了三个不同 cutoff 值（图5-2-2），也就是我们现在所熟悉的对于年龄 <50 岁患者诊断截点为 450ng/L，

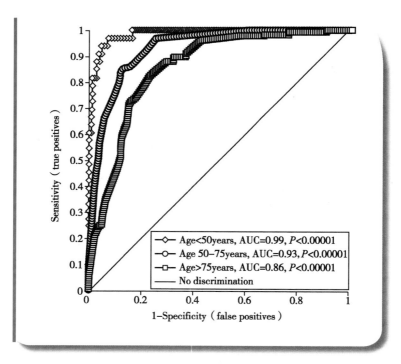

图 5-2-2　ICON 研究三个年龄层 NT-proBNP 诊断急性心衰 ROC 曲线图

对于 50 ~ 75 岁患者诊断截点为 900ng/L，对于 > 75 岁患者诊断截点为 1800ng/L。采用三个年龄分层能在不损失指标整体敏感性和特异性的情况下提高了指标整体准确率（由 79% 提高到 88%），考虑原因是其校正年龄对体重和生理性肾功能下降的影响（NT-proBNP 受肥胖和肾功能两个因素影响）。由于第一次界定 3 个年龄分层的诊断截点，这篇文章受到广泛关注，这一研究结果被随后欧美心衰指南所采纳。

（4）为什么 NT-proBNP 排除截点没有设定年龄分层：理论上既然诊断截点设定了年龄分层，那么排除截点也应该可以设定年龄分层，但实际上因为排除截点阴性预测值已经很高了，所以在进行年龄分层意义并不是很大，也没有这方面的循证研究数据。

（5）为什么 NT-proBNP 诊断截点只设置三个年龄分层：年龄是个线性增长过程，是一个连续性数据资料，人为设定三个年龄分层，同时这三个年龄分层截点值差异很大，确实有不合理的地方。举个简单例子，一例 75 岁患者如果 NT-proBNP 1600pg/ml，还不到诊断截点 1800pg/ml，但是随后想起来他记错了，今年他才 74 岁，那么指标已经远远超过 900pg/ml 的诊断截点。这个问题临床医生确实要考虑到，也确实会碰到。其实很多研究也在致力于年龄和 NT-proBNP 年龄校正公式的研究，但结果并不理想，也没有在临床广泛推广使用。应该认识到这个分层只是基于循证学证据较充足的 ICON 研究所做出的推荐，总体上采用年龄分层比不采用年龄分层诊断正确率要高，这一点是肯定的，同时尚没有被公认的 NT-proBNP 年龄校正公式，即使有临床上执行起来也比较繁琐。个人认为在临床实践中可以在三个年龄分层的框架下灵活变通进行判断，如果死板执行就会出现上述的矛盾现象。

（6）对于介于诊断截点和排除截点的灰色地带如何处理：首先按龄分层的 NT-proBNP 诊断截点较既往不考虑年龄分层

NT-proBNP 的诊断截点（1243pg/ml）已经大大减少了灰区值出现的可能。总体而言仍有 20% 左右的人群可能落到这个灰区值范围。许多心衰以外的疾病（如心肌缺血、房颤、感染/炎症性肺部疾病、癌症和其他导致右心室压力升高的心脏病包括肺动脉高压或肺栓塞）都可能是检测值处于"灰区"的原因。在急性心衰引发的呼吸困难中，灰区值更多见于症状较轻的心衰（NYHA Ⅱ 级）、舒张性心衰，以及体质指数增高者。对 NT-proBNP 处于灰区者，应当结合传统的临床指标，如有无咳嗽、是否已经接受利尿剂治疗、有无夜间阵发性呼吸困难、颈静脉怒张、既往心衰史等综合判定。

BNP/NT-proBNP 与慢性心衰

BNP/NT-proBNP 指标在慢性心衰诊断和预后的评估上有一定价值。

（1）BNP/NT-proBNP 在慢性心衰中的排除截点：在慢性心衰中 BNP/NT-proBNP 同样采用排除截点和诊断截点的双截点诊断策略。BNP 的排除截点为 <35pg/ml，NT-proBNPP 的排除截点为 <125pg/ml，即如果 BNP/NT-proBNP 小于排除截点，其慢性心衰的可能性是很小的。

（2）BNP/NT-proBNP 在慢性心衰中的诊断截点：诊断慢性心衰的 BNP/NT-proBNP 截点难以确定，这是因为慢性心衰患者的 BNP/NT-proBNP 水平总体低于急性心衰，需要做出的鉴别诊断较多，包括各种可以伴有 BNP/NT-proBNP 不同程度增高的非心衰疾病，如慢性肺部疾病、肺动脉高压、高血压、房颤等。临床应结合病史、临床表现和其他检查手段的结果进行分析，以进一步提高诊断的准确性。

（3）BNP/NT-proBNP 对慢性心衰预后评估作用：BNP/NT-proBNP 是心衰患者死亡率和再次入院的独立危险因素。患者入院即检测 BNP/NT-proBNP，有助于远期风险的评估。任

何时间单次测定的 BNP/NT- proBNP 均有助于危险分层。重复
测定会提供更多的预后信息。BNP/NT- proBNP 的预后判断价
值通常优于其他生物标记物，如内皮素、肾上腺髓质素、肿瘤
坏死因子 α、C- 反应蛋白等。

（4）BNP/NT- proBNP 与 NYHA 心功能分级：慢性心衰患
者 BNP/NT- proBNP 水平增高的程度与 NYHA 心功能分级和二维
超声左心室射血分数（LVEF）存在相关性：心功能分级越高、
LVEF 越低，BNP/NT- proBNP 增高越显著。但是很多试图将
BNP/NT- proBNP 值与 NYHA 心功能分级及 LVEF 具体数值相对
应的研究最终结果均不一致，甚至相互矛盾。2012 年 ESC 心衰
指南认为 6 分钟步行试验、运动平板试验、NYHA 心功能分级
所代表运动能力其核心是峰值氧耗量，和 LVEF、BNP 等所代表
静息血流动力学测量指标之间的相关性较差；另一方面，制定于
1928 年 NYHA 心功能分级虽然在临床上广为使用，但其判定标准
受主观因素影响明显，同时Ⅱ/Ⅲ级界定标准较为模糊也进一步造
成它与 BNP/NT- proBNP 值之间对应关系较差；最后 BNP/NT-
proBNP 尤其是 NT- proBNP 受到影响因素较多，所以在临床上很难
制定其与 NYHA 心功能分级相对应的数值范围。

从 BNP/NT- proBNP 在急慢性心衰中的诊断流程图，可以
看到如果顺着灰色诊断路径可以省去 2 处做超声心动图费用，
确实这可是当年推广 BNP/NT- proBN 的一个重要原因，据国外
相关统计，采用 BNP/NT- proBNP 协助心衰的诊断确实降低了
临床的诊疗费用（图5-2-3）。

BNP/NT- proBNP 与射血分数保留的心衰

射血分数保留的心衰既往也称为舒张性心衰，是指一组
具有心衰的症状或体征、左心室射血分数正常而以心室舒张
功能障碍、顺应性减退、僵硬度增高为特点的临床综合征。
超声心动图检查是舒张性心衰重要的诊断依据，而近年

BNP/NT-proBNP 检查已经成为舒张性心衰的重要的辅助诊断依据,在诊断依据不足的情况下,检测 BNP/NT-proBNP 的水平有助于舒张性心衰的诊断。如果患者有心衰的症状或体征,同时 EF > 50% 且左室舒张末期容积指数 < 97ml/m², 在此前提下如果 BNP > 200pg/ml 或 NT-proBNP > 220pg/ml 并合并有 E/E' < 8、E/A < 1、左房扩大、左室肥厚、肺静脉血流频谱。

　　S/D增高、房颤中的任意一项,可考虑舒张性心衰(图 5-2-4)。

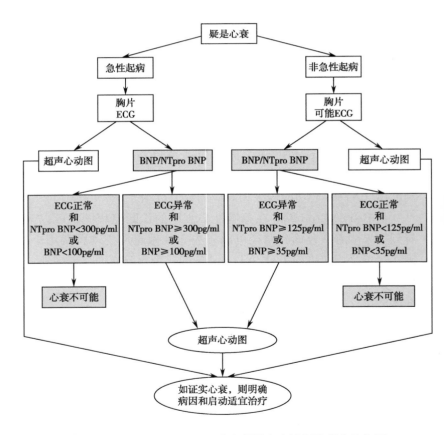

图 5-2-3　BNP/NT-proBNP 在急慢性心衰诊断流程中的作用

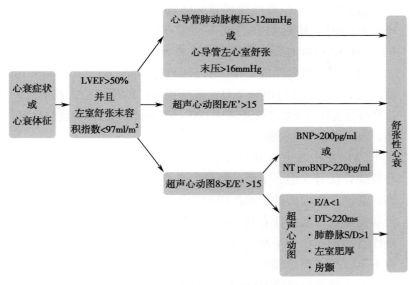

图 5-2-4 射血分数保留性心衰（舒张性心衰）诊断流程

BNP/NT- proBNP 与冠心病

冠心病心肌缺血可引起 BNP/NT- proBNP 升高，主要的机制有心肌缺血缺氧使心室舒缩功能障碍引起心肌牵拉，而心肌缺血缺氧本身也能刺激 BNP/NT- proBNP 的产生，其他因素还包括心率增快、血管收缩、抗利尿作用、心肌肥厚和细胞增生等。因此急性冠脉综合征（ACS）和慢性稳定型冠心病都会不同程度引起 BNP/NT- proBNP 的升高。对于 ACS 其主要临床意义在于协助 ACS 引起心衰的诊断，而对于慢性稳定性冠心病其主要临床意义在于预测远期死亡风险。

BNP/NT- proBNP 与肾功能不全

对于 BNP /NT- proBNP 与肾功能不全认识的缺失常常导致 NT- proBNP 在临床上的误读误判。NT- proBNP 主要在肾脏清除，而 BNP 主要在外周循环清除，部分在肾脏清除，肾功能不全对这两个指标均会造成不同程度的影响，在应用 BNP/NT- proBNP 指标时要注意以下几个方面的问题。

（1）在慢性肾功能不全中基于 GFR 指标与 BNP/NT- proBNP 值之间的研究未能得出一个可为临床所采纳的校正公式或截点，这使得在慢性肾功能不全患者中 BNP/NT- proBNP 指标解读较为困难，因此临床参考价值下降。

（2）在临床中心衰与肾衰通常同时存在，互为因果——心肾综合征分 5 型，Ⅰ 型：急性心功能损伤引起急性肾功能损伤；Ⅱ 型：慢性心功能损伤引起慢性肾功能损伤；Ⅲ 型：急性肾功能损伤引起急性心功能损伤；Ⅳ 型：慢性肾功能损伤引起慢性心功能损伤；Ⅴ 型：急性或慢性全身性疾病所致的心肾功能不全，所以在急慢性心力衰竭的过程中经常伴发肾功能不全，更应该谨慎解读 BNP/NT- proBNP 的临床意义。

（3）尽管 NT- proBNP 设定年龄分层截点校正了随着年龄增长肾功能下降的问题，但并没有考虑到病理性因素如慢性肾小球肾炎、糖尿病、高血压病对肾功能的影响，这些疾病对肾功能的影响是独立于年龄因素之外的，会对 NT- proBNP 产生影响。那么对于病理性肾功能异常 NT- proBNP 采用年龄分层后要不要校正诊断指标？

NT- proBNP 年龄分层的界定来自 ICON 研究，主要统计方法为 ROC 曲线。ROC 曲线要考虑到指标异质性的问题。临床中有些指标异质性较小，比如血钾、血钠正常值，没必要给它划分出不同性别或不同的年龄段，界定标准可以通用。有些指标异质性较大比如甲胎蛋白在儿童和成人正常值，雄激素在男女中正常值，这些指标就不能通用，它们要用各自对应的人群（如儿童、女性）做样本，画出 ROC 曲线界定出诊断界值。NT- proBNP 受肾功能影响较大，所以 NT- proBNP 在正常人群和慢性肾功能不全人群中异质性很大，其诊断心衰的截点要用慢性肾功能不全人群来做，不用整体人群做研究。ICON 研究其实并没有回答这个问题，因为它纳入慢性肾功能不全人群样本量不够，不足以在分出亚组，原作者在文章的讨论部分也认为年龄分层是校正了体重和生理性肾功能下降的影响。有研究表明，GFR 每降低 30ml/min，NT-proBNP 水平增加一倍，如不考虑年龄分层，NT-proBNP 诊断急性心衰最佳诊断截点在CKD Ⅳ 期 为 7767.5ng/L，CKD Ⅴ 期为 11215.2ng/L，要远高于正常人群不考虑年龄分层的诊断界值 1243pg/ml。所以不适宜把 NT-proBNP 年龄分层的三个界值推广到病理肾功能异常病人，尤其是晚期肾衰的病人，这部分病人并不适合用NT-proBNP甚至 BNP 来诊断心衰，最好根据临床表现、体征、二维超声来综合判定心功能。

BNP/NT-proBNP 与心衰治疗药物

慢性心衰药物治疗的基石：β 受体阻滞剂、ACEI/ARB、醛固酮受体拮抗剂，心衰急性发作期治疗药物：强心剂、利尿剂其治疗效果好坏可以直接从 BNP/NT-proBNP 数值的变化进行判断，因此前几年并不特别强调心衰治疗药物对 BNP/NT-proBNP 的影响，因为这种影响即代表了治疗效果。但近年临床心衰治疗药物的研究方向不约而同地转向 BNP，因为 BNP 具有扩血管、利尿的生物活性，不但是一个良好的检验指标，也是一个很有临床前景的治疗药物。目前已经投入临床使用的有两大类药物，第一类是外源性人重组 BNP 制剂如：奈西立肽；第二类是抑制体内 BNP 分解药物如：脑啡肽酶受体抑制剂 （ARNI）/血管紧张素双受体抑制剂沙库巴曲缬沙坦钠，这两类药物在改善心衰的症状和远期死亡率上均取得不错的临床效果，为欧美心衰指南所推荐，已逐渐开始在临床应用，这样就带来一个新的问题，这两类药物会导致血液循环中的 BNP 非生理性增高，导致 BNP 在一定的药物周期内不能客观的反映患者真实的心功能，这种情况下由于 NT-proBNP 基本不受这两类药物的影响，是一个更为可靠的检验指标。

（郑炜平　林开阳　王晓燕）

参考文献

1. NT-proBNP 临床应用中国专家共识小组. NT-proBNP 临床应用中国专家共识. 中国心血管病研究，2011，09（6）：401-408.

2. 中华医学会心血管病学分会，中华心血管病杂志编辑委员会. 中国心力衰竭诊断和治疗指南 2014. 中华心血管病杂志，2014，42（2）：98-122.

3. Yancy CW, Jessup M, Bozkurt B, et al. 2013 ACCF/AHA guideline for the management of heart failure：executive summary：a report of the American College of Cardiology Foundation/American Heart Association Task Force on practice guidelines. Circulation，2013，128（16）：1810-52.

4. McMurray JJ, Adamopoulos S, Anker SD, et al. ESC Guidelines for the diagnosis and treatment of acute and chronic heart failure 2012：The Task Force for the Diagnosis and Treatment of Acute and Chronic Heart Failure 2012 of the European Society of Cardiology. Developed in collaboration with the Heart Failure Association（HFA）of the ESC. Eur Heart J，2012，33（14）：1787-847.

5. Januzzi JL, Richards M. An International consensus statement regarding Amino-Terminal Pro-B type natriuretic peptide testing：the international NT-proBNP Consensus Panel. Am J Cardiol，2008，101（3A）：1A-94A.

6. Jafri L, Kashif W, Tai J, et al. B-type natriuretic peptide versus amino terminal pro-B type natriuretic peptide：selecting the optimal heart failure marker in patients with impaired kidney function BMC Nephrol，2013，14：117.

7. 孙振球，徐勇勇. 医学统计学. 第 3 版. 北京：人民卫生出版社. 2010：574.

8. Januzzi JL, van Kimmenade R, Lainchbury J, et al. NT-proBNP testing for diagnosis and short-term prognosis in acute destabilized heart failure：an international pooled analysis of 1256 patients：the International Collaborative of NT-proBNP Study Eur Heart J，2006，27（3）：330-337.

9. Januzzi JL Jr, Camargo CA, Anwaruddin S, et al. The N-terminal Pro-BNP investigation of dyspnea in the emergency department (PRIDE) study. Am J Cardiol, 2005, 95 (8): 948-954.

10. deFilippi CR, Seliger SL, Maynard S, et al. Impact of renal disease on natriuretic peptide testing for diagnosing decompensated heart failure and predicting mortality Clin Chem, 2007, 53 (8): 1511-1519.

3　肌酸激酶与肌酸激酶同工酶的临床解读

20 世纪 90 年代前，肌钙蛋白还未广泛在临床应用，血清心肌酶谱是诊断心肌损伤的一类重要指标，包括肌酸激酶（CK）及肌酸激酶同工酶 MB（CKMB）、乳酸脱氢酶（LDH）及同工酶、天门冬氨酸氨基转移酶（AST）和 α-羟丁酸脱氢酶（α-HBDH）。目前这些指标已整合到生化全套检查中，其中 CKMB 在临床诊断中的敏感性和特异性最高，直至目前仍然可作为心肌损害的重要的诊断指标。

CK 能可逆地催化肌酸和三磷酸腺苷（ATP）生成磷酸肌酸和二磷酸腺苷（ADP）。磷酸肌酸可以进入细胞液中，参与供能，比如注射用磷酸肌酸钠就是心内科常用一种改善心肌细胞代谢的辅助药物。CK 广泛存在于集体组织，至少有 3 种主要的同工酶：CKMM、CKMB、CKBB。CKMM 主要存在于骨骼肌细胞中；CKMB 主要存在于心肌肌细胞中；CKBB 主要存在于脑组织中。心肌细胞损伤主要以 CKMB 增高为主，总 CK 也会随之增高。一般情况下 CKMB 在心肌损伤 4~6 小时即可出现增高，24 小时达峰，48~72 小时恢复正常，若未恢复，表明梗死持续发展。解读 CKMB 应当注意以下几种情况。

药物原因

他汀是最常见的引起 CKMB 升高的药物，主要与他汀肌溶解有关，故 CK 升高水平更为明显。除此之外，某些麻醉药、镇静催眠类药物、乙醇、秋水仙碱等药物均可引起 CK 和 CKMB 增高。

运动影响

一般生化检查要求检查者前两天尽可能避免剧烈的运动和锻炼，尤其平常比较少参加锻炼的检查者，即便检查前不很剧烈的活动也可能会引起 CK 明显升高，同时伴有 CKMB 不同程度的增高。

发热

发热尤其是高热可以引起肌肉损伤，所以对于感染发热患者，如果 CK 轻度升高并不用特别处理。

手术或挤压创伤

手术或挤压创伤导致肌肉损伤这个较容易理解，但有时手术 1~2 个月 CK 仍然会不同程度增高，这种患者如果因其他原因再次入院，如没有仔细询问患者近期手术史，往往会因不清楚 CK 或 CKMB 增高的原因而进行很多不必要的检查。

年龄因素

14 岁以下儿童的 CK-MB 无论是绝对活性或相对活性，一般要比成人高出 2~3 倍，由于不同年龄 CKMB 正常值范围不同，建议有怀疑心肌炎的儿童，以肌钙蛋白作为主要血清学参考指标。另外，妊娠 3 个月左右 CK 和 CKMB 水平也明显高于正常人。

其他系统疾病

肿瘤、脑部疾病、甲状腺功能减退、多发性肌炎、横纹肌溶解症、低钾血症等病变也会引起 CK 和 CKMB 增高，其中肿瘤、脑部疾病可引起 CKBB 增高，但由于 CKBB 不直接检测，这部分数值被计算入 CKMB 而导致其假性增高。

实验室检查方法

了解 CK 和 CKMB 的实验室检查方法有助于理解和分析这两个指标增高的原因。CK 是由 B、M 两种不同亚基组成的二聚体，所以可以组成 3 种工酶：CKMM、CKMB、CKBB。即总 CK 水平 =（CKM + CKM）+（CKM + CKB）+（CKB + CKB）。理论上 CKMB 的活性是不可能大于 CK 活性的。但 CK 活性的测定主要采用免疫散射速率比浊法，而 CKMB 活性常用免疫抑制法，是两种不同的检测方法。免疫抑制法的原理：①封闭血清中所有 CKM 活性，只检测 CKB 的活性；②由于 CKBB 在体内含量很少，忽略 CKBB，认为所有检测到的 CKB 活性均来自于 CKMB；③由于 CKMB 活性包含 CKM 和 CKB 两个亚基活性，因此把测得 CKB 活性乘以 2 即代表 CKMB 活性。从上面这三个步骤可以看出，这个方法有个明显缺陷，如因为脑部疾患或肿瘤等原因引起 CKBB 增高，就会出现计算得出的 CKMB 活性会大于总 CK 的活性。但从 CK 水平 =（CKM + CKM）+（CKM + CKB）+（CKB + CKB）公式可以看出无论 CKBB 怎么增高，免疫抑制法间接计算出 CKMB 活性都不会高于 CK 总活性的两倍。如果超出两倍，说明检测 CK 的比浊法和检测 CKMB 的免疫抑制法对应关系不好。

CKMB 与 CK 比值在诊断中的意义

CKMB 免疫抑制法的正常值 0～30U/L，CK 比浊法正常值 20～200U/L。如 CKMB/CK 比值在 4%～30%，CKMB 增高考虑心肌受损可能性大；如比值 < 4%，CKMB 增高考虑骨骼肌

损伤引起；如果 >30%，CKMB 增高很可能是 CKBB 异常增高导致 CKMB 推算出错，此时应考虑肿瘤或脑部疾病引起，也可能是实验室干扰引起，如血脂过高引起比浊法不准确或巨CK 血症 M 亚基不能完全被封闭引起。

（姜 峰 阮景明）

参考文献

1. 苏汉文，李栋，李艳，等. 急性心肌梗死血清标志物——肌酸激酶和肌酸激酶同工酶及谷草转氨酶等临床应用的比较. 中华老年心脑血管病杂志，2004. 6（6）：417-417.

2. 蒋国平，严建平，罗汝斌，等. 多发伤患者肌酸激酶同工酶与心肌肌钙蛋白 I 分离现象研究. 中华创伤杂志，2006. 22（5）：387-389.

3. 赵书弘，武连华. 急性一氧化碳中毒大鼠血肌酸激酶同工酶 BB 的变化及治疗. 中华检验医学杂志，2000. 23（4）：220-222.

4. 李怀远，蒋黎敏，郑建新，等. 肌钙蛋白 I 和肌酸激酶同工酶儿童参考区间的建立. 中华检验医学杂志，2012. 35（12）：1142-1145.

5. 中华医学会心血管病学分会，中华心血管病杂志编辑委员会. 非 ST 段抬高急性冠状动脉综合征诊断和治疗指南. 中华心血管病杂志，2012，40（5）：353-367.

6. O'Gara PT, Kushner FG, Ascheim DD, et al. 2013 ACCF/AHA guideline for the management of ST-elevation myocardial infarction: a report of the American College of Cardiology Foundation/American Heart Association Task Force on Practice Guidelines. Circulation, 2013, 127（4）：e362-425.

7. 中华医学会心血管病学分会，中华心血管病杂志编辑委员会. 急性 ST 段抬高型心肌梗死诊断和治疗指南. 中华心血管病杂志，2015，43（5）：380-393.

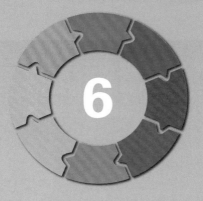

6

心内科其他常用
检查项目的临床解读

1 动态心电图的临床解读

1961 年 N·J·Holter 在 *Science* 杂志发表了"心脏研究的新方法",标志着动态心电图真正问世。动态心电图是 20 世纪生命科学中重要的发明之一,人们为了纪念他将该检查称为 Holter 检查,N·J·Holter 也被称为"动态心电图之父"。日常活动随身携带记录仪便可长时间(>24 小时)、实时、连续记录心电图,尔后由回放系统分析进行诊断继而指导临床,克服了常规心电图只能短时间记录静止状态下心动周期、信息量少、不易捕捉一过性缺血或心律失常的缺点。因此动态心电图不仅可用于心律失常定性和定量的分析,而且可为临床缺血性心脏病的诊断提供可靠的依据,也可以对更为复杂的 RR 间期和晚电位、QT 离散度、QRS-T 形态进行分析。

动态心电图主要临床应用

1988 年 ACC/AHA 起草了第一个《动态心电图指南》,1999 年对该指南进行了大幅度修订,2001 年该工作组制定和发表了《心电图和动态心电图的临床能力声明》,对动态心电图(ambulatory electrocardiography,AECG)监测的适应证、阅读动态心电图所必需的最基本的医学知识、技术知识、培训和保持这种能力的要求作了更明确地阐述,目前 ACC/AHA 指南最完善、最具影响。本章节结合指南做出简要概括。

心律失常的检出、程度判定以及治疗效果的评定

(1)心律失常的检出:AECG 最广泛的应用之一是确定患者的短暂症状与心律失常的关系,作为症状与心律失常是否相关的初步判断。一些症状通常是由一过性心律失常造成的,指南强调:"原因不明"或"无法解释"的晕厥、先兆晕厥、头

晕、心悸患者列为Ⅰ类适应证；不能用其他原因解释的气短、胸痛或乏力，可疑一过性房颤或房扑发生神经系统事件的，已鉴别出其原因并非心律失常导致的晕厥、先兆晕厥、头晕或心悸等症状，治疗病因后症状仍持续存在者，列为Ⅱ类适应证。AECG检查结果可能有4种：①患者出现典型症状的同时存在导致此种症状的心律失常。这一发现最为有用，并对治疗有指导意义。②有症状但AECG没有发现心律失常。这一发现同样有用，因为它证明症状与心律失常无关。③AECG有心律失常存在，但患者一直没有症状。这种结果仅有不可靠的价值。④监测过程中无症状，同时也未记录到心律失常，这种结果没有价值。

（2）心律失常程度的评定：对已知心律失常如室性期前收缩、房性期前收缩、房颤、房扑、室上速、室速发作频率如何，起源位置判定，预激综合征是否引起室上速发作，房颤是否引起有治疗指征长RR间歇，这些也是动态心电图检查重要内容。

（3）心律失常疗效的评定：对已知心律失常进行抗心律失常药物治疗效果的判定，及该治疗中是否引发其他心律失常，从而有利于及时调整治疗方案。AECG评估抗心律失常治疗的适应证如下：Ⅰ类：评估个体对抗心律失常药物的反应，其心律失常的基线特点是可重复，并且频发的程度应足以进行分析。Ⅱa类：高危患者中检测抗心律失常药物的致心律失常作用。Ⅱb类：评价房颤心室率控制，门诊判定治疗期间反复发生的有症状或无症状的非持续性心律失常。

心肌缺血判定和治疗效果评定

AECG对心肌缺血的监测有一定的局限性，但是近年来对ST段变化的检测方法已有很大改进，12导联同步可以检测更广泛的心壁供血情况，分析判定ST段下降形态及幅度，记录并计算 ST 段下移阵次、总时间及总面积，并且可排除睡眠呼吸暂停综合征发生时心率过快及体位改变所造成的假阳性改变，使 AECG 诊断心肌缺血成为可能，但仍不能作为诊断心肌缺血的首选方法，AECG 对一过性 ST 段改变的解释仍有争议。对于不能做运动试验者，在休息或情绪激动时有心脏症状者以及怀疑有心绞痛者，AECG 是最简便的无创诊断方法。AECG 是发现无痛性心肌缺血最重要的手段，但无痛性心肌缺血的诊断，须在确诊为冠心病的前提下，AECG 记录到 ST 段异常改变而无胸痛症状时才能成立。指南对于 AECG 监测心肌缺血为 I 类适应证推荐；怀疑变异性心绞痛患者为 IIa 类推荐；无法运动的胸痛患者、无法运动的血管外科患者进行术前评估、已知 CAD 和不典型胸痛综合征患者为 IIb 类推荐。

器质性心脏病综合评定和预后判定

对扩张型心肌病、限制型心肌病、致心律失常右室心肌病、心肌炎等疾病行动态心电图检查有利于对病情综合评定和预后评估。器质性心脏病无心律失常症状患者中用 AECG 检出心律失常，评估远期心脏事件风险的适应证中为 I 类适应证推荐；心肌梗死后左室功能不全的患者（EF≤40%）、慢性心衰患者、特发性肥厚型心肌病患者列为 IIb 类适应证。心肌梗死后存活者头一年内猝死的风险发生率最高，复杂的室性心律失常是发生心脏性猝死的独立预测指标，主要原因是室性心动过速和心室颤动，因此出院前应该完成 AECG 监测。梗死后出现频繁室性期前收缩（≥10 次/小时）和严重室性心律失常（如频发室性期前收缩、多形性室性期前收缩、室性心动过速）者死亡率较高。在大多数研究中，单纯室性心律失常的阳性预测价值较低，同时伴左室功能降低，敏感性增加。高危的室性心律失常可见于冠心病、二尖瓣脱垂、先天性心脏病术后、心力衰竭及长 QT 综合征等，行 AECG 检查，可对病情和预后做出有价值的估计。

评定心脏病患者日常生活能力

日常活动、劳累、健身活动、情绪激动等，可能会诱发心脏病患者出现心肌缺血和（或）心律失常，AECG 可对其进行检测和评价，以正确指导患者的日常活动、运动方式及运动量和情绪活动，给予适当的预防性治疗。

起搏器和植入型心律转复除颤器（implantable cardio-verter defibrillator，ICD）功能评定

动态心电图检测能在患者自然生活状况下，连续记录患者自身及起搏的心电信号，获得起搏器工作状况、故障情况及引起心律失常的详实信息，对评估起搏器或 ICD 的功能，是否存在起搏器介导的心律失常，以及帮助改进参数设定（如频率适应和自动模式转换）提供重要依据。目前，AECG 仍是调整起搏器功能的有效辅助工具，包括确保设定的心动过速检出心率与日常活动所能达到的最大心率是否重叠。

AECG 评估起搏器和 ICD 功能的适应证如下：Ⅰ类：①通过评价频繁发生的心悸、晕厥或先兆晕厥等症状来评估设备的功能，以除外肌电抑制和起搏器诱导的心动过速，并且帮助设定改进参数如频率适应和自动模式转换等。②在设备问询未能确定诊断时评估可疑的部件失灵或功能障碍。③评估频繁接受 ICD 治疗的患者对辅助药物治疗的反应。Ⅱb 类：①作为对连续遥测的替代或辅助方法，评估起搏器或 ICD 植入后即刻的术后起搏器功能。②评估 ICD 患者室上性心动过速发作时的心率。

流行病学调查

AECG 可作为一种简单可靠的方法用于研究特定人群中某

些药物对心电图的影响。但不宜用于对无任何心脏病征象的正常人去发现心律失常或无症状性心肌缺血的常规检查方法，亦不宜用作人群中某些疾病的初次筛选以及了解某些疾病发病率为目的的大面积人群普查。

动态心电图的诊断标准

常见心律失常的诊断标准

（1）室性期前收缩：室性期前收缩是最常见的室性心律失常，也是动态心电图主要检查和报告的指标之一。室性期前收缩超过 6 次/分、30 次/小时，或 720 次/天可考虑频发室性期前收缩，频发室性期前收缩是否需要治疗，目前没有一个统一标准，因为室性期前收缩的数目不是需不需要治疗的唯一条件。1971 年一项研究依据危险程度将室性期前收缩分为 Lown 6 级：①0 级：无室性期前收缩；②1 级：偶发、单个出现室性期前收缩 < 30 个/小时；③2 级：频发、单个出现室性期前收缩 ≥720 次/天或 ≥30 个/小时；④3 级：多源、多形性室性期前收缩；⑤4a 级：连发成对的室性期前收缩；⑥4bB 级：室性期前收缩连续 3 个以上；⑦5 级：R on T 现象。但是这个分级标准仅适用于心肌梗死后室性期前收缩的分级，另外多项研究也表明这个分级标准和心肌梗死主要临床终点事件并没有很明确的相关性。研究提示室性期前收缩 > 10000 次/天可能引起心室重塑，影响射血分数，加重心衰，可以积极考虑治疗。室性期前收缩治疗效果评定标准：室性期前收缩次数较治疗前减少 75% 以上为显效；室性期前收缩次数较治疗前减少 50% 以上为有效；室性期前收缩次数较治疗前减少 50% 以下、无变化或加重为无效。室性期前收缩、室速的定位目前采用 12 导联同步的动态心电图，与普通心电图相似，可以初步对室性期前收缩起源进行定位。

（2）窦房结功能不全诊断标准：AECG 检查因其自然，且记录时程较长，心电现象暴露较为充分，成为病态窦房结综合征重要检查。阿托品试验、固有心率和窦房结恢复时间仅作为诊断参考，不作为排除或诊断标准。基于 AECG 检查，病态窦房结综合征的表现：①窦性停搏：出现 >2 秒的停搏，如清醒时出现 >3 秒窦性停搏，睡眠时出现 >5 秒窦性停搏则更有诊断意义；②窦内阻滞：可分为一、二、三度。但只有二度窦房传导阻滞可经体表心电图诊断；二度Ⅰ型表现为 PP 间期逐渐缩短，直至一个 P 波脱落出现一个长间歇，较长的 PP 间期短于最短 PP 间期 2 倍；二度Ⅱ型则表现为窦性激动突然不能下传，长间歇是窦性周期长度的倍数，临床以后者为多见；③持续窦性心动过缓：总心率 <70 000 次/分，平均心率 <50 次/分；④慢快综合征："慢"表现为窦性心动过缓、窦房传导阻滞、窦性停搏、交界性逸搏心律等，"快"则表现为房颤、房扑、房速、室上性心动过速等，以阵发性房颤最多见，心动过速多在心动过缓的基础上发生；⑤窦房结变时功能不全：心率不能随机体代谢需要的增加而增加，常常表现为活动后心率不能升至 90 次/分，阿托品试验阳性；⑥双结病变：除窦房结功能障碍之外还存在不同程度房室传导阻滞。

（3）房颤：AECG 对于房颤诊断、治疗、预后评价均有十分重要的作用，对于房颤平均心率的测定更为客观可靠，房颤平均心率对房颤药物治疗、介入治疗、和起搏器植入指征都有重要的参考价值。平均心率 110 次/分，需要药物控制心率，平均心率不足 50 次/分则要评估是否存在房室传导阻滞及是否需要安置起搏器。快慢综合征：各种房性快速性心律失常（多见于阵发性房颤）终止后出现一过性窦房结功能抑制，表现为头晕、胸闷、黑蒙，严重时出现晕厥症状。研究表明快慢综合征患者虽存在窦房结功能一过性抑制，经射频消融治愈房颤后窦房结功能多无明显障碍。AECG 有助于检出和评价阵发性房颤患者终止后窦房结功能抑制状态。对于偶发清醒时 RR

间期不超过 3 秒、睡眠时不超过 5 秒，且无明显黑蒙、晕厥患者一般不必要植入起搏器，尤其是有条件行房颤消融治疗的患者。对于 AECG 反复检出清醒时 RR 间期超过 3 秒、睡眠时超过 5 秒且患者反复出现晕厥症状，无条件或不愿意房颤消融治疗时应考虑安置起搏器。房颤长 RR 间歇目前无统一诊断标准，多数学者认为 RR 间期 > 1.5 秒，有学者建议为 2 秒或 2.5 秒。房颤长 RR 间歇原因主要有房颤隐匿性传导、迷走神经张力增高、药物或电解质影响、房室结传导阻滞，因此要综合判定。房颤长 RR 间歇并不代表都是房室传导阻滞，尤其是偶发于睡眠时的长间歇。在排除药物和电解质原因后，若出现频发长于 2 秒的长 RR 间歇，24 小时平均心率不足 50 次/分，伴长 RR 间歇，房颤复律后窦性心律检出二度房室传导阻滞，提示房颤长 RR 间歇是由于二度房室传导阻滞引起。如频发长 RR 间歇伴黑蒙、晕厥要考虑植入起搏器治疗，AECG 提示持续、缓慢而规律的心室律，则要警惕房颤伴三度传导阻滞，如果心室律为宽 QRS 则可能性更大，考虑房颤伴三度传导阻滞伴逸搏心律，此类患者无论是否有晕厥等均有指征植入起搏器。

心肌缺血的诊断及评价标准

需要注意 AECG 不是诊断冠心病的主要检查方法，其临床诊断价值不如运动平板试验，所以 AECG 工作指南中对于心肌缺血的监测方面无 I 类推荐级别。II 类推荐级别有：怀疑变异性心绞痛（II a），无法接受或不愿意接受运动平板试验诊断冠心病的替代检查方法（II b），已确诊冠心病目前有不典型心绞痛（II b）。

1984 年美国国立心肺血液研究院根据 Deanfield 医师提出 AECG 评价心肌缺血的"三个一"标准或"$1 \times 1 \times 1$"标准。1986 年我国部分心血管专家采用上述标准制定了我国 AECG

诊断心肌缺血的标准：①J 点后 0.08 秒 ST 段与等电位线比较降低≥0.1mV（1.0mm）；如果原先的 ST 段已降低则在此基础上 ST 段进一步降低≥0.1mV（1.0mm）；②ST 段明显移位至少持续 1 分钟；③两次心肌缺血发作时间至少有 1 分钟间隔，在此期间 ST 段回到基线。1999 年 ACC/AHA 的指南建议将"三个一"标准中的发作间隔时间≥1 分钟改为≥5 分钟，这一标准的修改更符合心肌缺血发作时的临床和病理生理过程。由于引起 ST 段偏移的因素很多，发生的比例也比较高，因此在做出心肌缺血诊断和评价时应注意排除其他因素的影响。正常心率时，ST 段下移点（L 点）在 J 点之后 80 毫秒，当心率增快至 120 次/分以上时，L 点应自动变为 J 点后 50 毫秒，并以 ST/HR 的比值消除心率的影响。ST/HR≥1.2μV/（次/分）为异常（ST 段单位为 μV，1.0mm = 100μV，HR 的单位为次/分）。

动态心电图报告诊断指标的要点解读

由于计算机分析系统许多错误的潜在来源非常复杂，在 AECG 判断的技术方面，可能会产生一些错误信息。解读的医生应掌握评价可能发生错误的技术方面的知识，分析时需要了解计算机在识别 QRS 波和分类的计算方法、程序编辑等多方面问题，同时分析者对普通心电图的理论知识也应有较深刻的理解。由于 AECG 装置本身的原因，多种因素会导致心律失常或心肌缺血评价时出现假阳性或假阴性结果，直接与操作装置的技师交流可更好地理解在记录和分析中产生的伪差和错误。

动态心电图对心律失常的分析要点解读

AECG 对心律失常的分析是由计算机来完成的。计算机软件对心律失常的分析有三种模式：全自动分析、带有人机对话功能的自动分析和认证分析。全自动分析，对心律失常的分析完全由计算机软件来完成，操作人不能对分析结果进行干预，存在干扰或伪差、错误较多。人机对话的自动分析功能：计算机软件分析过程中操作人员随时监测显示屏，发现错误可进行纠正，其重要的意义不仅在于纠正分析错误，更重要的是防治有意义的临床医学事件漏检，是目前最准确方便的分析方法。认证式分析：在分析过程中每当遇到一类新的 QRS 波都停下来要求操作人员对此分析结果进行确认，再遇到同一类型的 QRS 波形时，软件就按照操作人员确认的结果进行识别和分类，实现在分析过程中的人机对话功能，达到对心律失常的准确分析。计算机分析心律失常步骤：AECG 信号首先经过预处理以减少干扰的影响，然后对每一个检出的 QRS 波形状进行分类与识别，区分是室性搏动的 QRS 波还是窦性或房性搏动产生的 QRS 波。接着再根据 RR 间期的提前量进行节律分析，以判定期前收缩及其短阵性的异位搏动事件。最后根据 QRS 的形态，结合节律分析和临床医学知识来判定事件属于哪一类医学事件。每一模板的异常心律数量都将制成表格，通过图表形式显示房性和室性心律失常频率的总结数据。AECG 识别心律失常和分类时出现技术性假阳性或假阴性的原因有：①计算机对 QRS 识别和分类计算方法不恰当；②噪声干扰或导联基线漂移或伪差；③记录低电压；④记录器使用不同的磁带驱动器或存储不当；⑤QRS 图形和电压的生理性变异；⑥对先前磁带或记忆存储器消磁或记录清除不完全；⑦分析时技师对 AECG 作了不适当或不正确的分析；⑧AECG 中不正确的时间标记。

在心律失常分析的报告中临床医生首先应该浏览其报告的摘要，即心率的统计：平均心率、最低心率、最高心率、心动过缓次数、最长心动过缓心搏数、最慢心动过缓心率、停搏次数、最长停搏的时间等。室性心律失常事件的统计：室性期前收缩总数、形态数、二联律、短阵、R on T、成对室性期前收缩、室速出现的次数、最长室速心搏数、室性自主心律次数、最长室性自主心律、最短室性自主心律、最长室速心率、1分钟内最多室性期前收缩数、1小时内最多室性期前收缩数。室上性心律失常事件统计：室上早总数、成对室上早的次数、室上速的次数、最长室上速心搏数、室上速最快心率、1分钟内最多室上早数、1小时内最多室上早数。然后再浏览24小时心律失常直方图，直方图包括心率直方图、RR间期直方图、NN间期（指窦性心搏RR间期）直方图、NS间期直方图、NV间期直方图、NN间期比例直方图和NN间期延迟直方图等。最后再结合记录的12导AECG进行综合分析和判断心律失常。

（1）平均心率：成年人正常24小时总心率8万～10万次，儿童10万～14万次左右，平均心率60～90次/分（成人），60～90次/分（儿童）。最快心率和最慢心率：需要注意的是最快心率和最慢心率不是根据24小时中所记录最长或最短的RR间期来计算的，一般是取8秒内的心率平均或根据连续4～8个RR间期计算，所以经常会出现最长RR间歇计算心率不是报告单中最慢心率的情况。正常成年人白天活动时心率可快到170～200次/分，夜间睡眠心率可慢到33～40次/分。

（2）正常情况下可出现的心律失常：正常人以窦性心率为主，可以出现各种心律失常，但频率不高，不出现恶性心律失常：①窦性心律失常：可以出现窦性心动过缓，一般在夜间睡眠时可以出现窦性心动过速，一般在白天活动时，可以出现心律不齐，也可以出现窦性停搏，但多在1.5秒之内，最长不应超过2.5秒；②期前收缩：室上性期前收缩应<100个/天，室性期前收缩应<100个/天，多为单源性，偶有多源或成对，但无R on T、P on T现象；③传导阻滞：不出现二度房室传导阻滞，睡眠时可出现一过性一度或二度Ⅰ型房室传导阻滞；④房性心动过速：成年人发生率为10%，老年人发生率20%，

多由 3 ~ 7 个房性 QRS 波构成，24 小时 < 3 次；⑤偶发房扑、房颤呈短暂发作，自行终止；⑥逸搏：偶尔在窦性心动过缓、期前收缩的代偿间期之后出现，为房性或交界区性逸搏。

（3）心率变异（heart rate variability，HRV）分析：HRV 分析在预测高危心脏病患者的死亡率方面显示了良好的前景，其本质是对窦性心律不齐的程度进行定量分析。心脏交感和迷走神经的平衡反映在每搏心脏周期的变化中，通常可用频谱分析和时域分析两种方法对每一个 RR 间期进行分析。频谱测定收集不同时间间隔（2.5 ~ 15 分钟）的数据，评价 RR 间期的迷走调节，副交感调节主要影响高频（high frequency，HF）组成部分，低频（low frequency，LF）部分受交感和副交感神经系统的共同影响，LF/HF 比是交感-迷走平衡和交感调节的度量标准。时域分析提供了一种简单的方法来确定那些平均 RR 间期和 RR 间期标准差变异减低的患者。1999 年的《动态心电图工作指南》对 HRV 分析做了详细的讲解，并将 HRV 分析作为评估重度糖尿病神经病变和睡眠呼吸暂停综合征的 Ⅰ 类适应证改为了 Ⅲ 类适应证，同时将预测冠心病预后的 Ⅱ 类适应证剔除，指出对冠心病预后的判断主要是观察有无心肌缺血。指南对于无心律失常症状患者测定 HRV 评估远期心脏事件风险的适应证不做推荐。心肌梗死后左室功能不全的患者、CHF 患者、特发性肥厚型心肌病患者为 Ⅱb 类推荐。心率变异性时域分析评价标准：以 24 小时 AECG 连续记录作心率变异性时域分析，主要诊断指标有：24 小时所有正常窦性 RR 间期标准差（SDNN）< 50 毫秒，三角指数（把运用离散标度 7.8 毫秒测得的 RR 间期制成直方图，其高度代表所有 RR 间期的总数得到的几何数据）< 15，提示心率变异性明显降低；S   < 100 毫秒，三角指数 < 20，提示心率变异性轻度降低。 率变异性频域分析评价标准：以 500 次心搏、5 分钟短程记 录或 24 小时 AECG 连续记录作心率变异性频域分析。所有频

带均有功率下降提示心率变异性降低；站立时无低频率成分增加，提示交感神经反应性减弱或压力感受器敏感性降低；频谱总功率下降，低频/高频比值可不变，但低频下降时，此比值可减小，高频下降时，比值可增大；低频中心频率左移。心率变异性降低提示心梗患者发生心脏事件的危险性较大，糖尿病患者合并有糖尿病性自主神经病变且预后不良。HRV 时域分析的指标多用于描述 HRV 整体的大小，不能仔细地分析交感神经和迷走神经各自的活动情况，而 HRV 频谱分析则可以弥补这个缺点，两者结合有助于正确评价患者昼夜的心律变异性和自主神经对心律的影响。

动态心电图对 ST-T 的分析要点解读

（1）详细记录活动日志可提高 AECG 评估心肌缺血的准确性：AECG 记录的是日常生活及活动状态下的心电活动情况，心电图形会随着患者的活动而发生各种各样的变化，对 ST 段改变的影响特别明显。如体位改变，过度换气、运动、进食、排便、吸烟均可影响 ST 段，因此，详细记录活动日志以及提供详细的病史对提高 AECG 评估心肌缺血的准确性有重要意义。ST 段压低和抬高的原因很多，并不仅限于冠心病。可引起 ST 段压低的原因可能有：冠心病心绞痛、心肌病、心肌炎、心室肥厚伴劳损、束支传导阻滞、预激综合征、洋地黄作用、低钾血症、心肌梗死镜影改变、体位改变、过度换气，心动过速等。可引起 ST 段抬高的原因可能有：冠心病心肌梗死、变异型心绞痛、心肌病、心包积液、肺梗死、心肌炎、预激综合征、束支传导阻滞、ST 段压低镜影改变、主动脉夹层、早期复极综合征、Brugada 综合征、急性胰腺炎等。通常用标尺在 PR 段确定等电位点，在 J 点和（或）J 点后 60～80 毫秒来鉴别是否有 ST 段偏移。正常人不应该出现 >1 分钟的超过 0.1mV 的 ST 段水平或下垂型压低。在 12 导联同步动态心电图中 V1- V2 导联抬高幅度不超过 0.2mV（大于 40 岁男性放宽为 0.25mV），其余导联 ST 段抬高不超过 0.1mV。ST 段压低是 AECG 监测缺血时常见的心电图改变，偶尔可以表现为一过性的 ST 段抬高（特别是变异型心绞痛患者和主干近端狭窄的患者），这种改变提示存在透壁心肌缺血。全球心肌梗死统一定义中对 ST 段抬高界定：相邻 2 个导联新发 ST 段抬高：$V_2 \sim V_3$ 导联男性 $\geqslant 0.2mV$（小于 40 岁为 $\geqslant 0.25mV$）、女性 $\geqslant 0.15mV$ 和（或）其他导联 $\geqslant 0.1mV$。对于诊断冠心病心绞痛或心肌梗死，动态心电图上 ST 段的改变特别强调动态改变。如果 ST 段为持续压低或抬高，没有动态改变往往不是冠心病引起。有时 AECG 监测也能发现 T 波方向和形态的变化，但是目前没有证据表明这种改变对心肌缺血有特殊的提示意义。

（2）CM5 导联在 ST-T 的分析中的作用：CM5 导联是检出心肌缺血敏感度最高的单一导联。分析缺血通常需要 2 个导联，CM5 是检出心肌缺血敏感度最高的单一导联（89%），加上 CM3 敏感度增加到 91%，加下壁导联对单纯下壁缺血的检出率更加准确，整体敏感性增加到 94%。大于或等于 0.04s 的 Q 波或明显的基线 ST 段改变的导联不适宜作为 AECG 检测缺血时的选择，选择监控导联的 R 波高度应 $\geqslant 10mm$、窦性心律，基线 ST 段偏移应 $\leqslant 0.1mV$，形态为上斜型，T 波直立。心电图提示左室肥厚、预激综合征、左束支传导阻滞或非特异性室内传导延迟 $\geqslant 0.10$ 秒的患者，不适用 AECG 检测缺血。右束支传导阻滞时可以判断 ST 段偏移，特别是在左胸前导联。地高辛和一些抗抑郁药可能干扰 ST 段并妨碍对 ST 段压低作出正确解释。

（3）心肌缺血总负荷：冠心病患者心肌缺血发作时，仅 25% 的患者伴有胸痛，而 75% 患者发生心肌缺血是无症状的，故有人认为心绞痛是"冰山之巅"，作为总体心肌缺血的一部分表现出来，而大部分心肌缺血被掩盖。AECG 有助于发现无症状的心肌缺血。1986 年 Cohn 最早提出心肌缺血总负荷的概念，指 24 小时内有症状和无症状性心肌缺血发作（ST 段下降幅度≥0.1mV 持续时间≥1 分钟）的总次数和总时间，即 ST 段压低幅度×持续总时间×发作总次数，实际上就是 ST 段趋势曲线图中 ST 段压低的面积，通过计算机可以很容易地计算出来。心肌缺血总负荷概念的提出大大提升了 AECG 诊断和评价心肌缺血的价值，可作为心肌缺血定量评价的指标，充分地反映心肌缺血的程度，对冠心病患者的预后有重要意义。

（4）心肌缺血阈（myocardial ischemia threshold，MIT）：检测 MIT 可以了解心肌缺血时心肌耗氧量水平，研究心肌缺血发生的不同机制，了解冠心病患者发生短暂心肌缺血时的心率水平，是在"心绞痛阈"的基础上衍生出来的心肌缺血阈概念。心绞痛阈是引起患者心绞痛或缺血发作的最小的三数据乘积的值＝心率×平均动脉血压（或收缩压）×心肌收缩射血时间。如果平均动脉压及心脏射血时间的变化不大时，患者发生缺血的阈值可用心率表示。最高心肌缺血阈（highest myocardial ischemic threshold，HMIT）是指同一次 AECG 监测中发生心肌缺血时的最高心率水平；最低心肌缺血阈（lowest myocardial ischemic threshold，LMIT）是指同一次 AECG 监测中发生心肌缺血时的最低心率水平。心肌缺血阈变异 =（HMIT-LMIT）/LMIT×100%。心肌缺血阈变异性在不同患者间变异度较大，此值偏低时提示心肌缺血的发生主要与心肌耗氧量增加相关，相反则提示与冠状动脉张力异常有较大关系，此时用钙通道拮抗剂或硝酸盐类药物可降低冠状动脉张力。

（5）动态心电图对心肌缺血的监测和诊断有一定的局限性。AECG 出现假阳性或假阴性的原因：①ST 段定位的变化；②过度通气；③突然过度运动诱发的 ST 段改变；④血管调整性或 Valsalva 诱导的 ST 段改变；⑤心室内传导异常。为减少假阳性，Voller 等提出采用"3 个 1"标准诊断心肌缺血时应附加补充的排除条件：①ST 段下移前 10 个 R 波的平均幅度高于 ST 段下移最明显时的 R 波幅度的 20% 时，则不考虑 ST 段下移为病理性改变，可能由体位改变所致；②突然发生的 ST 段下斜型下移，可能属伪差或体位所引起；③伴随 PQ 段下移的 ST 段下移，也不考虑病理性改变，常因心动过速所致。

动态心电图对起搏器功能的分析要点解读

临床上起搏器种类繁多，新的功能不断涌现，适应证不断扩大对起搏器功能的检测显得越来越重要，如何及时判断起搏器的功能异常，避免因起搏器植入异常而造成严重后果是临床医生面临的主要问题。而 AECG 所特有的起搏器分析功能使之被广泛运用于对起搏器植入术后功能的检测与评价。AECG 分析起搏器心电图的基本步骤：首先判断起搏器的类型，即判断起搏器是单腔（AAI/VVI）、双腔（DDD）还是三腔（CRT）；其次判断起搏器的基本功能，起搏功能正常或者输出不良，感知功能正常、不足或过度；最后判断起搏器的一些特殊功能，包括模式转换功能、阈值管理功能、自动夺获功能、频率平滑功能、频率骤降反应、AV 间期搜索功能等。目前应用的起搏器具有有限的 AECG 监测功能，尚不能完全替代传统的 AECG，现在仍需通过各种复杂的步骤来完成这项工作。与起搏器相比，目前使用的 ICD 多内置动态监测记录功能，可在起搏器程控时予以调整参数，因此多数已不依赖 AECG 检查，不要求用 AECG 监测 ICD 的治疗效果。植入 ICD 的患者进行 AECG 检查，可对与 ICD 有关的症状进行间断监测，长期随访中能够发现异常的感知和夺获，适当设定输出参数能使 ICD 使用寿命延长，评估 ICD 放电治疗是否恰当以及药物辅助治疗的效果。

AECG 是临床心电图学的一部分，因此对判断 AECG 能力的标准与心电图相同。然而在检测技术和认识方面有特殊之处，需要额外的知识，做出判断的医生应理解用于 AECG 的设备和技术，熟悉本试验应用的特定系统，医生能通读 AECG 至关重要的。不管系统处理的方法如何，医生应了解该系统在心律失常的识别、分类和诊断心肌缺血方面潜在的假阳性和假阴性。

（郑炜平 刘丽娟 黄智伟）

参考文献

1. Crawford MH，Bernstein SJ，Deedwania PC，et al. ACC/AHA guidelines for ambulatory electrocardiography：executive summary and recommendations. A report of the American College of Cardiology/American Heart Association task force on practice guidelines（committee to revise the guidelines for ambulatory electrocardiography）. Circulation，1999，100（8）：886-893.

2. Kadish AH，Buxton AE，Kennedy HL，et al. ACC/AHA clinical competence statement on electrocardiography and ambulatory electrocardiography：A report of the ACC/AHA/ACP-ASIM task force on clinical competence（ACC/AHA Committee to develop a clinical competence statement on electrocardiography and ambulatory electrocardiography）endorsed by the International Society for Holter and noninvasive electrocardiology. Circulation，2001，104（25）：3169-3178.

3. 黄永麟，翟彪，王伟，等. 动态心电图工作指南. 中华心律失常学杂志，1998，2（2）：122-127.

4. Jiang Y，Tian JP，Wang H，et al. Diagnostic value of combined parameters derived from ambulatory electrocardiography for detecting coronary artery disease in non-active chest pain patients. Pak J Med Sci，2014，30（6）：1331-1335.

5. Rodriguez FH，Moodie DS，Neeland M，et al. Identifying arrhythmias in adults with congenital heart disease by 24-h ambulatory electrocardiography. Pediatr Cardiol，2012，33（4）：591-595.

6. 陈新. 黄宛临床心电图学. 第6版. 北京：人民卫生出版社，2009.

7.　卢喜烈. 12 导同步动态心电图学. 第 3 版. 北京：化学工业出版社，2007.

8.　郭继鸿，张萍. 动态心电图学. 北京：人民卫生出版社，2003.

9.　罗伯特·波诺. Braunwald 心脏病学·心血管内科学教科书. 陈灏珠译. 第 9 版. 北京：人民卫生出版社，2016.

10.　陈新. 临床心律失常学. 第 2 版. 北京：人民卫生出版社，2009.

11.　郭继鸿，张萍. 动态心电图学. 北京：人民卫生出版社，2003 .

2　动态血压的临床解读

　　动态血压监测（ambulatory blood pressure monitoring，ABPM）技术经过 40 余年的不断发展和完善，于 20 世纪 80 年代开始走向成熟并在临床广泛应用。动态血压监测方式分为无创性和有创性，有创性动态血压监测采用导管插入肱动脉监测，一般用于手术和 ICU。无创血压监测是让受检者佩戴一个动态血压记录器，回到日常生活环境中自由行动，仪器自动按设置的时间间隔测量血压。与诊室血压比较，ABPM 测量包括 24 小时、日间和夜间平均血压等更多的参数，具有良好的可重复性，为了解患者全天的血压波动水平和趋势，提供了极有价值的信息，也克服了偶测血压受心情紧张或情绪波动的影响。同时可识别白大衣高血压（white coat hypertension，WCH）和经治疗/未经治疗的隐匿性高血压患者，提供个体在日常生活环境中血压的概况，证实夜间高血压和杓型血压模式，评估 24 小时血压变化，评估降压药物治疗的 24 小时疗效，监测 24 小时内的血压过低降低现象具有重要意义。

　　ABPM 依据测压方法分为柯式音测压法、震荡测压法和脉搏波传递减速测压法。柯氏音测压法是临床应用最广泛的无创伤性检测手段，其原理是利用充气袖带压迫动脉血管，随着袖带压力的下降，动脉血管呈完全阻闭-渐开-全开的变化过程，辨别动脉血流受阻过程中的过流声音及相应的压力点来确定收缩压和舒张压，常会受到噪声干扰。振荡测压法是 20 世纪 70 年代发展起来的新方法，此法也需要用袖带阻断动脉血流，放气过程中检测袖带内气体的振荡波。此振荡波与动脉收缩压、平均压及舒张压有一定函数关系，目前已成为一种广泛接受和有效的自动无创血压检测方法。鉴于人体内影响脉搏传递速度的因素较多，脉搏波传递减速测压法（无袖带式）容易引起测量结果的误差，测量的精确度尚未达到临床要求的水平。目前，市场上有的动态血压记录仪同时采用柯氏音测压法和振荡测压法，以补充各自不足。需要注意的是目前的 ABPM 仪均不适用于房颤患者的血压监测，因为血压测量误差较大。

动态血压测量适应证

　　动态血压真实地反映了各时间点的血压状况，揭示了高血压患者血压波动的特点及昼夜变化规律，其临床适应证：①白大衣高血压；②隐匿性高血压；③协助高血压鉴别诊断：通过分析高血压的昼夜变化规律及动态曲线类型协助鉴别肾实质性高血压、肾动脉狭窄、嗜铬细胞瘤、原发醛固酮增多症、呼吸睡眠暂停综合征等；④指导和评价高血压治疗方案，特别是对常规药物治疗没有反应的抵抗性高血压患者；⑤低血压的诊断。

白大衣高血压的检测和诊断
　　白大衣高血压是指患者在医疗保健场所测量血压始终增高，不同天测量有可重复性，而诊室外或多次 ABPM 正常。临床工作中对不同时间内至少 3 次诊所血压 >140/90mmHg，但平均家庭血压或动态血压 <135/85mmHg，或平均 24 小时血压 <130/80mmHg，可诊断为白大衣高血压，也称诊所高血压，约占轻型高血压的 1/5，确诊有赖于 ABPM 的监测。临床上观

察到如下情况可怀疑为白大衣高血压：①偶测血压提示中度或重度高血压时，靶器官损害轻度甚至完全不存在；②测血压时伴随心率增快；③对常规降压治疗没有反应；④女性患者；⑤老年患者。通过 ABPM 可以检测和诊断白大衣高血压，从而避免不必要的过度降压以及不合理的药物应用。关于白大衣高血压的预后尚未达成共识，但一般认为其预后要好于持续性高血压。

隐匿性高血压

与白大衣高血压相反，诊室血压正常而 ABPM 或家庭血压升高（≥135/85mmHg），称为隐匿性高血压，其发病率约占一般人群的 10%，占正在降压治疗患者的 40%。隐匿性高血压不仅增加持续性高血压的风险，而且增加左室肥厚、颈动脉粥样硬化等靶器官损害的风险，远期预后差，心血管死亡率增加。及早发现隐匿性高血压，接受降压治疗以达到诊室外血压 <135/85mmHg 显得甚为重要。ABPM、家庭血压测量是确诊隐匿性高血压的最有效手段。隐匿性高血压分为如下亚型：①夜间血压高于白天血压的非杓型高血压；ABPM 是睡眠过程中测量夜间血压的唯一方法。睡眠中的夜间血压比白天血压能更精确地反映高血压的严重程度，并与心血管病的发生有关；②晨峰型高血压，夜间和凌晨血压控制不足常常是由于血药浓度低引起的。有清晨血压高的隐匿性高血压患者可改变降压方案，即每天服降压药一次改为每天两次，清晨和睡前各服一次；或在睡前服一次降压药；降压方案中加利尿剂；使用有高谷/峰（T/P）比值的长效降压药；③工作场所高血压：在健康体检和诊室测量血压正常，但工作时血压升高，血压显著受精神紧张的影响，工作场所紧张的类型和严重程度与 24 小时血压和靶器官损害相关。紧张可影响下丘脑，并通过激活交神经系统引起血压增高和心率增快，β 受体阻滞剂对工作场所高

血压有效。

鉴别原发性高血压与继发性高血压

原发性高血压与继发性高血压具有不同的昼夜节律，原发性高血压与正常人相似，98.5%的患者夜间血压下降 > 15mmHg（2.00kPa），而66%的继发性高血压患者无明显昼夜节律变化。嗜铬细胞瘤患者夜间血压升高，与原发性高血压的昼夜节律差异最大；原发性醛固酮增多症及肾移植术后高血压与原发性高血压昼夜节律也很明显不同。ABPM可为二者鉴别诊断提供依据。

指导和评价降压治疗

高血压治疗是为了有效的控制血压，既要避免过度治疗，又要防止治疗不足。目前评估降压效果的最好方法无疑是ABPM，不仅能确定药物吸收的时效性，而且监测降压药能否有效地控制白天及夜间的血压，从而对整个24小时治疗情况进行评估：①选择治疗方案。根据患者24小时动态血压的高峰、低谷时间，选择作用时间与血压升高时间段相适应的药物，有利于制定个体化治疗方案。高血压患者昼夜节律消失（非杓型）容易发生脑卒中。清晨血压升高导致心血管疾病的心脏性猝死的发病率和死亡率增加。因此，降压治疗不仅应该降低升高的血压，而且应尽可能恢复其紊乱的昼夜节律，不同类型的降压药物对整个24小时血压的影响不同，β受体阻滞剂降低夜间收缩压不明显；转换酶抑制剂降低夜间收缩压与舒张压较明显；钙拮抗剂或利尿剂对血压昼夜节律的影响不明显；夜间血压下降明显的患者，可早上使用短效药物或使用不影响夜间血压的药物；"非杓型"血压者更加要求整个24小时内血压平稳，可首选转换酶抑制剂控制夜间血压，恢复正常昼夜节律。②监测24小时血压水平。ABPM能够确定药物是否已有效地控制 24 小时血压，能观察药物对某一特定时间内（如清晨）血压升高的治疗效果，有助于调整治疗方案。③减少不良反应与过度降压。ABPM 可显示抗高血压治疗是否超过了血压的安全范围，在直立、运动或休息时血压是否过度降低。

低血压的诊断

ABPM 对诊断低血压也是非常有用的。自主神经功能衰竭的老年人，站立、餐后或洗澡时可有低血压发作，引起头昏或晕厥。低血压被分为原发性低血压和继发性低血压。原发性低血压常见于女性，一般只引起少数血管失调，对长期预后无影响，很少需要治疗，但是可降低患者的生活质量。继发性低血压多由基础疾病引起，并常伴有晕厥和眩晕，需要防治。ABPM对诊断继发性低血压是有用的。

动态血压测量禁忌证

ABPM 一般无绝对禁忌证，但是下列情况应暂缓进行：①须保持安静休息的患者，如急性心肌梗死、不稳定型心绞痛；②血液系统疾病、严重皮肤疾病、血管疾病、传染病急性期；③严重心律失常如频发房性期前收缩、室性期前收缩、室速、室上速。

如何解读动态血压监测报告，获取有价值诊断信息

动态血压测量频度，即测量时间间隔应根据患者的情况和监测的目的而定。考虑到血管在长时间或频繁受压会有抵抗效应，一般情况下，白天两次邻近测量间隔不宜小于 15 分钟，而夜间测量过密会影响患者睡眠，故测量时间间隔应适当延长。推荐的方案如下：白昼测量时间间隔为 20 或 30 分钟，夜

间测量时间间隔为 60 分钟。一般规定 6：00 ~ 22：00 为白昼，22：00 ~ 6：00 为夜间。ABPM 测试中应严格遵循正规操作程序，特别要注意患者活动、翻身等各种原因会引起测量失效，测试的有效血压读数应达到监测次数 80% 以上，否则结果的可靠性与重复性较差。ABPM 不仅仅提供血压数值的信息，还提供丰富的关于治疗、预后有价值的参数，分析动态血压的报告时我们也应该注意全面的解读，主要包括以下指标。

平均血压

平均血压是 ABPM 的一个重要指标包括 24 小时、白昼、夜间的平均收缩压和平均舒张压。国际上主要有意大利、丹麦、爱尔兰、比利时等 5 个研究小组，对 ABPM 正常血压值进行过系统的研究。并且有关的研究组织对"正常"血压的定义仍存在争议。2010 年《中国高血压防治指南》推荐动态血压诊断高血压标准为：白昼平均压 > 135/85mmHg（1mmHg = 0. 133kPa）或夜间平均压 > 125/75mmHg，24 小时平均压 > 130/80mmHg。

最高血压和最低血压

最高压和最低压是一天中动态血压测量的极限值，代表患者血压波动范围，通常一天当中最高血压是在白天活动时，最低压在夜间睡眠时。如果超出范围就要查找是否有其他原因导致患者血压波动，同时应当注意动态血压测量中机器设定舍弃值。目前性能较好的动态血压分析仪已具备自动检测干扰伪差的功能，并能在某一次血压检测失败后自动增加一次测试。在电脑计算各种参数和绘制图表之前，医生应对个别可信度较差的原始血压数据进行舍弃（美国 AND 公司标准）：收缩压 > 260mmHg 或 < 70mmHg，舒张压 > 150mmHg 或 < 40mmHg。脉压 > 150mmHg 或 < 20mmHg，被舍弃的血压读数约占全部读数的 10% ~ 15%。应当注意到某一点极限血压虽然没有被机器舍弃，但它可能是由于测量原因造成，应综合

判定这个极限血压。

24 小时血压变化趋势图

生理状态下血压有节律性的变化，典型血压的节律变化呈"双峰一谷"，即清晨醒后血压逐渐升高，上午 6：00～8：00 出现第 1 个高峰，此后血压趋于平稳，下午 4：00～6：00 出现第 2 个高峰，夜间睡眠后血压逐渐下降，夜间 2：00～3：00 降至最低。血压的昼夜节律是否正常是判断高血压病情严重程度的良好指标。目前国内学者把血压昼夜变化分为 4 型：杓型（夜间血压下降 10%～20%）、非杓型（夜间血压下降不足 10%）、反杓型（夜间血压不下降反升）、极度杓型（夜间血压下降超过 20%）。一般继发性高血压血压失去正常昼夜变化规律，表现为非杓型或反杓型。反复、长时间持续的非杓型动态血压节律是导致心脏及大动脉损害的重要因素。大多数轻、中度高血压患者，血压昼夜波动曲线与正常人相类似，呈杓型或极度杓型，但总的水平较高，波动幅度较大，即使降压药治疗后血压已下降，血压昼夜波动曲线可依然存在。继发性高血压如肾实质性高血压、肾动脉狭窄、原发醛固酮增多症、呼吸睡眠暂停综合征等情况，血压昼夜节律明显减弱，夜间血压下降值明显低于正常人，血压曲线呈非杓型，同时血压波动幅度较小。嗜铬细胞瘤患者的夜间血压反而升高，呈反杓型（图 6-2-1）。

血压变异性

血压变异性是动态血压的一个重要参数，指 24 小时血压波动程度。血压变异性是一个统计学概念，常用的计算方法是每间隔 30 分钟测量一次血压，计算 48 次血压值的标准差（SD），SD 就是最常用的血压变异性量化指标，分为收缩压变异和舒张压变异。用标准差除以均值，分别求出 24 小时、白昼、

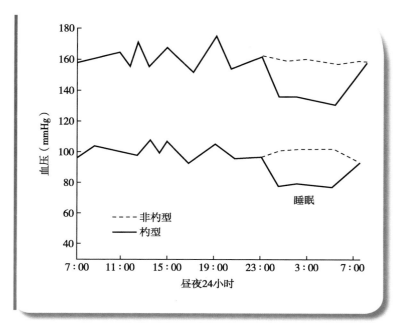

图6-2-1   动态血压监测中杓型和非杓型血压曲线示意图

夜间血压变异系数，代表不同时间段血压波动的程度。部分报告采用血压变异系数（CV）CV＝SD/平均压，CV同样可以分为收缩压CV和舒张压CV。血压变异性反映了血压对心血管的反应、昼夜节律、药物干预、行为及心理改变的变化程度。现已明确血压的波动度和血压升高一样是靶器官损害和触发心血管事件的重要因素。继发性高血压患者，昼夜血压变异性紊乱，在降压治疗中，医生不仅应当控制血压水平而且要降低血压的短期变异性。

血压负荷值

血压负荷值即监测过程中收缩压或舒张压测量值大于正常参考值次数的百分率。有学者认为血压负荷值＞50%可作为高血压诊断的一项指标。分为白昼血压负荷，指（6：00～

22：00）血压超过 135/85mmHg 的测量次数占白昼总测量次数百分比；夜间血压负荷，指（22：00～次日6：00）血压超过125/75mmHg 的测量次数占夜间总测量次数百分比，白昼负荷和夜间负荷均＜10% 可认为血压控制达标。血压负荷与动态血压的平均血压值相比，其与心血管死亡率更密切相关、更能精确地预测心血管事件。研究表明血压负荷值＞30% 加重靶器官损伤和影响心功能。临床上还可以根据不同的白昼和夜间血压负荷调整降压治疗方案，选择合适的降压药物。部分医院的动态血压报告中血压白昼、夜间血压负荷值会以饼图形式报告（图6-2-2），比较直观、一目了然。

谷峰比

降压药的作用势必随时间而变化，但在临床上应避免降压作用的波动过大。谷峰比是评估持续平稳降压的一项指标，也称谷峰值比值（T/P）。为降压幅度最小疗效（谷值）与最大疗效（峰值）的比值，谷值取下次给药前2小时，避开睡眠或刚起床时血压；峰值根据药代动力学来预测药物最大降压疗效的4小时血压均值。一般用药14周后再做 T/P 测定，与基础状态或安慰剂组相比较。美国 FDA 推荐 T/P 比值≥50% 的降压药是最好的，最理想的 T/P 比当然是1。通常长效降压药 T/P 达到 0.50～0.66，即谷值效应能保持大部分的峰值效应作用，不少于峰值作用的 50%。T/P 为 0.50～0.66 表明给药期间降压疗效波动小，因此降压不足或降压过度所致的昼夜血压波动及其所致的不良反应会大大减少，有利于保护靶器官免受损伤。T/P 比值小于 0.50 的降压药物则需每天多次给药，这样不但血压在 24 小时内的波动幅度大，而且患者的药物依从性也因此而降低。T/P 比值在临床研究的实践当中受到日常活动、用药时间、血压周期波动、服药时间等多因素影响，如果不注意严格控制条件会导致重复性差，研究的临床意义下降。

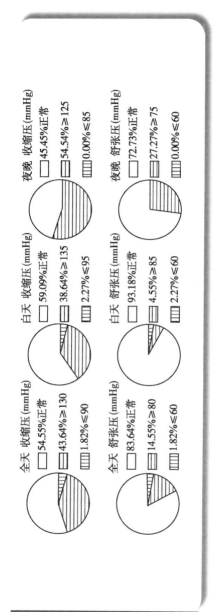

图 6-2-2　动态血压监测血压负荷图形式报告示意图

血压平滑指数（SI）

也是评价 24 小时降压稳定性的一项指标，计算公式：每小时血压降低的均数/标准差，重复性较好。动态血压曲线平滑指数是指降压药物治疗后（最好是治疗 14 周以上）与未治疗前的同一时间段对比，每小时血压下降的均值，除以 24 小时血压变化的标准差。SI 较高代表降压作用更稳定，药物 24 小时降压效果越大越均衡，它还可以反映高血压患者 24 小时血压的平稳程度。大量研究证明高血压患者血压平稳程度与靶器官损害具有明显的相关性。

血压曲线下面积

血压曲线下面积指以小时为单位，将 1 天划分为 24 个时间区间，连接各时间区间的平均收缩压或舒张压的曲线图，计算 24 小时区间血压曲线下面积之和。各个时间区间的面积采用梯形面积法近似求出。血压曲线下面积可进一步分为：收缩压曲线下面积、舒张压曲线下面积、脉压曲线下面积（图 6-2-3）等。血压曲线下面积是血压升高幅度和时间的二维综合指标。有研究表明血压曲线下面积和动脉硬化有一定相关性。

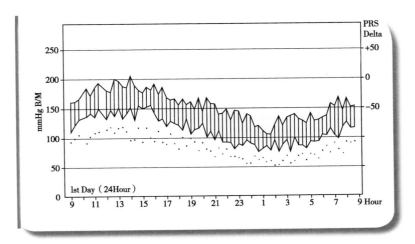

图 6-2-3　脉压曲线下面积示意图

　　ABPM 已经广泛应用与临床，在高血压诊断中有重要的地位，但仍存在着许多的不足，如无法做到连续的监测、夜间测量不同程度干扰睡眠、数值的准确性不足等。但随着检测技术的日益进步和临床研究的不断深入，将会对高血压的诊断、治疗及判断患者预后方面发挥更重要的作用。尽管 ABPM 还存在一些待完善的问题，但是 ABPM 在临床应用中的价值和优势是显而易见的，期待更多的大型前瞻性随机对照试验为 ABPM 的临床应用提供统更多的循证医学证据。

（张广德　郑炜平）

参考文献

1. 中国高血压联盟，中国医师协会高血压专业委员会血压测量与监测工作委员会. 动态血压监测临床应用中国专家共识. 中华高血压杂志，2015，23（8）：727-730.

2. Li Y, Thijs L, Hansen TW, et al. Prognostic value of the morning blood pressure surge in 5645 subjects from 8 populations. Hypertension, 2010, 55（4）：1040-1048.

3. Li Y, Staessen JA, Lu L, et al. Is isolated nocturnal hypertension a novel clinical entity? Findings from a Chinese population study. Hypertension, 2007, 50（2）：333-339.

4. Fan HQ, Li Y, Thijs L, et al. Prognostic value of isolated nocturnal hypertension on ambulatory measurement in 8711 individuals from 10 populations. J Hypertens, 2010, 28（10）：2036-2045.

5. Parati G, Stergiou G, O'Brien E, et al. European Society of Hypertension practice guidelines for ambulatory blood pressure monitoring, J Hypertens. 2014, 32（7）：1359-1366.

6. O'Brien E, Parati G, Stergiou G, et al. European Society of Hypertension position paper on ambulatory blood pressure monitoring. J Hypertens, 2013, 31（9）：1731-1768.

7. 中国高血压防治指南修订委员会. 中国高血压防治指南 2010. 中华心

血管病杂志，2011，39（7）：579-616.

8. 罗伯特·波诺. Braunwald 心脏病学·心血管内科学教科书. 陈灏珠译. 第9版. 北京：人民卫生出版社，2016.

9. 孙宁玲. 动态血压监测报告解读手册. 第2版. 北京：中国医药科技出版社，2016.

3 活动平板运动试验的临床解读

　　冠脉造影是诊断冠状动脉疾病的"金标准"，但检查费用高、有创伤，使其在临床上的应用受到一定限制。负荷试验仍然是评估冠心病风险、确定冠心病诊断重要的非侵入性检查方法。活动平板运动试验（exercise treadmill test，ETT）又称运动负荷试验，早在1928年有研究者发现运动可诱发慢性稳定型冠心病患者心绞痛发作，并出现心电图ST段及T波的变化，心绞痛缓解后心电图恢复正常。1932年 Goldhammer 等提出心电图运动试验有助于诊断心肌供血不足，20世纪40年代Master开始制定二级梯的运动试验方案，用于评估心脏功能及血流动力学反应。通过运动增加心脏负荷，诱发静息状态下无症状的心血管疾病出现心肌缺血，心电图表现为缺血性改变。由于其操作简单，且易于重复的特点，目前已广泛应用于冠心病及其他疾病的诊断、鉴别诊断及预后评价。1986年 ACC/AHA 制定了首个运动试验指南，2002年 ACC/AHA 更新了运动试验指南，2005年发表了无创运动试验评价妇女疑似冠心病的专家共识，推荐运动心电图作为初始非侵入性负荷试验的选择，用于冠心病脑卒中风险的患者诊断。

ETT 适应证和禁忌证

　　尽管 ETT 相对安全，但仍有发生猝死及急性心肌梗死的危险，因此要严格掌握 ETT 的适应证及禁忌证。相对禁忌证患者可以有选择地进行次极量运动试验为临床提供有价值的信息。ETT 的应用价值包括：①诊断冠状动脉缺血性心脏病；②已知或可疑冠心病患者的严重程度、危险性和预后的评价；③急性心肌梗死早期危险性评估；④特殊人群的评价：性别、年龄、其他心脏疾病或冠状动脉重建患者。

ETT 主要适应证：①诊断：确定冠心病的诊断、胸痛的鉴别诊断、早期检出无临床症状的冠心病、确定与运动相关的心律失常、确定运动引起症状的原因、早期检出不稳定心绞痛；②评价：评价心功能、冠心病药物（如抗心绞痛药物）的疗效、外科及介入治疗效果，如经皮冠脉介入、冠脉旁路移植术、心肌梗死患者的预后、梗死后患者是否进一步行心导管检查的筛选、评价窦房结功能；③指导康复锻炼：心脏患者的康复、非心脏患者的康复；④研究：评价抗心绞痛药物、评价抗心律失常药物、评价各类心血管疾病的运动反应；⑤筛选：如挑选宇航员或运动员体力鉴定等。

ETT 绝对禁忌证：①急性心肌梗死 2 天内；②高危的不稳定型心绞痛；③未控制的伴有血流动力学障碍的心律失常；④有症状的严重主动脉狭窄；⑤未控制的有症状的心力衰竭；⑥急性肺栓塞或者肺梗死；⑦急性心肌炎或心包炎；⑧急性主动脉夹层。相对禁忌证：①左冠状动脉主干狭窄；②中度狭窄的瓣膜性心脏病；③电解质异常；④严重的未控制高血压；⑤快速性或者缓慢的心律失常；⑥肥厚型心肌病和其他形式的流出道狭窄；⑦精神或身体异常不能运动；⑧高度房室传导阻滞。

2002 年 ACC/AHA 运动试验指南推荐的终止运动试验指征：绝对指征：①试验中运动负荷增加，但是收缩压较基础水平下降超过 10mmHg，并伴随其他心肌缺血的征象；②中、重度心绞痛；③增多的神经系统症状（例如共济失调、选用、近似晕厥状态）；④低灌注表现（发绀或苍白）；⑤技术上的困难无法监测心电图或收缩压；⑥受试者要求终止；⑦持续性室性心动过速；⑧在无诊断意义 Q 波的导联上出现 ST 段抬高（≥1.0mm）（非 V_1 或 aVR 导联）。相对指征：①试验中运动负荷增加，但是收缩压较基础水平下降超过 10mmHg，不伴随其他心肌缺血的征象；②ST 段或 QRS 波改变，例如 ST 段多度压低（水平型或下垂型 ST 段压低 >2mm）或显著的心电轴偏移；③除持续性室性心动过速之外的心律失常，包括多源性室性期前收缩、室性期前收缩三联律、室上速、传导阻滞；④低灌注表现（发绀或苍白）劳累、气促、哮喘、下肢痉挛、跛行；⑤束支传导阻滞或室内传导阻滞与室速无法鉴别；⑥胸痛增加；⑦高血压反应，收缩压 >250mmHg 和（或）舒张压 >115mmHg。

ETT 阳性诊断标准

运动平板试验观察指标很多，包括 ST 段最大压低水平（STmax）、运动代谢当量、运动开始至终止时间（总运动时间）、运动所达到的最大心率（HRmax）、运动能力、血流动力学、缺血性胸痛和异常的运动能力等指标。缺血性胸痛，特别是导致运动试验终止的心绞痛具有重要的临床意义；异常的运动能力，运动时收缩压和心率反应也是重要指标。运动试验阳性标准：①运动中出现典型心绞痛；②运动中或运动后即刻心电图出现 ST 段水平或下斜型下降 ≥0.1mV，或原有 ST 段下降者，运动后在原有基础上再下降 0.1mV，并持续 2 分钟以上方逐渐恢复正常；③运动中血压下降。

运动方案的选择：目前有多种运动试验方案，最广泛应用的是 Bruce 方案（表6-3-1）或改良的 Bruce 方案（表6-3-2）、

Naughton 方案。Bruce 方案为变速变斜率运动，平板运动的斜率以及速度每 3 分钟增加一次，起始速度 2.7k/h、倾斜坡度 10%（1METs）始，每级（3 分钟）增加 2 ~ 3METs。运动的等级用 METs（metabolic equivalents）评估，安静时的能量消耗是 1METs［3.5ml 氧/（kg·min）］。运动持续时间和 METs 水平取决于每个人的基础水平。充分的运动试验要求患者能达到 85% 的最大心率（计算公式：男性 220 – 年龄，女性 210 – 年龄），因此检查前要注意停用美托洛尔、地高辛。Bruce 方案氧耗量值及作功递增量较大，较易达到预定心率，但心功能差或重症患者不易耐受 Bruce 方案，也不易精确测定缺血阈值。改良的 Bruce 方案用于心肌梗死后一周，老龄脆弱或者其他原因预期运动耐量差的患者。Bruce 方案分别于运动前、运动中每 3 分钟，运动中止即刻及运动后每 2 分钟记录 12 导联心电图和血压，至运动后 8 分钟结束检查。恢复期发生心律失常、ST 段压低，与运动期间发生危险性以及临床意义相等。运动试验死亡或者心肌梗死的发生率为 0.01%，室性心动过速或者室颤的发生率 1/5000。

表 6-3-1　Bruce 方案

级	速度（ml/h）	坡度%	时间（分钟）	METs（单位）	总时间（分）
1	1.7	10	3	4	3
2	2.5	12	3	6 ~ 7	6
3	3.4	14	3	8 ~ 9	9
4	4.2	16	3	15 ~ 16	12
5	5.0	18	3	21	15
6	5.5	20	3	—	18
7	6.0	22	3	—	21

表 6-3-2 改良的 Bruce 方案

级	时间（分）	速度（ml/h）	坡度（%）
1	3	2.7	0
2	3	2.7	5
3	3	2.7	10
4	3	4.0	12
5	3	5.5	14
6	3	6.8	16
7	3	8.0	18
8	3	8.9	20
9	3	9.7	22

分析运动平板心电图时需要注意的问题

分析运动平板心电图时我们不仅要注意药物（如地高辛、β 受体阻滞剂、血管扩张剂、血管转换酶抑制剂、钙拮抗剂、抗心律失常药物、利尿剂）、电解质紊乱（低钾高钾、低钙高钙）对运动试验的影响，也要注意到影响结果判读的其他因素。

地高辛

服用地高辛的患者可出现 ST 段压低，但是如果运动中 ST 段压低较深（>2mm），仍提示存在心肌缺血。地高辛诱发的 ST 段压低一般 QT 间期正常，缺血、电解质紊乱、服用其他药物所致的 ST 段压低多数伴有 QT 间期延长。服用地高辛的患者运动试验中出现异常 ST 段压低，其敏感性不受影响，因此运动试验仍有价值。如果要减轻它对复极模式的影响，需要 2 周时间。

β 受体阻滞剂

服用 β 受体阻滞剂后心率减慢，最大心率收缩压乘积减小，运动耐量提高，ST 段压低程度减轻，心绞痛发作减少，但其对潜在的冠心病评价并无显著影响。如果患者运动中有心肌缺血或高血压发生的可能，临床医生没有必要冒险在试验前停药，只是需要在运动前记录服药时间。因此，必须依据个体差异来决定是否需要为做运动试验而停止 β 受体阻滞剂治疗，并且在停药时十分谨慎以避免潜在的血流动力学反弹现象，因其可引起心绞痛或高血压恶化。

静息 ST 段压低

无论是否存在冠状动脉缺血性心脏病，静息 ST 段压低是预测心脏事件的重要指标，静息 ST 段压低患者急性冠脉综合征的发生率是无静息 ST 段压低患者的两倍。这类患者，运动中诱发 ST 段压低 2mm 或恢复期下斜型压低 1mm 是诊断冠心病非常特异的指标。

左束支传导阻滞

运动试验诱发的 ST 段压低常常伴有左束支传导阻滞，不提示心肌缺血。有左束支传导阻滞时，即使在健康人群都可以出现 ST 段压低 1mm，还没有确定具有诊断意义的 ST 段压低水平。但是这种心电图异常使运动试验特异性下降，敏感性不受影响。因此，运动平板试验仍是首选试验，但对那些阳性结果的患者需推荐进一步的检查。

右束支传导阻滞

右束支传导阻滞患者常常在前胸导联（V₁ ~ V₃）出现运动试验诱发的 ST 段压低，与心肌缺血无关。但是，在左胸导联（V₅ 和 V₆）或下壁导联（Ⅱ 和 aVF），试验特征与正常静息心电图性质相似，右束支传导阻滞的存在并不影响运动试验对心肌缺血诊断的敏感性、特异性或预测价值。

心房复极

心房复极波方向与 P 波方向相反，并可以延伸到 ST 段和 T 波。运动期间，过大的心房复极波会产生非缺血性 ST 段下斜型压低。这种假阳性结果在峰值运动心率时多见，下壁导联 PR 段压低明显，但无运动诱发的胸痛。

如何解读 ETT 报告，获得有价值信息

目前 ETT 已经广泛用于冠心病的临床诊断，尽管它强调的是 ST 段压低在诊断中的意义，但是 ETT 还提供了更多有助于判断预后的信息。如何进一步解读 ETT 报告，获得有价值的信息呢？实际上 ETT 中能够判断预后的参数就是临床评价健康和自主神经系统功能的指标，如运动持续时间、运动低血压、运动高血压、变时性功能不全、运动结束后心率下降值、心室异位搏动。

运动持续时间

Bruce 方案中运动持续最长时间可以达到 27 分钟，通常只有经过良好训练的个别人能完成，大多数人因为疲劳，或者缺血的症状、心律失常而放弃，一般中年人能达到的平均运动时间是 8~10 分钟。运动持续时间是反映心脏储备功能一个非常好的指标。另外一个反映储备功能的指标是氧耗量，用 METs 表示：$1MET = 3.5ml$ 氧$/(kg \cdot min)$。显而易见，运动的时间越长，患者由于心脏疾病或者其他疾病短期死亡的风险越低。运动时间增加提示冠心病左主干病变或者 3 支血管病变的风险低和死亡风险低。运动耐量$\geqslant 10METs$（相当于完成三级或以上的 Bruce 方案）的患者 SPECT 检查左心室缺血面积$\geqslant 10\%$

的仅占 0.4%。因此，测定运动持续时间是判断预后最重要的指标。不论是临床疑似还是确诊的冠心病，其独立的预测价值在男性、女性、老年人都已经得到证实，同时还可用于冠心病的危险分层。

运动低血压

运动低血压是判断预后的重要指标之一。运动低血压定义为运动过程中收缩压低于运动前站立位血压。提示严重的冠状动脉病和或左心室功能降低导致运动时心脏输出不足。由于左心室收缩功能障碍以及严重的冠状动脉疾病（冠状动脉左侧主要血管病变或者 3 支血管病变），导致运动时心排血量没有相应增加。

运动高血压

定义为运动中收缩压升高超过阈值，通常在 190 ~ 220mmHg，研究认为运动中高血压可能预示静息血压正常的患者将来发生动脉高血压的风险。运动高血压是否预示将来心血管事件还没有广泛的研究。

变时性功能不全

通常心率随着运动增加而加快，随着运动终止心率下降。运动中心率不能达到预期增加，为变时性功能不全，是全因死亡和心血管死亡的预测指标。不同的研究使用不同的标准定义变时性功能不全，主要基于静息心率、运动方案、患者年龄和药物（特别是美托洛尔）。预测变时性功能可以用下面公式计算：（峰值心率 – 静息心率）/（220 – 年龄 – 静息心率）。峰值心率和静息心率的差别即心率储备。变时性功能不全定义为心率储备低于 80% 预测值，服用美托洛尔的患者低于 62% 的预测值。或者峰值运动心率（220 – 年龄）低于 80% 的预测值，服用美托洛尔的患者低于 62% 的预测值。

运动结束后心率下降值（heart rate recovery，HRR）

运动结束后，心率在数分钟到数小时恢复到运动前状态，恢复期的第一分钟下降最显著，心率恢复受损（指心率不能降低到正常状态）可预测全因死亡率和心血管事件，包括健康人群和冠状动脉动脉疾病患者的突然死亡。影响运动结束后心率下降值的因素包括：活动（例如，完全停止运动或缓慢停止运动）和位置（仰卧位、坐位、站位）。建议异常阈值标准如下，站立位：运动结束后一分钟心率恢复值少于 12 次/分；仰卧位：运动结束一分钟后恢复值少于 18 次/分；坐位：在运动结束后 2 分钟后心率恢复值少于 22 次/分。心率变异性指连续心动周期之间的间隔差异，可通过光谱分析量化，尽管这不是临床常规使用。运动中和恢复期心率变异性受损是全因死亡和心血管死亡的独立预测指标。变时性功能不全和心率恢复受损两者都是预后不良的指标。

心室异位搏动

由于冠状动脉疾病或左心室功能障碍导致持续室速或室颤，虽然很少发生但危及生命。没有结构性心脏病的健康年轻人，右心室流出道起源室性心动过速多见，多数是良性。致心律失常性右室发育不良，累及右室的心肌病，也可发生在健康的年轻人，但是预后不良，两者必须区别对待。运动诱发的室性期前收缩比较常见，与缺血以及左心室功能不全的关系、意义不确定，运动中或者结束后频发的心室异位心律对于预后的价值意义仍有争议。

如何避免假阳性结果

ETT 结果误差的原因源于诊断的敏感性高和特异性低。三支血管病变的患者检出 ST 段压低的敏感性高，单支血管病变的患者检出的敏感度低。ETT 阳性拟接受冠状动脉造影的患者中部分存在假阳性，其原因可能与性别，长期高血压或高血压伴左心室肥大，心室激动顺序异常（如左束支传导阻滞、早期复极综合征），普萘洛尔、地高辛的使用，静息 ST 段压低等有关，这些因素影响运动试验的判读从而出现假阳性的结果。

性别

女性尤其是年龄小于 50 岁的女性患者，ST 段压低预测准确率低于男性，假阳性率高，需结合冠心病的其他危险因素进行综合分析。女性诊断冠心病的敏感性和特异性范围分别为 31% ~ 71% 和 66% ~ 86%。冠心病中度危险的女性运动平板试验 ST 段压低的敏感性和特异性分别为 61% 和 70%。心绞痛患者（男性 $n = 85$，女性 $n = 92$）行 ETT 试验和冠状动脉造影比较，发现女性 ST 段压低的阳性预测值显著低于男性（分别为 47% 对 77%，$P < 0.05$），女性与男性阴性预测值相似（78% 对 81%），说明女性容易出现假阳性，但是阴性对排除冠心病的诊断更有意义。导致女性与男性运动试验结果准确性差异的因素很多。女性静息 ST-T 异常多于男性，影响运动试验中 ST 段分析，考虑为雌激素的类地高辛效应影响了运动过程中 ST 段压低的准确性。没有冠心病的女性，运动中 ST 段压低还受绝经前的月经周期影响而变化多端。冠状动脉造影正常的绝经后女性中，接受雌激素替代治疗比未接受雌激素替代治疗患者 ST 段压低发生率高，说明雌激素替代治疗导致假阳性的发生。

冠脉微血管病变

约 1/3 有心绞痛和（或）心电图缺血改变的女性，行冠脉造影检查无阻塞性冠心病，与冠脉微血管病变有关，绝经后女性多见，与雌激素受体有关。

导联的选择

Ⅱ导联假阳性率很高，单独的 V_5 导联优于下壁导联及 V_5 与Ⅱ导联的联合应用。在无心肌梗死病史及静息心电图正常的患者，胸前导联本身就是可靠的冠心病诊断导联，下肢导联监测仅提供极少的附加诊断信息。在静息心电图正常的患者，局限于下壁导联的运动诱发的 ST 段压低对于确诊冠心病意义不大。

ST 段判读的因素

上斜型压低被视为心电图异常的标准，则运动试验的敏感性提高，特异性下降，也导致假阳性率升高。然而，如果 ST 段缓慢上斜型压低（上斜斜率少于 1mm/s），冠心病患病概率可能增加。

其他因素

内分泌疾病、自主神经功能紊乱时心肌对血流中儿茶酚胺的敏感性增高而出现非冠心病的 ST-T 异常也是导致假阳性结果的因素。因此在判断运动平板的结果时要注意以上情况综合分析。

运动平板试验是临床上简便、经济、相对安全的无创性检查方法，广泛应用于冠心病及其他心血管疾病的诊断与预后评价。以上内容综合了 ACC/AHA 关于运动试验的最新指南。平板运动试验是一项很有意义的检查项目，普及使用可显著的节约成本，同时提供准确性的预后判断。以下情况，标准的运动平板试验应该被作为评估冠心病的最初检查：①有运动能力；②静息心电图正常；③没有血管重建病史。

（刘丽娟　张广德）

参考文献

1. 陈新. 黄宛临床心电图学. 第6版. 北京：人民卫生出版社，2009.

2. 陈灏珠，林果为，王吉耀. 实用内科学. 第14版. 北京：人民卫生出版社，2013.

3. 陈新. 临床心律失常学. 第2版. 北京：人民卫生出版社，2009.

4. Gibbons RJ, Balady GJ, Bricker JT, et al. ACC/AHA 2002 guideline update for exercise testing: summary article. A report of the American College of Cardiology/American Heart Association Task Force on Practice Guidelines (Committee to Update the 1997 Exercise Testing Guidelines). J Am Coll Cardiol, 2002, 40 (8): 1531-1540.

5. Hill J, Timmis A. Exercise tolerance testing. BMJ, 2002, 324 (7345): 1084-1087.

6. Kligfield P, Lauer MS. Exercise electrocardiogram testing: beyond the ST segment. Circulation, 2006, 114 (19): 2070-2082.

7. Arena R, Myers J, Williams MA, et al. Assessment of functional capacity in clinical and research settings: a scientific statement from the American Heart Association Committee on Exercise, Rehabilitation, and Prevention of the Council on Clinical Cardiology and the Council on Cardiovascular Nursing. Circulation, 2007, 116 (3): 329-343.

8. Khan MN, Pothier CE, Lauer MS. Chronotropic incompetence as a predictor of death among patients with normal electrograms taking beta blockers (metoprolol or atenolol). Am J Cardiol, 2005, 96 (9): 1328-1333.

9. Dewey FE, Freeman JV, Engel G, et al. Novel predictor of prognosis from exercise stress testing: heart rate variability response to the exercise treadmill test. Am Heart J, 2007, 153 (2): 281-288.

10. Grzybowski A, Puchalski W, Zieba B, et al. How to improve noninvasive coronary artery disease diagnostics in premenopausal women? The influence of menstrual cycle on ST depression, left ventricle contractility, and chest pain observed during exercise echocardiography in women with angina and normal coronary angiogram. Am Heart J, 2008, 156 (5): 964. e1-964. e5.

11. Miller TD. Stress testing: the case for the standard treadmill test. Curr Opin Cardiol, 2011, 26 (5): 363-369.

4 冠状动脉 CTA 的解读

正确认识冠脉 CTA 检查优缺点

冠状动脉造影 (coronary arteriography, CAG) 是冠心病诊断的金标准, 相对于 CAG 而言冠脉 CT 血管造影 (computed tomography angiography, CTA) 有哪些优缺点? 对于这个问题的解读不但有助于我们正确把握申请冠脉 CTA 检查指征, 也有助于我们解读冠脉 CTA 的报告。

冠脉 CTA 的优点

首先它是无创性检查, 危险性较低, 易于被患者接受, 尤其是基础疾病较多、病情较重的患者; 其次 CAG 主要通过目测法判定血管狭窄, 成像角度有一定限制, 同时对评判医生个人经验要求较高, 而冠脉 CTA 图像重建后去血池提取冠状动脉树可以在电脑上任意角度旋转观察, 除了目测法, 还可以通过电脑软件设置对狭窄截面进行计算分析; 冠脉 CTA 可以很方便地显示斑块 (但对软斑块的判断有限度), 并对斑块的形态 (偏心或环形)、范围 (局限性、节段性或弥漫性) 和位置 (按美国心脏学会的冠状动脉 15 分段法) 进行判定; 对于一些冠脉解剖畸形病变, CAG 往往不容易找到冠脉开口, 尤其是在一些病情较危重的患者, 由于不能耐受长时间检查往往不能确定是技术性原因还是真正存在冠脉畸形, 而冠脉 CTA 检查通过三维重建很容易找出解剖异常的血管。此外冠脉 CTA 独特的钙化积分预测系统对冠心病诊断以及冠心病远期终点事件预测有一定价值。

冠脉 CTA 的缺点

冠脉 CTA 目前在空间分辨率上还达不到 CAG 水平，也就意味着 CTA 对冠脉血管显示能力还达不到 CAG 的水平；冠脉 CTA 时间分辨率也达不到 CAG 水平，即冠脉 CTA 对心率有一定要求，如果心率过快或有频发期前收缩或房颤会明显影响重建后成像质量，而 CAG 是造影后实时成像不存在时间分辨率问题；冠脉钙化过于严重会明显影响冠脉 CTA 对血管狭窄程度评判；最后冠脉 CTA 不能提供血流动力学信息，在冠脉血流 TIMI 分级对治疗措施有重要指导作用。

目前多数研究表明，仅对于冠脉血管狭窄判定而言，与金标准 CAG 对照，冠脉 CTA 的敏感性和特异性均已超过 90%，诊断一致性也很高，能满足临床对可疑冠心病进行筛查的要求。随着多层螺旋 CT 技术的不断改进冠脉 CTA 的时间分辨率和空间分辨率将不断提高，放射剂量将不断下降，将更加适合作为冠心病的常规筛选检查。

冠脉 CTA 检查的适应证和禁忌证

适应证

①反复有胸闷、胸痛临床表现需要明确诊断；②心电图有心肌缺血表现尤其是有动态改变；③动态心电图心肌缺血总负荷增加；④活动平板试验结果可疑或阳性；⑤有可疑有冠脉解剖异常。

禁忌证

①已知有对比剂过敏史或对比剂过敏试验阳性；②急性肾衰竭或慢性肾脏病（CKD）4~5 期；③处于急性心肌梗死或急性心功能不全发作期；④病重、体质虚弱、一般情况差者。以下几种情况要相对注意：①对于高龄或肾功能有一定损害有可能发生造影剂肾病应权衡检查利弊并注意加强水化；②对于

心率 > 90 次/分，频发房性、室性期前收缩，房颤，平扫钙化积分高于 1000 分可能影响斑块狭窄判定因权衡检查利弊决定；③该检查对比剂剂量较大，射线量较大，如非患者坚持不适宜作为常规体检项目；④患者近期有意愿或必要行冠脉造影则不必须冠脉 CTA 检查。

冠脉 CTA 检查结果解读

钙化积分解读

冠状动脉钙化是冠状动脉粥样硬化病变发展到一定程度钙盐在斑块中沉积形成的。它是冠脉粥样硬化的特征性病理改变，钙化不发生于正常血管壁。冠脉钙化是一个复杂的、有机的、可调控和主动的过程。其钙盐的主要成分是羟磷灰钙。

目前临床上使用的冠状动脉钙化积分主要测定方法有 Agaston 积分法、容积积分法和质量积分法三种。Agaston 积分法因为部分容积效应，使得小的钙化灶的积分容易变化，而大的钙化灶积分变化不大。容积积分法较 Agaston 积分法有更好的可重复性，但是，因为部分容积、体积积分法容易对钙化高估，同时，因为容积积分法也是建立在高于阈值的基础上，它并不是真正的物理测量。质量积分法综合了 Agaston 积分法和体积积分法的优点，为真正的物理测量，在三种量化钙化的方法中，质量积分法最准确、变异最小、重复性最高。

一般将冠状动脉分为左主干、前降支、回旋支及右冠状动脉 4 个部分进行钙化积分计算，各血管的分支钙化计入相应的血管，如对角支的钙化积分归入前降支，钝缘支钙化积分计入回旋支。最后，所有动脉的钙化积分相加构成总的冠脉钙化积分。

钙化积分分为无钙化（0 分）、微小钙化（1~10 分）、轻度钙化（11～100分）、中度钙化（101～399）、广泛钙化（＞400）五级。冠脉钙化积分可作为冠心病诊断的参考因素，如钙化积分为0分的患者冠心病发病率很低，阴性预测值很高，钙化积分＞400一般意味着很可能有冠心病，临床上需要加以重视。CT冠状动脉钙化积分平扫检测可以作为一项单独检查，可作为10年冠心病事件发生率预测指标，不过目前我国很少将CT检测冠状动脉钙化积分作为一个单独检查项目，通常作为冠脉CTA第一次平扫时附带检测项目。

理解钙化积分需要注意以下几点

（1）钙化积分高不一定意味患者一定有冠脉狭窄，只是提示冠脉狭窄可能性高。同样，在几个冠脉分支中狭窄可能好发于钙化积分较高那一支，但并不意味一定就发生于那一支。

（2）钙化积分高会影响冠脉CTA对冠脉狭窄判定，通常第一次平扫后计算钙化积分＞1000分不建议进一步再做冠脉CTA。如果发现一张冠脉CTA中钙化积分＞800分，可能意味着这个冠脉CTA对狭窄判定的参考价值就受到一定影响。

（3）钙化积分会受到血管内支架、冠脉周围钙化组织、运动伪影等因素影响。

（4）冠脉钙化积分会随着年龄增长而增长，所以同样钙化积分，年轻患者诊断冠心病的特异性要高于老年患者。

（5）钙化积分反映粥样斑块形成时间长、结构较硬、不易破损。如果患者粥样斑块以钙化为主，发生急性冠脉综合征的概率较低。

（6）钙化积分阴性，表明存在粥样斑块及管腔狭窄的可能性比较低，对于老年患者（＞60岁）可帮助排除冠心病。但对于中青年（30～50岁）患者，不能排除存在软斑块的可能。

（7）钙化积分阳性，不能证明一定有狭窄。对于年轻患者意义更大。积分较高，不能很好地反映管腔狭窄程度，但多可提示冠状动脉病变的严重程度。

冠脉狭窄的判定

冠脉 CTA 检查和冠脉造影检查诊断阳性标准相同：左、右冠脉主干或其主要分支腔内直径狭窄 ≥50%。一般冠脉 CTA 报告上将血管直径狭窄 0~20% 称为无明显狭窄；20%~50% 称为轻度狭窄，50%~70% 称为显著狭窄，>70% 称为重度狭窄。狭窄程度的判定应用直径测量法，即计算狭窄血管直径与正常血管直径的比值。直径测量法判断管腔狭窄公式：狭窄程度（%）=[1 - 狭窄处直径/（近端参考点直径 + 远端参考点直径)/2]×100%。比如测量狭窄处血管直径 0.8mm，正常近端血管参考点直径 3.3mm，正常远端血管参考点直径 2.9mm，那么代入公式：[1 - 0.8/(3.3 + 2.9)/2]×100% 得出血管狭窄 74.2%。

冠脉 CTA 管腔狭窄测量有三种方式：肉眼目测直径法、横断面或长轴位上直径测量法、工作站软件定量分析法。冠脉 CTA 上肉眼目测直径法和冠脉造影上肉眼目测直径法一样，只不过冠脉 CTA 数据重建后可以更方便多角度旋转观测血管，这个方法对检查医生个人经验要求较高，需要大量的阅片才能提高判断水平，有研究表明同一个医生误差可能达到 10%~20%，但这个方法直观方便目前仍是最常用的方法。横断面或长轴位上直径测量和工作站软件定量分析法较为相对准确，但较为费时临床较少采用。

目前 CTA 多采用美国心脏学会的冠状动脉分段法，将冠状动脉主要分支分为 15 个节段，（图 6-4-1）。左主干直径一般在 4~5mm，前降支、回旋支、较大的对角支、右冠近端、

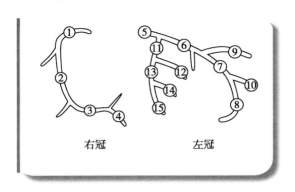

图 6-4-1　美国心脏学会的冠状动脉分段法

第 1 段为右冠状动脉近段，第 2 段为右冠状动脉中段。第 3 段为右冠状动脉远段，第 4 段为后远段以后，包括由右冠分出的后降支、左室后支；第 5 段为左主干；第 6 段为前降支的近段（从前降支的开口到分出第一间隔支），第 7 段为前降支的中段（从第一间隔支到分出第二对角支）；第 8 段为前降支的远段（第二对角支分出以后）；第 9 段为第一对角支；第 10 段为第二对角支；第 11 段为回旋支近段；第 12 段为钝缘支；第 13 段为回旋支的远段；第 14 段为回旋支发出的后降支；第 15 段为回旋支发出的后侧支（心房支、左心室后支等）

右冠中段直径一般在 2.5～3.5mm。直径越粗的血管（如左主干、前降支主干、回旋支主干、右冠主干）冠脉 CTA 的判定准确率越高，而对于直径＜2mm 的小血管，冠脉 CTA 判定准确率明显下降。总体而言冠脉 CTA 阳性预测值偏低而阴性预测值高，即冠脉 CTA 检查诊断没有明显血管狭窄的患者，如非特别必要，基本上可不必要进一步行冠脉造影检查。

　　对于 PCI 术后 CTA 能够提供准确的支架植入位置的信息。PCI 术后主要并发症是支架内血栓形成和再狭窄。对于较粗的血管 CTA 能提供较为准确的支架内血栓形成和再狭窄诊断信息，其敏感性和特异性都较高，但对于较小血管由于分辨率限制、支架伪影、心率和呼吸干扰等原因，其诊断准确性目前较低，有赖于冠脉造影检查。总体而言，虽然 CTA 对于观察支架内狭窄和血栓形成存在一定限制，但在显示支架的位置和反映支架通畅性方有一定作用。

对于冠脉优势型、冠脉畸形、心肌桥等判定读者可参看心脏断层切面解剖章节。

冠脉斑块的性质

临床上有时候过分重视冠脉影像检查中的血管狭窄程度，实际上冠脉斑块的性质在冠心病中尤其是在不稳定型冠心病中扮演着更重要的角色。冠脉粥样硬化斑块在病理病变上大体分为六型：Ⅰ型病变见于早期，在此期巨噬细胞吞饮脂质形成泡沫细胞，并开始移向内膜中层；Ⅱ型病变特点泡沫细胞在内皮中层形成脂质条纹；Ⅲ型病变特点内膜中层出现脂质小池；Ⅳ型病变特点是脂质核心形成；Ⅴ型病变特点纤维帽形成，覆盖脂质核心，可进一步分为稳定斑块和不稳定斑块；Ⅵ型病变特点是斑块破裂血栓形成。冠脉斑块形成和演变过程如图 6-4-2 所示。

目前已证实，急性冠脉综合征多是由不稳定斑块破裂、出血、血栓形成阻塞冠脉血管引起。这些不稳定斑块在未破裂之前，通常在管腔内呈轻度至中度狭窄甚至无明显狭窄，但其危险性却远远高于中度甚至是重度狭窄的稳定性斑块。所以对于血管斑块性质的界定从某种意义上说显得更加重要。冠脉造影仅能从是否为偏心斑块、斑块形态是否规则等有限的几个方面判定斑块性质，影像常与病理解剖的实际结果有很大差异，导致诊断的误差，造成不稳定性斑块的漏诊率高。目前对斑块性质较为准确的检查方法是光学相干断层（OCT）与冠脉血管内超声检查（IVUS），但为有创性检查，同时发射探头直径较粗，仅能检查到大分支血管，对检查者临床经验和操作技能要求较高目前尚不可能普及。

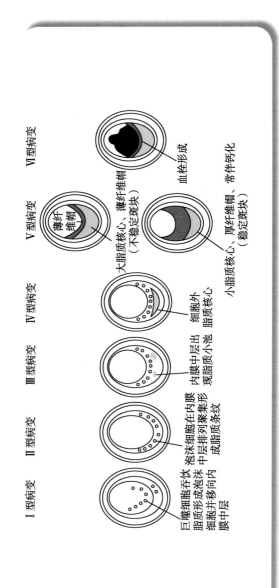

图 6-4-2   冠脉斑块形成和演变过程

近年冠脉 CTA 检查的普及，尤其是时间和空间分辨率均较高 64 层双源螺旋 CT 的普及在识别冠脉血管不稳定斑块上积累了一些诊断经验。左主干偏心性非钙化斑块及 VR 重建见图 6-4-3。不稳定斑块在冠脉 CTA 上的特点有：

（1）形态上脂质核大纤维帽薄、斑块偏心分布、形态不规则，甚至有溃疡。

（2）CT 密度值上不稳定斑块以多脂质丰富，偶伴点状钙化，密度值多在 0 ~ 40HU；而稳定斑块多纤维组织丰富，常伴钙化，密度多在 40 ~ 130HU。

（3）血管形态上不稳定斑块以正性重构为主（血管外膜先向外扩张），而稳定性斑块常为负性重构，虽然较易形成狭窄，但斑块通常稳定。

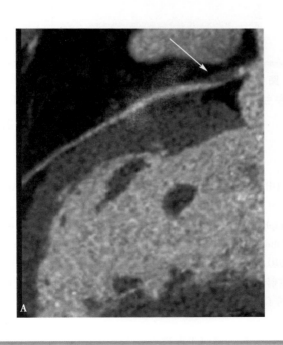

图 6-4-3　左主干偏心性非钙化斑块及 VR 重建

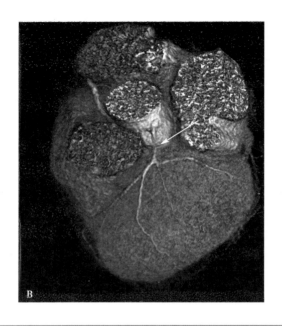

图6-4-3   左主干偏心性非钙化斑块及 VR 重建（续）
A：左主干偏心性非钙化斑块；B：VR 重建显示左主干重度狭窄

（殷 磊   方主亭）

参考文献

1. Mark DB, Berman DS, Budoff MJ, et al. ACCF/ACR/AHA/NASCI/
   SAIP/ SCAI/SCCT 2010 expert consensus document on coronary computed
   tomographic angiography：a report of the American College of Cardiology
   Foundation Task Force on Expert Consensus Documents. J Am Coll Cardi-
   ol, 2010, 55 (23)：2663-2699.

2. 中华放射学杂志心脏冠状动脉多排 CT 临床应用协作组. 心脏冠状动
   脉多排 CT 临床应用专家共识. 中华放射学杂志, 2011, 45 (1)：
   9-17.

3. 培伯格，马泽. 心脏 CT 血管造影手册. 吕滨译. 北京：人民军医出
   版社, 2009.

4. Thomas JD, Zoghbi WA, Beller GA, et al. ACCF 2008 Training State-
   ment on Multimodality Noninvasive Cardiovascular Imaging A Report of the
   American College of Cardiology Foundation/American Heart Association/A-
   merican College of Physicians Task Force on Clinical Competence and Train-
   ing Developed in Collaboration With the American Society of Echocardio-
   graphy, the American Society of Nuclear Cardiology, the Society of Cardio-
   vascular Computed Tomography, the Society for Cardiovascular Magnetic
   Resonance, and the Society for Vascular Medicine. J Am Coll Cardiol,
   2009, 53 (1): 125-146.

5. Kramer CM, Budoff MJ, Fayad ZA, et al. ACCF/AHA 2007 clinical
   competence statement on vascular imaging with computed tomography and
   magnetic resonance: a report of the American College of Cardiology Founda-
   tion/American Heart Association/American College of Physicians Task Force
   on Clinical Competence and Training: developed in collaboration with the
   Society of Atherosclerosis Imaging and Prevention, the Society for Cardio-
   vascular Angiography and Interventions, the Society of Cardiovascular Com-
   puted Tomography, the Society for Cardiovascular Magnetic Resonance,
   and the Society for Vascular Medicine and Biology. Circulation, 2007,
   116 (11): 1318-1335.

6. 白人驹, 徐克. 医学影像学. 第 8 版. 北京: 人民卫生出版社, 2013.

7. 李占全, 金元哲. 冠状动脉造影与临床. 第 3 版. 沈阳: 辽宁科学技
   术出版社, 2012.

8. Yang L, Zhang Z, Fan Z, et al. 64-MDCT coronary angiography of pa-
   tients with atrial fibrillation: influence of heart rate on image quality and ef-
   ficacy in evaluation of coronary artery disease. AJR Am J Roentgenol,
   2009, 193 (3): 795-801.

9. 戴汝平. 心血管病 CT 诊断学. 第 2 版. 北京: 人民卫生出版
   社, 2013.

10. 毕涛, 徐磊, 张兆琪, 等. 双源 CT 前瞻性心电门控序列扫描冠状动
    脉成像准确性的多中心研究. 中华放射学杂志, 2009, 43 (7)
    708-713.

5 心脏 ECT 的解读

核医学是利用放射性核素进行诊断和治疗的新兴学科，涉及医学、核物理学、放射学、计算机技术等多个学科，在医疗领域有广泛的应用。心脏发射型计算机断层扫描仪（emission computed tomography，ECT）在心血管领域两个主要的临床应用为：①应用心肌灌注显像和心肌代谢显像评价心肌的血供和存活状态；②应用心血池显像评价心功能和循环通道。心脏 ECT 对冠心病、心肌病、心肌炎、心衰等心血管疾病的诊断和治疗有重要的临床价值。

心脏 ECT 检查原理

ECT 包括单光子发射计算机断层成像术（single- photon emission computed tomography，SPECT）和正电子发射断层成像术（positron emission tomography，PET）。在解读心脏 ECT 报告之前，我们先简单地了解一下心脏 ECT 检查原理。放射性核素在衰变的过程中可放射出 a、β、γ 三种射线，其中 γ 射线穿透性最强，核辐射主要就是指 γ 射线。γ 射线也称为 γ 光子，它碰撞到其他物质（如 NaI 晶体）时可发生光电效应产生微弱的电流，将电信号放大后我们就能推导被探测的组织中含有多少核物质，这就是 ECT 最基本成像原理。X 线和计算机断层扫描数据重建技术结合产生 CT（原理在心脏断层切面解剖章节已经介绍过）。同样，γ 射线和计算机技术结合产生 SPECT，其成像原理与 CT 大同小异，只不过它不需要球管，注射到体内的显像剂可产生 γ 射线，探头在不同角度探测 γ 射线能量，再利用计算机重建出这个平面图像。因为放射性物质散布在体内，不像球管产生 X 射线那么均一，所以 SPECT 代谢成像的缺点就是模糊，如果同时把它整合到 CT 机上，这两种方法采集的代谢图像和解剖图像就整合在一起，这就是 SPECT/CT，注意这里有两个"CT"，第一个 CT 代表的是计算机断层成像的算法，第二个 CT 代表 SPECT 设备和 CT 机整合在一起。那么 PET 是什么呢？SPECT 所探测的显像剂只能产生单束的 γ 光子，所以叫单光子发射成像术，而 PET 的显像剂由回旋加速器产生，在衰变过程中产生正电子，正电子在湮灭过程中其能量会转化生成方向相反的两束 γ 光子，PET 就是用来探测这两束对称的 γ 光子的技术，相对于探测单束 γ 光子，它更为准确和可靠，这就是 PET 最基本成像原理。同样它的代谢图像也不是非常精细，把 PET 和 CT 整合在一起就是我们熟悉的 PET/CT。注射到体内能产生 γ 射线的核素称为显像剂。不同系统的疾病需要的显像剂各不相同，总体而言要求其代谢周期不能太长，同时对机体损伤要控制到最小。心血管系统最常用显像剂为 ^{99m}Tc-MIBI 和 ^{99m}Tc-RBC，前者用于心肌灌注显像，后者用于心血池显像。

心脏 ECT 检查的适应证和禁忌证

适应证

①冠心病心肌缺血的早期诊断。②心肌活性的评估：心肌顿抑、心肌冬眠、心肌坏死的鉴别。③心肌缺血治疗效果的评价：如冠脉搭桥术，PCI 及溶栓治疗后效果评价。④心肌病和心肌炎的辅助诊断。⑤先天性心脏病的诊断及其分流的定量评估。⑥上腔静脉阻塞综合征的辅助诊断。

禁忌证

心脏 ECT 所用的造影剂为放射性核素，罕有过敏的报道，同时对肝、肾功能没有损伤，但对于孕妇和哺乳期妇女除非特别必要，否则不提倡做心脏 ECT 检查。

心肌静息和负荷灌注显像结果解读

心肌静息灌注显像是指在静息状态下将显像剂注入静脉，当心肌细胞摄取显像剂一定时间后通过 SPECT 对心脏的放射性计数进行采集后重建图像，从而得到心脏的血流灌注及心肌情况的显像方法，常用的显像剂为^{99m}Tc-MIBI。心脏 ECT 报告上所显示的是通过心肌短轴、水平长轴、垂直长轴这三个轴。每个轴所截取的 10 余个断层图像，直观地反映了心肌各部位的灌注情况。阅读一张心脏 ECT 报告之前我们先要熟悉这些采样切面正常解剖形态（图 6-5-1）。

部分报告采用靶心图的形式来模拟表达心肌各部位灌注情况，比较简洁直观，其与冠脉供血区对应情况（图 6-5-2）。

静息心肌灌注显像法，心肌摄取显像剂的量由两个主要因素决定：①该区域的冠状动脉血流量；②该区域有功能的心肌细胞数量。因此，静息心肌灌注充盈缺损有两种可能：①该部位冠状动脉狭窄；②该部位心肌梗死、心肌顿抑或心肌冬眠。这两种情况可以通过心肌负荷显像加以鉴别。狭窄的冠脉血运储备能力较正常冠脉明显下降，在运动负荷或药物负荷（双嘧达莫、腺苷）的情况下，由于冠脉窃血效应，局部缺血会更严重，心肌负荷灌注显像充盈缺损会较静息灌注显像更明显（图 6-5-3）；而心肌梗死、心肌顿抑或冬眠心肌负荷显像和静息显像的检查结果基本一致。早期也曾用^{201}Tl 做显像剂，其一次静脉注射可行静息和延迟 2 次对照显像，如果仅仅是血供不足，心肌细胞活性尚可，在延迟显像中核素会慢慢补偿性再吸收入心肌组织，原先缺损区域会被再充填。所以如两次缺损一致为固定缺损，多提示心肌梗死、心肌顿抑或心肌冬眠，如有再分布现象多提示冠脉狭窄，心肌尚有活性。但由于^{201}Tl 制备困难且诊断特异性不如^{99m}Tc-MIBI 静息与负荷显像对照方式，目前开展较少。扩张型

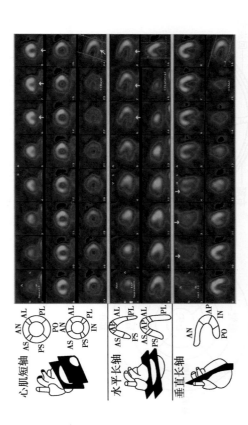

图 6-5-1 心脏 ECT 心肌长轴、水平短轴、垂直长轴断面解剖对照图

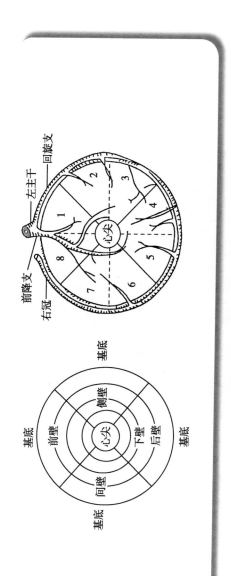

图6-5-2　靶心图对应冠脉血供区示意图

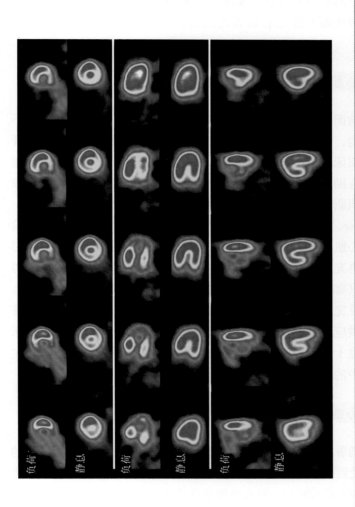

图 6-5-3　冠心病患者心肌负荷显像与静息显像对比心肌缺血更明显

心肌病、代谢性心肌病、慢性心衰的静息心肌灌注显像可呈普遍稀疏或花斑样改变，需结合心脏形态、病史及其他检查综合判定。心肌炎的静息心肌灌注多表现为分布不规则、稀疏、花斑样改变而不像冠心病表现为沿着罪犯血管供血区域的分布缺损。

心肌代谢显像结果解读

前面提到的心肌顿抑或冬眠相和心肌梗死的临床意义是不一样的，前者如果能证实有较多心肌细胞存活，就有血管再开通的临床价值，而后者没有。那么如何鉴别和评价？心肌代谢显像有助于判定心肌细胞是否存活。常用心肌葡萄糖代谢显像和心肌脂肪酸代谢显像，前者显像剂为脱氧葡萄糖（^{18}F-deoxyglucose, ^{18}F-FDG），后者为^{11}C-棕榈酸，通常用PET/CT检查。心肌梗死表现为静息灌注缺损，进一步行心肌代谢显像时不会再充填；而心肌顿抑或冬眠在代谢显像时可有不同程度再充填（如图6-5-4），代谢显像是判定心肌细胞活性的金标准。如慢性完全闭塞病变（Chronic Total Occlusion，CTO）中梗塞血管供应区域心肌存活比例低于20%，则血管再开通的临床收益也十分有限。但由于心肌代谢显像费用昂贵，限制了其在临床中的推广。

心血池显像结果的解读

随着超声多普勒技术的快速发展和成熟，核素心功能显像的应用受到挑战。但心脏超声检查容易受到操作者个人经验、手法等各种因素的影响，而心血池显像技术稳定性好、重复性佳、测量准确，并可获得整体与局部，静息与负荷状态下的各种功能指标，联合心肌灌注断层显像，可以同时获得详尽的心脏结构和功能的指标。下面逐项介绍心血池报告单主要项目（图6-5-5）。

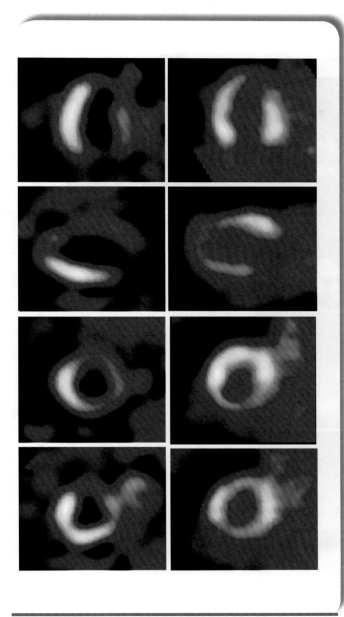

图 6-5-4　静息显像（上列）和 ^{18}F-FDG 代谢（下列）显像不匹配提示为心肌冬眠

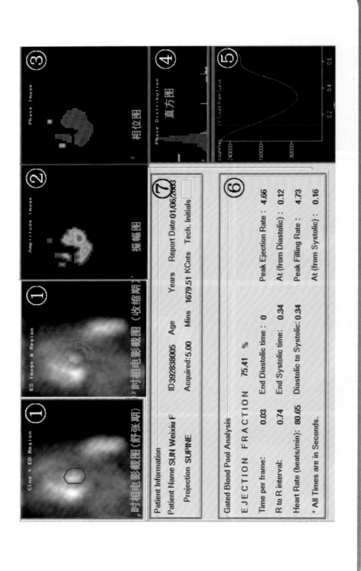

图6-5-5 心血池报告单主要项目示意图

（1）时相电影：在心血池影像的基础上，用不同的黑白像素显示心肌收缩过程，其动态图像类似心导管造影效果，可以直观地在视频上观察心脏的舒缩运动。通过是否存在心肌运动减弱、反向运动等，对心肌梗死或室壁瘤进行直观的判断，并截取有代表性的收缩期和舒张期的图例显示在报告上。

（2）振幅图：在心血池影像的基础上，心脏各局部收缩幅度的大小以不同灰阶或色彩显示称为振幅图。正常时左心室收缩幅度高于右心室，心尖部振幅最大，呈红色。心肌梗死部位呈现局部振幅减低，室壁瘤可出现反向振幅影像。

（3）相位图：在心血池影像基础上以不同颜色代表每一像素开始收缩的时间，构成时相相位图。正常情况下左右心室收缩基本同步，故具有相同的颜色，心肌缺血或梗死时，病变局部的时相可产生延迟，颜色与正常部位产生差异。如预激综合征旁路提前下传，被激动的部位可表现为时相提前。

（4）时相直方图：正常心室和心房时相频数呈正态分布，心室呈高而窄的单峰，反映心室收缩时间差较小，其峰底宽度称为相角程，正常值<65°。心房峰宽而矮，与心室峰相隔180°。异常情况时心室峰呈双峰、相角程增宽，提示传导阻滞或心肌缺血导致心肌收缩不协调；心室峰和心房峰之间出现杂乱的小峰等，提示室壁瘤形成。

（5）左室容积曲线图：心血池显像利用^{99m}Tc标记红细胞，注射后10~15分钟进行左前斜45°位置显像，显像前患者连接心电图电极，采用心电图R波触发的门控技术在设定的时间点对心腔内核素反复采样直到获得足够数据，这些数据经计算机处理获得心室的时间-放射性曲线（图6-5-6）。由于心室内的放射性计数与心室血容量呈正比，可计算出容积曲线，通过左、右室的容积曲线可计算出心室收缩与舒张期功能的各项指标。

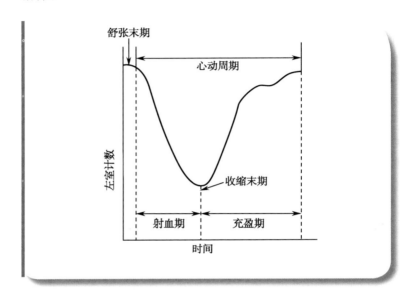

图6-5-6   左室容积曲线图

（6）心功能指标：由左室容积曲线图推导出的各种心功能指标。

反映心脏收缩功能的指标主要有：①射血分数（ejection fraction，EF）：心室舒张末计数减去收缩末期计数的值除以扣除本底计数后的心室舒张末期计数即EF值，正常人静息时：左室EF>50%；右室EF>40%；②心输出量（CO）：正常成人CO为4~7L/min，男性大于女性；③每搏量（SV）正常成人SV为60~80ml，男性大于女性；④1/3射血分数（1/3EF）：反映心室早期收缩功能。

反映心脏舒张功能的指标主要有：①PFR：指早期舒张充盈相的最大斜率，即心室舒张期容积的最大变化速率，是临床上最常用的舒张期功能指标，静息参考值为2.63±0.5，不同仪器可有一定差异，通常每分钟心率增加10次，PFR增高

0.4。②高峰充盈时间（TPF）：从心室开始充盈到充盈高峰的时间，正常参考值为 181±23ms。③1/3 充盈率（1/3FR）：前 1/3 充盈期的平均充盈率，正常参考值为 1.97±0.29。反映心室舒张早期的功能，因为其避开了舒张期内心房代偿性收缩的干扰，可能比 PFR 更可靠、灵敏。④平均充盈率：从收缩末期开始到快速充盈期的平均充盈率（average filling rate，AFR），与左室松弛的程度和心动周期的长短有关，正常参考值为≥2.5。

（周庆伟　刘　勇）

参考文献

1. 安锐，黄钢. 核医学. 第3版. 北京：人民卫生出版社，2015.
2. Douglas LM. Braunwald′s Heart Disease：A Textbook of Cardiovascular Medicine. 10th. New York：Saunders，2014.
3. 中华医学会. 临床诊疗指南核医学分册. 北京：人民卫生出版社，2007.
4. 赫勒，亨德尔. 核心脏病学临床应用. 第2版. 李思进，靳春荣，夏兆云，译. 北京：军事医学科学出版社，2012.
5. Japanese Circulation Society. Guidelines for clinical use of cardiac nuclear medicine（JCS 2010）digest version. Circ J，2012，76（3）：761-767.

6　睡眠呼吸暂停与心血管疾病

睡眠呼吸暂停低通气综合征与心血管疾病关系的概述

阻塞性睡眠呼吸暂停低通气综合征（obstructive sleep apnea-hypopnea syndrome，OSAHS）是一种睡眠时上气道狭窄或阻塞引起反复呼吸暂停或低通气，导致间断性低氧血症

（或伴有高碳酸血症）、睡眠结构紊乱，并引起多系统器官功能损害的综合征。临床可表现为夜间睡眠打鼾伴呼吸暂停、夜间多尿、白天嗜睡、晨起后头痛、口干、日间嗜睡、记忆力下降等，其发病与肥胖、口鼻咽部发育异常、神经系统疾病、某些内分泌紊乱等多种病因有关。

OSAHS 和心血管疾病关系密切，常与高血压、冠心病、心律失常、心功能不全等伴发或互为因果，甚至可能导致夜间猝死。根据 2006 年我国调查的数据，OSAHS 患者中高血压的患病率为 56.2%，而 30%～50% 的高血压患者同时伴有 OSAHS，呼吸暂停低通气指数（apnea hypopnea index，AHI）作为预测高血压发生的独立指标，其 OR 值高达 2.89，中国高血压诊断和治疗指南（2010）已单独将 OSAHS 列为继发性高血压的病因之一。OSAHS 患者夜间反复生发的低氧/再氧化过程类似于缺血性心脏病的缺血/再灌注过程，与高血压、糖尿病、高脂血症、吸烟等一样，OSAHS 也是冠心病发生发展的独立危险因素。多种不同类型的心律失常与 OSAHS 相关，报道显示 OSAHS 患者中心动过缓的发生率高达 80%，房颤发生率也高达 30% 以上，另外室性心律失常、QT 延长等成为夜间恶性心律失常甚至猝死的潜在危险因素。

如何识别合并睡眠呼吸暂停低通气综合征的患者及诊断流程

OSAHS 是一个涉及包括呼吸科、耳鼻喉科、心内科、口腔科、小儿科、神经科等多个学科的疾病，大多数 OSAHS 患者因打鼾而就诊于呼吸科或者耳鼻喉科，而当伴发 OSAHS 的心血管病患者就诊于心内科时，如何识别是进行针对性治疗的前提，当患者存在以下临床线索时即应引起关注：①肥胖，尤其颈部粗短、腹型肥胖者；②存在鼻咽部及颌面部结构异常，如小下颌畸形、慢性鼻炎、鼻息肉等；③睡眠打鼾，夜间尿频，晨起头痛、口干，白天明显嗜睡者；④难治性高血压或隐匿性高血压，血压节律异常，呈"非杓型"或"反杓型"改变；⑤夜间反复发作的心绞痛；⑥夜间难以纠正的心律失常；⑦顽固性充血性心力衰竭；⑧不明原因的肺动脉高压等。

OSAHS 的诊断主要是根据病史、体征及多导睡眠图（polysomnography，PSG）结果。OSAHS 最重要的临床表现是白天嗜睡和夜间睡眠打鼾伴呼吸暂停等，其中嗜睡的主观评价常用 Epworth 嗜睡量表（Epworth sleeping scale，ESS，表6-6-1）进行评分，有条件者可行多次睡眠潜伏期试验进行客观评价（图6-6-1）。PSG 可同时监测患者睡眠时的脑电图、眼动图、肌电图、心电图、口鼻气流、血氧饱和度、胸腹式运动、体位、打鼾等，是诊断 OSAHS 的"金标准"，同时也可广泛应用于睡眠研究的各个领域。

表6-6-1　Epworth 嗜睡评分量表（分）

有无打盹、嗜睡的可能	从不	很少	有时	经常
坐着阅读时	0	1	2	3
看电视时	0	1	2	3
在公共场所坐着不动时（如开会）	0	1	2	3
长时间坐车时中间不休息超过 1 小时	0	1	2	3
坐着与人谈话时	0	1	2	3
饭后休息时（未饮酒时）	0	1	2	3
开车等红绿灯时	0	1	2	3
下午静卧休息时	0	1	2	3

注：1~8 分为正常，9~15 分为嗜睡，16~24 分为过度嗜睡

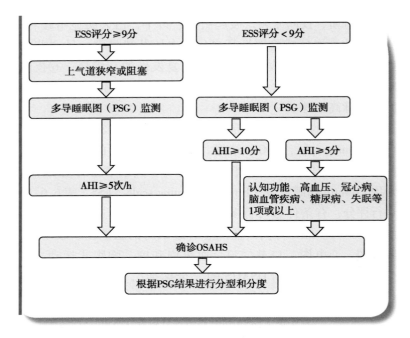

图 6-6-1   OSAHS 诊断流程图
ESS：Epworth 嗜睡评分量表；AHI：睡眠呼吸暂停低通气指数

如何解读多导睡眠图的报告

说到 PSG，它的发明最早是始于对睡眠的研究，那时的人们对睡眠这一生理现象的认识还是一片空白。20 世纪 50 年代初，美国芝加哥的 N. Kleitman 教授着眼于研究眼球运动和睡眠深度的关系，他用示波器第一次记录到睡眠中的快速眼球运动，并提出了快速眼球运动睡眠。之后，Kleitman 教授又对 33 人进行了 126 个晚上的睡眠脑电图连续记录，发现了脑电图和眼球运动的节律性变化。20 世纪 60 年代初，法国的 Gastan 和德国的 Jung 在世界上最先观察到睡眠中反复出现的呼吸暂停，并于 1967 年首次提出"睡眠呼吸暂停综合征"这一新病名，并在此后的睡眠脑电图中增加了能同时记录呼吸运动和口鼻气流的内容。此时，PSG 的雏形诞生了。20 世纪 70 年代初美国斯坦福大学在研究发作性睡病时首先使用了"多导睡眠图"这一名称，其含义是同时记录脑电图、眼动图、肌电图、呼吸波等多项生理指标。到了 90 年代，随着计算机技术的迅猛发展，PSG 进入了数字化和自动化时代，广泛应用于科研和临床。

PSG 报告一般包括以下内容（图 6-6-2）：①一般情况，包括姓名、性别、年龄、身高、体重等；②睡眠结构，包括总睡眠时间、睡眠效率、潜伏期、睡眠分期等；③呼吸事件，包括呼吸暂停总次数、呼吸暂停总时间、最长呼吸暂停时间、低通气总次数、低通气总时间、最长低通气时间、呼吸事件类型（阻塞性、中枢性、混合性）、呼吸暂停指数、低通气指数、呼吸暂停低通气指数（即 AHI）等；④低血氧事件，包括基线血氧饱和度、最低血氧饱和度、低氧血症持续时间及所占睡眠时间百分比；⑤呼吸努力相关微觉醒事件，微觉醒次数、微觉醒指数等；⑥趋势图；⑦体位情况；⑧总结报告及诊断结论等。若诊断满足 OSAHS，可根据总结报告中的 AHI 指数及最低血氧饱和度值对病情进行分级（表 6-6-2）。

表 6-6-2　成人 OSAHS 病情程度分级

程度	AHI（次/分）	最低血氧饱和度（%）
轻度	5 ~ 15	85 ~ 90
中度	>15 ~ 30	80 ~ 85
重度	>30	<80

注：AHI 为主要标准，最低血氧饱和度为次要标准

多导睡眠图检查报告
福建省立医院

姓名：×××　　性别：男　年龄：58 岁　科别：心内科　床位：××　　住院号：××

申请医生：　　　　　　　　　　　　　　　　检查号：

结　　论：呼吸紊乱指数：41.1

阻塞性睡眠呼吸暂停 2 次，混合性呼吸暂停：0 次，中枢性呼吸暂停 0 次，低通气 302 次。

诊　　断：阻塞性睡眠呼吸暂停低通气综合征（重度）伴中度低氧血症

检查日期：2015 年 4 月 2 日　　　　　　　　报告者：

睡眠情况：

睡眠期时间（分）：	498	睡眠效率（%）	70.6
总睡眠时间（分）：	351.5	睡眠潜伏期（分）：	12.5
总觉醒时间（分）：	146.5	快动眼潜伏期（分）：	108.5

睡眠结构：

睡眠分期	时间（分）	百分比	潜伏期（分）
清醒	139	28.3	1
Ⅰ期	42.5	8.7	196
Ⅱ期	160	32.6	2.5
Ⅲ、Ⅳ期	60	12.2	97.5
快动眼期	42	8.6	108.5

睡眠觉醒情况：

醒觉原因	非快动眼期		快动眼期		合计	
	醒觉次数	指数	醒觉次数	指数	醒觉次数	指数
自发	185	42.3	6	8.6	191	37.6
呼吸暂停	1	0.2	0	0.0	1	0.2
低通气	161	36.8	20	28.6	181	35.7
打鼾	0	0.0	0	0.0	0	0.0
低氧	93	21.3	9	12.9	102	20.1
合计	440	100.6	35	50.0	475	93.6

图 6-6-2   PSG 监测报告模板

呼吸紊乱情况：

总呼吸紊乱指数 41.1

	快动眼期	非快动眼期	合计
呼吸紊乱事件	41	263	304
呼吸紊乱指数	58.6	39.3	41.1
呼吸暂停指数	0	0.3	0.3

	阻塞性	中枢性	混合性	低通气
快动眼事件（次）	0	0	0	41
平均时间（秒）	0.0	0.0	0.0	36.3
最长时间（秒）	0.0	0.0	0.0	82.5
总时间（分）	0.0	0.0	0.0	24.8
非快动眼事件（次）	2	0	0	261
平均时间（秒）	11.4	0.0	0.0	26.7
最长时间（秒）	11.7	0.0	0.0	68.5
总时间（分）	0.4	0.0	0.0	159.8
事件总计（次）	2	0	0	302

呼吸紊乱与体位相关性：

睡眠体位	阻塞性	中枢性	混合性	低通气	指数
俯卧位	0	0	0	0	0.0
仰卧位	2	0	0	271	85.5
左侧位	0	0	0	25	18.3
右侧位	0	0	0	38	29.2
坐位	0	0	0	0	0.0

血氧饱和度情况：

平均血氧饱和度（%）：94　血氧饱和度低于90%的百分比（%）：4.8

最低血氧饱和度（%）：82.0　血氧饱和度低于90%的时间（分）：24.0

血氧饱和度统计表：

血氧饱和度（%）	100-95	95-90	90-85	85-80	80-75	75-70	70-65	65-60	60-55	55-50
时间（分）	257	216	24	0	0	0	0	0	0	0

图6-6-2　PSG 监测报告模板（续）

除了 AHI 指数及最低血氧饱和度值之外，我们还应对呼吸事件、低氧事件、体位等情况进行关注和分析。虽然 OSAHS 病情分级的主要依据是 AHI 指数，强调的是呼吸暂停或低通气的次数，而相关研究发现，AHI 与临床症状、生活质量及交通事故风险的相关性并不呈线性，其并不能完全代表 OSAHS 的严重程度，而呼吸暂停或低通气每次持续的时间、每次持续的最长时间及总时间等可以作为 AHI 的补充，因此值得关注和分析。同理，根据睡眠过程中最低血氧饱和度值作为病情评判的依据并不完全科学，我们还应关注整夜平均血氧饱和度和血氧饱和度低于 90% 的时间及其占总睡眠时间的比例，因其更能反映低氧对机体的损害。另外，部分患者通过侧卧位睡眠即可有效改善呼吸暂停或低通气的程度，因此，体位与呼吸暂停或低通气的关系亦应予以重视。

阻塞性睡眠呼吸暂停低通气综合征的干预和治疗

OSAHS 的治疗主要包括一般性治疗、药物治疗、口腔矫正器、持续气道正压通气（continuous positive airway pressure，CPAP）治疗及外科手术治疗等。

一般性治疗

包括病患教育及患者的积极配合：①减轻体重：肥胖是 OSAHS 最重要的发病因素，对于肥胖患者，减轻 5%～10% 体重，即可有效减轻临床症状。因此，通过调整饮食及增加运动减轻体重是改善 OSAHS 病情的有效方法。②戒烟酒、避免服用镇静催眠药物：酒精可增加清醒及睡眠时的上气道阻力，增加发生阻塞性睡眠呼吸暂停的风险；镇静催眠类药物可抑制唤醒机制，从而延长窒息和引起更加严重的缺氧；吸烟亦是 OSAHS 的重要危险因子，可显著增加睡眠呼吸紊乱的风险。因此，改善生活方式，戒烟酒并避免镇静安眠类药物的摄入亦是 OSAHS 治疗的基础。③侧卧位睡眠：对于部分患者，侧卧位睡眠即可有效减少睡眠呼吸暂停及低通气。对于轻度 OSAHS 患者，侧卧位睡眠甚至与 CPAP 治疗有着相同的治疗效果。临床上许多患者对入睡后如何保持侧卧位存有疑问，可在睡衣背后缝一个小口袋，里面放置一些硬物如高尔夫球，即可使患者无法仰睡，简单而有效。

药物治疗

主要有增加上气道开放度、减轻上气道阻力的药物、呼吸兴奋剂、抗抑郁药物等。但目前认为上述种类的药物疗效尚不确切，对 OSAHS 切实有效且安全的药物仍有待发掘。

口腔矫正器

这是一种睡眠时放置在口腔中的器具，通过防止舌体及其周围软组织塌陷至咽腔后壁，保持气道通畅，从而使 OSAHS 患者在睡眠过程中保持足够的通气量，达到或缓解鼾症及呼吸暂停的目的。目前全球有 30 余种口腔矫正器应用于临床，与 CPAP 和手术治疗并列成为 OSAHS 三大主要治疗方案。口腔矫正器主要用于单纯性鼾症及轻中度 OSAHS，尤其对于下颌后缩的患者效果较好。部分患者初戴时会有口干、口水增多、颞下颌关节酸胀等不适，多数可随佩戴时间延长而耐受。对于严重颞下颌关节紊乱、牙周病等患者则不适用。

CPAP 治疗

通过睡眠时持续给予正压通气，形成"气态支架"，使塌陷的上气道处于持续"打开"的状态，减轻上气道阻力，达到缓解呼吸暂停及低通气的目的，是成人 OSAHS 患者的首选治疗方法。目前主要有 2 类产品应用于临床，即 CPAP 及双水平正压（BiPAP），每种又分别有手动及自动调整压力的机型，自动调整机型能够根据反馈的压力、流速及鼾声变化而自动调整压力，提高患者的舒适度，改善长期的依从性。关于CPAP机型的选择方面，一般CPAP或自动调整型CPAP适用于大多数患者，后者无需压力滴定，且舒适性和耐受性较好，更受患者的欢迎。BiPAP价格较为昂贵，但对于压力较高、耐受性差或者伴有慢性阻塞性肺病（chronic obstructive pulmonary disease，COPD）、二氧化碳潴留的患者则更加适用。

CPAP治疗的适应证包括：①中、重度OSAHS；②轻度OSAHS但症状明显，合并或并发心脑血管疾病或糖尿病等；③经过口腔矫正器或手术治疗后效果欠佳者；④合并慢性阻塞性肺病者（又称重叠综合征）；⑤OSHAS患者围术期改善通气和氧合。慎用的情况包括：①存在肺大疱的患者；②气胸或纵隔气肿；③血压明显降低或休克；④急性心肌梗死血流动力学不稳定者；⑤脑脊液漏、颅脑外伤或颅内积气者；⑥急性中耳炎、鼻窦炎感染未控制者；⑦青光眼患者。

手术治疗

仅适用于确实可解除上气道阻塞的患者，常用术式包括腭垂腭咽成形术（uvulopalatopharyngoplasty，UPPP）及改良的UPPP、下颌骨前徙术及颌面部前徙加舌骨肌切断悬吊术等。但这类手术仅适用于上气道口咽部阻塞且AHI<20次/h，对于肥胖及AHI≥20次/小时者则不适用。由于上气道任何部位的阻塞均可导致OSAHS，手术可能无法解除所有部位的阻塞，而且术后具有一定的复发率，因此，需严格掌握适应证。特别要强调的是，部分患者手术治疗后鼾声减低或消失，就认为OSAHS得到了根治，而事实上有部分患者术后并没有完全纠正呼吸暂停及缺氧，反而掩盖了病情。

总之，OSAHS是一个涉及多个学科的疾患，但是由于学科的细分使我们对专科之外的知识和经验越来越少，因此，提高各个相关学科的医师对 OSAHS 的认识和重视，加强医疗资源的整合及多学科的合作对 OSAHS 的诊治具有重大意义，而这条路，可能还很长。

（林春锦　尚秀玲）

参 考 文 献

1. 缪东生，张希龙. 睡眠呼吸疾病诊疗技术. 北京：人民军医出版社，2009.

2. 胡敏，温伟生. 阻塞性睡眠呼吸暂停低通气综合征手册. 北京：科学出版社，2009.

3. 中华医学会呼吸病学分会睡眠呼吸障碍学组. 阻塞性睡眠呼吸暂停低通气综合征诊治指南. 中华结核和呼吸杂志，2012，35（1）：9-12.

4. 中国医师协会高血压专业委员会. 阻塞性睡眠呼吸暂停相关性高血压临床诊断和治疗专家共识. 中国实用内科杂志，2013，33（10）：785-791.

5. American Academy of Sleep Medicine. International classification of sleep disorders. 2nd Edition. Amer Academy of Sleep Medicine，2005.

6. 睡眠呼吸暂停与心血管疾病专家共识. 中华内科杂志，2009，48（12）：1059-1067.

7. Berg S. Obstructive sleep apnoea syndrome：current status. Clin Respir J，2008，2（4）：197-201.

7　冠状动脉光学相干断层成像技术（OCT）解读

光学相干断层成像技术的概述

光学相干断层扫描技术（optical coherence tomography，OCT）是近年来迅速发展起来的一种新的光学诊断技术。它是一种具有非接触性、高分辨率层析和生物显微镜成像特点的设备，能应用近红外光及光学干涉原理，通过使用干涉仪接收并记录不同深度生物组织成分的反射光，再经过计算机系统处理得到生物组织断层图像。OCT 的分辨率可达 $10\mu m$，能够清楚观察到组织内部的细微结构，因其结果与病理检查高度一致，在医学界被称为"光学活检"。1991 年，麻省理工学院 Fujimoto 教授的工作小组首次报道了 OCT 成像系统的基本原理以及其在视网膜和动脉内的应用。1996 年，Brezinski 教授第一次进行了动物血管的体外 OCT 成像研究。2001 年第一台用于人体冠脉血管内成像的时域 OCT（time domain OCT，TD-OCT）面世，并由哈佛医学院麻省总院首次将其应用于人体冠状动脉的检测（图 6-7-1）。自从国外在 2001 年首次报道在人体冠状动脉内应用 OCT 技术能获得高清晰的图像，OCT 技术在冠心病介入领域中发挥着越来越重要的作用，欧美地区在 OCT 方面的研究也取得了重要的进展。研究发现，OCT 与 IVUS 相比，具有极高的分辨率，图像更易解读，因此在世界范围内迅速得到普及，广泛应用于评估活体内不稳定斑块及指导冠脉介入治疗，评价支架植入后即刻效果（支架小梁贴壁、组织脱垂、支架内血栓、血管夹层、残存斑块）及远期效果（晚期贴壁不良、晚期血栓、支架内膜覆盖、新生动脉粥样硬化、支架再狭窄），开创了冠状动脉内检查的新纪元。同时医务工作者通过在对 OCT 的临床应用中，发现了许多重要的现象，并对冠心病有了新认识。

　　近十年来 OCT 技术先后经历了多次更新和升级。2004 年第一代 M2 成像系统于欧洲上市，2005 年进入我国。值得注意的是，由于 OCT 应用的近红外光无法穿透血管中的红细胞，这使得进行 OCT 相关检查时需要暂时阻断血管管腔中的血流，然而第一代时域 TD-OCT 球囊阻断技术操作十分烦琐，安全性得不到保障，可能会导致一些相关并发症，极大地影响了 OCT 技术

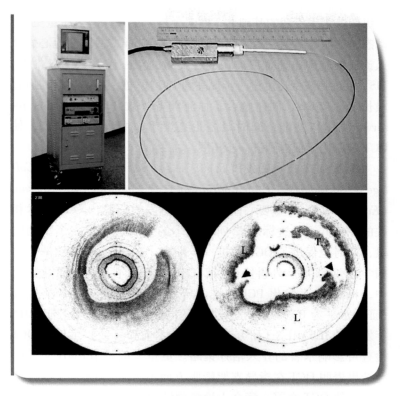

图 6-7-1　第一台用于人体检测冠状动脉的 OCT 机器

的广泛推广，也导致 TD-OCT 技术在冠脉中应用未获得 FDA 的批准，但第二代频域 FD-OCT 技术攻克了球囊阻断导致的血管夹层这一难题。2007 年第二代 M3 系统将成像速度从 15 帧/秒提高到 20 帧/秒。与第一代 TD-OCT 相比，FD-OCT 成像质量更高，成像速度更快，一次扫描只需要几秒钟时间。这些使得 OCT 技术无论是在心血管研究领域还是在临床应用方面都取得了进一步的发展。鉴于此，2010 年第二代频域 FD-OCT 在美国经 FDA 批准上市。第三代 C7$^{XR\ TM}$ 系统采用频域检测技术（frequency domain OCT，FD-OCT）使成像速度提高达 10 倍（100 帧/秒），且不需要阻断血流的同时可进行快速成像。此外，C7

在纵向分辨率不变的基础上，横向分辨率更高，图像质量更高，动态伪影明显减少，最大视野范围增至 10mm，使其在冠心病介入诊疗领域中迅速推广。在最近发布的新一代 ILUMEIN™ OP-TIS™ 系统将成像速度进一步提高到 180 帧/秒，单次扫描的血管段长度达 75mm，同时整合了血流储备分数（fractional flow reserve，FFR）功能，同时具备形态学和功能学评估功能，使 OCT 的应用指征得到进一步拓展。

随着 OCT 技术的发展及推广，*Journal of the American College of Cardiology*（*J Am CollCardiol*）及 *European Heart Journal*（*Eur Heart J*）等重要心血管杂志相继发表冠脉内 OCT 技术相关的专家共识，这标志着 OCT 技术的发展进入了一个新的阶段，同时也促进了 OCT 的进一步推广。在 2014 年的欧洲心脏病学会/欧洲心胸外科协会（ESC/EACTS）心肌再血管化指南中，将 OCT 对优化 PCI 的推荐等级从 2013 年的 Ⅱb 类推荐（证据水平为 B），总体证据水平等同于提升到 Ⅱa 类。于 2015 年发表的 ILUMIEN Ⅰ 研究表明：PCI 术前和（或）术后行 OCT 检查可影响术者的介入治疗策略。更重要的是 ILUMIEN Ⅱ 研究结果表明 OCT 在指导支架膨胀方面不劣于 IVUS。这些证据无疑将使 OCT 在冠心病介入诊疗领域中的地位进一步提升。

光学相干断层成像的图像采集过程

目前 C7-XR OCT 广泛应用于临床，以下主要介绍 C7-XR OCT 图像采集过程：成像之前，应冠脉内给予硝酸甘油 100~200μg，初始设置及创建新病例后，即可准备 Dragonfly™ 成像导管并将成像导管连接至 DOC，当获取测试图像及验证校准后即可开始图像采集。成像时将 FD-OCT 导管通过指引导丝送至靶病变或支架的远端，OCT 导管前端距离扫描光源 10mm 的位置有专用标记物。在开始 OCT 扫描过程中，需要通过指引导管快速注射晶体溶液或造影剂，以达到清除血液的目的，可以使用手动或高压注射器的方式推注造影剂，以优化图像的质量。左冠 OCT 成像通常推注 6ml 造影剂，右冠成像通常推注 4ml 造影剂，采集速度可以设置在 10～20mm/s。

动脉粥样硬化斑块 OCT 图像解读

在临床实践中，很多患者的冠状动脉造影显影结果并不能很好地显示其冠状动脉的基础病变，而且冠状动脉造影并不能很好地区别不稳定斑块破裂及继发破裂的血栓与斑块侵蚀、钙化结节等病变诱发形成的血栓。冠状动脉粥样硬化斑块破裂继发血栓形成是绝大多数急性冠脉综合征发生的原因。因此，检测具有高破裂风险的易损斑块，对筛选和预防急性冠脉综合征具有重要意义。所谓高破裂风险的斑块就是指拥有大的脂质核心，薄纤维帽且富含巨噬细胞的斑块。易损斑块的主要特征之一就是薄纤维帽的厚度，而 OCT 是唯一能够精确测量易损斑块纤维帽厚度并与病理组织学高度相关的检查方法。正常血管壁 OCT 图像：正常冠脉血管壁是典型的三层结构，它由血管内膜、中膜和外膜组成。血管内膜的反射信号高，中膜的反射信号通常较低或信号微弱，而动脉外膜常表现为不均匀的高反射信号。依据 OCT 影像特征，斑块被分为三类：纤维斑块、钙化斑块、脂质斑块，在三类斑块中还可见其他的一些形态结构，如纤维帽粥样硬化斑块、巨噬细胞、斑块内新生血管、胆固醇结晶、血栓等，相应定义及典型图片如下。

（1）纤维斑块：表现为内膜增厚伴有均匀一致的亮信号（图 6-7-2A）。

（2）钙化斑块：表现为内膜增厚伴有低信号，边界清晰（图 6-7-2B）。

（3）脂质斑块：表现为内膜增厚伴有低信号，边界模糊（图 6-7-2C）。某些斑块的特定成分如巨噬细胞，也会造成

OCT 信号的强衰减，使得近红外光被阻挡在斑块表面，并在后方呈现出低信号图像，形成类似脂质斑块的伪影。

（4）纤维帽粥样硬化斑块（thin-cap fibroatheroma，TCFA）：在 OCT 图像中表现为纤维帽的最小厚度小于 $65\mu m$ 的富含脂质斑块（图 6-7-2D）。在 OCT 图像中，纤维帽是指覆盖在低信号区域（脂质或钙化）上的组织层，它的反射信号通常较高。纤维帽的厚度可在被认为最薄的单个横截面测量，或在多个横截面测量取平均值。

（5）巨噬细胞：在 OCT 图像中表现为高信号，明显的或融合的点状区域，且在高信号的点状区域后常形成放射状光影（图 6-7-2E）。巨噬细胞会显著衰减甚至阻挡 OCT 发出的光线，因此浅层的巨噬细胞会遮盖其所覆盖的组织，并形成类似脂质坏死核心的图像。

（6）斑块内新生血管：定义为直径 $50\sim300\mu m$，信号微弱、边缘锐利的空洞，并且通常可以在多个连续帧中进行跟踪（图 6-7-2F）。

（7）胆固醇结晶：表现为信号强度较高的薄线性区域，通常位于纤维帽或脂质斑块坏死核心中（图 6-7-2G）。

（8）血栓：表现为附着在管腔表面或在管腔内漂浮的不规则团块。OCT 可以识别血栓的类型：红色（富含红细胞）血栓（图 6-7-2H）有高信号的表面反射和高衰减性（和血液类似）；白色（富含血小板）血栓（图 6-7-2I）的表面反射较少、信号均匀，且衰减较低。

急性冠脉综合征罪犯病变 OCT 图像解读

心血管易损患者是指以易损斑块、易损血液或心肌易损性为基础，易发生急性冠脉事件或心脏性猝死的患者。易损斑块破裂、内膜侵蚀及钙化结节是急性冠脉综合征（acute myocardial infarction，ACS）发生的主要病理机制，OCT 能准确鉴别

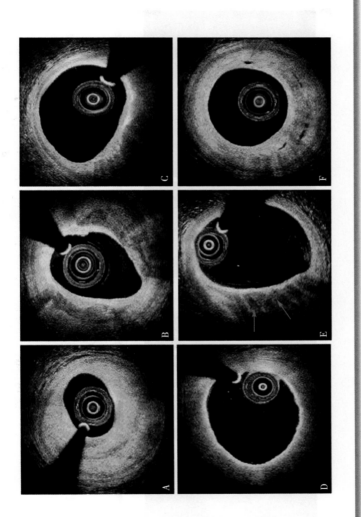

图 6-7-2 OCT 斑块及斑块中其他结构的典型图片

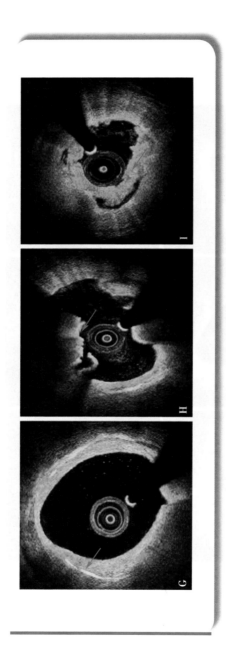

图6-7-2　OCT斑块及斑块中其他结构的典型图片（续）

A: 纤维斑块；B: 钙化斑块；C: 脂质斑块；D: 薄纤维帽粥样硬化斑块；E: 巨噬细胞；F: 斑块内新生血管；G: 胆固醇结晶；H: 红色血栓；I: 白色血栓

这些机制。易损斑块是 60% ~ 80% ACS 患者的主要病理基础，它被认为是斑块破裂的前体。但值得注意的是，可以发现冠脉内多个未破裂的易损斑块同时存在但并不都会引起临床事件，甚至还发现破裂的易损斑块可以只处于沉默状态。我们通过 OCT 发现纤维帽的厚度是决定斑块破裂的一个关键因素，然而斑块负荷重及管腔狭窄是破裂斑块引起事件的必要条件。因此即使一个易损斑块具有破裂高风险，并不意味着患者就将发生 ACS，也不意味着需要植入支架治疗。因此如果破裂斑块狭窄程度并不严重，可选择抗动脉粥样硬化治疗稳定斑块，避免了支架植入后存在内膜愈合不良、再狭窄及血栓形成的风险。实际上 OCT 动态研究显示，他汀治疗后很多易损斑块可趋于稳定。ACS 罪犯病变，OCT 可鉴别其形态及判定具体病理机制，具体定义如下：

（1）斑块破裂：破裂的斑块通常出现在 TCFA 中，并显示出内膜撕裂、破裂或纤维帽分离的特征（图 6-7-3A）。当进行 OCT 成像，注入晶体液体或造影剂时，这些破裂区域的 OCT 表现为低或无信号空腔。

（2）斑块侵蚀：OCT 定义的内膜侵蚀表现为连续的纤维帽表面可见血栓形成或管腔表面不规则（图 6-7-3B）。

（3）钙化结节：钙化结节的定义是单个或多个钙化的区域，突出到管腔内部，经常形成尖锐突出的角，临床少见。

（4）自发性冠脉夹层：在 OCT 中的表现为由内-中膜的撕裂导致的双腔（真、假腔）或壁内血肿的形成。

（5）冠状动脉痉挛：在 OCT 中的表现为痉挛期中膜收缩增厚，内膜聚集隆起，血管腔面积缩小（图 6-7-3C）。当冠脉内给予足够剂量的硝酸甘油后，上述现象往往消失，血管腔恢复至痉挛前水平。

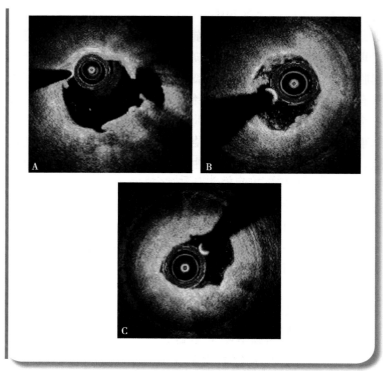

图 6-7-3 OCT 典型图片

A：斑块破裂；B：斑块侵蚀；C：冠脉痉挛

支架植入术后即刻 OCT 图像解读

OCT 对支架小梁前方组织结构的显示清晰，被广泛用于评价支架植入术后情况。其 OCT 影像特征相关定义如下：

（1）即刻支架贴壁不良：是指支架小梁表面到管腔表面的纵向距离大于支架小梁厚度（图6-7-4A）。当支架与血管腔之间的距离大于 $200\mu m$，则定义为支架显著贴壁不良（目前仍无明确共识）。距离小于支架小梁厚度时，可认为支架小梁贴壁良好。

（2）术后即刻支架膨胀率：其计算公式为：膨胀率＝OCT测量的最小管腔面积/参考血管平均面积×100%。一般将70%作为评价支架膨胀不良的界值（图6-7-4B）。

（3）组织脱垂：定义为支架植入后，组织投影处于支架小梁之间的管腔中（图6-7-4C），有时与支架内血栓难以区分。

（4）支架边缘夹层：支架边缘夹层可分为内膜撕裂及中膜夹层。内膜撕裂是指支架植入术后内膜的片状掀起（图6-7-4D）；中膜夹层是指内膜的撕裂延伸至冠脉中膜（图6-7-4E），可导致冠脉内血肿。

（5）支架内血栓：在OCT图像中，支架内血栓的定义是支架植入术后即刻出现的突入管腔内的不规则团块（图6-7-4F）。与斑块表面血栓形态相似。

支架植入术后随访OCT图像解读

目前，冠状动脉造影术是冠状动脉介入治疗中指导支架植入及其随访最常用的工具。但是，很多情况下冠状动脉造影并不能清楚地观测到支架贴壁、血管夹层，无法评价支架植入后内膜覆盖及内膜组织特征。因此，精准的评估手段对临床治疗具有重要指导意义。到目前为止，OCT在精确检测和观察血管内微细结构方面的优势是其他工具无法媲美的，是活体内准确评估支架植入后情况最有效的工具。相比于IVUS，OCT对手术后血管夹层、支架贴壁不良以及组织脱垂的检测更加敏感。OCT可以提供斑块的真实尺寸分布，利于选择最适宜的支架长度及支架释放位置；可以提供参考血管的管腔大小，利于选择最适宜的支架直径及支架的膨胀指数，从而根据参考血管的大小，预先选择安全的后扩张球囊压力以预防支架膨胀不全。通过三维重建后的OCT图像，可进一步提供更多的管腔信息。在PCI术后，

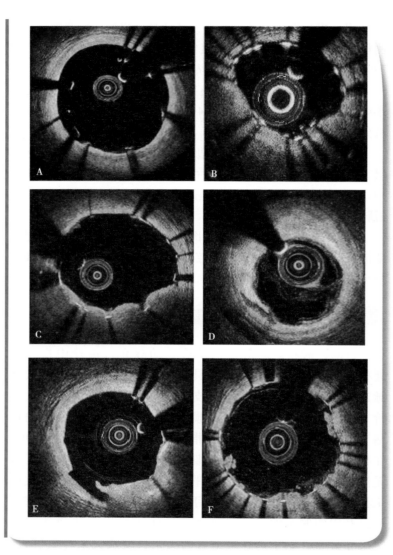

图 6-7-4　OCT 术后即刻 OCT 典型图片

A：即刻支架贴壁不良；B：支架膨胀不良；C：组织脱垂；
D：内膜撕裂；E：中膜夹层；F：支架内血栓

OCT可以即刻探测支架两端夹层情况、支架小梁贴壁情况、支架术后即刻血栓形成情况，及支架对分支血管管腔结构的影响。术者可及时根据观察的情况采取相应措施，预防PCI相关的不良事件的发生。Secco等应用OCT指导切割球囊治疗支架内再狭窄病变，取得了良好的效果。Prati等证实了OCT指导PCI能提高接受支架治疗的患者预后。Alfonso等证实OCT能够优化支架内血栓的治疗，且与IVUS能够相互提供补充信息。

在支架植入后的随访中，OCT可准确评估支架内内膜组织的覆盖厚度、面积、分布和血栓附着情况，这些有利于我们制定个体化的抗血小板方案，评估合理的停药时间，不过现今尚缺乏一个公认的关键阈值。因此，可以通过OCT评价未被覆盖的支架支撑杆的情况，决定是否采取更长时间的抗血小板治疗。除了内膜的覆盖情况，支架内膜性质也是与患者预后相关的重要因素。OCT是目前证实最有效的评估内膜性质的影像手段，哈医大二院心内科通过OCT检测首次提出支架内新生动脉粥样硬化是支架内血栓形成的重要机制。第二代药物支架虽然提高了内膜覆盖率，降低了早期支架内血栓的发生率。但值得注意的是，支架内新生动脉粥样硬化在第二代药物支架中发生率并未明显降低，其极晚期支架内血栓的发生率可能出现追赶现象。在病理研究中也证实了第一代与第二代药物支架植入术后支架内新生动脉粥样硬化发生率相似。此外，OCT也可用于评价重叠的药物洗脱晚期获得性支架贴壁不良情况。

支架小梁覆盖与晚期支架贴壁不良

根据OCT观察到的支架小梁的覆盖与贴壁情况，可分为以下5类：①支架小梁嵌入且内膜覆盖良好（covered and embedded struts）（图6-7-5A）；②支架小梁突出且内膜覆盖良好（covered and protruding struts）（图6-7-5B）；③支架小梁贴壁不良但内膜覆盖良好（covered and malapposed struts）（图6-7-5C）；④支架小梁贴壁良好但内膜未覆盖（uncovered and apposed struts）（图6-7-5D）；⑤支架小梁贴壁不良且内膜未覆盖（Uncovered and malapposed struts）（图6-7-5E）。

支架内再狭窄

在OCT图像中，支架内再狭窄是指支架新生内膜面积超过支架面积的50%。对于厚度>100μm的支架新生内膜，按OCT图像特征可分为以下三类（图6-7-6）：①均质性：高反射且信号相对均匀，无局部信号衰减（图6-7-6A）；②异质性：低反射且信号不均匀，有局部信号的强衰减（图6-7-6B）；③分层：向心性、双层或多层的光学信号，近腔侧通常为高反射信号，远腔侧通常为低反射信号（图6-7-6C）。

晚期支架内血栓形成

支架内膜覆盖不全、支架贴壁不良、支架内新生动脉粥样硬化斑块破裂等因素与支架内晚期血栓形成密切相关，可降解支架并未能完全解决晚期支架内血栓这一难题（图6-7-7）。其形态与分类与术后即刻支架内血栓一致。

支架内新生动脉粥样硬化斑块

在OCT图像中，支架内新生动脉粥样硬化斑块表现为支架内存在动脉粥样硬化改变：支架内增生的内膜高信号后有明显的信号衰减并且边界模糊，提示脂质沉积（图6-7-8A）。其他OCT斑块特征也可见于支架内，如钙化（图6-7-8B）、新生血管（图6-7-8C）、胆固醇结晶及巨噬细胞等。

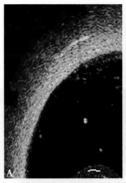
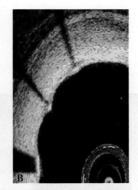
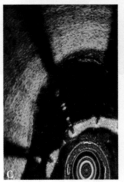
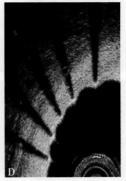
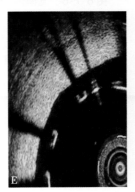

图 6-7-5　OCT 内膜覆盖及小梁贴壁 OCT 分类

A 示支架小梁贴壁良好且内膜修复良好；B 示支架小梁突出且内膜覆盖良好；C 支架小梁贴壁不良但内膜覆盖良好；D 示支架小梁贴壁良好但内膜未覆盖；E 示支架小梁贴壁不良且内膜未覆盖。

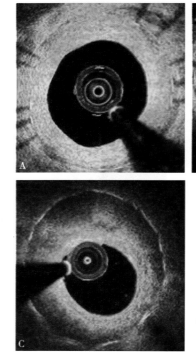
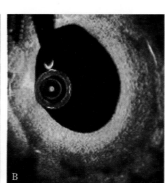

图 6-7-6　支架内膜
性质 OCT 分类
A：均质性内膜；B：异质性
内膜；C：分层内膜

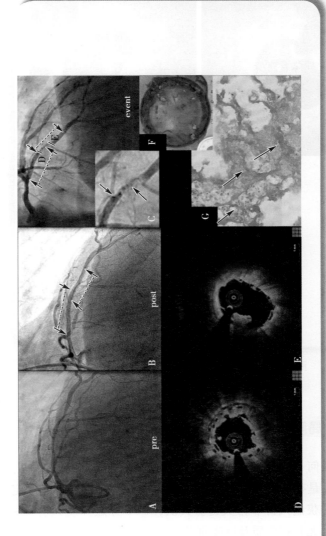

图 6-7-7　可降解支架植入后亚急性支架内血栓

A：BVS 植入术前造影；B：BVS 植入术后即刻造影；C：事件发生时造影图形显示 BVS 植入段造影剂充盈缺损；D 及 E：OCT 在 BVS 重叠部位发现血栓；F 及 G：病理检查抽取组织证实血栓存在

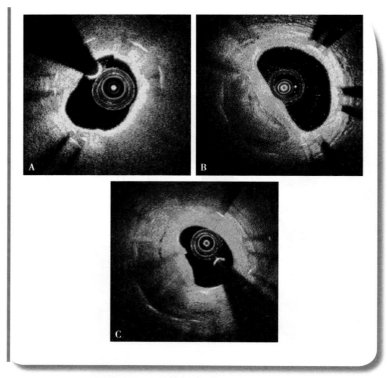

图6-7-8　支架内新生动脉粥样硬化斑块
A：脂质沉积；B：钙化；C：新生血管

OCT 局限性及相关科学问题

　　如同任何一种诊断技术，OCT 也有其内在的缺点及限制。首先，OCT 是有创的工具，具有一定的风险及费用，因此确定OCT 检查的获益人群非常关键。其次，OCT 穿透深度只有 1～2mm 左右，尤其在脂质及巨噬细胞的影响下，无法得到血管及斑块外层结构。还有，OCT 对于直径超过 5mm 的血管，经常出现扫描盲区。另外，OCT 成像时需要通过指引导管冲洗血管以排除血管中的血液，因此难以评估冠脉开口处病变。

OCT 是一种精确评估冠状动脉结构的血管内成像手段，它能明确冠状动脉病变情况和指导冠状动脉介入治疗。在选取合适的患者亚群执行 OCT 检查时，OCT 无疑将有利于回答："患者冠脉病变如何？是否需要接受支架？如何植入支架？支架植入效果如何？能否个体化患者双抗治疗？"等一系列重要问题。然而，由于 OCT 图像解读在不同中心并不一致，因此有必要建立相对统一的标准及培训。虽然国外有一些 OCT 专家共识及书籍，但尚缺乏关于 OCT 应用及解读的资料。鉴于 OCT 对动脉粥样硬化有准确的评价能力以及对 PCI 治疗有重要指导作用，随着 OCT 技术及临床证据的完善，OCT 的应用领域将会越来越广。

（田进伟　王海龙）

参 考 文 献

1. Tearney GJ, Regar E, Akasaka T, et al. Consensus standards for acquisition, measurement, and reporting of intravascular optical coherence tomography studies: a report from the International Working Group for Intravascular Optical Coherence Tomography Standardization and Validation. J Am Coll Cardiol, 2012, 59 (12): 1058-1072.

2. Prati F, Regar E, Mintz GS, et al. Expert review document on methodology, terminology, and clinical applications of optical coherence tomography: physical principles, methodology of image acquisition, and clinical application for assessment of coronary arteries and atherosclerosis. Eur Heart J, 2010, 31 (4): 401-415.

3. Windecker S, Kolh P, Alfonso F, et al. 2014 ESC/EACTS Guidelines on myocardial revascularization: The Task Force on Myocardial Revascularization of the European Society of Cardiology (ESC) and the European Association for Cardio-Thoracic Surgery (EACTS) Developed with the special contribution of the European Association of Percutaneous Cardiovascular Interventions (EAPCI). Eur Heart J, 2014, 35 (37): 2541-2619.

4. Tian J, Dauerman H, Toma C, et al. Prevalence and characteristics of

TCFA and degree of coronary artery stenosis: an OCT, IVUS, and angiographic study. J Am Coll Cardiol, 2014, 64 (7): 672-680.

5. Ligthart JM, Diletti R, Witberg K, et al. Three-dimensional optical coherence tomography for guidance of complex percutaneous coronary interventions. JACC Cardiovascular interventions, 2014, 7 (1): 102-103.

6. Alfonso F, Dutary J, Paulo M, et al. Combined use of optical coherence tomography and intravascular ultrasound imaging in patients undergoing coronary interventions for stent thrombosis. Heart, 2012, 98 (16): 1213-1220.

7. Moses JW, Leon MB, Popma JJ, et al. Sirolimus-eluting stents versus standard stents in patients with stenosis in a native coronary artery. N Engl J Med, 2003, 349 (14): 1315-1323.

8. Aoki J, Colombo A, Dudek D, et al. Peristent remodeling and neointimal suppression 2 years after polymer-based, paclitaxel-eluting stent implantation: insights from serial intravascular ultrasound analysis in the TAXUS II study. Circulation, 2005, 112 (25): 3876-3883.

9. Gonzalo N, Serruys PW, Okamura T, et al. Optical coherence tomography patterns of stent restenosis. Am Heart J, 2009, 158 (2): 284-293.

10. Karanasos A, Van Mieghem N, van Ditzhuijzen N, et al. Angiographic and optical coherence tomography insights into bioresorbable scaffold thrombosis: single-center experience. Circ Cardiovasc interv, 2015, 8 (5).

11. Tian J, Ren X, Uemura S, et al. Spatial heterogeneity of neoatherosclerosis and its relationship with neovascularization and adjacent plaque characteristics: optical coherence tomography study. Am Heart J, 2014, 167 (6): 884-892 e2.

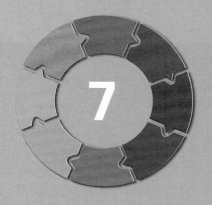

心内科门诊与
急诊工作警示录

门诊是一个科室，乃至一个医院的"窗口"，也是进行医疗工作的前沿阵地。与病房有更多的时间观察患者病情不同，门诊会"遭遇"更多急危重症，充满危险与挑战，而且还需要迅速判断并做出及时准确的反应与应对，因此，门诊是最能彰显一位临床医生的专业水准和素养的地方。怎样在内科门诊，尤其是胸痛门诊进行高效工作，是一门值得思考与学习的艺术。相信我们都有在门诊出诊或工作的经历，从开始接诊到最后决策，应对患者的短暂时间内，要求每名医生都要做有心人，尤其是在诊治一些症状不典型的患者时。在门诊工作的须臾之间，我们将承载一个影响患者命运的重任，因而要勇于担当与不断提升自己的业务能力和沟通技巧。对于门诊来说，主要分为急诊门诊和专科门诊，前者更为重要。对于一名低年资医生来说，急诊门诊是最锻炼医生的地方，很多个体化的工作方法，都是在急诊练成的。与急诊门诊不同，专科门诊在疾病的诊断上不是大的问题，最重要的是能够留住患者，取得患者的信任，因而一定要让患者信赖，这也是医生沟通技巧与艺术的用武之地。尽管人与人有别，但有一点一定切记：医疗无小事，处处须细心！

就专科诊断来说，反对"按图索骥"也是有必要的，一定要详尽询问患者的病史和症状，仔细查体和鉴别病情，为患者提供恰当的检查手段，从而经济、有效地解决患者的疾苦。如果说患者第一次来看病是误打误撞或者是慕名而来的话，那么这一次的医疗接触与诊治效果将是决定患者是否再次来的前提。一定要知道医乃仁术，不仅限于医技高超。当然，我们也要清楚一点，术业有专攻，要把不是本专业的患者，交给相关专业的同行，以便患者得到更好的诊治。

1 心内科门诊工作基本原则

门诊工作和急诊工作存在很大的不同，急诊体现的

"急"，而门诊主要的任务体现的是首诊和随诊，将患者送入病房进一步诊治或将患者继续留在门诊治疗和随诊。

（1）一定要重视基本功，进行全面的体格检查，善于发现疾病的蛛丝马迹。检查一定要仔细，一边体格检查，一边思考相应的问题，如需要与哪些疾病相鉴别，补充哪些针对性的辅助检查等。

（2）综合考虑患者的病史、症状、体征和基本辅助检查与化验，一定要尽快鉴别出可能引起这种情况的急危重症，进行迅速而有针对性的治疗措施。同时，一定要给患者家属一个患者病情的评估、诊断和所处风险的交代，争取得到他们最大程度的理解和支持。

（3）遇到不明原因的症状或诊断不明的疾病，如胸痛、腹痛等，一定要动态观察。一定要临其床，观其变，思其惑。

（4）一定充分认识辅助检查结果，不盲目否定已经在外院或本院所得的实验室结果和影像学报告，也不盲目相信已经经权威形成的诊断，要认真思考，综合考虑，带上"批判的眼镜"看问题。同时，还要认识到辅助检查手段本身的局限性，误差与变异等问题，重视和临床相结合。

（5）对于复诊患者，应着重了解治疗的反应和不良反应，并为患者制定出下一步的诊疗计划。

（6）诊断一定尽可能用"一元论"解释，不要草率地用"多元论"进行解释与诊断，那样容易出现误诊和漏诊。不能准确诊断时，一定不要放过高危疾病的排查，应建议进一步住院诊疗，不要用"发热待查""腹痛待查""晕厥原因待查"等替代更有明确范围的诊断，如胸痛待查（主动脉夹层待查）等。

（7）警惕经常在门诊复诊或开药的老患者的细微病情变化，千万不要凭借对其既往病情很了解，在未见到患者的情况下，仅仅依据家属的强烈要求开药了事。

（8）慎重对待小病：如流行性感冒，有的人几乎不用吃药，挺一下就过去了，有的人却发展为呼吸窘迫综合征，命悬一线。一定要反对本本主义，千万不能照本宣科地拿患者生命开玩笑。对于"感冒"来说，家属是不会重视的，但作为医生在诊断后一定要告诉其并发症，一定要告知在留观过程中可能出现病情变化。这样不仅是为了保护自己，更是作为一名医生应尽义务和维护患者知情权。

（9）不管是初诊还是复诊患者，都应在病历上写明"建议进一步随诊"等字样。门诊病历上书面告知及口头告知患者"定期随诊"，无论对于患者还是医生都是非常必要的。

（10）对于本院熟人带来的朋友等等千万不能图方便，要一视同仁，该检查的一定要检查，否则吃亏的只有自己，这方面的惨痛教训实在是太多了。

2   心内科急诊工作基本原则

对于急诊患者，重点要突出一个"急"字。有时可能是患者自己认为有急需处理的情况才来就诊的，而不是真的是急需处理。但这些都需要接诊的医生能够让患者及其家属感觉到你确实及时地为他进行了适当的处理。急诊门诊的特点：患者杂乱无章，症状层出不穷，年龄从老到少，病情从清醒到昏迷，纷繁复杂！患者就诊也没有什么规律可言，可能你在休息的时候会突然来十几个患者。因此，对于一名急诊门诊的医生来说，该怎么去把握，怎么去处理呢？这是一个大学问。在此，将其中的奥妙传授如下，希望有助于大家的临床工作。

（1）遇到急危重患者切不可慌乱，表现出很镇定的样子，在气势上镇住患者和家属，为自己整理思路赢得时间；懂得倾听患者对病史和症状的诉说，同时观察患者面色、神态、语气、步态和痛苦程度等，在你的大脑中形成对患者初步感知，思考可能患某个系统疾病，并对下一步问诊打下基础。

（2）首先根据致命性"诊断"原则，分清楚"要命"的疾病（一定要紧急处置）和"危险性不大"的疾病，这当然需要相当的专业知识。但在急诊分清出这两类疾病，就不大会出大的问题。一定要排除能在短时间危及生命的急危重性疾病，如急性心肌梗死、主动脉夹层、大面积肺栓塞和急性重症性胰腺炎等。对于一些待查的患者，例如腹痛待查和胸痛待查等，尽量少开药，多针对可能的疾病进行辅助检查筛选，尽量少自己独断，多请相关专业会诊。值得一提是，目前缺血性肠病和主动脉夹层也不少见，要多重视呀。

（3）处理心内科急症，一个最重要的原则就是先把生命体征尽量稳住，处理措施包括血压低用升压药，氧饱和度低用吸氧、鼻导管、面罩，甚至用呼吸机辅助通气，心率太快导致血压不稳复律。只要稳住生命体征，其他再没底都有时间去请示，等待别人来处理。就是判断错误了，稳定住生命体征的处理是不会有原则性错误的。试想：命都要不保了，还谈其他吗？

（4）选择敏感性高、特异性强和准确及时汇报的辅助检查与化验，例如心肌梗死要查超敏肌钙蛋白、主动脉夹层要查主动脉 CT 等。

（5）把签字提到最重要的高度，不管是同意书还是病历上，需要增加的必须由患者授权的委托人或患者的监护人签字。这一定是必须的，你懂的！

（6）不要太相信患者的主诉，有各种各样的原因导致患者不会给你真实的主诉（如吸毒、同性恋和艾滋病者等），要听出"弦外之音"，要靠自己的手、听诊器和相关的化验、检查等。

（7）突然到来多位患者，请走出你的诊室！这个时候要通盘考虑急诊患者的病情，分出轻、重、缓、急。逐个处理，该做什么检查，下什么诊断，先做什么处理，要快而不乱。千万不能敌兵未来，自己先乱了章法！如果是这样的话，你可能还需要继续学习了！

（8）对于老年人，尤其是特别年老患者，应注意既往有无慢性疾病，如心、肺和脑问题。若有，要重视针对此病史进行更详细地问诊。对于诊断不明的疾病，一定要建议入院，以缩短在门诊鉴别诊断时间和病情延误。另外在门诊处理的患者，一定要交代好若有不舒服时随时来就诊，并在病历上写明，以免一时漏掉而患者未及时就诊出事。

（9）有时候患者很多，此时要既看得明明白白，不漏诊或误诊，又要看得很快，这显然不太现实。这时候就要避轻就重，把这次看病的问题给解决，其他去专科就诊（有时候一个患者的病太多，真的无法一一会诊）。如果患者很多时，一定不能让患者堆积起来，该开化验单检查的先检查，该输液的先去输液。因为患者堆起来了会着急，会让你心绪不定。分批的患者不怕，就怕一下子来好多。

（10）对于有喊"痛"的患者，一定不要怕麻烦，多叩叩、多听听，多倾听和寻找原因。疼痛是第五大生命体征，生命体征有了问题必须要认真再认真，绝不马虎，该及时请会诊的一定要请。

3 心内科门急诊技巧策略

（1）患者诉腹痛、牙痛、肩痛等不适，在止痛之前一定要做心电图检查，必要时还应复查多次以及做 18 导联心电图。

（2）有心脏病史的患者出现呼吸困难，不要总认为是心衰发作或加重，必要时应请呼吸科、耳鼻喉科会诊，以排除其他问题。

（3）在门诊接诊时，遇到牙痛症状的患者，千万别忘了不典型心绞痛发作。曾有报道，患者拔了牙后仍痛，结果是发生了急性心肌梗死。

（4）心脏神经症患者必要的检查一定要做，不要想着省事或者帮患者省钱，只有阴性的结果摆在患者及家属面前，他们才会心平气和地接受。

（5）胸痛程度严重的患者宁可做冠脉 CT 造影也不要轻易做平板，尤其怀疑心绞痛患者。

（6）凡是左室射血分数低的患者，入院的时候一定要告知患者有猝死的危险，一旦发生了，再说什么都迟了。

（7）碰到房颤或房速的患者，一定要查甲状腺功能。房颤患者一定要告知患脑卒中的危险，而且还要告知华法林不能完全消除，只能降低发生率，但有一定的出血发生率。出院后很难定期复查凝血功能的房颤患者，建议应用新型口服抗凝药物，如达比加群、利伐沙班等。

（8）有典型胸背痛的肌红蛋白和肌钙蛋白超高的患者，也不一定是非 ST 段抬高型急性心肌梗死，一定要做 MRI，我就碰到了夹层撕裂到冠脉而差点误诊的。

（9）门诊呼吸困难患者最常见，对呼吸困难一定要有发散思维，要想在诊断上做到准确无误，诊断学应背得滚瓜烂熟。主诉呼吸困难的患者，除了想到心衰、呼吸系统疾病，还有代谢性、血液性、脑源性、神经功能性狂犬病等。

（10）还要特别强调的是气胸。气胸不是少见病，也不是难以诊断的病，漏诊最主要的原因之一是思维狭窄和查体不仔细。在这里告诫自己，也告诫各位同仁：主诉呼吸困难的患者，不论基础疾病是什么，脑子里一定不能忘了气胸这个常见病，查体的时候一定要仔细听下患者双侧的呼吸音！

门诊患者不典型或隐匿心衰的诊治体会（内容来源：丁香园 guozengyuan）

（1）心衰治疗在于早期发现隐性心衰，如不耐疲劳、上三层楼就感心慌气短、中间必须休息等。有的患者可表现为失眠，或能入睡但中间易醒。

（2）心衰的诊断一定不能忽略详细询问病史和查体，特别是既往有心脏病史的患者。

（3）注意老年痴呆和意识障碍患者的查体，因这些患者无法提供病史，很容易漏诊心衰。

（4）注意门诊收治的"肺部感染"的患者，一定详细询问病史和查体，其中有很大一部分患者是心衰所致，千万别被误导。

（5）关注心电图 V_1 导联的 P 波有无负向波，左房负荷过重可能有心衰。

（内容来源：丁香园 a-kai2000，zsbao2）

4　门急诊工作临床警示事例集

气胸引起心电图的"QRS 电交替"现象

患者，年轻男性，大概 25 岁，晨醒来后觉得胸口轻微疼痛，没有发热，自己觉得也不是感冒。患者一般情况良好但有胸痛，我依然就开了一张心电图进行检查。心电图回报：窦性心律，大致正常。但我还是认真分析了心电图，发现 QRS 波呈现电交替。我正在困惑心电图变化的原因时，患者咳嗽了几声，咳得很轻微且为干咳。我觉得有点奇怪，同时脑海闪了一下，觉得忽略了一些东西。于是，我问他："什么时候开始咳的，没感冒吧？"他说："就今天早上，没感冒啊！"我看看这小伙子，身材不高，但偏瘦，属于无力型。于是，就赶快重新查体。这次仔细地听诊了两肺呼吸音，发现左侧呼吸音明显减低，几乎听不到。由于小伙子一般情况还好，气促不是很明显，就马上申请了一个 X 线胸片检查。后来，证实果然是左侧气胸，压缩 90%。患者转到急诊去行气胸引流术了。后来，我查了一下，气胸可以引起心电图的"QRS 电交替"现象。这也能解释这个小伙子的心电图表现，好险呀！

经验教训

门诊，特别是专科门诊，在对于某些病例的诊疗上有时有点"走过场"，往往就在这种"惯性"之中，可能会忽略很多原本很简单的疾病。如果该患者首诊于急诊或者呼吸科，接诊医生会很容易想到开胸部 X 线检查申请单，但首诊于心内科门诊，医生"满脑子装着"冠心病、心肌病和瓣膜病等，一味想着心电图和心脏彩超，而忽略胸片检查。

（内容来源：丁香园木本直）

急诊胸闷患者的警示

夜班的时候来了一位中年女性患者，述晚饭后感胸闷、恶心、头晕。否认既往心脏病和消化系统疾病史，晚餐和平时都一样，但和家人有些不愉快。立即量了血压，查体，做了心电图，结果都正常。作了常规化验、胸片和心肌损伤标志物，也均无异常。遂保留静脉通道，对症治疗和留观。再次看视患者时，患者自诉胸闷加重，透不过气来，复查心电图也无动态变化，但患者精神很紧张，反复说有濒死感，再次监测生命体征，心率较前增快，血压降至 100/70mmHg，予扩容治疗后血压继续降到 80/50mmHg，转至抢救室予以心电、血压和呼吸监护，找寻血压下降的原因。患者期间诉腹胀，体检腹部发现上腹膨隆，忽然想到有上消化道内出血可能，请消化科急会诊，并给予抑酸，对症支持治疗，同时建立深静脉通路，紧急联系备血。期间患者大呕血一次，后转入消化科病房，内镜治疗后好转出院。

经验教训

这个病例让我记忆深刻，因为当时在场的很多医护人员包括自己和上级医师都考虑患者发病可能与进餐时精神不愉快有关。事后我们都意识到未能充分排除器质性疾病的基础上，一定要反复观察病情变化，并反复认真查体，千万不能草率归为癔病范畴，在诊断不能明确之前，一定要"留观"！

（内容来源：丁香园 qingyun5）

心功能不全引起的咳嗽

患者，男性，30 多岁，在门诊诉"感冒后咳嗽 1 个月多，反复在私人诊所治疗效果不好"。患者为干咳，痰不多，白色黏液样，夜间或者活动后可诱发咳嗽，无发热和胸痛。因为患者自认为"小感冒"，不同意检查，要求输液治疗。刚输了不到半小时，护士说患者呼吸困难、憋气，赶到床前，见患者端坐呼吸、咳嗽，查体双肺弥漫性哮鸣音，肺底湿啰音，马上意识到：急性肺水肿，赶紧用呋塞米、吗啡等，一会儿就缓解了。后来做心脏彩超：二尖瓣狭窄，瓣口面积 $1.2\mathrm{cm}^2$ 左右，建议其到上级医院进一步治疗。

经验教训

（1）对于咳嗽的患者，一定要仔细查体，详细询问病史，心衰不仅在老年人中多见。风湿性瓣膜病近年来有减少趋势，但不是没有，应提高警惕，所以年轻人咳嗽也要注意排除。

（2）在门诊，对于咳嗽、痰不是很多的患者，除了慢性咳嗽指南上那些原因外，心功能不全引起的咳嗽还是要注意。这种咳嗽往往和体力活动、体位有关，常常伴随着运动耐量下降，在早期因为只是肺淤血，所以肺底湿啰音就听不到，心脏超声检查对诊断有帮助。

（3）在基层遇见病例类似的患者，如果确实不好诊断的话，患者当时又不愿意做进一步检查，在无禁忌的前提下，就先给少量利尿剂，如果第二天症状能缓解一点，那就是心功能受损的直接证据，再详细检查。

（内容来源：丁香园shaolidaifu）

糖尿病患者出现躁狂，警惕低血糖发生

2 年前，有天值班，中午快下班时急诊科送来一例精神错乱、躁狂的患者。患者以前经常在本科住院，比较熟，所以家属又让住本科。当时患者躁狂，四五个人按不住，双眼直视、傻笑着，不认识任何人。家人说："已经有 2 个多小时了。"血压、心率还稳定，查体不是很配合，上级医生急着下班说："先推支地西泮，然后做个头颅 CT"。上级医生走后，我对诊断也没有头绪。但患者女儿提供一个重要信息况：患者最近在吃一种中药降糖药，具体成分不详，让护士立即测指尖血糖，结果1.7mmol/L，先不用地西泮，处理低血糖，静推高糖约 15 分钟后患者情绪逐渐稳定下来，安静多了，不到半小时就认识家人了，患者女儿抱着她就哭了，说："妈妈，你要是疯了，我们怎么办？"

经验教训

严重低血糖患者除了昏迷的也有躁狂的，急诊入院患者一定要测指尖血糖，简便快捷能提供很多信息！

（内容来源：丁香园求医之）

不要认为室速患者一定有意识障碍

前两天收一例患者，当时正在上夜班，9 点多吧。男性患者，60 岁，诉心悸。他反应很快，思维敏捷。我说先量血压吧，这个患者说以前也有类似发作，发作时血压测不出。我不信，开玩笑说："如果血压测不出，你能走着来吗"？一边说，一边量血压，果然怎么测就是测不出，换个胳膊再测，还是测不出。我很奇怪，问他："你是不是有血管病？"再没敢想，马上就地做了心电图（当时患者在护士办公室），心电图一出来，我吓了一跳：室速！心室率 230 次/分左右。赶快叫护士建立静脉通路、吸氧，自己直奔药房（小医院、患者没家属，只有一个医生和一个护士，呵呵）。从药房"抢"了胺碘酮，从药房回来，护士静脉通道也建好了，注射了胺碘酮 150mg，大约一分钟，终于看见了期待的窦性心律。

经验教训

在心内科版内"经典的心血管医生一句话"话题中，有人说"不要认为室速患者一定有意识障碍，这是错误概念，否则会错失抢救时机"。通过这个患者，才真真体会到，不是所有的室速都是有症状的。

当然也要注意病因检查以及室速伴血流动力学不稳定，应立即行电复律！

（内容来源：丁香园 shaolidaifu）

腹痛也一定要做心电图

腹痛做心电图推荐要成为常规检查，以前觉得没那么重要，但是我在急诊几个月就发生了 3 例，使我有了重新认识。

一例初步诊断为胃炎患者，无特异体征，只是乏力，开了一点"能量"，后诉大便排不出来，同事开了灌肠。可恰好当班护士是误诊为胃炎的连带受害者，死活要医生做一个心电图才肯灌肠，一查示急性广泛前壁心肌梗死。还有一个是腹泻来的，大量稀水样便，肠炎基本可肯定，大便也送去培养了，可看他脱水明显，一般情况很差，就顺便查个心电图吧，发现是急性心肌梗死，心肌酶也增高。

经验教训

（1）急症内科常规做心电图没错的，虽然有时操作起来困难。

（2）急诊有腹痛的诊断一律写"腹痛待查"，不要怕别人说水平差，也不让家属逮住误诊的把柄。

（内容来源：丁香园 jinjing20042300）

经验很重要，但不能太经验主义

记得曾有个患者因为腿痛住院，疼痛发生在大腿根部，每天均有发作，在劳累和情绪激动时发作。一位老教授查房，在面对年轻医生提出的是否心绞痛的观点时，断然说心绞痛不可能痛到腿部，拒绝做任何心电图及心肌酶谱方面的检查，只针对骨关节病展开检查治疗。结果当然是屡治不愈。直到实在没办法了，趁一天痛得厉害做了心电图和心肌酶谱，结果支持心绞痛的诊断，用了硝酸甘油，患者的疼痛就缓解了。

经验教训

心绞痛是非常有意思的，疼痛主要位于胸骨及附近，并向左侧肩臂、颈部放射，而且放射痛的波及范围很广，可以上至下颌，下到脐水平以上。有时表现为"肠胃炎"这些现在较为常见的疼痛，因而容易让人疏忽，而漏做心电图等检查，从而误诊或漏诊心绞痛。

临床医生一定不要死抠书本，要在临床多摸爬滚打。

（内容来源：丁香园 jinjing20042300）

世上没有无原因的痛，只有马马虎虎的查体！

前几天收一例持续胸痛的老太太。患者主诉就是疼痛，一会儿胸痛一会儿腹痛，请了消化科、呼吸科和胸科都会诊看了，都说没事，可患者的痛一刻也没停止过，于是又请了骨科会诊，结果还是什么也没发现。当然几乎所有的相关检查都做了，直到入院后 10 天！无计可施就再请骨科会诊，来的是位出了名的稳重医生，听了我的汇报后。仔细地重新查体，发现胸椎压痛，结果胸椎 CT 回报压缩性骨折！

经验教训

想了好几天，觉得对不起患者，这世上没有无原因的痛，只有马马虎虎的查体！虽然现在的辅助检查越来越先进了，但是体格检查和病史询问是必不可少的基本功课，说不定仔细的体格检查和病史询问可能有意想不到的收获，特别是临床诊断无线索时。

（内容来源：丁香园乱世枭雄）

所有医生都应该首先回归基本功—— 认真的体格检查！

前两天遇到一例患者，觉得又惊又险。患者为 48 岁男性，主因"突发胸痛 3 小时"入院，既往吸烟史，无其他病史，疼痛呈持续性，伴出汗，查血压 130/85mmHg，心电图示胸前导联

ST-T 改变，查心肌酶和 cTnT 阴性，以"急性冠脉综合征"收入院。入院常规抗栓、调脂、改善心肌代谢治疗，患者疼痛始终不能缓解。建议行冠脉造影检查，明确诊断，正在准备，主管组副主任医生来病房，他习惯在造影前先查患者右侧足背动脉和股动脉。但不查不要紧，一查出问题了：患者右侧股动脉及以下摸不到，一听发现杂音明显，再摸左侧较正常减弱，难道是主动脉夹层？先查主动脉 CT 检查显示：从主动脉根部一直撕到髂总动脉，立即转入心外科手术。

经验教训

（1）无高血压病史患者入院也无血压增高，易忽视夹层。

（2）查体是老生常谈了，但是的确非常重要，每一个细节稍一忽略，就会造成不可弥补的后果。最大的感悟是所有医生都应该首先回归基本功——查体！

（内容来源：丁香园 berryberry）

必须警惕主动脉夹层

患者，男，38 岁，以"突发胸骨后剧烈疼痛 1 小时"于晚 23 时左右就诊急诊。心电图提示下壁导联 ST 段弓背向上抬高，诊断急性下壁心肌梗死。立即给予静脉溶栓治疗。血压110/60mmHg（右臂）。查体时医生一般都站在患者右侧，当时护士在右侧挂溶栓药，我转向左侧，随手摸了一下左侧脉搏，几乎摸不到，主动脉夹层？我惊了一身冷汗，忙叫护士撤掉溶栓药，仔细听诊确实有主动脉反流性杂音，后行超声心动图提示主动脉夹层，患者第二天下午死亡。我很庆幸，没有出现诊疗失误，但是在日常重复的临床活动中有些想当然了，有点懒惰了。急性心肌梗死并不是每个都需要心脏彩超、主动脉 CTA，因为时间不允许。但常规的四肢血压、心脏听诊应该是要做到的，也用不了多少时间，尤其是下壁心肌梗死。做到这些也容易，仅仅需要在急性心肌梗死的救治中要绷起一根弦，那就是主动脉夹层。你就会多了几分庆幸，少了许多自责。

经验教训

急性心肌梗死的救治中，应该争分夺秒，"时间就是心肌，时间就是生命"，但应时刻有根弦，必须警惕心梗之外的另外两大杀手——主动脉夹层和肺栓塞。

（内容来源：丁香园 sqy_ 000225）

胸痛不见得都是心绞痛，避免先入为主

一次周末值班，二线去急诊会诊要收一个患者，我问什么病，他说是冠心病、心绞痛，我记下了。等患者来，说是憋气后左胸痛，心电图报告就提示 QRS 电交替。当时先入为主地认为是心绞痛，所以也没有细问，粗粗查体之后就回办公室开医嘱，阿司匹林、氯吡格雷、单硝酸异山梨酯、阿托伐他汀等。家属诉患者胸闷、气促更明显，再回去仔细查体，左侧呼吸音消失仔细询问患者，曾有肺炎、气胸病史，再联系此次胸痛的诱因是憋气，查体左侧呼吸音低，八成是气胸。于是急诊查胸片示左肺压缩 70%，为张力性气胸。赶紧胸外科会诊，转科。险啊，差一点误诊。

经验教训

（1）心内科遇到胸痛一定不能先入为主地认为就是心绞痛，要注意与其他疾病鉴别，特别要注意仔细询问病史和查体。其实该例患者病史和体征都是很典型的，就因为先入为

主，没有注意。

（2）第一次查体就注意到左侧呼吸音很低，却没有重视，没有进一步查胸廓是否饱满，气管是否居中，也没有详细询问病史，差一点误诊。

（内容来源：丁香园 duanxuzhuxi）

一切皆有可能

患者，老年男性，70 岁左右，晨起床后突发胸痛，大汗，伴恶心，无呕吐。既往有高血压、糖尿病等病史，有少量吸烟、饮酒嗜好。急诊心电图检查高度提示急性前壁心肌梗死，因为时间很短（不到 1 小时），紧接着患者出现休克症状，当时考虑心肌梗死合并心源性休克？因患者为医务人员家属，家属积极要求行急诊冠脉造影检查，遂立即行冠脉造影提示冠脉仅有动脉硬化改变，无严重狭窄、血栓等。紧接着行肺动脉造影除外肺栓塞，升主动脉造影除外夹层，但患者持续胸痛，且有休克症状及体征，无法解释病情。只好回 CCU 继续观察病情。数小时后患者诉腹痛，检查发现患者腹部较入科时略膨隆，接着又是急诊床旁腹部 B 超、诊断性穿刺、肝胆科急诊手术。结果大吃一惊：肝癌自发性破裂。差点搞出医疗纠纷。事后追问病史：患者有慢性乙肝病史，因无症状，一直未规范诊疗。

经验教训

不是只有冠心病才引起胸痛和心电图变化，肝胆疾患同样也可以出现临床表现和心电图特征。

（内容来源：丁香园 zhoush516）

导致悲伤过度反复失眠的真正元凶

70 岁老年女性，主诉"失眠 1 个月"。数名家属陪伴，诉因患者女儿过世过度悲伤，已经数晚不能入睡，要求开些治失眠的药，无其他的不适，自述既往体健。对于老年患者，无论什么病，我习惯量个血压，来个心肺听诊，顺便看下肢。血压170/100mmHg，双下肺满布湿啰音，心率130次/分，房颤，双下肢重度水肿。追问患者才说确实胸闷、憋气、心慌，但自以为是悲伤过度，再一问已经1个月没有平卧睡觉了。收入院，纠正心衰治疗，好了！

经验教训

（1）有些患者不会看病，尤其是在短暂的门诊时间，他其实不知道自己真正的问题是什么。如这位老患者，就一直说自己是看失眠的，所以细致入微的观察、重点的查体，及时发现蛛丝马迹格外重要，所以应该加强临床基本功的训练，主动发现问题、解决问题。

（2）还有一点体会，就是患者的健康教育，仍需要加强。不会诉说病情的患者有很多，所以加强问诊的训练，挖出有价值的病史，快速瞄准靶心。

（内容来源：丁香园 happymulan）

不深究病情＋不懂不看影像：医生的大忌

事例1：男，50岁，急性持续性剧烈腹痛，逐级医院转诊，最后省医院转诊，并带来所有资料（化验、超声、CT），看过所有就诊记录，发现大腕们（胸外、普外、消化、心内）都看过了。医院会诊也没有结果，只能收住消化科，讨论时，我随口来了句"只有主动脉夹层是最需要关注的"，然后看了CT片。故事就要开讲了，我注意到：胸腹CT平扫确实没有主动脉扩张、心肺腹没有不正常影像。但是同事看到了蛛丝马迹：腹主动脉钙化斑块恰恰就在正中间，所以我认定是主动脉撕裂。医嘱：硝酸甘油降血压后增强 CT。所有人傻眼了：主动脉全程撕裂。转外科手术两次，最终患者还是死亡了。

事例2：女性 60 岁，长期与麻将桌为伴，进行性呼吸困难两年。一年前就诊检查冠状动脉 CTA，结果正常，按精神科抗焦虑治疗。一年后急诊科会诊，心电图"一塌糊涂"，最大流量面罩吸氧也无济于事，急诊超声提醒肺栓塞，溶栓抗凝后症状缓解，进一步查肺动脉 CTPA，结果就是左右主干肺动脉栓塞。悲剧是：现在重度肺动脉高压 108mmHg，完全丧失自主生活能力（打麻将还是可以的），不吸氧情况下指尖氧饱和度也就在 85% 左右。后悔得"排山倒海"，往回倒，为什么？一年前的冠状动脉 CT 薄层扫描就有主肺动脉大块充盈缺损，傻眼了……

事例3：那天，在心内值班我收了多个患者，其中急诊科转来一个胸闷患者，主诉上腹部胀痛，查体上腹部压痛，余无异常。心电图无异常，急诊肺部 CT 报告：双肺少许炎症，自己扫了一眼，胃部充盈，可见明显液平面。追问病史，患者前一天晚上最后一次进食，考虑幽门梗阻或肠梗阻，急查腹部 CT，胃内大量胃内容物，肠道正常，考虑幽门梗阻。给予胃肠减压，肠外营养支持后，上腹部胀痛好转。建议进一步胃镜检查，患者拒绝，便处理其他患者，因为来时心电图无异常，没认真再看 CT。第二天查房，患者拿着胃肠减压管，自己走过来要求出院。我告诉他一些结果还没回来，最好做胃镜检查，而且最好别吃东西，但他坚持出院，签字出院。

当天晚上急诊科电话告诉我，今天出院的该例患者死了，猝死！我百思不得其解啊！幽门梗阻怎么会死了呢，一晚上没睡好。第二天一上班，我就把所有资料翻出来，关于猝死，心肺原因多见，患者 D-二聚体水平不高，初步排除肺栓塞；心电图、肌钙蛋白和心肌酶都正常，而且患者仅 39 岁，考虑急性心肌梗死可能性也不大；但认真看肺部 CT，主动脉根部最宽7cm，大吃一惊，这不是主动脉夹层吗！现在我每次收患者都要认真看CT片了。

经验教训

不能人云亦云，只依赖辅助科室报告单，不深究病情，不懂或不认真研究影像，盲目相信报告单是医生的大忌。

（内容来源：丁香园 cysong8912）

不要被患者或家属左右你的临床思维和决定

50岁男性，晚上与朋友喝酒后回家睡觉。第二天凌晨3点多，突然出现恶心、呕吐3次，随之排便多次，稀便，并感胃区不适，自以为食物中毒，并未在意。但是因为仍感不适，8点后家人来院要求开药，服用庆大霉素、盐酸小檗碱（黄连素）口服，效差。下午仍感恶心、不适、大汗，自服藿香正气水无效，急来我科要求输液。作为常识，建议检查粪常规、心电图，结果心电图室电话报说危急值，怀疑急性心肌梗死，当时脑瓜"嗡"的一声，立即将患者轮椅推入病房，绿色通道办理入院、抢救，病情逐渐好转、平稳。

经验教训

（1）不能听患者自己诉说的诊断开药，一定要详细地询问病史、亲自查体。该患者最后经详细询问，实际除了胃区不适，还有胸骨后中下段的胸闷，自以为是恶心，一直未提。

（2）以胃肠道不适就诊的患者，建议都要常规查个心电图。

（内容来源：丁香园 xyer）

迷茫的 "脾破裂"

几天前遇到一患者，突发胸痛半小时入院，一周前骑摩托车摔倒，致使颜面部擦伤，急诊心电图未见明显变化，当时这个患者大汗淋漓且血压偏低，故急性冠脉综合征不能排除。在办理入院手续时，患者出现呕吐，呕吐后胸痛明显缓解，腹部无阳性体征。急诊 CAG，左右冠脉未见明显狭窄，主动脉造影未见夹层！后来发现血红蛋白水平下降，血压无回升迹象，根据外伤病史给予腹部 B 超检查，提示脾脏内回声异常，腹腔内少量积液。当时就迷茫了，"脾破裂?"，经普外科会诊后建议剖腹探查，结果证实是脾破裂。差点耽误治疗，而且造影还肝素化了，全身冷汗！

经验教训

遇到胸痛的，有外伤史也一定要做个腹部 B 超！

（内容来源：丁香园浪迹酒吧）

胰腺炎误诊冠心病

2 年前我还在急诊科，晚上 10 时有个 60 来岁的女性患者来诊。主诉"胸闷、上腹隐痛 3 天"。胸闷在夜间明显但无压榨感，不觉心悸胸痛，无咳嗽、无反酸嗳气、无牵涉痛或放射痛，疼痛无规律，与进食无关。二便正常。既往有冠心病、心律失常（心动过缓），不规律服用丹参片；否认高血压、糖尿病、肺结核病史。查体：体温 36.3℃，血压 145/85mmHg，心率 55 次/分，一般情况尚可，双肺呼吸音清，剑突下轻压痛，肝脾未触及，心界不大，无杂音。心电图：窦性心动过缓，ST-T 轻度改变。随机血糖 7.8mmol/L，生化指标正常，心肌酶正常。当时考虑：冠心病，不稳定型心绞痛；心律失常，窦性心动过缓；胃炎。给予丹参、西咪替丁滴注和含服盐酸异山梨酯硝酸酯 10mg 症状有所转，后给硝酸甘油带回。一周左右我值班出诊一看，还是这个病号，主诉"胸闷和上腹痛加剧 1 天，伴呕吐 3 次，为胃内容物"。心电图没什么变化，血钾略低，随机血糖 8.1mmol/L，肝功天门冬氨酸转氨酶 366U/L 以及心肌酶正常，按冠心病、胃炎收到住院部。2 天后，我特意病房追踪，血尿淀粉酶水平升高，最终诊断是胰腺炎！后治愈出院。这事我一直记录在册。

经验教训

对于胸闷不适患者，不要老想着心内科疾病，要开阔眼界，胰腺炎也会出现类似临床表现。

（内容来源：丁香园石头与剪刀）

心内科专科医生，一定要避免先入为主

一个房颤老患者，来住院诉乏力明显，常规检查（包括动态心电图）都没明显异常。我安慰他说："这些检查结果都好，不要再胡思乱想了，啥事都没有！"于是患者出院回家了。过了 2 个月，同事告诉我，该患者外院 B 超提示胆囊癌。他说患者回去后，还是不舒服，就做了腹部超声检查。当时我真后悔，人家多信任我啊。

经验教训

（1）该患者还是先入为主了，一来就想到心脏病，加上当时医保说要节省费用，觉得其他病的可能性不大，就没做腹部超声检查。现在回过头来看，这个借口就更站不住脚，只是

自己开脱的一个理由罢了。

（2）后来有"师傅"强调：一定要先把功能性疾病除在外，因为你只要脑子里一有功能性疾病，就有可能忽视患者，出现误诊。

（内容来源：丁香园 shaolidaifu）

急性心包炎误诊为急性冠脉综合征

患者，中年男性，38 岁，因"突发胸痛 2 小时"由下级医院急转至门诊。左侧胸部剧烈疼痛，辗转反侧，侧卧位略缓解。神志清楚，应答切题，无法平卧，无咳嗽、咳痰，无畏寒、发热，外院心电图提示广泛导联 ST 广泛抬高，心肌酶谱无异常。心电图仍示广泛导联 ST 抬高，无明显动态改变，未行心肌酶谱、TnT 等复查。我当时考虑：患者胸痛加心电图表现，急性冠脉综合征诊断应该没有问题，立即收入院，急诊 PCI，但造影结果显示未见冠状动脉狭窄病变，后确诊为急性心包炎，虚惊一场！把家属也吓得够呛！

经验教训

（1）诊断初看应该没错，但回头仔细查看，当时 2 份心电图表现：无明显动态改变，ST 无明显弓背抬高，定位不明，导联广泛 ST 抬高。这些特征不支持急性心肌缺血。

（2）诊断上，患者胸痛并不像典型心肌梗死的胸痛，且有一点很独特就是疼痛和体位有关，这是在心肌梗死患者身上见不到的。

（内容来源：丁香园 zero991127）

不要听患者指手画脚，否则就可能被带到误区了

前几天出门诊，来一患者，陪同的的还有几个家属，进门

二话不说就问："能不能装起搏器。"询问病史，患者是本地人，体检心电图提示心动过缓，去某某大医院说需要装起搏器，因为费用太贵，考虑回来装。我检查了患者的资料，心率45次/分左右，于是建议先查个甲状腺功能三项，排除甲状腺功能减低症（甲减）。患者家属坚持说某大教授说的，你们难道还比他们医院水平高之类的话（我们是县级市医院，我当时还只是住院医师），最后极不情愿地答应了，说了一大堆难听的话。等甲状腺功能检查结果出来，甲减确诊无疑，家属特地找到我，感谢得不得了，现在患者正在口服左甲状腺素钠（优甲乐）治疗。

经验教训

（1）经验的确很重要，但具体情况应结合临床思维才对，不要听患者指手画脚，否则就可能会被带到误区，对有把握的疾病，应该相信自己的判断。

（2）对于窦性心动过缓患者，如果条件允许，甲状腺功能检查应该作为一项常规检查，避免误诊误治。本例通过临床思维战胜了患者及其家属的误导，相信自己！

（内容来源：丁香园 inbiemil）

右臂血压无法测出之谜

实习时候，跟着一副主任医师还有一进修医师上夜班急诊，来了个男性老年患者，突发剧烈腹痛、呕吐、腹泻、面色苍白和大汗淋漓，查体右臂血压无法测出。进修医师预按急性胃肠炎伴休克治疗，副主任医师说换左手臂重新量个血压，结果血压195/80mmHg，急查CT示主动脉夹层，考虑累及头臂干动脉导致右臂血压不能测出，赶紧予镇痛、降压等治疗，后行主动脉造影确诊。真是"差之毫厘，谬以千里"，若按照休克治疗，后果不堪设想。

经验教训

对于一侧血压测不到的胸腹痛患者，一定要警惕主动脉夹层。

（内容来源：丁香园 cnzbn）

胸背部剧痛患者一定要测双侧肢体血压

几天前值夜班，晚上 9 时左右有一 58 岁的男性患者就诊收入病房，主诉"背部胀痛 5 小时"。发作时无大汗淋漓，尚能忍受。既往有高血压病史 5 年，长期服用吲达帕胺降压，血压控制情况不详。入院后常规量血压，120/80mmHg（右上肢），习惯性摸患者足背动脉搏动，发现双侧不对称（右侧正常，左侧无），再量左上肢血压为 150/90mmHg，为排除主动脉夹层，急诊行 CTA，结果主动脉夹层（Ⅰ型），从主动脉根部-升主动脉-主动脉弓-降主动脉，累及左髂总动脉开口，后用硝普钠降压，美托洛尔减慢心率。事后暗暗庆幸，做了 CTA，排除主动脉夹层。

经验教训

在临床工作中遇到高血压患者，双侧血压明显差别大的，一定要多留个"心眼"——警惕主动脉夹层。

（内容来源：丁香园仰望深渊的虫）

原来是打呼噜惹的祸

50 岁男性患者晚上呼吸困难，气促，晚上反复发作，超声心动图示左室舒张末期内径正常，射血分数（EF）70%，冠状动脉 CTA 也未发现狭窄病变。患者白天一般状态很好，活动量大也无呼吸困难、憋气症状，夜间平卧自如，但夜间入睡后阵发性呼吸困难反复发作，常被憋醒，请呼吸科会诊。经仔细询问病史，并考虑到患者虽然消瘦，但有夜间打鼾的表现，这时候需要排除睡眠呼吸暂停综合征，经多导睡眠图最后被确诊，给予对症处理后好转出院。

经验教训

（1）目前睡眠呼吸暂停综合征已经成为一种常见病或多发病，尤其多见于肥胖患者，但消瘦患者亦不能忽视，如本例患者。

（2）心内科医生一定要开拓思维，重视专业之间的互相交叉。

（内容来源：丁香园 pl781102）

急性化脓性梗阻性胆管炎误诊为急性冠脉综合征

患者，29 岁青年男性，因"突发胸骨下段剧痛"来诊。值班医师查心肌酶提示肌酸激酶明显升高，考虑急性心肌梗死不能排除，但常规扩冠治疗无效。接班后患者状态转差，大汗淋漓，剧痛症状不能缓解，追问病史近 3 天有反复发热，可以解释发热致肌酸激酶升高可能，无心血管危险因素，年龄轻，急性心肌梗死可能性小，而且心电图无缺血表现。查体发现剑突下深压痛，巩膜黄染。随后联想起"发热、黄疸、腹痛三联征"，急查 CT 提示急性化脓性梗阻性胆管炎。

经验教训

胸痛鉴别诊断中，消化系统疾病是很重的一部分。心内科医生不应该将思维局限于专科内容，仔细、全面的查体，通常能很快发现一些心脏外疾病。

（内容来源：丁香园 zjxhk）

重症胰腺炎误诊急性冠脉综合征

中年男性患者，45 岁，酒店客户经理，长期陪客酗酒、吸烟。打麻将后自觉胸闷、心烦不适来诊。胸闷部位于胸骨中下段，少许烦躁。心电图提示胸前导联 ST 段轻度下移，T 波动态倒置加深。考虑急性冠脉综合征，给予抗栓、扩冠治疗无效。郁闷中，凌晨患者突发意识丧失、全身湿冷，血压测不到，休克！紧急扩容、升压。次日早上紧急冠脉造影居然发现冠脉内膜光滑，无狭窄，急查胸腹 CT 提示坏死性胰腺炎！

经验教训

（1）心肌损伤可以仅仅为重症胰腺炎的一个器官外表现。

（2）胸痛的鉴别诊断中要强调淀粉酶的重要性，有条件的情况下都应该予以检查。

（内容来源：丁香园 zjxhk）

参考文献

1. 刘光辉，张铭. 心血管医生日记与点评. 北京：人民军医出版社，2010.

2. 罗伯特·波诺. Braunwald 心脏病学·心血管内科学教科书. 陈灏珠译. 第 9 版. 北京：人民卫生出版社，2016.

3. 陈新. 黄宛. 临床心电图学. 第 6 版. 北京：人民卫生出版社，2009.

4. 佛斯特. 赫斯特心脏病学. 胡大一，孙静平，译. 第 11 版. 北京：

人民军医出版社，2008.

5. Douglas LM. Braunwald's heart disease：A textbook of cardiovascular medicine. 10th. New York：Saunders，2014.

6. 中华医学会心血管病学分会，中华心血管病杂志编辑委员会. 急性 ST 段抬高型心肌梗死诊断和治疗指南. 中华心血管病杂志，2015，43（5）：380-393.

7. O'Gara PT, Kushner FG, Ascheim DD, et al. 2013 ACCF/AHA guideline for the management of ST-elevation myocardial infarction：a report of the American College of Cardiology Foundation/American Heart Association Task Force on Practice Guidelines. Circulation, 2013, 127（4）：e362-425.

8. 托波尔. TOPOL 心血管病学. 3 版. 胡大一，译. 北京：人民卫生出版社，2009.

9. Roffi M, Patrono C, Collet JP, et al. 2015 ESC Guidelines for the management of acute coronary syndromes in patients presenting without persistent ST-segment elevation：Task Force for the Management of Acute Coronary Syndromes in Patients Presenting without Persistent ST-Segment Elevation of the European Society of Cardiology（ESC）. Eur Heart J, 2016, 37（3）：267-315.

10. 奈特. 奈特心脏病学. 2 版. 王海昌，陶凌，范延红，译. 北京：人民军医出版社，2015.

11. Steg PG, James SK, Atar D, et al. ESC Guidelines for the management of acute myocardial infarction in patients presenting with ST-segment elevation. Eur Heart J, 2012. 33（20）：2569-619.

12. Roffi M, Patrono C, Collet JP, et al. 2015 ESC Guidelines for the management of acute coronary syndromes in patients presenting without persistent ST-segment elevation：Task Force for the Management of Acute Coronary Syndromes in Patients Presenting without Persistent ST-Segment Elevation of the European Society of Cardiology（ESC）. Eur Heart J, 2016. 37（3）：267-315.

13. 中华医学会心血管病学分会，中华心血管病杂志编辑委员会. 非 ST 段抬高急性冠状动脉综合征诊断和治疗指南. 中华心血管病杂志.

2012. 40（5）：353-367.

14. 张铭，刘光辉，易忠. 内科疑难病例讨论-循环分册. 北京：人民卫生出版社，2010.

15. 中华医学会心血管病学分会，中华心血管病杂志编辑委员会. 中国心力衰竭诊断和治疗指南 2014. 中华心血管病杂志，2014，42（2）：98-122.

16. Yancy CW, Jessup M, Bozkurt B, et al. 2013 ACCF/AHA guideline for the management of heart failure：executive summary：a report of the American College of Cardiology Foundation/American Heart Association Task Force on practice guidelines. Circulation, 2013, 128（16）：1810-1852.

17. McMurray JJ, Adamopoulos S, Anker SD, et al. ESC Guidelines for the diagnosis and treatment of acute and chronic heart failure 2012：The Task Force for the Diagnosis and Treatment of Acute and Chronic Heart Failure 2012 of the European Society of Cardiology. Developed in collaboration with the Heart Failure Association（HFA）of the ESC. Eur Heart J, 2012, 33（14）：1787-1847.

18. 黄从新，张澍，马长生等. 心房颤动：目前的认识和治疗建议——2012. 中华心律失常学杂志，2012，16（4）：246-289.

19. O'Gara PT, Kushner FG, Ascheim DD, et al. 2013 ACCF/AHA guideline for the management of ST-elevation myocardial infarction：executive summary：a report of the American College of Cardiology Foundation/American Heart Association Task Force on Practice Guidelines. Circulation, 2013, 127（4）：529-555.

20. Yancy CW, Jessup M, Bozkurt B, et al. 2013 ACCF/AHA guideline for the management of heart failure：executive summary：a report of the American College of Cardiology Foundation/American Heart Association Task Force on practice guidelines. Circulation, 2013, 128（16）：1810-1852.

（编辑整理：张　铭　刘　越　穆　清　宋成运　辛兴利
刘　巍　王海军　肖平喜　程宇彤）

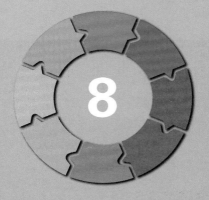

心内科值班
警示篇

"时间就是心肌，时间就是生命。"这是每一位心血管医师铭记于心的警句。心血管内科作为临床科室中最富有挑战性的科室，因疾病种类繁多、发病紧急、病情变化快、可预知性差等特点，对心血管医师提出了更高的要求，尤其是奋斗在临床第一线的心血管值班医师。要求我们在值班处置患者时要快速了解患者病情，尽快给予救治措施，而且要严格把握特殊抢救药品应用指征。因为任何一个细节的疏忽和治疗时机的延误都可能会给患者带来难以挽回的遗憾。患者是医生最好的老师，那么接下来就让我们结合一个个鲜活的病例，从中汲取心内科值班必备的基本技能、重要原则、技巧与策略，以及用药注意细节等知识，从而提高我们心血管医师急诊急救能力，少走弯路，救治更多的患者！

1　心内科值班必备的基本技能

（1）首先内科的基础知识一定要很扎实掌握，特别是对于急性心肌梗死的各种不典型表现一定要有深刻的认识。

（2）熟读各种指南，严格按指南的要求指导诊断和治疗，指南没有推荐的一律不用。

（3）一旦患者发生心脏骤停或心脏性猝死，就要求值班医生必须及时发现，并进行积极而有效地抢救。因此过硬的心肺复苏技能是心内科医生值班必备要求，是平安值班的保护伞。

（4）对一些需要持续泵入或输注血管活性药物的患者，例如硝酸甘油、硝酸异山梨酯、多巴胺、多巴酚丁胺、胺碘酮等，当被护士问及夜间是否需要继续泵入或滴注等问题时，一定亲自去看患者，再决定是否应用。根据当时患者具体临床状况定决定用药问题，是值班医生必须谨记的原则。

（5）心内科急症患者于急诊就诊后，都会很快转入病房，因此，心内科值班医生需谨记各种心内科常见的急症，如急性心肌梗死、不稳定型心绞痛、高血压危象、各种严重心律失常、急性左心衰竭、心源性休克和猝死等。

（6）对心内科的相关抢救都要熟悉。对于多巴胺泵的调节也需要注意，滴速慢了，血压就低，滴速快了，血压就偏高，然后就根据血压慢慢调整滴速。急性心肌梗死溶栓的患者最容易出现再灌注心律失常，因此对心肌梗死以及心律失常的抢救措施均要非常熟悉。一般值班时，接诊患者患有常见病如高血压、心绞痛、急性心肌梗死和心衰等均可给予治疗，且可以很好地向家属交代病情及风险。就怕有一些诊断不明确的病情。此时，一定要开拓思路，仔细观察病情，不可轻下结论。

（7）值班时，你能在 30 秒内穿上白大衣跑出去吗——你必须能。

（8）作为一个心内科医师，首先应该深入了解心内科常见的急症（如高血压、急性心肌梗死、主动脉夹层、急性心衰、急性心脏压塞、快速心律失常、缓慢心律失常等）的诊断及处理。

（9）无论你对患者的病情有多么熟悉，对于患者的主诉均要有鉴别诊断的思路和意识！

（内容来源：丁香园 dxyers）

2   心内科值班的重要原则

（1）交接班一定要到位。作为值班大夫，首先要做好交接班。不要把交接班流于形式，通过交接班可以了解到哪些是新入院患者、哪些是危重患者、哪些是做过手术的患者，只有这样你才可能对病区患者有所了解。

（2）接班后自己要查看一遍病房的患者，尤其是危重患者要知道床位、病情，评估可能出现的病情变化。单独值班时，一定要做好交接班，把重点需要观察的患者，不但要复习一遍病历，而且一定要到病床前查看患者的状态，测量生命体征，做简单的视、触、叩、听，把重要的体征记住，以防有问题时能够有基线对比，及时处理。

（3）检查一遍值班时可能需要的仪器，确保其均能正常工作，如心电图机、除颤仪、心电监护等。在抢救时，一点小事都可能成为耽搁抢救的大事；一定要保证心电图机有电（建议接班时检测），以免耽误抢救和捕捉不到典型心电图。

（4）患者如果有不适，一定要到病房查看，检查生命体征，然后给予对症处置。如遇不能确定的病情，可请示上级医生或相关其他科室会诊。

（5）如遇患者病情变化时，一定要记好病程记录。尤其对于患者的新发症状，要做好分析，如以后再次出现类似情况且病情加重，以备有据可查。

（6）在夜班工作中，接诊新患者时，不要用急诊的诊断代替自己的临床思维，必须要有自己的临床思维过程。

（7）对于处理起来有些棘手或诊断不明的患者，多向同事或上级请示。特别是刚值班的医生，"艺高人胆大"，喜欢独立处理危重患者，这个是非常危险的。多向同事或上级请示，并不是件丢人的事情。初学者往往不能第一时间鉴别患者病情，向上级请示会减少不必要的风险，也有利于初学者在实践经验中成长；不要大包大揽，不要想着不愿麻烦上级医生，一个好的值班决策是值班医生的团队决定，若出了问题再补救，可能就是一个大问题，多请示，多汇报，对于初学者是一条金定律。

（8）不要对患者说"满口话"，如没问题、没事儿之类的。从手术间出来给家属说的话大多数时候都是"手术顺利完成了，但是危险期还没有过，看CCU这一关吧"，如果把话说得太满，一旦出事，家属情绪上根本就无法接受，可能出现医疗隐患，甚至医疗纠纷；对待病房患者也是这样，只要没有出院，病情就可能反复，危险期就永远没有过。

（9）患者或家属叫你一定要去看，无论是否有重大病情变化，均应该床旁看患者，不仅对患者病情再次评估，心里踏实，而且也给患者和家属安慰。尤其是如果出现医疗纠纷，患者或家属对值班医生未床旁看患者提出质疑，即使只有一次，这也是无法反驳的纰漏。

（10）在交代病情的时候，一定要多给家属讲，讲透。对病情严重或潜在严重的患者，如果家里不能理解，或者也有家庭困难不愿做进一步检查的，一定要记录在案（病程记录或门诊病历），以防出现医疗纠纷时无据可查。

（11）对于病情危重的患者任何时候都不要掉以轻心，一定要反复向主要家属告知病情的严重性，并签署病重或病危通知单！对于急性心肌梗死患者，无论闭塞血管受累部位，对其活动诱发猝死的危险性一定要有足够的认识。

（12）对于使用硝酸甘油患者，一定要严密观察其血压变化情况。使用微量泵的同时要进行心电监护，必要时亲自床旁测量血压，特别是开始的时候。因为临床上不同患者对硝酸甘油敏感性的差异往往超乎你的想象！

（13）患者外出检查时，一定要向家属交代患者在外出检查过程中可能会发生意外，并在病程记录上签字。

（14）对于晚上来就诊的患者尽量上心电监护（不是很不舒服，一般患者不晚上来就诊）。

（15）不要同意任何患者请假回家，如果其一定要回家，一定要告知患者后果自负，并办理自动出院手续，同时签署自动离院通知书。

（16）医生的镇定就是患者的心理支柱。医生的慌乱，会给患者和患者家属带来心理上的更大恐慌以及对于医生的不信任感。所以，临床上万事都要保持镇定，首先按照原则处理，必要时请示上级。在走廊中奔跑以及大呼小叫，只会适得其反。

（17）交接班时需要值班医生特别关注下夜班医生的患者，尤其是下夜班前新收的患者，不但要把诊疗方案重新评估下，再向家属交代病情，患者对于充分了解其病情的值班大夫信任感会极大程度地增加患者的依从性。还有快交接班由上一班处理的患者，更要重视呀，不要觉得他（她）都处理好，快下班，很多时候他（她）可能也是这么想的，下一班会看的。

（内容来源：丁香园 dxyers）

3　心内科值班的技巧与策略

（1）科室里面有关急诊抢救的器械一定要牢记其位置和使用方法，特别是心电图机、监护仪、除颤器等。一定要明确除颤仪等抢救设备的位置，以免耽误抢救。值班时，科室除颤仪的盐水纱布或导电糊准备好，睡觉时白大褂放在门旁，听诊器、手电筒、血压计等放在容易拿到的地方，确保可以在 1 分钟内冲到患者床边，这样不会耽误抢救时间，心内科患者夜间发病率高，睡眠时发生心绞痛行心电图阳性率高，而且患者家属也不会因值班医生未看患者而产生医疗纠纷。

（2）检查一遍值班时可能遇到的仪器，确保均能正常工作，如心电图机、除颤仪、监护等的打印纸、电池、监护贴等。抢救时，一点小事都可能成为耽搁抢救的大事。典型心绞痛患者发病一般为 5～10 分钟；电风暴所致血压下降，脑供血不足 4 分钟可致大脑缺氧的不可逆损伤。因此预先评估患者症状，以及备好相应测量和抢救仪器，对于挽救患者生命具有无可替代的重要作用。

（3）心内科值班，接班后一定要亲自把所有患者筛选一遍，分辨高危患者，并对其可能出现的病情变化做到心中有数，分清轻重，了解可能出现的状况，并做必要知识储备。一旦患者需要紧急处理，提前病情评估有助于准确找出主要矛盾，正确抢救，防止病情突变时的手足无措。对于科室病危患者的病情变化要密切观察，最好再次找家属谈话，与患者家属进行积极的病情沟通，以防家属不理解病情变化而导致医疗纠纷，有利于在患者病情变化时取得发言权。

（4）接班后把病情不稳定患者的病历和临床体征再仔细记录一下，尽量了解一些早期症状和体征，评估病情后，把病情恶化的因素消灭在萌芽状态，减少夜班出现突发状况的机会。而且病情进展后，对于治疗的要求以及疗效也会大打折扣。接班时向下夜班的医生详细了解前一天的值班时病房情况，对于病重患者或需要重点关注的患者最好做到床边交班。

（5）医护之间做到心有灵犀，互相配合。不要在患者面前讲不利于医患关系的话，要有集体荣誉感，不要图一时之快，损害医护形象和医患关系。

（6）值班的时候，护士半夜来叫，说患者不舒服，不要爬起来就去拿心电图机，也不要空手赤脚去患者床前，记得带上听诊器和血压计。床旁看患者一面询问患者症状，一面测量生命体征最好将血压计和心电图机放在一起，把这两者都放在触手可及的地方（当然听诊器和手表也一定放在手边），出现情况时一伸手就可以一起拿到患者床前。

（7）心内科介入手术后，要注意查看患者的伤口情况，明确治疗入路是桡动脉还是股动脉，后者容易发生术后切口出血及腹膜后隐匿出血。所以要定期查看伤口，测量血压，防患于未然。

（内容来源：丁香园 dxyers）

4　心内科值班的用药注意细节

在心内科轮转期间，无论是普通心内科病房还是 CCU 病房，都感受到心内科工作节奏快、病情复杂多变等特点。且患者多为老年患者，常伴随其他靶器官疾病，所以常需三思而行。

（1）对于重要患者，要确认每一片药已到达患者胃里！急性心肌梗死后交感风暴患者在稍平稳后即会转入普通病房，查血钾 3.5mmol/L，予氯化钾缓释片补钾后，当天晚上患者因室颤再次转往监护室，后仔细询问患者，因食欲差未曾进食、未服药。

（2）静脉注射药物，特别是注射或静滴各种抗心律失常药物时，一定要在床旁守着观察患者的用药反应，包括心率、心律、呼吸、血压、意识和各种自觉症状等。同时也便于查看护士是否严格按医嘱执行计划，自己也应据病情变化，及时调整医嘱。

（3）静脉注射抗心律失常药物时，应该对患者进行除颤仪监护。

（4）准备转复窦性心律的房颤患者必须问清楚既往有无心率缓慢！

（5）肺心病患者晚上吃地西泮要慎重，可诱发呼吸抑制，必要时签字！

（6）右冠状动脉闭塞的急性心肌梗死，行急诊 PCI 后，出现低血压，千万别盲目用升压药，一定先补液体。急诊 PCI 后，反复出现恶性心律失常时，除药物治疗及电复律外，记得要补充电解质。

（7）入院时就要跟心肌梗死、主动脉夹层的患者交代好，排便不用力，便秘一定要告诉护士、医生。

（8）持续性房颤患者在使用华法林进行抗凝时，一定要记得监测 INR，特别是肝肾功能不好的患者，要经常监测。

（内容来源：丁香园山不在高，metoprolol，十里平湖）

5　心内科值班的重要事例教训集

带着情绪接诊患者容易出事

3 个月前的一个中午班，刚接班，另外一个病房通知来新患者。因该病房医生经常要求患者在下班后办住院，我本来就带着不快。患者到了后自诉长时间抬头后晕厥摔倒，数秒钟后自行清醒，入院时感乏力，精神差。患者家属告知有颈椎病史，因患者不配合病史采集，家属不清楚平素服何药物。我初步拟诊颈椎病，让患者家属为患者办住院手续，家属拒绝，说见到主管医生再说。我下了个心电监护医嘱就走了。晚上接班时，患者已经在 CCU 了，主任说："患者下午再次发生晕厥，心电监护示短阵室速，血钾 2.8mmol/L，心电图示长 QT 间期。追问病史，患者平常在家每天口服 7 片复方降压片，合 3.5 片双克，且因牙齿不好，进食很差。"我惊出一身冷汗，因患者当时没办住院手续，主任没有对我的处理说什么。之后患者归我管理，病情很快恢复。

经验教训

（1）不能带着情绪接诊患者。

（2）没有详细询问病史及个人史。

（3）没有观察心电监护变化，没有完善基本心电图和相关检查，主观臆断。

（4）没有坚持要求患者办住院手续，有违首诊负责制原则。

(内容来源：丁香园 superdxyer)

妊娠合并室上性心动过速

刚开始工作，第一次独立值班就收了一例阵发性室上性心动过速的孕妇。患者，女，20 岁，因"突发心悸、气促 12 小时"而入院。心电图示阵发性室上性心动过速。既往体健，孕 7 月余。否认先天性心脏病及风湿性心脏病史。查体：血压 125/80mmHg，R 24 次/分，P 156 次/分，双肺无啰音。心率 156 次/分，律齐，各瓣膜听诊区未闻及杂音，余无明显异常。分析处理：第一反应就是让患者吸氧，心电、脉氧监测。因患者是孕妇，在头脑中把抗心律失常药物扫了一遍，还是不知道哪类比较安全。急忙告了病重，尝试了颈动脉窦按摩、Valsalva 动作后无效，因患者是孕妇不敢诱导恶心。无奈马上请示上级，上级指示立即请妇产科会诊明确胎儿宫内情况，跟家属交代病情，让家属签字后药物复律。妇产科会诊后明确了胎儿情况稳定，指示停止吸氧。原来孕妇不能长期吸氧，会对胎儿产生危害。在跟家属谈了好久后家属才同意药物复律，让胎儿父母亲签字后并找出了《药物学》仔细搜索了一番才确定用维拉帕米复律！只用了 2.5mg 患者就恢复窦性心律了。

经验教训

（1）不是本专科的疾病要记得请会诊，特别是刚开始独立值班的，对很多专科知识不是很懂，就像这次对孕妇不能长期吸氧一点印象都没有！

（2）不懂多请示上级，千万不要过度自信。

（3）最好在科室备几本经典的书籍，急用时可以翻翻应应急！

（4）孕妇是个特殊群体，处理起来要慎之又慎！

（5）年轻女性有预激心电图表现而还没有心动过速者，一定建议进行射频消融术再怀孕，不要有侥幸心理。

（6）对阵发性折返性室上性心动过速者，不论是否进行药物预防或发作频率和症状，也建议行射频消融术，避免出现孕期发作，出现两难的选择。

（内容来源：丁香园 superdxyer）

老年患者快速性心律失常，更加要尽快复律

老年男性患者，75 岁，基础病为高血压，因突发房扑2∶1下传就诊，心率160 次/分左右。急诊医生使用普罗帕酮静脉推注后，未即刻转复，后使用普罗帕酮缓慢静滴维持，并留观等待床位。约12 个小时后，患者突然出现胸闷、气促、出冷汗等症状。心内科会诊初步考虑心功能不全。但此时为晚上十点半，患者家属已经回家，只留护工。立即联系家属，电话中讲明病情危重，做了必要的沟通，家属比较理解，表示立即过来。因家属不在场，考虑暂时不用电复律，决定冒险先试一下维拉帕米 5mg。因为当时患者已有心衰征象。一般，房扑伴心衰时优选择毛花苷丙，但是出于2 个方面考虑当时未选用毛花苷丙：一是个人临床应用的体会，毛花苷丙对房扑的作用不佳，而且起效慢；二是教科书上写明，应用洋地黄类药物后，禁忌电复律。如果用了毛花苷丙，下一步的电复律怎么办？所以使用了维拉帕米。结果证实，此时使用维拉帕米效果欠佳，患者心率下降不明显，但血压下降、心衰的症状明显加重！立即加强吸氧，取坐位，使用升压药物，后心衰症状有所缓解。此时家属和麻醉科医生都来了，迅速谈话，准备好抢救车和抢救药品，然后电复律。首次选了 150J，无效果。第二次以200J 电复律成功。

经验教训

（1）老年人快速心律失常，要尽快控制，别"拖"出心衰。

（2）虽然有教科书上讲，房扑电复律，可选 50～100J，但实际应用中，可能要用较大能量。为避免反复电复律，第一次可能就需要 150～200J 的能量。

（3）把握用药指征和时机，应用普罗帕酮静脉推注效果欠佳，可以 10 分钟后再次应用，一般不建议持续静脉点滴，而且在本例中应用 12 小时以上。再者，有心衰症状的房扑患者，个人感觉洋地黄类药物应该首选，以及Ⅲ类抗心律失常药物，恰当应用可以避免电复律。本例患者存在心衰症状，是维拉帕米禁忌证，临床治疗中应牢牢掌握抗心律失常药物的适应证和禁忌证。

（内容来源：丁香园 superdxyer）

普罗帕酮复律要慎重

老年男性患者，75 岁，诉头晕心悸出汗。立即床旁看患者，患者大汗，伴脉率快，一边问有无饥饿感，一边测血压，血压 80/50mmHg。忙予心电监护，提示房速，可见 P'波，心室率 170 次/分，予平衡液扩容，并向上级医生请示，予普罗帕酮 70mg 静推，推了大约 35mg，转为窦性心律，继续推完余下 35mg。突然患者出现心脏骤停，虽经过积极的心肺复苏等一系列抢救，最终没有成功。万幸患者家属通情达理，对医生尊重，但我至今还很自责。

经验教训

（1）抗心律失常药本身也可导致心律失常。如普罗帕酮可致心动过缓、低血压，因此在静推时要慢，而且一边推一边看心电监护，恢复窦性心律就停药了。

（2）对于房速伴血流动力学不稳定者，建议使用电复律。不管是普罗帕酮还是胺碘酮，在静推前都应该将血压维持收缩压 >100mmHg，因为这两种药物均会引起低血压。

（3）严格遵照药物说明书应用药物，尤其是抗心律失常药物，否则惨痛的教训还会发生。

（内容来源：丁香园 superdxyer）

不要忘了我们脖子上的听诊器

23 岁男性患者，因乏力、间断发热伴腹泻半月就诊。门诊查血常规：白细胞 $16 \times 10^9/L$，血红蛋白 76g/L，血小板正常。门诊查体胸骨压痛可疑，患者因首诊血液科，后入血液科住院治疗。行骨髓穿刺后病理和骨髓涂片考虑是类白血病反应。患者入院后一直有低热，仔细询问患者的病史及环境职业等，无明确阳性发现。期间生化结果显示肾功能差，尿常规（入院未查）示明显肾脏损害。会诊医生心脏听诊后发现二尖瓣听诊区可闻及收缩期吹风样杂音，提示二尖瓣关闭不全，结合患者发热，考虑感染性心内膜炎可能。急查心电图及心脏彩超考虑：感染性心内膜炎，二尖瓣赘生物形成（肝脾腹部 B超提示：脾脏栓塞可能，心脏超声提示：二尖瓣中重度关闭不全，心包积液。处理：①请心内科急会诊；②告病重，跟患者家属交代病情，5 分钟后心内科医生赶到，迅速转心内科。

经验教训

（1）感染性心内膜炎可以以脾栓塞、肾栓塞、发热等症状首发而就医。如果不注意询问病史和认真查体，就会被收到普外科、肾内科和血液科。幸好，疾病发展过程中被细心的医生发现，才避免误诊和延误治疗。所以临床工作一定认真细致，动态观察，明确思路。

（2）接诊时应该记得我们还有听诊器，一定去听听患者的心肺。本例中首诊医生忽视心肺听诊的重要性。除了心内科外，其他科室的医生听诊器也是必备的。

（3）接诊医生没有开尿便常规检查，三大常规检查是必须的检查项目，对患者病情的整体评估具有无可替代的作用。

（4）专科医生在接诊时应该有全局观念，一方面不应该只考虑自己所在科室的专业疾病，还需要与其他疾病相鉴别，另一方面不应该受狭隘的思维所限制，必要时请相关科室会诊。

（5）在患者心脏彩超结果明确诊断之前，任何时间都会有栓子脱落栓塞的可能。

从该病例可以认识到：临床查体对于获得患者病情资料的重要性，确诊前各级医生均忽视了心脏听诊，接诊患者后，接诊医生不能仅局限于本科室的疾病，却忽略了最最重要的体格检查（心肺听诊）。如果首诊医生接诊后发现心脏杂音，再行超声心动图进行筛选，会减少很多不必要的风险。认认真真的体格检查，即使是初学者也会不一样，若听到心律不齐，可查心电图；若听到心脏杂音可查心脏彩超；若发现肝脾肿大可以查腹部 B 超。当做完这些初步的工作后，至少会给我们一些提示，不至于漏诊或者误诊。

最后附上转呼吸科时呼吸科老师讲的发热原因待查的常见疾病，如感染性疾病、肿瘤性疾病、结缔组织病等，而感染性疾病里面最容易被遗漏的当数感染性心内膜炎。故提醒大家在临床上碰到有新发的心脏杂音，且伴发热的时候，千万不要忘记感染性心内膜炎这个疾病。

（内容来源：丁香园 1984wpj）

一定要观察未吸氧状态下末梢血氧饱和度情况

女性患者，65岁，主诉为"突发胸闷1天"，既往有高血压病史，急诊心电图示：窦性心动过速，部分导联T波低平。入住CCU后即予患者吸氧及心电监护，监护提示：窦性心动过速、心率120次/分、呼吸22次/分、末梢血氧饱和度97%、血压140/95mmHg，查床边心电图较急诊科无明显动态改变。询问病史：既往无胸闷病史，入院前1天无明显诱因出现持续胸闷不适。查体：双侧桡动脉及足背动脉对称，无减弱，口唇无发绀，听诊肺部呼吸音清，未闻及干湿啰音，心界不大，律齐，心音有力，未闻及杂音，双下肢无水肿。考虑为急性冠脉综合征可能性大。此时，突然患者说吸氧难受，拿掉鼻导管，末梢血氧饱和度很快降至80%，结合患者突发胸闷不适，窦性心动过速，再次仔细分析心电图可见 $S_IQ_{III}T_{III}$ 改变，考虑"肺栓塞"可能性大，完善血气分析、D-二聚体定量和肺动脉CTA后，诊断得到进一步证实。

经验教训

比较未吸氧和吸氧状态下末梢血氧饱和度情况，可能对患者病情的评估有很大收获。

（内容来源：丁香园 dxyer）

细询问病史及查体是诊治过程中永远要坚持的

夜班，病房某中年男性患者，夜间12时许，突诉胸闷、气短，不能平卧。既往无哮喘病史。查体：神志清，血压正常，心率100次/分左右，心律齐，双肺听诊可闻及哮鸣音，双下肢轻度水肿。考虑急性左心衰。嘱其端坐位，同时给予吸氧，硝酸甘油含化，行心电图检查，较入院前无变化。约半小时后患者症状无缓解。给予毛花苷丙、呋塞米注射及氨溴索静滴。反复多次复查心电图，未见明显 ST-T 改变，症状无明显缓解。请示二线后无进一步处理，继续观察病情变化。后电话请示 3 线（70 多岁的省内著名专家，从医 50 余年），15 分钟后从家中赶来，再次询问病史并查体，双肺叩诊浊音，余同前。考虑气短原因为双侧胸腔积液，给予行胸腔穿刺，半小时后患者胸闷、气短症状缓解！

经验教训

年轻医生，尤其是刚开始工作者，应该认真查体，掌握这个基本功。本例患者就是查体不细致或者查体不准确，未发现阳性体征，平素应该认真实践，多学习。而且，要请示上级医生，如果有必要，一定让上级医生亲自查看患者，并提出应该解决的问题、所处的风险。因此仔细询问病史及查体是诊治过程中永远要坚持的，也是一定要掌握的。

（内容来源：丁香园 zhipeng416）

体格检查的重要性

夜班，多次入院的老患者，既往有冠心病、高血压病史，本次入院主因呼吸困难，且伴右侧胸痛，入院时血压较高，170/90mmHg，唇发绀，双肺呼吸音低，可闻及较多哮鸣音，心率 102 次/分，双下肢不肿。当时考虑急性左心衰发作可能性大，予以呋塞米静推，硝普钠泵入减轻心脏负荷，查血气为低氧血症及低碳酸血症，遂即予以无创呼吸机辅助呼吸，但治疗一个小时患者病情仍不见缓解。遂急诊胸片示：右侧气胸，右肺组织被压迫 80%，立即停呼吸机，请胸外科会诊转科治疗。

经验教训

（1）诊断时忽略患者重要主诉：右侧胸痛。

（2）肺部体查时如果严格进行左右对比叩诊，应会有所提示。

（3）呼吸困难在未排除气胸之前不要盲目上呼吸机治疗。

（内容来源：丁香园 cslijing6666）

胸痛伴心电图心肌缺血未能进一步拓展思维

夜班，凌晨 3 时，75 岁，老年女性，患者家属代诉自夜间 11 时无明显诱因突然出现胸痛、胸闷，伴大汗，自服速效救心丸后不缓解，来我院急诊行心电图检查示，广泛前壁导联 ST 段压低，血压 85/50mmHg，遂给予多巴胺静滴，请心内科会诊以"急性冠脉综合征"收入院。既往有高血压 10 年，有心绞痛发作史。入院后复查心电图示前壁导联 ST 段压低较前明显，测血压 75/35mmHg，查体：神志清，四肢末梢皮温可，右肺可闻及湿啰音，心率 68 次/分，律不齐，可闻及期前收缩，无杂音。患者持续性胸痛已达 4 小时，考虑急性冠脉综合征，立即予以阿司匹林 300mg、氯吡格雷 300mg 嚼服，低分子肝素抗凝，予以吗啡 3mg 静脉注射，多巴胺 5mg 静脉注射，并予以多巴胺静滴维持升压。急查血分析、心肌酶、凝血、生化及 c-TnT 等，结果均未见明显异常，患者血压渐稳定。1 小时后患者胸痛缓解，诉上腹部持续性疼痛不缓解，反复行心电图检查较前无明显变化，仍有前壁导联 ST 段压低。5:30 复查 cTnT 仍为阴性。第二天早查房，考虑夹层不能排除，立即行 CTA 检查示夹层，转院治疗。

经验教训

胸痛伴心电图心肌缺血未能进一步拓展临床思维，忽略了与主动脉夹层进行鉴别诊断，可以作心脏及动脉彩超鉴别。而且，测四肢血压，触诊四肢动脉搏动，听听心脏和股主动脉，都是最简单的鉴别主动脉夹层方法，再者还可以行床旁胸片。这些基本功应该知道，也应该会，不一定要等到 CTA。多思考，多观察，临床无小事，处处要精心，否则会导致治疗方向背离和惨痛教训。

（内容来源：丁香园 lxq010436）

印象极深的一次值班

男性患者，75 岁，以"腹痛两小时"来诊，为进食后出现的上腹痛，疼痛难以名状，程度较重，轻微腹胀，无胸闷、胸痛及腰背部疼痛，无黑便，既往有冠心病，前壁心肌梗死病史 1 年，有高血压病史。查体：血压 150/90mmHg（双上肢血压差别不大，未测双下肢血压），神志清，痛苦貌，心率 48 次/分，腹软，全腹部压痛（程度较轻），无反跳痛，余无阳性发现。心电图：窦性心动过缓，$V_1 \sim V_4$ 导联 QRS 波呈 QS型，下壁 ST 段下斜性压低。初步考虑为急性非 ST 抬高型心肌梗死，给予抗凝、抗血小板、活血化瘀、改善心脏供血等治疗。但复查心电图无动态变化，患者腹痛经静推吗啡后不缓解，肌注布桂嗪后稍缓解，但半小时之后再次出现腹痛，故对诊断出现怀疑？仔细追问病史，患者自述腹痛为进食后起身时迅速出现，之后持续不缓解，结合患者心率慢，镇痛效果不佳，遂怀疑是否是主动脉夹层可能？行主动脉 CTA 提示主动脉夹层并腹主动脉瘤形成，赶紧调整治疗方案。

主动脉夹层可以出现多种症状和体征，考虑该患者心率慢、下壁心电图变化均为夹层累及右冠状动脉开口所致。血压没有差别可能为夹层撕裂未累及锁骨下动脉。

此外，对于老年人腹痛我们不仅要想到急性心肌梗死，还要想到主动脉夹层可能。因为继续心肌梗死与主动脉夹层的治疗方案有些事完全是相反的，一旦误诊，后果不堪设想！

（内容来源：丁香园 mydl3012）

心内科值班感觉没把握处理的，勇于求助二线会诊

夜班，夜里 11 点左右收治一高血压患者，急诊室记录血压 240/180mmHg，入科后复查 220/150mmHg。患者大量饮酒后出现头晕、头痛。既往有高血压病史，血压控制不佳，平时收缩压偶有 180mmHg。急诊查体除血压高，无其他阳性体征，以高血压收入病房继续治疗。因为第一次遇到这么高的血压，而且患者静滴降压药仍控制不理想，所以直接呼了二线。二线先是批了我一通"高血压也不会治，是不是心内科的！"我还是坚持让她来看看患者。此时患者有恶心，呕吐少量胃内容物，家属以为是酒喝得太多了，由于急诊并未查头颅 CT，二线坚持要求做个头颅 CT，由于药物控制不理想，仅凭急诊查体不能收。没多会儿患者回病房，整个过程都是用平车推。换了降压药，我一直在旁边守着，效果不理想，血压 180/120mmHg，询问患者有没有什么不舒服，患者只是"嗯、嗯！"似乎是不耐烦，也不愿说话。家属说喝多了，他没什么话就睡觉（由于当时已经夜里 1 点多了，病房只开了床头灯，

很多体征忽视了）。半个小时后，CT 片子取回了，急请神经内科会诊，"蛛网膜下隙出血，别看现在挺好，一会儿就不行了，马上转神外吧。"于是再次请示上级，请神外会诊转科。神外医生会诊查体后发现，患者嗜睡、失语、右侧肢体偏瘫！这些刚才认为是"饮酒过多造成的"竟然都是由于蛛网膜下隙出血造成的。

经验教训

（1）事后想想感觉有点后怕，如果当时怕二线骂，没请来会诊，或者想当然认为一切都是饮酒造成的，后果不堪设想。所以越是简单的解释越要问问自己，会不会有什么别的可能，有时候病情变化是很快的，不是不相信别人的病史记录，只是我们必须有确凿的证据排除"万一"，才不会真的出现"万一"，否则，一切就都晚了。心内科就要如履薄冰，万事小心才行啊！

（2）在面对高血压时，应该重视疾病的鉴别，如高血压脑病、高血压危象、卒中和主动脉夹层等疾病。临床值班，对患者有颗责任心，这样才能做到认真细致，回想一下，醉酒很少单侧肢体出现瘫痪吧。

（内容来源：丁香园 agathazhang）

医护配合的各个细节都要留心

"人非圣贤，孰能无过"，每一位医生，每天面对千变万化病情，难保一生不犯错。但是作为医生，我们应深知对患者来说，生命只有一次，应将发生错误的概率降低到最低可能，最好不出错。在平时就应该多思考，不管是发生在自己身上的还是其他人身上的，都要善于总结，凡是多问个为什么，不仅对于诊断治疗，还有医护配合等各个细节都要留心。

50 岁左右，男性患者，因急性大面积前壁心肌梗死入院（当时因经济原因未行介入治疗），入院后反复发作急性左心衰，每次积极抗心衰治疗后都能好转。当晚 8 点左右患者大便后再次出现胸闷、气促和大汗，血压升至 160/100mmHg，心率 120 次/分，满肺湿啰音，考虑排便诱发急性左心衰。立即摇高床位，面罩酒精氧吸入，加大硝酸甘油泵速，及吗啡、呋塞米、毛花苷丙等药物，但患者症状不改善，血压继续飙升至（180～190）/110mmHg，心率 140～150 次/分。立即换上硝普钠，这时才发现患者泵入通道针头已经脱出，硝酸甘油其实并没有给入，护士连忙对侧再建立通道，这时患者血氧饱和度降至 85% 左右，意识已经有些模糊，通知麻醉科准备气管插管。就在此时，患者突然出现意识丧失，监护仪示室颤，立即予以心肺复苏，并叫人去取除颤仪。可除颤仪偏偏又被借到楼下，等除颤仪拿上来，患者心脏已无电活动。随后使用临时起搏器、插管上呼吸机等，仍无力回天。

经验教训

（1）这种大面积心梗反复发作心衰的患者是属于高危患者，应有足够的心理准备，不是每一次心衰急性发作都可以被抢救过来。处理心衰时早就该把除颤仪放在身边，就不会导致除颤延迟。患者吃饭时自行将监护压力袖带移至输液泵通道一侧，导致心衰时反复频繁测血压，加之烦躁可能将输液针头脱出。平时应该加强医护配合训练，在抢救时就会更顺利，这也是我的一点体会。

（2）做医生事无巨细，很小的事情处理不好可能就会延缓成灾难，任何大事件的发生可能都有诱因，做医生要对患者的病情有一个正确的判断，在症状出现苗头的时候就给予关注及处理，比事情发生了再处理效果要好得多，多观察病情很重要。

（内容来源：丁香园 cat_ barry）

急性胆囊炎误诊心绞痛

一次值夜班中，急诊科打电话说，有个因为腹痛而怀疑"下壁心肌梗死"的患者要收上来，让我和护士提前做好准备。我一听当然不能懈怠，赶快通知 CCU 护士整理好床位和心电检测设备，半个小时后患者滴着硝酸甘油上来了。以下是诊治经过：50 岁中年男性，主诉"突发上腹痛 3 个小时"。现病史：患者 3 小时前突发上腹痛，以右上腹部和肝区明显，伴有恶心、大汗，疼痛向后背部放射，持续不能够缓解，急诊科做心电图提示"下壁心肌梗死可能"，既往史：有糖尿病史 4 年多，有吸烟和饮酒嗜好。

收到 CCU 后常规立即查 18 导联心电图，提示大致正常，与急诊科心电图比较后发现，肢体导联有干扰轻度存在，下壁导联显示欠佳，心电图机的报告提示下壁心肌损伤，所以急性下壁心肌梗死诊断有待商榷，完善常规心肌酶和肌钙蛋白、血淀粉酶、脂肪酶和血常规检查等。详细追问病史，患者有胆囊结石病史 4 年多，每年都有右上腹痛发作，并曾在我院门诊治疗。此次患者中午饮酒一两左右，右上腹痛再发，性质和程度同前，查体发现右上腹部压痛，墨菲（Murphy）征可疑阳性，心肺体查正常，生命体征平稳，无发热。考虑胆囊结石、急性胆囊炎发作可能性大，心肌梗死可能性不大。此后检验结果提示心肌酶和肌钙蛋白、血淀粉酶、血脂肪酶均正常，血白细胞数升高明显，遂按胆囊结石伴急性胆囊炎处理，患者症状好转。两个小时复查心电图仍正常，第二天再次复查心肌酶和肌钙蛋白也正常，最后诊断"胆囊结石，急性胆囊炎"。

经验教训

（1）急诊科的日本光电液晶心电图机做的心电图有干扰，做心电图的医生应该有责任，急诊科医生过分相信心电图机的报告，而不去仔细看心电图，造成了误诊。

（2）有很多腹痛是心肌梗死造成的教训，所以小心是没有错的，心肌梗死可以要命，但是胆囊炎就轻得多，所以"宁可错杀一千，不能放过一个"的想法也可以理解。

（3）问诊和采集病史很重要的，不能因为忙乱而漏掉胆囊结石等重要的既往病史。

（4）该病例发病时间短，动态复查心电图和心肌酶和肌钙蛋白是很重要的，一次正常不能代表患者就没有问题。

（内容来源：丁香园 ruping）

高血压伴头晕、头痛的患者，警惕青光眼的存在

80岁老年女性，主因"头晕、头痛、视物稍模糊1天"就诊，门诊测血压比较高,（180～200）/100mmHg，拟诊"高血压"，无明显胸闷、心悸和胸痛，无乏力，无肢体功能障碍，无言语不清。心电图无明显异常。按高血压处理，行急诊头颅CT，提示腔隙性脑梗死。使用口服降压药物硝苯地平缓释片（拜新同）以及卡托普利后血压有所下降，血压160/90mmHg，但仍感头晕、头痛，请神经内科急会诊，不除外急性脑梗死，CT暂时没有反应出病灶，建议预约头颅MRI，并临时给予甘露醇125ml静滴，因头痛明显予散利痛对症。后患者症状稍有改善，但后再加重，且出现明显恶心、呕吐症状。晚上患者一家属来看望患者，是某家医院的五官科医生，说家里以前有人有青光眼，怀疑患者是不是也有青光眼，顿时觉得很有道理，遂请眼科急会诊，测眼压很高，

考虑急性闭角型青光眼，当夜联系转至专科医院手术治疗。

经验教训

（1）事后仔细回想，主要还是自己思路过窄，只关注了自己本专科疾病和常见疾病，而忽略了与一些少见病进行鉴别。事后想想如果不是那个家属及时提醒，老太太很有可能就失明了。

（2）由于心内科患者常常会使用硝酸酯类药物，一定要询问有无青光眼病史。

（3）对于高血压伴头晕、头痛的患者，除了考虑常见的急性脑血管疾病以外，还要注意与青光眼进行鉴别。

（内容来源：丁香园 superdxyer）

不明原因呼吸困难 + 单侧下肢肿一定高度怀疑肺栓塞

呼吸内科转来某患者，既往多年慢性支气管炎，肺气肿，多次住院，再发气短七天，不能平卧，双肺闻及哮鸣音及湿啰音。呼吸科考虑慢性支气管炎急性发作治疗，予抗感染、平喘、呼吸机等治疗症状缓解不明显，遂考虑心衰转入心内科，给予利尿，强心后患者病情仍无明显好转。接班后给患者查体发现左下肢比右侧更肿大，会不会是肺栓塞？

完善肺动脉 CTA 检查示慢性支气管炎、肺气肿合并多发肺栓塞！经过尿激酶溶栓后患者呼吸困难逐渐缓解。

经验教训

不明原因呼吸困难 + 单侧下肢肿一定高度怀疑肺栓塞！

（内容来源：丁香园零度的夏天）

进行性腹胀加重之谜

喘息性支气管炎患者，因右股骨颈骨折入院。入院后 5 天，发现患者腹胀越来越厉害。问陪护患者是否有尿，陪护说有尿，而且每天换几张尿不湿，3 日未排便。查电解质提示血钾 3.1mmol/L，考虑为低钾引起的腹胀，经补钾及灌肠后仍未见缓解。当时下午值班医生查看患者时常规做了腹部检查，发现脐下叩诊浊音，详细询问患者病史后发现为尿潴留所致腹胀，患者有尿排出考虑为充溢性尿失禁，予插尿管排尿后腹胀马上缓解。

经验教训

这个病例再次告诫我们临床体格检查的重要性。

（内容来源：丁香园 cy182551310）

胸痛伴 ST 段抬高有时候也不一定就是急性心肌梗死

早晨一上班，值班医生就跑来说昨晚有一胸痛考虑心肌梗死的患者，行尿激酶溶栓治疗，到早晨胸痛好转，但患者心肌酶及肌钙蛋白都是正常，而且心电图抬高的 ST 段没有明显的回落。赶紧叫值班医生把心电图拿来一看，心电图不仅有胸前导联的 ST 段抬高，还有下壁导联的 ST 段抬高，但都是弓背向下的抬高，此外 aVR 导联的 ST 段压低伴 PR 段上抬，考虑患者是心包炎引起 ST 段抬高，随即调整治疗方案，给予抗感染及对症治疗后胸痛逐渐好转，抬高的 ST 段也回落。

经验教训

遇到有胸痛及心电图 ST 段抬高的患者，不要一定认为是急性心肌梗死，要排除心包炎的可能，仔细看心电图还有没有其他导联 ST 段上抬及压低，是弓背向上还是向下。

（内容来源：丁香园 wwmjsyz）

下肢制动患者，警惕肺栓塞的发生！

病例 1：中年男性，室间隔缺损封堵术后第二天，起床排尿后，突然出现气促，随之出现休克、心跳呼吸骤停，心电图及心脏彩超提示肺栓塞，经过溶栓等治疗后仍未能抢救成功，本来这种手术是挺安全的。

病例 2：神经内科患者，单纯脑血管造影，第二天起床后突发气促，随之呼吸停止、休克、心动过速，经气管插管等处理后生命征稳定，查肺动脉 CTA 证实肺动脉栓塞，经过保守治疗（因患者有动脉瘤）后病情逐渐缓解。

经验教训

由于先天性心脏病介入封堵和脑血管造影都是从下肢动静脉入路，而为防止穿刺点出血，一般术后均要求下肢制动，那么此时勿忘给患者进行低分子肝素抗凝预防下肢深静脉血栓形成！

（内容来源：丁香园 cwq119）

导管消融术后突然晕厥

40 岁左右女性患者，经股动脉行室上性心动过速行射频消融术，术后常规制动 12～24 小时。术后第二天患者上卫生间时，突然倒在卫生间里，当时意识模糊。急忙抬送到病床上，测血压为 86/50mmHg（入院时 120/80mmHg）。心肺查体：心率偏快（90 多次每分钟），并立即行心电图检查，与发病前的心电图对比：出现不完全性右束支传导阻滞及 $S_1 Q_{\mathrm{III}} T_{\mathrm{III}}$，当时老师考虑为肺栓塞，立即急抽血查 D-二聚体，并行床旁心脏彩超检查：左室短轴切面呈 D 字形，D-二聚体结果也高出正常值很多，临床诊断为急性肺栓塞。予以尿激酶溶栓，患者好转出院，心电图也恢复正常了。

经验教训

（1）介入术后制动时间较长的患者如无禁忌证，可以给予患者预防性抗凝，如低分子肝素皮下注射。

（2）肺栓塞患者同时出现咯血、胸痛及呼吸困难典型三联症的很少，有时要结合临床考虑，床旁心脏彩超有时对于确诊肺栓塞很重要（在患者没有条件行肺通气-灌注扫描时）。

（内容来源：丁香园仰望深渊的虫）

怀疑急性冠脉综合征的患者一定勤查心电图，可能是瞬息万变

患者女性，67 岁，因下午在田间干活时突发上腹部不适，伴恶心呕吐 2 小时入院，诉既往有胃病史，近一年来经常发作，为求明确诊断，来我院治疗。查看急诊心电图，完全正常，无 ST 段改变，准备按照胃病及冠心病给予护胃、抑酸和活血化瘀等对症处理。但患者疼痛十分明显，再次复查心电图，心电图提示急性下壁心肌梗死，马上调整治疗方案，具备溶栓适应证，请示主任后给予溶栓，1 小时后疼痛明显缓解，ST 段明显回落。现在患者还在保持长期随访。

经验教训

（1）"心内科疾病变化无常，说死就死"，这是心内科老医生说的最频繁的一句话。曾看到患者早上出院，在办理出院手续的时候就死了，还弄出一场医疗纠纷。

（2）本例第一份心电图的时间是晚上6：00，而第二份心电图是6：45，两份心电图的间隔只有45分钟，确得到了不一样的结果，让我深刻领会到了心脏病的变化多端。怀疑急性冠脉综合征的患者一定勤查心电图，可能会瞬息万变。

（内容来源：丁香园 scuky2008）

反复呋塞米推注不见尿之谜

老年男性患者，诊断心衰，合并老年性痴呆。夜间出现气促，听诊双肺少量湿啰音，无干啰音，值班医师考虑心源性哮喘，予吸氧、呋塞米20mg静脉注射，20分钟后，患者气促无明显好转，无尿流排出，再次予呋塞米20mg静脉注射，纸尿片上有少许尿液（患者有尿失禁，但未导尿，家属予纸尿片接尿），但气促仍然不见好转。患者较烦躁，问患者哪不舒服，患者因痴呆原因表达不清，未再予特殊处理。第二天早上，本组上级医师查房，查体时发现患者膀胱区高度充盈，给予导尿后，患者气促、烦躁明显缓解。

经验教训

（1）老年患者，由于反应差，各种反射亦差，病史提供不确切，如该患者膀胱区高度充盈后仍然不能正确地表达出来，这就要求我们临床医师要善于观察、分析、辨别，同时要认真、全面查体发现问题。

（2）用呋塞米后，如果患者尿量无增加，我们是不是应该放开思路想想是否有其他原因存在，如是不是存在急性尿潴留？而不是仅仅只钻利尿剂抵抗的死胡同。

（内容来源：丁香园布医）

利尿过猛诱发脑梗死

70 岁男性患者，因慢性心衰急性加重入院，患者查体端坐位、喘憋、呼吸困难，双下肢严重水肿，嘱其限盐限水，急检血常规、离子，结果离子正常，给予 40mg 呋塞米后，效果明显，但当天晚上患者出现肢体瘫痪，行头颅 CT 检查示急性脑梗死，当时考虑血容量不足所致，可能与应用利尿剂相关，再次查看患者血常规结果：血细胞比容 58.5%，血红蛋白 178g/L，考虑可能与血液高度浓缩，容易形成血栓，诱发脑梗死的发生。

经验教训

心衰患者用呋塞米时要看看血细胞比容，较高时要慎用，以防造成血容量不足，急性血栓形成。

（内容来源：丁香园蓝色月空）

主动脉夹层酷似急性下壁心肌梗死

老年男性患者，持续性胸痛，伴低血压就诊。当时测血压 90/50mmHg，心率 60 次/分左右。心电图：Ⅱ、Ⅲ、aVF 导联 ST 段弓背向上抬高 >2mm，考虑急性下壁心肌梗死，然由于患者当时存在不明原因的口腔出血，未给予溶栓治疗以及抗血小板抗凝治疗。只是给予单硝酸异山梨酯静滴，多巴胺泵入维持血压。半小时后患者胸痛症状未见缓解，意识仍然比较模糊。再次做心电图示Ⅱ、Ⅲ、aVF 导联的 ST 段已下降接近正常，心肌酶结果阴性。测双上肢血压不等，相差 > 20mmHg，急行头颅以及胸腹部 CT 检查。结果提示主动脉夹层，紧急外科手术治疗。

经验教训

（1）Ⅱ、Ⅲ和 aVF ST 段弓背向上抬高 >2mm，伴血压低，首先考虑急性心肌梗死。但我们一定还要重视约 20% 主动脉夹层患者可有心肌缺血或心肌梗死的心电图表现，尤其见于下壁心肌梗死。因此当我们诊断急性心肌梗死时一定要注意与治疗原则相反的疾病进行鉴别，如主动脉夹层、急腹症、急性心包炎等。

（2）至于该患者为什么会出现下壁心梗的心电图表现考虑：①主动脉夹层撕裂累及了冠状动脉或内膜片堵塞了右冠脉口；②动脉瘤破裂引起低血压导致冠脉供血一过性不足，给予多巴胺以后，血压回升，心电图就恢复了正常。

（内容来源：丁香园 sandy2008）

记住心绞痛这个不典型的症状

老年女性，因发作性左侧肢体麻木就诊，每次发作持续约几分钟，可自行缓解，既往按"短暂脑缺血发作（TIA）"治疗，治疗效果一直不佳。在一次发作过程中做了一份心电图，结果显示下壁导联呈明显缺血改变，然后按心绞痛治疗后未再发作。

经验教训

心脏病的症状真是无奇不有，真得处处提防啊！

（内容来源：丁香园 lfhy）

急性心衰对症处理后不缓解时，我们应该想到的

患者女性，47 岁，既往右侧乳腺癌两年，有颅内和肺转移 1 个月。因呼吸困难两天来诊。因经济原因家属仅要求改善呼吸情况，拒绝行进一步检查。患者入院时意识尚清，呼吸急促，唇紫绀，濒死状，接诊医师考虑心衰，给予呋塞米、毛花苷丙等处理，并嘱患者端坐位吸氧。但患者呼吸状况无明显改善，而且患者要求平躺，跟家属沟通保持端坐体位的必要性，家属表示知情，仍要求平躺，自愿承担相关风险，结果发现患者平躺后呼吸困难状况并没有加重。再次进心脏查体，叩诊示心脏浊音界向两侧扩大，听诊发现心音减弱，此外触及脉搏时发现有吸停脉，立即请床旁心脏彩超检查，检查结果示心包大量积液，考虑心脏压塞。因家属拒绝心包抽液治疗，患者最后发生猝死。

经验教训

这个病例告诉我们：当一个患者有心衰表现，然而我们按心衰处理后患者症状却得不到明显改善时，此时我们是否应扩展临床思维，考虑其他疾病所致可能。

（内容来源：丁香园 gaogao128509）

ATP 在室上性心律失常中使用经验

（1）使用方法：ATP 对已经持续了数小时，使用普罗帕酮或维拉帕米无效的患者，用法：生理盐水 2ml + ATP 10mg/20mg 弹丸式注射，随后生理盐水放开滴注，效果佳，均转复为窦性心律。

（2）注意事项：①无 ATP 使用的禁忌证；②推注时注意

和护士讲明用法；③推注时一定要床旁看患者，随时做好胸外按压的准备，室上速转复时先是窦性停搏的，而后恢复正常窦性心律，在窦性停搏时适时按两下，患者会没那么痛苦。

（内容来源：丁香园笙筱 1220）

（编辑整理：张　铭　曹　磊　信满坤

**　　　　　王韶屏　王　健　刘　巍）**

参考文献

1. 张铭，刘光辉，易忠. 内科疑难病例讨论-循环分册. 北京：人民卫生出版社，2010.

2. 罗伯特·波诺. Braunwald 心脏病学·心血管内科学教科书. 陈灏珠译. 第9版. 北京：人民卫生出版社，2016.

3. 中华医学会心血管病学分会，中华心血管病杂志编辑委员会. 中国心衰诊断和治疗指南 2014. 中华心血管病杂志，2014，42（2）：98-122.

4. 中华医学会心血管病学分会，中华心血管病杂志编辑委员会. 非 ST段抬高急性冠状动脉综合征诊断和治疗指南. 中华心血管病杂志，2012，40（5）：353-367.

5. 陈新. 黄宛临床心电图学. 第6版. 北京：人民卫生出版社，2009.

6. 郭继鸿. 胺碘酮的现代观点. 临床心电学杂志，2007，16（2）：143-151.

7. 黄从新. Ⅲ类抗心律失常药物研究进展. 中国实用内科杂志，2006，26（16）：1279-1280.

8. 黄从新，张澍，马长生，等. 心房颤动：目前的认识和治疗建议——2012. 中华心律失常学杂志，2012，16（4）：246-289.

9. 中华医学会心血管病学分会，中华心血管病杂志编辑委员会. 急性ST 段抬高型心肌梗死诊断和治疗指南. 中华心血管病杂志，2015，43（5）：380-393.

10. 刘光辉，张铭. 心血管医生日记与点评. 北京：人民军医出版社，2010.

11. Steg PG，James SK，Atar D，et al. ESC Guidelines for the management

of acute myocardial infarction in patients presenting with ST-segment elevation. Eur Heart J, 2012, 33 (20): 2569-619.

12. 中华心血管病杂志编辑委员会，中华医学会心血管病学分会. 高敏心肌肌钙蛋白在急性冠状动脉综合征中的应用中国专家共识. 中华心血管病杂志，2012，40 (10): 809-812.

13. 林加锋，胡君佶，王毅，等. 急性重症病毒性心肌炎与急性心肌梗死的临床比较. 心电学杂志，2006，25: 3-6.

14. 郭航远. 新编心肌病学. 杭州：浙江大学出版社. 2007.

15. 张澍，黄丛新，黄德嘉. 心电生理及心脏起搏专科医师培训教程. 北京：人民卫生出版社，2007.

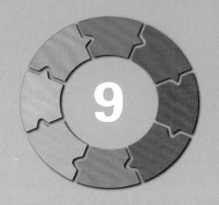

心血管内科
医患沟通篇

据中国医师协会统计，90%以上的医患纠纷主要是由沟通不当造成。换句话说，医生们"不会说话"很可能引起不必要的纠纷。然而现行的医学教育缺乏人文教育，医生又缺乏人文医学技能，已成为导致医患矛盾尖锐的一个重要原因。医学先驱希波克拉底曾说过，医生有三件法宝：语言、药物、手术刀。首当其冲的就是语言，正如"偶尔去治愈，常常去帮助，总是去安慰！"说的那样，足以说明语言沟通在临床工作中的地位，良好的医患沟通对于内心不安、焦虑的患者尤为重要，很大程度上会起到"润物细无声"的效果，可有助于患者对疾病的了解，增强其战胜疾病的信心，可为患者营造一个舒适、安静、安全、自信的环境。

良好的医患沟通体现在医疗诊疗过程中的每个环节。临床工作中。医患沟通应根据个人习惯、谈话内容，并不一定非要面带微笑，态度和蔼即可。倾听是医患沟通中很重要的方式，但平时工作繁忙，医生没有时间和精力去聆听患者的每个故事，所以交流的原则是"适当倾听、有意引导"，当患者说的内容离"主题"较远时，可以有意引导至我们的"主题"上来。最忌讳的是说话鲁莽打断对方说话，盛气凌人、很不耐烦。医护人员如能和患者沟通得非常融洽，不但可为治疗疾病提供信息，促进疾病的好转，提高疾病的治愈率，更重要的还能及时化解医患之间的误解和矛盾，减少医患纠纷和医疗事故的发生。本章就根据临床中实际问题浅述医患沟通的技巧及注意事项，主要是针对心内科住院医师的建议，门诊的诊疗有其特殊性，文章内容仅供参考。

1   如何向家属交代病情

（1）交代病情要全面、细致，宁重勿轻：很明显，许多医患纠纷是由于患者及家属对医疗期望值太高或者对病情了解不全面造成的。心内科易发生急症、重症，甚至出现"突发事件"，让医生们"措手不及"！有人曾说"在现在医疗环境下，逼的医生把病情使劲往病重方面说，治不好，就是病情重，治好了，说明你医术高明，所以交代病情尽可能重，有利无害"。这句话虽然有点过，但在临床中还是很实用，特别适合病情不稳定或者病情不明的病例。

（2）及时说明诊治方案：无论普通病房还是监护室，医生都应该及时向患者或家属说明诊疗情况；当病情特殊或不稳定时候更是如此，如发热患者，抗生素治疗几天后，体温不退或者体温反复，这种情况下，患者及家属开始着急了，如果你不能及时说明下一步诊治方案，患者及家属就会认为你无视病情的变化，对他们不关心，没有责任心。再如有些糖尿病的患者血糖明显增高，也许开始几天的治疗使血糖达到一个低风险水平，但并未达到患者及家属所认为的"正常值"，这就要及时给患者及家属解释清楚其中的道理，避免患者误认为治疗不积极、治疗效果不佳。值班经常听到患者如下抱怨，来了几天了，谁管我我都不知道；发热几天了，治了也不管用，也不管我了等。另外，当医疗费用很高而病情较重、反复时，家属很容易有"钱花了很多，病情没好转"的印象，所以及时沟通显得更加重要，最好能把家属带到电脑前，让他看看治疗后，哪些指标好转（其实这个对医生来说很简单，如电解质、血常规），最好有个趋势图，一目了然，让他明白费用花在什么地方了，治疗哪些是有效果的（这点很重要），哪些指标没有好转，甚至在恶化，下一步诊疗计划。让他们明白我们在尽心尽力做了什么，家属会心中有数，否则家属很容易有抵触心理。笔者在 CCU 工作时，这个方法很管用。没有家属因为这个问题纠缠我，而且催费的时候，也相对比较痛快。

（3）交代病情应通俗易懂：毫无疑问，医学带有很强的专业性，患者或家属很多时候都不理解疾病的所以然，对于文化程度较低的人群更是如此。随着各种心血管疾病发病的增加以及临床诊疗手段的进步。心内科的专业性越来越强，很多非心内科专业的医护人员，对于心内科的诊疗往往一知半解，更不要说普通患者了。因此，让他们在一定水平上理解病情和治疗手段是非常重要的。一个好的比喻，胜过千百句空洞的理论！比如一些患者或家属总是问为什么要做心电图，又要做超声，还要造影。这时候，就可以把心脏比喻成一个房间，一个房间包括了水路、电路、墙壁、门。心脏超声了解屋子大小、墙的厚度及门的情况；心电图初步看一下电路是否存在传导异常，需治疗的心律失常还要借助电生理检查更精确、更详细了解电路情况；冠脉造影是看水管有没有生锈，有没有堵塞及堵塞的严重程度，而这些是心电图和心脏彩超根本看不到的，所以只能做造影，所以不同检查项目观察的项目是不一样的，三个检查是不能互相替代的。再比如，当介绍"射频消融"时，可以把窦房结说成"司令部"，发放搏动信号，正常情况下通过一根电线传给下面的心房心室，而房室旁路或双径路就像多了一条道，射频消融的目的就是要把这条"道"打掉，但有时候这条"道"和正常的通路非常接近，存在把正常通路"打掉"的风险，没有正常通路，心脏就无法正常起搏，这时就要植入起搏器了。

（4）什么是心衰，怎么治疗？心脏就相当一匹拉车的马，心衰就是这匹病了。病了的结果就是拉起车子累，跑不快。为了让马跑快点，就只有甩鞭子（强心）、把车上的货扔一点（利尿）、让马在好一点的路上跑（利尿），当然最好的解决办法还是把马的病治好（病因治疗或 ACEI，β 受体阻滞剂等）。

（5）学会增加人情味，对病患增加人文关怀：心内科基本上都是老年患者居多，谈病情之余，如果有时间，在自己查房时根据情况顺带说点他们爱听的话，比如您的儿女真孝顺，儿女真有本事，孙子真可爱，您真有福气；您这次闯了一个大关，以后必有后福啊等类似的话！老人听了都很开心，也能迅速拉近医生和患者的距离，改善医生冰冷的形象。同时谈话中，用"我们"这个词也会缩短距离感，比如我们共同的敌人是疾病；我们一块努力把病治好等；患者对你有好感，就会信任你，以后的临床诊疗基本都会很顺利！

2 怎样让患者及家属信任你

（1）说话有理有据：平时应加强自身"内功"的修炼，疾病的诊治熟记于心，自信来自于你的实力！当患者问你病情的问题，你可以对答如流、举一反三，甚至能底气十足纠正他们的错误观点和认识，患者不信任你都难。笔者平时有研读药品说明书的习惯，有一次患者不听我的建议，坚决按他的方法吃药，我非常肯定地告诉他是错的，他不但不听，还暗讽我太年轻。我立刻回办公室，拿出药品说明书给他看，并告诉他的服药方法的危险；患者态度一百八十度大转弯，改变了以前的服药习惯，以后见了我也非常客气。如果交代病情时，你声若蚊蝇、支支吾吾、前后矛盾，半天讲不明白，自己心里都没底，患者怎么相信你？如果患者不信任你，以后很多问题有时候不太好办。

（2）及时告知检查结果：大部分患者对自己的检验、检查结果很关心，希望医生能尽快告诉他们结果，哪怕是正常的。这点经常被很多医生忽视，特别是刚进入临床的初级医师。很多患者都说过，"我花了那么多钱，查的什么、结果是什么都不知道"。所以每天查房时，最好说一下该患者检验、检查结果，正常的结果也要告诉患者。这样患者觉得你很负责。

（3）学会换位思考：要"想他们之所想，急他们之所急"。医生都要有"察言观色"的本领，要抓住他们的心理。

对于情绪激动的患者或家属，说一些类似"你们的心情我非常理解"、"我比你们还着急"等这些话，会让一部分人的情绪缓解不少。还有些人明明就是怕花钱，又想看病，我们就要讲技巧了，既要和他摊牌，又要顾及面子，不能讲明他是怕花钱，但要让他知道你已经了解他的心理了。

（4）酌情增加查房次数：临床医生都很忙，除了早上必须查房的那次外，其实下午或晚上（值班时）最好抽出一点时间去查房。哪怕到病区转转，目的两个：一是有利于观察病情变化，可以做出及时处理或做好预防；二是加强沟通，在转病房时可以增加与患者和家属的沟通机会，回答一些患者及家属的问题，甚至主动授予一些医学常识。患者及家属对医生好感倍增。

（5）对患者的任何不适要及时处理：哪怕是睡觉不着，吃点安眠药，或咳嗽吃点止咳药（哪怕没有什么用，另外注意有的人出现咳嗽是因为心衰加重了）。有时候或许患者确实没什么大问题，但是你的态度和到达他们床边的速度才是最重要的。当患者的要求没有很快满足或者非急症没有很快到场时候，一定要给患者一个合理的解释，说明原因，或者强调你在忙更急的事，如说去急诊、会诊之类的，来说明你没有忘记或忽视他，而是事情分轻重缓急，先去忙急的事了。否则患者会心生不满，但他们不一定表达出来。其实换位思考就明白了，举个不太恰当的例子，比如你在饭店里点菜了，迟迟不上菜，时间久了你也会着急。

（6）遇事要冷静：对于心内科的"突发事件"要冷静，不要家属着急，你也跟着着急，家属手忙脚乱，你也六神无主，家属怎么信任你？这也恰恰是刚到临床不久的医生常见的问题！遇事要冷静，要做到成竹在胸，这需要平时"内功"得修炼，在学好理论知识的同时，更应注重临床实践的锻炼，当上级医生抢救重病患时，应根据上级医师的安排，积极参与其中，用心学习抢救过程！碰到危重患者，如果突然大脑空白，一时不知如何是好，掌握以下步骤，百利无一害：第一心电监护、吸氧；第二静脉通路，盐水；第三报告、请示上级医师。在这段时间内，绝大部分医生心情都能平静许多，在上级医师到来之前根据病情的变化进行初步的处理。

（7）尊重善待护工：人只有分工不同，没有高低贵贱之分。护工同样不可忽视，在家属、患者面前应多赞美护工，一来护工确实不容易，医生的赞美可能会让护工拿出更大的热情照顾患者，对患者的恢复很有利。笔者见过一位护理了瘫痪在床十余年老人的护工，观察、护理很仔细，甚至超过了护士。二来个别护工有时会在家属面前说一些"坏话"：换药、血压测量不及时，医生没责任心等（虽然他们说的不一定对），而这些话无疑会增加医患矛盾。

3　如何合情合理巧妙回答患者或家属的问题

问：为什么病越治越重？

答：药物和手术仅仅是治疗可治之症，有些病是不能治愈的；而且很多情况下，医学上的治疗仅仅是延缓疾病的发展，并不能绝对阻止疾病的发展，如果不治疗，病情很可能比现在还重，甚至已经去世了。

比较典型的是脑梗死临床表现过程：较轻-重-减轻；有个特别形象的比喻：一片绿叶刚掐离枝头的时候是新鲜的，过一段时间才会变得枯萎，有些疾病的发展起病初期和刚掐离枝头的树叶并没马上枯萎一样，器官功能在发病初期并没有完全丧失，但随着时间推移器官功能的丧失完全显现出来。即使我们给予积极的治疗，也无法阻止已经发生的一切。这并不是意味着越治疗越重，而是每个疾病都有它发生发展的规律，即使我们给予了最及时、最正确的治疗措施也不可能改变这种规律；死亡的细胞就已经死亡了，目前的治疗就是尽量保护、减少缺血的细胞。有些疾病的急性发病就像高速公路上行驶的汽车，虽然我们发现前面有紧急情况，立即给予松油门、踩刹车等紧急处置措施（相当于医生的治疗），但汽车也得再向前行驶一段距离后才会完全停下来。

问：钱花了这么多，检查也做这么多，啥也没有查出来啊？

答：首先我们比你们还着急，我们也想尽快查出来。但一个症状可以有很多个疾病的可能（可具体解释），每项检查都是有针对性的，病情复查才要一个个检查。疾病正确的治疗有赖于疾病的正确诊断。疾病的诊断在某种意义上就如同案件侦破，证据越充分，各个证据之间的逻辑越缜密，越能接近案件的真相。临床上我们做的许多检查就是在寻找接近正确诊断的各种证据，但有些案件虽然我们积累了大量各种各样的证据，但最终也无法侦破案件。有些疾病也是如此，虽然做了很多检查，但最终也无法诊断明确，这也是人类目前对自身疾病认知的局限性决定的。但如果不搜集大量证据，案件侦破无从谈起，如果什么检查都不做，疾病的诊断一样是无稽之谈。

问：用了这么多药，怎么没有效果？

答：任何疾病都有其发展规律，而且并不是所有的药物都是立竿见影的，需要时间。同时我们在密切关注其病情的变化，根据化验指标调整用药，必要时我们还要请相关科室会诊，请放心，我们一直在密切关注治疗过程。

问：诊断没错，治疗没错，为什么人还是死了？

答：这就是目前医学的局限性；医生不是神仙，很多疾病，特别是晚期，医学上还是无能为力的。

问：刚才人还好好的，怎么人突然就没了，你们药用错了吧？

答：首先如果人好好的就不会来医院（注意说话的口

气），一些疾病都有突发性和不可预见性。也就是"猝死"，就是很突然的死亡，即使某些平素身体健康的著名的社会公众人物也难以幸免。

问：刚刚做了心电图（抽血），现在还做？

答：疾病的发展是有规律的，且心脏疾病瞬息万变，病情在变化，结果也在变化，这就是要"动态观察"，以便调整最佳治疗方案。我们不能"刻舟求剑"，对吧？（根据时间和患者家属文化程度高低决定是否详细说心梗变化趋势，因为很多家属没几个能听懂）

问：签手术同意书，你们是想推卸责任吧？

答：签署知情同意书不是推卸责任，更不是"霸王条款"。首先，法律规定每个患者及家属都有知情权，每一个动手术的患者，按规定都要签手术同意书，医生详细说明病情及可能出现的情况，你们家属心里也有个底。这正是我们医生尽职尽责的表现！其次，人身上的一切器官和组织，即使组织和器官发生了病变，甚至威胁患者的生命（如癌症），其处分权依然在患者和其监护人手中。如果不在告知的情况下，切除患者组织或者器官，这是《刑法》上的"伤害罪"，签署手术同意书正是法律的体现。

和病魔作斗争好多时候是不破不立的，许多疾病的治疗尤其是手术治疗是一个先破后立的过程，也就是打破"旧"秩序建立"新"秩序的过程，就如同对患病机体进行一次"革命"，虽然我们都盼望"革命"成功。但"革命"有成功就有可能失败，对病魔的"革命"失败的结局往往是病患者的致死、致残，所以从这个角度上来说也必须让病患本人及其家属知情同意。

4　如何向患者家属告病重或病危

很多医生认为报病重就是向家属交代一下患者的情况，好像每个人都会，没什么技术含量，其实不然。事实上，不同的方式，最终效果大相径庭。笔者认为告病重，至少要从以下几个方面注意：

（1）文字上告病重：签署病重/病危知情同意书是最常用的方式，每个科室基本有统一的模式，不再赘述。需强调的是，书写病历的注意事项；当入院时病情不稳定，而又诊断不明确时，最好写成"入院诊断考虑为……"，而不写成"诊断为……"，并加上"随时可能发生猝死，反复向家属交代病情"等类似字眼。在告知风险时一定要注意完整性，例如冠心病患者，除了告知可能发生心梗，同时有些相关疾病也要告知，例如也有可能发生脑血管意外，既然冠状动脉硬化，脑血管一般也有问题，大家千万不要认为这个是多余的。临床中就发生过这样的情况，心梗患者住院期间发生脑梗了，最后家属不理解，说我们没有告知。

（2）交代病情语言告病重：向家属交代病情时一定要表情严肃、凝重，在患者病情危重时有时候表现出一定程度的担忧。有的医生交代病情时很随意，甚至嘻嘻哈哈，这样一方面家属会认为你没有同情心，病情那么重，你还笑得出来；另一方面家属可能会误认为，医生只是在走一个常规的程序，喜欢吓唬患者，其实病情也没什么大不了。最后向家属交代病情的时候一定要让家属听懂，确保他们真正理解。

（3）行动上告病重：有些医生认为向家属交代病情就完了，其实大错特错。对于病情较重的患者，还要在行动上告诉患者及家属，患者的病情是危重的。例如，立即吸氧、心电监测、输液、做个心电图，赶紧抽血，多到患者床边看看，观察生命体征。临床中碰到过这样的情况，医生交代完病情，医嘱也下了，但是因为新入患者太多，护士没有能及时处理医嘱，结果患者病情加重，家属大怒，质问为什么病情重，一瓶水也没有挂，一颗药也没有吃。所以这件事提醒我们不能只下医嘱，还要确保及时执行，病情特殊的医嘱一定要和护士确定尽快执行。

（4）反复告病重：一般情况下，科室都是有好几个诊疗组，一个组有几个医师，我们常常是向家属交代病情后，汇报上级医师，上级医师再次向家属交代，往往家属能够引起重视。另外，年长患者，配偶年纪也比较大，最好向其子女交代病情，有些患者有多个子女，有时候子女的意见并不一致，最好向每个子女都交代到位，起码要向能够做主的子女交代到位。要做到不厌其烦。

5　如何避免和减少医患纠纷

近年来，由于医患不信任、医疗纠纷等原因使医患矛盾日益突出，患者及其家属打砸医院，殴打医务人员的事件在全国屡有发生，医生被谩骂、恐吓、威胁的事件更不鲜见。这种现象已严重挫伤医务人员的工作积极性，影响了医疗质量。医师及医疗机构的合法权益得不到保障，长期下去，必然损害整个医疗行业的利益，最终患者就医的质量必将得不到保障。令人欣慰的是，国家已经制定出相关的法律法规严惩医闹。临床工作中，医疗纠纷仍时有发生，那如何保护自己呢？

（1）入院诊断的写法：当原因不确定时，尽量避免确定词语，而使用留有余地的词语，如"胸痛原因待查"等。门诊的诊断更要谨慎。不管怎样的病历都记得要写上"不适随诊"这句话，万一患者离开医院后病情恶化你就有退路。

（2）住院部收治后再次详细问诊及查体，莫以门诊为准，门诊病历仅供参考。

（3）部分特殊患者（车祸、暴力伤、医保、社保）的病历，因牵扯到哪一方付费问题，甚至有的牵扯双方法律诉讼，病历一定要反复斟酌，客观、详细、全面书写；最好不要让实习生写。

（4）按时写病历：心内科容易发生急重症，病历书写要及时，以免病情发生变化而措手不及。特别是病情不稳定或者家属不好沟通的更是如此。因病情需要，医生认为有必要的诊治措施，如某项检查、检验、特殊查体、心电监护、有创操作（抢救）等，凡是患者及家属拒绝都要详细描述在病历中，并由患者或其家属签字加带"后果自负"。临床遇到一女患者心衰，丈夫治疗不积极，多次沟通病情，告知猝死的风险，态度蛮横，毫不在意，放弃检查和检验，但坚决不签署知情同意书。当晚患者发生室速室颤，最后死亡。患者丈夫不依不饶，大吵大闹，要求马上封病历，好在经管医生平时工作很认真，按时完成，并且把病情的风险及拒绝签署知情同意书等情况全写在病历里，最后家属一句话没说出来，灰溜溜地走了。

（5）不是自己主管的患者，不要轻易做任何评价。第一，病情都是在不断变化，别的医生诊断时候的病情和患者现在的病情不一定完全一致，所以贸然判断其他医院、其他科室、其他医生的诊治方案的对错是不严谨的，也是不负责任的；也会使患者对原来的诊治的医生产生不好的印象。第二，不妄自评论别人是对别人的尊重，也是保护自己。无论是对自己医院、自己科室，还是别的医院，别的科室都一样。一旦乱说必定会加剧医患之间的矛盾，可惜很多医生甚至某些教授都还没有意识到这个问题的严重性。笔者亲身经历的一个患者：老年女性，肿瘤晚期患者，心衰，一日血压突然下降，尿量少，经抢救好转，次日某博士在那个患者面前，随口说了一句："主要是没有尿，有尿就好了"。本来这是一句讨论病情的话，立刻被家属抓住了"把柄"，质问主管医生，为什么没有尿，随后写信给医务部，名为《一泡尿差点憋死人》，闹得是不可开交，最后坚决要求请外院会诊。住院一个多月，患者死亡后，家属又要求封病历。因无任何医疗差错，家属最后也是不了了之。

（6）及时请示：心内科疾病有时候病情凶险，变化话，当自己对病情没把握时，应及时向上级医师汇报或者请兄弟科室会诊，千万不要因为面子或担心打扰上级医师而擅自自行处理。这样有可能会害了自己、害了上级医师，甚至害了科室。另外，在平时诊疗过程中，严格按照上级医师的医嘱执行，并如实记入病程记录中。

（7）及时报病危或病重：该下病危的下病危，该下病重的下病重，然后让家属在病情知情同意书上签字，随时记录病情变化。

（8）不要犯低级错误：病历中有时会出现低级错误，比如男、女，左、右，明明做过大的外科手术，查体却未见瘢痕。这些乍一看是小问题，但将来如果打官司，这些小问题就有可能是崩溃"千里之堤"的"蚁穴"！另外，入院记录和诊断证明上的内容一定要一致，如果发现错误就早改，否则患者复印病历后你就被动了。

（9）知情同意书：一般包括入院知情同意书、授权委托书、特殊检查知情同意书，自费药品/耗材知情同意书、输血知情同意书、有创操作知情同意书、手术知情同意书、病危/病重知情同意书等；注意知情同意书一定要全。

（10）注意医疗纠纷的高危人群：对病情危重，特别是家属蛮横不讲理这类人要重点防范，要特别注意言行和病历书写，患者或家属在诊疗过程中的不配合，拒绝诊疗等都可以写入病程记录中。

（11）交代病情忌把话说满：说话不留余地是医疗工作中的大忌。一定慎用"没事""不要紧""没问题"之类的话，须知一个普通感冒也可能合并病毒性心肌炎。

（12）交代病情要全：特别是病情重或者不稳定的患者，交代病情要么说全，如果时间紧张无法说全就暂时不说。女患者，20多岁，因血液病复查来院，后因血细胞异常用了大量激素，感冒后出现了重症心肌炎，合并心衰、3度房室传导阻滞，紧急植入临时起搏器后转入心内科，病情凶险。按惯例交代病情，报病重，表明预后差，当时家属对血液科的意见非常大，说是复查来的，怎么越治越重，而且转科不积极。当时深知此患者要千万小心。治疗后复查肌钙蛋白呈现下降趋势，一天一大早遇到患者家属，家属询问病情，我随口说了一句"肌钙蛋白下降了，这是好事"，然后着急去交班，后不久该患者突然心率、血压下降，起搏器可见起搏信号，但是心脏不起搏，最后死亡；家属不能接受，情绪激动，抓住了我说的那句话，指标好转，为什么突然死亡？当时也要求封病历，告血液科和我们科，后经积极解释、沟通，加上平时家属对我的印象还不错，最后也没封病历，也没有闹，就这么过去了。

总之，提高诊治水平、严格遵守诊疗常规和良好的服务态度是自我保护的最佳途径。如果遇到"胡搅蛮缠、不可理喻"的患者或患者家属，尽量不要和他们有正面的冲突，以免矛盾升级，对于初级医生永远要记得及时请示上级医师；对于情绪激动、失控，有人身攻击倾向的患者或家属，甚至医闹，请示上级的同时，尽量安抚，实在安抚不了，暂时还是走为上策，避其锋芒，好汉不吃眼前亏。

6　医生忌讳言语

患者及家属就医时，大部分都心怀忐忑、焦虑、不安，有的患者或家属易怒。而且医生对待患者应有责任心和耐心！所以在交流时应注意语气，忌讳不耐烦，忌讳使用反问句。

（1）不要使用让人感觉不尊重的命令和无称谓的语句。

（2）不要使用侮辱人格、讽刺挖苦，可能让人羞涩的语句："又死不了人，不要怕"、"晚了，怎么不早来"、"你是医生，还是我是医生"、"你说什么我听不懂"。

（3）不要使用生硬、不耐烦的语句：不论医生护士，工作中尽量不要说："我不知道！""这事不归我管"等这样的话。最好说"我帮你了解一下""我看看能不能帮到您"。

（4）不要使用不负责任的语言。

7　心内科如何与患者神一般沟通

（1）患者总不理解为什么要做心电图、彩超，还要造影？

解释：就好比心脏是间屋子，彩超看屋子有多大，墙结不结实，漏不漏水；心电图看电路通不通，有没有短路、漏电啊；而造影是看水管子堵没堵，这管子都是铁皮包着，里面锈成啥样谁也不知道，心电图和心脏彩超根本看不着，只能做造影。三个检查是不能互相替代的。

（2）患者术前常问诊断都明确了为什么还要检查一大堆？

解释：手术就像盖房子或者盖大楼，在盖之前，你总要探探地基，根据地基情况做好准备，设计好图纸，备好材料才行，手术也一样但更复杂，你必须根据患者情况认真设计治疗方案。

（3）给患者解释时，要通俗易懂，会打比方。如对农民，比如说心梗，血管堵了好比水渠堵了，水流不过去，庄稼就缺水甚至旱死了；其他职业，如心脏是个泵，油管堵了，泵就不工作了。对于造影示小分支狭窄，可比成大的交通枢纽（马路等）及正常小巷较窄等。

（4）心脏就像是一套房子，有门有电线，有水管。心律失常是电线的毛病，冠心病是水管的毛病，瓣膜病则是门的毛病，房缺室缺是房间之间的墙破了。

（5）正常心脏，有一个司令部，发放跳动的信号，通过一根电线传给下面的心房心室，房室旁路或双径路就像是多了一条路，射频消融的目的就是要把这条路打掉。但是有时候这条路和正常的通路非常接近，一不小心都断了，就要安装起搏器了。

（6）慢性冠状动脉闭塞，就像管子堵的时间长了，很难通开，就很难放置支架了。

（7）患者或家属咨询手术成功率。

解释：针对个体患者很难说具体成功率，比如某手术成功率平均99％，但如果这1％发生在你身上就是100％。

（8）患者或家属咨询手术或治疗有无风险。

解释：这就像过马路，绝大多数平安无事，但有的人可能发生车祸意外。

（9）患者或家属咨询手术能否完全治愈？

解释：就像玻璃碎了，粘得再怎么牢，都是有裂痕的。

（10）对于危重年迈的患者家属咨询预后。

解释：就好像一根蜡烛，已经烧到最后，而这时又吹来一阵狂风，结果可想而知。

（11）高血压患者担心药物依赖拒绝服用药物。

解释：不是因为吃过降压药就会对药物依赖，而是得了高血压必须依赖降压药物。降压药对于高血压患者来说，就是相对于普通人的一日三餐一样是必不可少的，早吃早得益。等到高血压并发症出来了，生活质量下降了，再治疗就晚了。

（12）冠心病患者问为什么用了扩冠的药还要用减慢心率的药？

解释：心脏就像一块水田，冠状动脉硬化就是水渠淤塞了，心率加快了就是气温增高了。供水减少了，蒸发增加了，田里就缺水了；冠状动脉供血少了，心肌耗氧量增加了，心肌就缺血了。既要疏通水渠又要降低蒸发，双管齐下才能有更好的效果。

（13）降糖药物效果逐渐不好的患者，坚持增大降糖药用量而不愿用胰岛素。

解释：你的胰岛功能本来就不好，产生胰岛素的质量和数量都有下降了，服用降糖药物刺激其增加分泌，就像重鞭打病牛，牛只有死路一条。早点用胰岛素，让胰岛得到休息还能保留它的一部分功能，在一定程度上减少胰岛素的用量。

（14）对糖尿病患者解释饮食控制和运动的关系。

解释：血液里的糖就像水库里的水，上游洪水暴发时即使开闸放水，照样水位上涨，照样会出现溃堤；水闸关闭时，即使上游水流很细，照样水位上涨，照样会出现溃堤；饮食控制可以降低葡萄糖的摄入，就是控制上游的水流，运动可以加速葡萄糖的消耗，就是开闸放水，只有达到一种平衡才能有效地控制血糖在一个相对理想的范围。

结语

本来交代病情是一件简单的事情，正如在《豪斯医生》里那样，医生在向患者及其家属交代病情时基本上都是实话实说的，语气很平静，但听得出他们对患者的同情。没有夸大其词，没有矫揉造作，仅仅是一个普普通通的病情交代。患者家属对医生也没有什么怨言，只是平静地接受了。但在目前的医疗环境下，医患关系紧张，患者及家属的质疑、不信任让我们喘不过气来，担心哪里交代不好会被抓住"把柄"。其实交代病情在"完全""及时"的基础上，稍微注意一下态度和方式方法即可。需要指出的是，交代病情并不是一个孤立的事情，它是你在治疗患者的过程中的一部分。从患者入院开始，如果你对他认真负责，每天经常查房，经常与患者家属沟通，让他们清楚了解到你做了什么，让他明白病情的一个发展过程，而不是一头雾水，其实交代病情不会那么难的。让家属一步步知道，比一下子听到噩耗要好得多。

至于医生的用词、仪表、交流方式等固然很重要，但关键还是医生的责任心和态度。虽然做起来很困难，但如果我们把自己的每一个患者都当作好朋友甚至是亲人去对待，我想我们处理问题的方式肯定与现在不同。其实患者家属也并不是存心刁难医生，他们只是希望医生能对自己的患者负责。如果你尽力了，他们看到了，那我想他们会对医生理解的。你在交代病情时他们也会平静地接受。让我们远离医患纠纷，每天都有好心情！

（陈　良　张　铭）

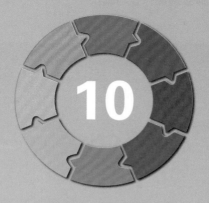

心血管医师穿刺
操作技巧篇

随着心血管医学的快速发展，新的技术和器械不断涌现，对心内科年轻医生的培养提出了更高的要求。心内科急危重症患者较多，一旦发生心血管急危重症往往会影响到其他各脏器的功能，因此需要心血管内科年轻医生具备良好的临床基本功和扎实的临床操作技能。在临床中发现，不少年轻医生存在重仪器检查结果、轻体格检查，重理论知识、轻实际操作的现象，影响了危重患者救治效率和效果。本章节以有创穿刺操作为例，阐述临床操作技能的重要性及常见误区。

1　心内科年轻医生掌握基本有创操作技术的必要性和重要性

心血管学科所涉及病种的特殊性，决定了年轻医生需要掌握基本有创操作技术。心血管相关疾病的特点是发病急、病情重、进展快，因此心内科临床工作的部分重心是要随时准备处理急症。除了要熟练掌握心血管常见病的基本理论、基本知识和基本技能，心内科专科医生在遇到急危重症时需要做到对疾病的识别快、反应快、处理快，只有这样，才能对心血管急危重症做出准确判断，正确处理。而在处置心血管急危重症过程中，不少情况下需要在场医生具备有创操作技能，因此，年轻医生在掌握过硬的心内科临床功底的同时，需要学会基本有创操作技术，打牢根基，夯实基础。

年轻医生值班时需要独立处理急症，有创操作技能不可少。心内科年轻医生独立值班后，常面对重症患者，因此，能够独立组织抢救是衡量年轻医生临床技术水平的有效标准。年轻医生要做到沉着冷静、临危不乱，以缜密的临床思维和过硬的知识储备，来应对临床工作的挑战，通过不断实践积累临床经验。在独立值班期间，掌握基本操作技能是非常必要的，如气管插管技术，当患者突然呼吸骤停，值班医生不懂得紧急气管插管，又不愿意做人工呼吸的话，患者能否拖到等 10 分钟后呼吸科或者麻醉科前来支援？同样，有些心血管急症，尤其是夜间值班时发生的心血管急症，不可能像白天一样可以请上级医生随时给予指导，当患者突然出现心脏压塞等紧急情况时，需要值班医生第一时间给予正确处置。否则，等二线医生赶到时，则为时晚矣。而其他心内科床旁操作如深静脉穿刺、主动脉球囊反搏植入、介入术后出血并发症处置等，均需要值班医生有良好的临床操作技能，因此，年轻医生在学习时要有意识地重视基本有创操作技能的培养。

心血管介入治疗学已经成为心脏病学的一个重要分支，介入技术大大地提高了治疗效率，减少了手术创伤，拓宽了心血管病治疗的范畴。技术的革新是心血管疾病治疗理念发生改变，试图只具备"开药"技能的年轻医生很难做到全面发展。技术的进步使年轻医生不得不顺应学科发展的需求，如近年来抗心律失常药物的研究停滞不前，而快速性心律失常的消融治疗进展则日新月异，这就要求有志向从事心脏电生理相关治疗的医生，必须掌握消融治疗的手术方法。而基本有创操作技术是心内科医生从事介入治疗工作的基础，只有心内科临床功底扎实、基本有创操作技术熟练、经过严格训练的心内科医生才可能从事介入治疗这个亚专科，因此，在从业初期，年轻医生有必要做足准备，从简单的有创操作开始，勤奋练习，反复实践，为更高年资时选择亚学科专业打好基础。

影像学技术的发展对基本有创操作技术的实施起到促进作用。众所周知，在以前没有影像设备监视下要完成操作，需要凭借并不十分可靠的骨性标志及丰富的穿刺经验才能保证操作安全实施，因此盲目穿刺导致的各类并发症并不少见。随着医学影像学的发展，越来越多的有创操作可以在超声、CT、DSA等影像设备的引导或定位下实时、可视的精确实施，大大地提高了有创操作的安全性。同时，影像学技术的发展也拓宽了有创操作的适应证，影像学引导可以精确地避开重要脏器或危险结构，使以往很难完成的操作由相对禁忌证演化为适应证。另外，影像学技术的发展，使年轻医生对操作步骤涉及的解剖学关系理解更为透彻，大大缩短了年轻医生学习有创操作的学习曲线。

2　心内科穿刺技术操作相关知识储备

记得在学校读书时，各专业老师开课前总是告诫大家行医路上"如临深渊、如履薄冰"。从事临床工作多年后，笔者深刻地理解了老师们的良苦用心。对于各类有创操作，年轻医生需要打好基础、做好储备，带着敬畏的态度去实施操作，对待操作流程要了然于心、慎之又慎。一般来讲，掌握有创穿刺技术，需要具备以下方面的知识储备。

解剖学基础

解剖学基础如同大树的树根，树根越牢固，树枝树叶越繁茂。具备熟悉的解剖学知识，娴熟的操作技能，良好的诊疗思维，才可能做好有创操作，并能够根据患者的具体病情随机应变，及时修正操作策略。有创穿刺操作前，一定要掌握所涉及区域的局部解剖学，知晓各器官、组织的相互毗邻关系，清楚有创操作可能涉及的各组织器官的三维关系。只有这样，才能知晓穿刺针在哪个区域穿行，做到心里有数，避免并发症的发生。不具备解剖学知识储备就贸然去进行有创操作，无异于蒙着双眼去打仗，很容易导致并发症的发生。

在临床实践中，年轻医生学习穿刺相关解剖学知识，不仅要复习系统解剖学和局部解剖学，还要掌握断层解剖的基础知识；不仅要掌握横断面、矢状面、冠状面的解剖学特点，还要结合心内科临床实际，学会超声切面解剖学的识图技能。总之，需要将二维解剖学图像在脑海里重建出三维的解剖结构。在每次操作之前，要养成制订操作计划和应急预案的习惯，操作前重温一下穿刺可能要涉及的局部解剖结构非常必要。

只有掌握好扎实的解剖学基础，才能够得心应手的做好基本有创操作，成长为基础知识牢固、操作技能娴熟的复合型人才。

影像学基础

临床医生需要掌握基本的影像学知识，熟知本专业影像学诊断与鉴别诊断的相关知识。在心血管内科专业，各种影像学方法中，超声心动图技术是最基本的检查手段，其在个体化制订治疗方案、评估治疗效果等方面具有不可替代的作用，超声心动图特有的经济、便携、操作便捷、实时显像等优点，使其在心血管急危重症患者的诊断与治疗方面显现出独特的优势，发挥着极其重要的作用。超声技术是影像学技术的一种，影像学如同医生的眼睛，将人体结构、功能等重要信息可靠直观地呈现给临床医生，协助医生对疾病进行诊断与鉴别诊断。影像学技术使微创介入治疗技术的领域得以拓宽，使细针穿刺技术、导管注药引流技术、血管成形技术等成为可能。因此，年轻医生要熟练掌握有创穿刺操作技术，需要具备影像学读图基础，能够识别各类影像学检查的正常与异常，掌握影像引导设备的基本操作。

年轻医生需要掌握以下几方面影像学基础：

（1）X线：知晓胸部正侧位平片的 X 线解剖，了解心脏各解剖结构在胸片上的投照位置、大小，熟悉大血管走行等（图 10-2-1）。

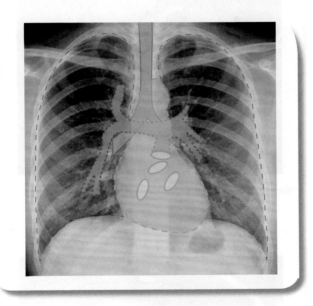

图 10-2-1　胸部正位片 X 线解剖

（2）CT：掌握心脏及胸部的断层解剖学知识，学会在断层 CT 图像上识别冠脉走行、各腔室位置、大血管走行等（图10-2-2）；掌握主动脉夹层、肺动脉栓塞、心包积液等疾病的识别（图 10-2-3）。

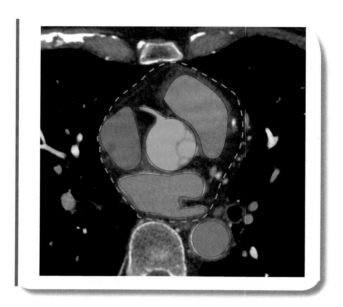

图 10-2-2　心脏 CT 断层解剖

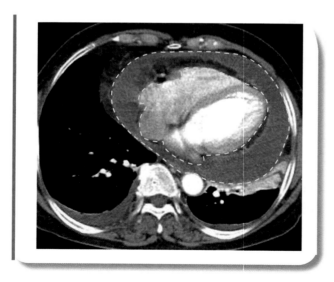

图 10-2-3　心包积液 CT 表现

（3）超声：二维超声、M 型超声、多普勒超声的基本原理，正常二维超声心动图的基本切面声像图（图 10-2-4），常见急症的心脏超声表现等。

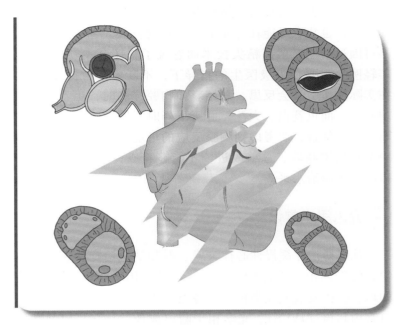

图 10-2-4 超声基本切面示意图

临床基本功

有创操作过程是对患者治疗的一部分，其中蕴含了医生临床思维能力的高下。详尽地询问病史、正确的体格检查、参考相关辅助检查的结果，再结合自身掌握的理论知识和个人实践经验，进行综合分析，才能制定出对患者最优化、最客观的诊疗方案。"First, do no harm" 年轻医生要了解有创操作适应证，知晓有创操作禁忌证，严格遵守有创操作规程，熟练识别并掌握并发症处置策略，这是一名合格年轻医生应具备的基本素质。

年轻医生最理想的成长路径是全科医生—内科医生—心血管专科医生—心血管亚学科专家，夯实临床基础才能够功底深厚，也才有可能在专业上有长足的发展。老酒醇香，切不可因过早地追求高精尖技术而忽视了临床基本功的训练。年轻医生需要在上级医生的指导下，不断实践，持续提高，在实际操作中学会反思、总结。如胸腔穿刺时，患者突然出现头晕、面色苍白、大汗、血压下降时，须知晓如何鉴别诊断及快速处置，要考虑到胸膜反应的可能。只有在临床实践中不断积累经验、总结改进，才能够养成良好的诊疗思维，提高临床诊治水平。

介入手术常识

从起搏治疗缓慢性心律失常、射频消融治疗快速心律失常，发展到植入型除颤、再同步治疗、ICD + CRT；从传统的球囊扩张发展到支架植入、各类腔内影像学方法的应用如血管内超声（IVUS）、光学相干断层成像（OCT）以及功能评价如冠脉血流储备分数（FFR）等；从消融房室旁路通道、房室结多通道，到消融心房扑动、心房颤动、室性快速心律失常、消融肥厚心肌；从狭窄瓣膜的球囊扩张到微创瓣膜植入术……心血管病介入治疗发展迅猛，以其微创、可重复性、适应证宽等优势获得了医生和患者的认可，无论是冠脉介入、电生理、结构性心脏病介入，心血管介入治疗领域正在发生翻天覆地的变化。年轻医生的知识结构需要更新，需要跟上学科快速发展的节奏，而介入手术操作的基本原则与床旁基本有创操作是相通的，学习介入治疗的基本流程、适应证、禁忌证、特有并发症等，对从宏观上理解有创操作的内涵是有促进作用的。因此，年轻医生有必要具备心血管病介入治疗手术的知识储备。

3 心内科各类穿刺操作技术与方法精要

穿刺操作常用器械

近年来，随着介入治疗的发展和器械制造水平的提高，越来越多的床旁操作器械沿用了介入治疗相关器械的设计理念，穿刺操作更加微创化。工欲善其事，必先利其器，在学习各类穿刺操作之前，需要了解穿刺操作所需的各类器械。穿刺操作常用的器械种类较多，大致上可以分为穿刺针、导丝、导管及各类配件，年轻医生需要掌握常用器械的结构、原理及特性。现将常用器械的结构及功能逐一简略介绍。

穿刺针

穿刺针大致上分为金属穿刺针和塑料外套管穿刺针两种。

（1）金属穿刺针，分为有芯及空芯两种。

有芯金属穿刺针即金属套管穿刺针（图 10-3-1），由套针和针芯两部分组成，套针为一薄壁金属管，一端附有金属或塑料的针柄，另一端为针头，中部为针管。针芯为一实心的金属芯，芯的一端也有针柄。

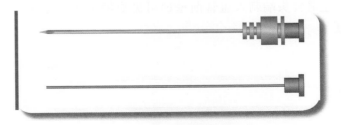

图 10-3-1 金属套管穿刺针

使用时，将针芯穿入套针内卡紧，套针的针头与针芯的针头一致，呈斜面状。有时套针针头略短，呈截断状，而针芯的针头外露，呈圆锥状或斜面状（图10-3-2）。有芯针的优点是在穿刺过程中组织或血栓不会阻塞针孔。

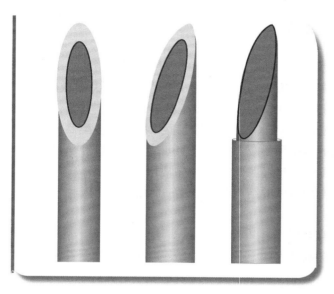

图10-3-2   金属套管穿刺针头端结构

空芯金属穿刺针又称为前壁穿刺针（图10-3-3）。其不带针芯，一端为针柄，另一端为针头，针头的顶部为呈斜面的针尖。空芯针头端刺入血管前壁即可见血液流出或喷出，操作简便。

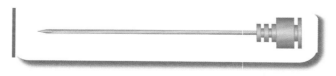

图10-3-3   前壁穿刺针

临床上，还有一种单向阀空芯穿刺针（图 10-3-4），也属于空芯金属穿刺针的范畴，其可以连接注射器在负压下进针，当抽到血液或体液后，无需拔除注射器，直接在侧壁单向阀门处送入导丝即可，可以有效防止移除注射器时穿刺针移位的风险。

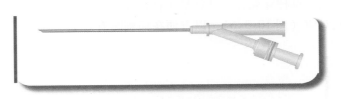

图 10-3-4　单向阀空芯穿刺针

（2）塑料外套管穿刺针：塑料外套管穿刺针由塑料外套管与金属针芯组成（图 10-3-5）。金属针芯多为空腔结构，针芯尾端为透明塑料腔，成功穿刺血管后可见血液回流到塑料腔内。

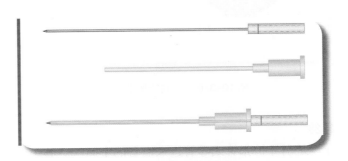

图 10-3-5　塑料外套管穿刺针

当塑料外套管穿刺针刺入动脉时，可以观察到鲜红的血液迅速充满塑料腔，当回流较慢或不能充满者表示针尖只是部分进入血管，需要重新穿刺或调整针尖；而当刺入静脉时可见暗红色血液缓慢回流至塑料腔。穿刺血管成功后要固定针尾，将塑料外套进一步推入血管腔内，撤出针芯，见到喷出鲜红色血表示针进入动脉、滴出暗红色血表示针进入静脉，即可送入导丝。对于直径较小的血管如桡动脉等，塑料外套管穿刺针特别适用。

无论哪种穿刺针，其针柄上往往设置标记与针尖的斜面方向相对应（图10-3-6），以方便在穿刺时有效识别。

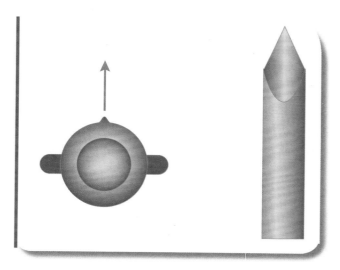

图10-3-6   穿刺针尾端标记

导丝

导丝是引导扩张管或导管进入血管的金属丝。其头端一般比较柔软，顺应性好，导丝主干由软变硬，支撑力强；临床上常用导丝的直径可分为 0.014inch、0.018inch、0.035inch 等规格（图10-3-7）。

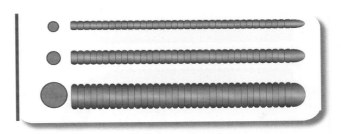

图 10-3-7 常用导丝的直径

　　导丝多为双层结构，其内部含有贯穿导丝全长的中心钢丝，在头端渐细；外层多数为弹簧圈结构，有弹性且较为柔软，对血管损伤小；有的导丝表面涂有高分子超滑材料，使导丝表面更加光滑，操作时对血管内膜的损伤进一步减小，因此，根据导丝表面顺滑性可分为超滑导丝、普通导丝（图10-3-8）。

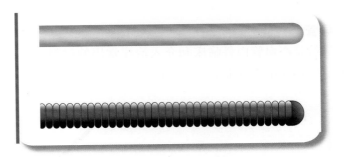

图 10-3-8 超滑导丝及普通导丝

　　根据导丝头端的形态可分为直头导丝和预塑形导丝（图10-3-9），其中预塑形导丝的头端形态固定，有助于扭控导丝尾端选择性进入不同的血管分支，而直头导丝多数可以手动塑形。手动塑形的方法常采用细针轻捻导丝头端，由操作者根据穿刺操作的需要，制作出需塑形的角度。

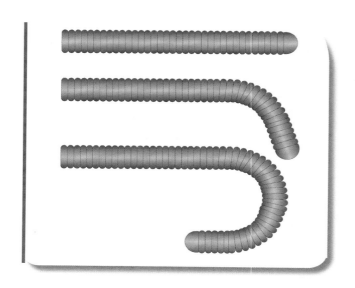

图 10-3-9   导丝头端的形态

导管

导管是心血管内科临床和介入治疗常用的材料。由头端、颈部、管体及尾端几部分组成（图 10-3-10）。

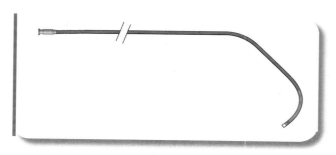

图 10-3-10   常用导管的结构

导管头端较软，在操作过程中不易损伤血管，有平头和锥形头之分；头端预塑形成多种形态以便于插管操作，有良好的形状记忆功能，不易在体内变形；管体的硬度各有不同，较柔软者利于插管时循导丝跟进，较硬者可以增强支撑力及扭矩力；导管尾端能插入导丝、连接注射器等。

导管有时为端孔结构，有时在端孔基础上设置多个侧孔，多数引流管远端预塑形为猪尾状（图 10-3-11），且拥有端孔与侧孔，以增加引流效率。

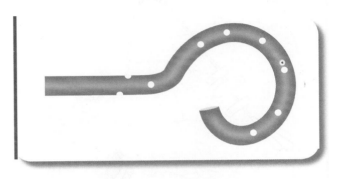

图 10-3-11　猪尾状引流管

除了以上的猪尾状引流管，临床上血管穿刺常用的导管，按照置管途径可以分为以下类型：

（1）普通中心静脉导管（图 10-3-12）：分为单腔、双腔、多腔等，可满足常规的锁骨下静脉、颈内静脉、股静脉穿刺置管需求，有时亦可作为体腔穿刺引流管使用。

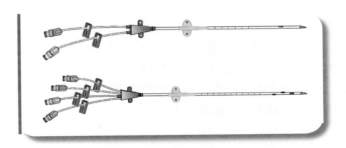

图 10-3-12　普通中心静脉导管

（2）隧道式中心静脉导管（图 10-3-13）：导管前端位于上腔静脉或下腔静脉内，体部有长段导管潜行于胸壁或腹壁皮下，并在潜行部分的导管上设置纤维凸起，以固定导管；导管尾端固定于胸壁或腹壁上。

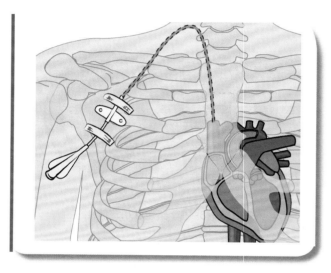

图 10-3-13   隧道式中心静脉导管植入方法

（3）经外周静脉植入中心静脉导管（图 10-3-14）：即 PICC，由外周静脉穿刺，将导管头端送入中心静脉内，并长期留置。

（4）输液港式中心静脉导管：输液港式储药盒由储药盒体和耐穿刺硅胶膜构成（图 10-3-15），使用特制针头穿刺硅胶膜后即可完成输液操作，输液完毕拔除针头后，该输液系统无导管外露，对患者生活质量无影响。

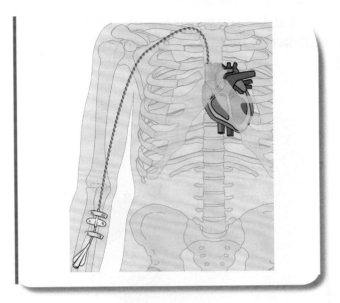

图 10-3-14 PICC 植入方法

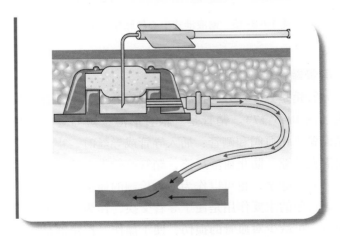

图 10-3-15 输液港式储药盒结构图

输液港式中心静脉导管植入过程与永久起搏器植入术类似，是在隧道式中心静脉导管基础上，将储药盒植入到胸壁皮下组织内（图 10-3-16），建立可穿刺式中心静脉输液通道。

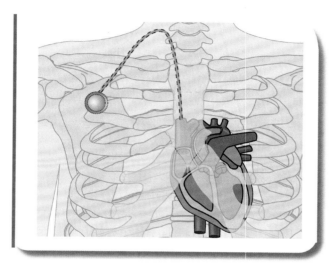

图 10-3-16　输液港式中心静脉导管植入方法

导管鞘

导管鞘是置于体外与血管内的固定通道，由鞘管、扩张器组成（图 10-3-17）。鞘管是一根直形薄壁短导管，在鞘管的尾端设置了止血阀和侧管：插入导管或导丝时，止血阀紧密地封闭潜在缝隙，防止血液反流，鞘管侧管带有开关，可经此侧管注入肝素盐水，也可以作为压力检测的通道。

导管鞘的主要作用是便于导管交换，作为导管进出或更换的通道，可减少对血管的损伤，便于操作。扩张器是能够与导丝配合使用的圆锥形硬质塑料套管，其主体部分外径与鞘管内壁完全贴合（图 10-3-18），实现对穿刺孔道由细到粗的扩张，并可减少对鞘管的磨损。

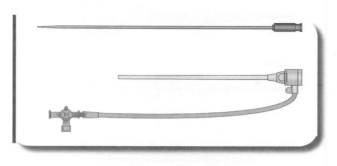

图 10-3-17 导管鞘

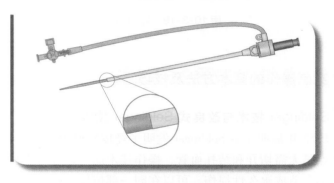

图 10-3-18 扩张器与鞘管完全贴合

导引器

临床上常用的导丝头端多为预塑形结构，可以在进入血管或体腔后减少对正常组织的损伤，而导丝头端的预塑形在送入穿刺针时会因为其弯曲的外形导致难以送入。导引器俗称"小飞机"（图 10-3-19），其逐渐变细的内腔将导丝头端矫正为直形，用以引导导丝顺利的送至穿刺针尾端。穿刺时需将导丝头端预先放入导引器备用。

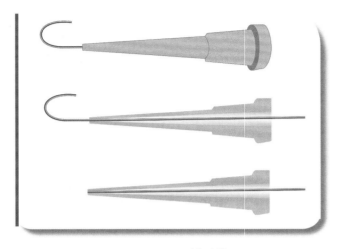

图 10-3-19　导引器

穿刺操作的基本方法及技巧

Seldinger 技术与改良式 Seldinger 技术

1953 年瑞典学者 Seldinger 发明了经皮穿刺血管插管技术，其优点是无需切开和结扎血管，操作技术简单，容易掌握；对血管不会造成永久性损伤，可以在同一部位反复穿刺，大大减少了穿刺操作的复杂性、危险性和并发症的发生，也为现代介入技术的发展奠定了基础。

主要步骤（图 10-3-20）：患者术前消毒、铺巾，局部浸润麻醉并做小切口后，术者用左手触摸、固定穿刺点皮肤及血管，右手持穿刺针以 45°刺向血管腔，刺穿血管后壁后，拔出针芯，并将针套缓慢后退，当针套撤回至血管腔内时，即可见血液喷出或流出，之后固定穿刺针，从针尾送入导丝，再拔出穿刺针，使用扩张器扩张皮下组织，之后拔出扩张器，送入鞘管等。

Seldinger 技术采用的是套管穿刺针，需要穿刺血管后壁。

1974 年 driscoll 医生对 Seldinger 技术进行了改进，即发明了改良 Seldinger 技术（图 10-3-21），其方法是使用不带有针芯的薄壁穿刺针，不需要穿破血管后壁，即可见血液喷出或流出，其他操作步骤与经典 Seldinger 技术相同。

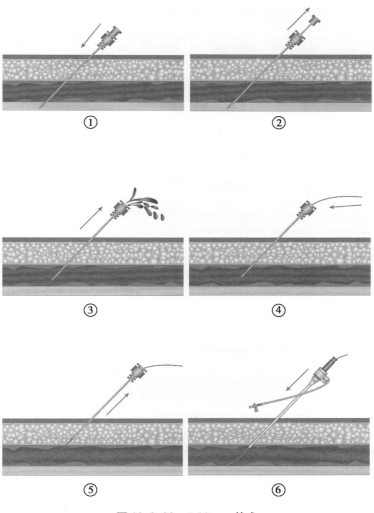

图 10-3-20　Seldinger 技术

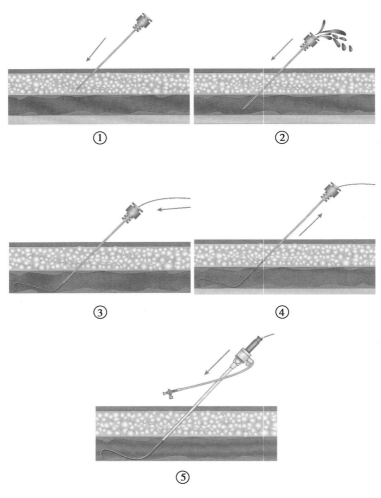

图 10-3-21 改良式 Seldinger 技术

临床工作中，一般较大的血管或体腔穿刺多采用改良 Seldinger 技术。穿刺动脉时，使用薄壁穿刺针直接穿刺；穿刺静脉时，由于静脉压力低，穿刺针穿入静脉时常常无流血，是否在血管内并不容易确定，因此，静脉穿刺时推荐使用薄壁穿刺针连接注射器，在负压下进针，或只穿刺前壁，或穿刺后壁后再退针，至抽吸血液流畅时，再固定穿刺针，拔除注射器，送入导丝。而在桡动脉等细小动脉穿刺时，常使用塑料外套管穿刺针进行透壁穿刺，拔出针芯后再后退塑料外套管获得喷血。

体表标志法

人体表面解剖学非常重要，要结合相对固定的解剖标志和骨性标志来指导穿刺，如颈内静脉穿刺时需要对胸锁乳突肌及其胸骨头、锁骨头的体表标志清楚识别；经锁骨上途径穿刺锁骨下静脉时，需要对锁骨上缘、胸锁乳突肌外侧缘准确定位。有时操作前定位时体表标志很明确，当改变体位或使用碘伏消毒后，体表标志变得很难识别，此种情况下，可以在操作前制定穿刺计划时即在体表画线画线（图 10-3-22），做好标记，以指导穿刺。

三点一线法

穿刺针进针方向一定要与血管走行一致，不宜采用针尖内偏或外斜的方法，形象的比喻就是：穿刺时一定要走"高架桥"而非"立交桥"。确定血管走行的方法是，触诊血管搏动，除了搏动最强处这一"点"之外，用三根手指在搏动点近远端确定动脉长轴走行（图 10-3-23），使"点"转化为"线"，再确定好搏动"线"的正上方，将穿刺过程转化为"面"，该技巧可以大大地提高一针见血成功率，尚可以减少误穿邻近重要组织器官的概率。

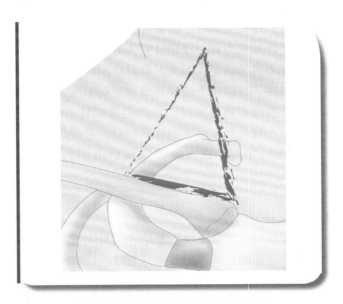

图 10-3-22   根据体表标志画线标记

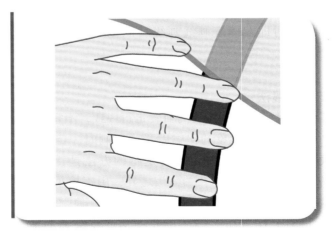

图 10-3-23   三点一线法定位

细针留置引导法

穿刺时，不要忽视局部麻醉的附加作用。在使用局麻注射器针头进行局部浸润麻醉完毕时，可以用该细针头对穿刺靶血管进行负压试探。当然，严禁将局麻药物推至血管内。一旦抽出回血，就可以大概了解靶血管的位置、方向、深度、走行等，有时候可以将该细针头留置固定，取用正规穿刺针沿着细针头平行进针（图 10-3-24），即可很快捷地穿刺进入靶血管内，之后再小心拔出细针头即可。由于细针头对血管的损伤很小，且定位准确，因此，该技巧可以尝试用于体表标志不明确时的穿刺。

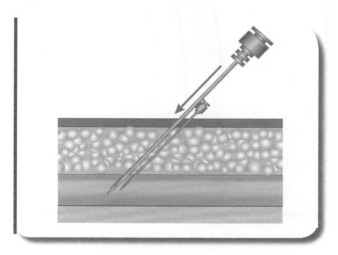

图 10-3-24　细针留置引导法定位

扇形盲穿法

当急需穿刺股动脉或股静脉时，有时患者病情危重，可能连股动脉搏动都已经无法触及。若患者为老年人，此时可以触诊患者腹股沟韧带下有无纵行条索，若可以触及条索，极有可能是粥样硬化的股动脉轮廓，可以尝试向该条索区域尝试穿刺；当无法触及条索或患者较年轻时，为抢夺救命时间，也可以对股动脉、股静脉区域进行扇形盲穿（图10-3-25）：采用单穿刺点为顶点，穿刺针方向以扇形进行试探穿刺。在同一截面内，通过扇形穿刺，多数可以穿中血管。在外周动脉完全闭塞病变介入治疗的逆行穿刺时，也多采用该方法。

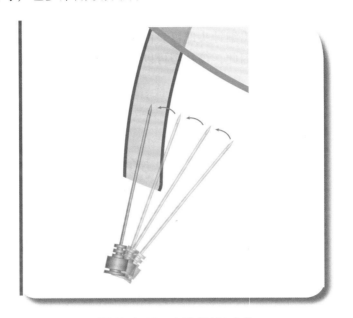

图10-3-25   扇形盲穿法定位

影像引导法

影像设备引导下穿刺，分为超声引导法，X线引导下，CT引导法，其优势是精确、可靠，并发症少。心内科年轻医生在病房更多接触的是超声心动图设备，因此重点介绍超声引导法（图10-3-26）。

超声引导技术是提高有创操作安全性的有效手段。可以提高操作成功率、降低并发症和减少操作时间。相对于传统的定位方法，超声引导下的穿刺技术具有更高的可靠性和指导意义，广泛应用于血管穿刺、体腔积液穿刺等操作中。

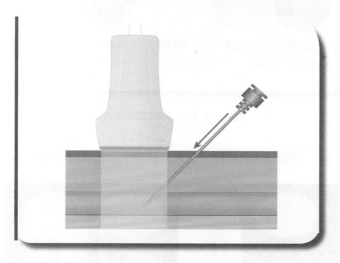

图 10-3-26 超声引导法定位

在临床工作中，高龄、肥胖、水肿、低血压、脱水等患者的解剖标志往往并不明显，难以单纯依靠解剖标志定位，有时需要反复穿刺，增加了误穿、气胸、血肿等并发症的风险。而在超声引导下进行穿刺，可以精确地定位靶目标位置，有效识别异常结构，及时检出靶目标解剖学变异，有效降低并发症的发生。

超声引导技术的优势在于：①精确安全，目前尚无其他影像手段可以达到超声引导技术的实时软组织可视性；②轻巧便携，超声设备具有可移动性，可以实现床旁引导操作，避免转运重症患者，更适于急诊时应用；③无辐射且价格并不高。

超声引导下穿刺需要操作者具备一定的超声影像识别能力，因此需要具备以下超声基础知识：

（1）学会判读目标区域的内部回声情况（图 10-3-27）。

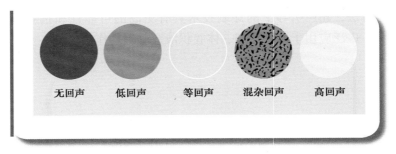

图 10-3-27   内部回声情况

（2）学会判读目标区域的后方回声变化情况（图 10-3-28）。

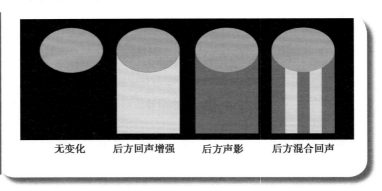

图 10-3-28   后方回声变化情况

（3）理解血管横切面与纵切面的超声表现（图 10-3-29）。

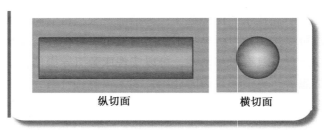

图 10-3-29   血管横切面与纵切面

穿刺操作的基本原则

术前定位要摸准　操作前定位时，需要提前做好穿刺计划，做好相关定位标记，完善相关准备工作；触诊动脉搏动时，使用三点一线法进行定位，三根手指都触及动脉搏动后，翘起一根手指作为穿刺点，将另两根手指作为导向标。

所有用物要齐备　术者对穿刺操作的步骤中所需要的各类用物要十分清楚，一定要将准备工作做足，切勿操作做到半截时才发现关键器械没有准备好，进退两难。

心电监护抢救车　有创穿刺操作过程中，需要防范各类并发症的发生，不要粗心大意，不要抱有侥幸心理，相关的抢救设备一定要处于备用状态，切勿嫌麻烦。

助手门清防捣乱　有些操作需要助手的良好配合，要求助手对操作步骤和技术要领有良好的掌握，助手对操作不熟悉可能会帮倒忙，一个好的助手直接奠定了有创穿刺操作的成功基础。

器械提前水中洗　无论是动脉穿刺、静脉穿刺，均需将穿刺器械提前用生理盐水打湿，以激活器械表面涂层；并注意排空导管内的空气，减少气栓等并发症的发生。

三通阀门要关闭　在操作准备时需要关闭各类三通、阀门等，以减少导管植入后可能发生的失血、渗液等风险。

禁忌不能忘脑后　开展有创穿刺操作，要严格掌握适应证和禁忌证，针对患者的具体病情制订个体化诊疗方案，将有创操作的安全放在首位。

自己失败要让贤　有时候碰巧很难穿刺成功，遇到此类情况时一旦自己感觉到郁闷或者急躁，情绪受到影响时，就不要再继续反复多次尝试，明智的做法是请同事协助完成后续操作。

实在不行求援军　夜间值班时需要完成的有创操作，可能并无上级医生在身边指导，如果实在心里没底，可以提前联系上级医生告知情况，一旦操作失败可以随时求援。

穿刺完毕要冲水   导管植入完毕后，需要根据患者情况，冲洗导管内腔，再以生理盐水、肝素水或纯肝素进行封管，以减少导管堵塞的风险。

无菌敷料包扎好   留置导管要牢固固定，创面彻底消毒后，按照操作常规对穿刺区域使用无菌敷料包扎，并记录操作日期。

术后管理要跟上   有创穿刺操作后，需要观察患者的血压、脉搏、呼吸等生命体征，了解有无加剧性疼痛、咯血、血尿等异常表现，要早期识别各类并发症，及时给予正确处置。

非标耗材要匹配   在临床工作中，可能面临各类环境，并非每家医院的穿刺包都是成品，对于分开包装的手术器械，在术前一定要确认直径、内腔等型号，要确保器械相互匹配。

各类穿刺的基本操作步骤

股动脉穿刺

股动脉是介入治疗的常用路径，虽然近年来经桡动脉介入治疗发展迅猛，但是在复杂冠脉病变的介入治疗时，仍然常常需要使用股动脉路径；而在床旁紧急完成主动脉球囊反搏导管植入时，也需要在数分钟内完成股动脉穿刺。因此，作为心血管专科医师，应熟练地掌握股动脉穿刺技术。

股动脉外径粗大，搏动明显，解剖位置固定，穿刺的成功率高，也比较安全。股动脉起自于髂外动脉，在髂前上棘和耻骨联合连线的中点起于腹股沟韧带后方、在股三角内沿着股前内侧下行，在股鞘中，股神经位于股动脉外侧，股静脉位于股动脉内侧。可在股三角腹股沟韧带下 2~3cm 触及股动脉的搏动，因其位于筋膜下较深，需稍加压才可触到。

穿刺点的选择（图 10-3-30）：一般选择搏动较强侧的股

动脉作为穿刺入路。如果两侧股动脉搏动相当，则首选右侧股动脉。穿刺点选择在腹股沟韧带下方约2cm处，股动脉搏动正下方。穿刺点过高可能使穿刺针越过腹股沟韧带，存在腹膜后血肿的风险；穿刺点过低，则因股动脉进入收肌管位置较深，且有动脉分支，不易压迫止血（表10-3-1）。

股静脉穿刺

股静脉与股动脉伴行，位于股动脉内侧（图10-3-31），易于穿刺；股静脉周围无重要脏器，穿刺并发症少。但是，股静脉穿刺点邻近会阴部，作为长期置管入路，穿刺部位易被污染；股静脉穿刺后需下肢制动，股静脉留置导管时间过长容易引起下肢深静脉血栓形成。因此，临床上股静脉穿刺多用于临时起搏导线植入、大口径临时透析导管植入等，长期置管时股静脉入路应用较少，并不作为首选（表10-3-2）。

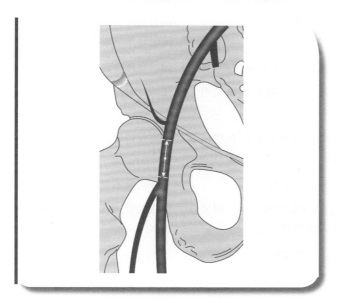

图10-3-30　股动脉穿刺点的选择

表 10-3-1   股动脉穿刺操作步骤及注意事项

操作步骤	目的及注意事项
患者取平卧位	大腿稍外展、外旋
碘伏消毒后铺巾	消毒范围为上至脐水平，下至膝盖，两侧至腋中线
左手触诊股动脉搏动最明显处	三个手指保持一条直线置于股动脉搏动上方
确定穿刺点	注意穿刺点与腹股沟韧带的距离
2% 利多卡因局部浸润麻醉至股动脉深度	
穿刺针与皮肤呈 30°~45° 角	
空心穿刺针斜面向上进针	导丝备在手边，以便随时取用
搏动性血流从穿刺针喷出	观察回血流畅程度
轻柔送入导丝	推送导丝切勿暴力，遇有阻力可尝试旋转导丝或穿刺针
导丝置入后退出穿刺针	固定导丝位置防止脱出或滑入
用刀片在导丝进入皮肤处做一小切口	做切口时勿切割导丝
沿导丝送入装配好扩张器的动脉鞘	始终保持导丝的末端露出于鞘管
退出导丝及扩张器	导丝拔除不要用力过猛
用注射器抽吸回血后，用肝素盐水冲洗鞘管	确认关闭动脉鞘侧管三通，防止出血
实施下一步操作	

表 10-3-2　股静脉穿刺操作步骤及注意事项

操作步骤	目的及注意事项
患者取平卧位	大腿稍外展、外旋
双侧腹股沟区碘伏消毒后铺巾	消毒范围为上至脐水平，下至膝盖，两侧至腋中线
左手触诊股动脉搏动最明显处	三个手指保持一条直线置于股动脉搏动上方
在股动脉内侧 1cm	腹股沟韧带下 2～3cm 处作为穿刺点
2% 利多卡因局部浸润麻醉	注意穿刺点与腹股沟韧带的距离
穿刺针尾部接带有生理盐水的注射器	与皮肤呈 30°～45°角
穿刺针斜面向上负压下进针	导丝备于手边，以便随时取用
注射器内可见静脉回血	从流出血液的颜色判断是否为静脉血
轻柔送入导丝	推送导丝切勿暴力，遇有阻力可尝试旋转导丝或穿刺针
导丝置入后退出穿刺针	固定导丝位置防止脱出或滑入
用刀片在导丝进入皮肤处做一小切口	做切口时勿切割导丝
沿导丝送入扩张器	将皮下组织充分扩张
沿导丝置入鞘管或导管至合适位置	始终保持导丝的末端露出于鞘管
退出导丝	导丝拔除不要用力过猛
用注射器抽吸回血后	用肝素盐水冲洗鞘管或导管

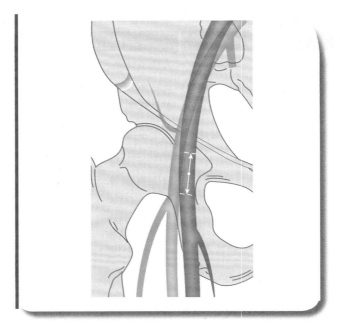

图 10-3-31   股静脉穿刺点的选择

锁骨下静脉穿刺

锁骨下静脉是置入中心静脉导管、漂浮导管及起搏电生理导管的常用路径。此部位穿刺易于固定，对患者活动影响较小，患者头颈部的活动也较少影响导管的位置。锁骨下静脉位于锁骨后下方，其后上方有锁骨下动脉伴行（图 10-3-32）。

锁骨下静脉的解剖学特点：锁骨下静脉是腋静脉的直接延续，由第一肋骨外缘向内，经过前斜角肌的前方，至胸锁关节的后方与颈内静脉汇合成无名静脉，左右无名静脉汇合成上腔静脉入右心房。锁骨下静脉较表浅粗大，成人锁骨下静脉周径可达 2cm，常处于充盈状态，不易塌陷，可重复使用；循环血容量不足而静脉穿刺困难时，锁骨下静脉穿刺成功率高。锁骨下静脉在相当于胸锁关节及前斜角肌内缘处，与颈内静脉汇合形成静脉角，此处右侧有淋巴导管，左侧有胸导管汇入，所以穿刺时选择右侧锁骨下静脉较安全，以免误伤胸导管。锁骨下静脉与颈内静脉汇合处，其后方约5mm便是肺尖部，因胸膜顶和肺尖较第一肋软骨高出3～4cm，如进针角度过大或潜行过深，均易刺破胸膜和肺组织。因此锁骨下静脉穿刺的并发症率较高，如气胸、胸腔积血、误穿锁骨下动脉等。在肺充气过度的患者，如肺气肿、慢性阻塞性肺病以及出凝血功能障碍的患者应尽量避免锁骨下静脉穿刺。

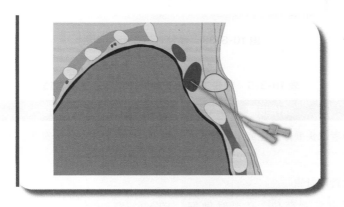

图10-3-32　锁骨下静脉与动脉的伴行关系

　　按照穿刺部位分类，锁骨下静脉穿刺分为经锁骨下途径和经锁骨上途径（表10-3-3）。

　　（1）经锁骨下途径穿刺法（图10-3-33）：穿刺点选择在锁骨下缘的外、中1/3交界处下方2cm处，穿刺方向指向胸锁关节。

　　（2）经锁骨上途径穿刺法（图10-3-34）：在胸锁乳突肌外缘与锁骨交界的顶角平分线上，选择距顶点0.5～1.0cm处为进针点，穿刺方向亦指向胸锁关节（表10-3-3）。

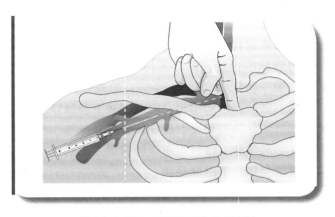

图 10-3-33　经锁骨下途径穿刺法

表 10-3-3　锁骨下静脉穿刺操作步骤及注意事项

操作步骤	目的及注意事项
患者取头低仰卧位或平卧位	嘱患者两肩放松，充分外展，必要时可去枕
头转向对侧	
确定穿刺部位，必要时做好标记	充分暴露穿刺部位
碘伏消毒后铺巾 2% 利多卡因局部浸润麻醉	消毒范围包括下颌骨下缘至乳头水平，锁骨下静脉穿刺不成功可换为颈内静脉穿刺
锁骨下缘的外、中 1/3 交界处下方 2cm 为穿刺点	
将左手拇指按在锁骨下缘以固定穿刺部位皮肤，示指放于胸锁关节作方向指示	

续表

操作步骤	目的及注意事项
穿刺针与胸廓呈 15°～30°角，持续负压吸引下沿锁骨下后缘缓慢进针	密切注意有无回血，穿刺针尖斜面朝胸锁关节方向
抽吸到通畅的回血后，移去注射器	从流出血液的颜色和速度判断是否为静脉血
确认为静脉后放入导丝	若有 X 线，应再次确认导丝在静脉系统或右心房或右心室内
导丝置入后退出穿刺针	固定导丝位置并注意患者心律变化
用 11 号刀片在导丝进入皮肤处做一小切口	做切口时勿切割导丝
沿导丝送入扩张器	将皮下组织充分扩张
沿导丝置入鞘管或导管至合适位置	始终保持导丝的末端露出于鞘管
退出导丝	导丝拔除不要用力过猛
用注射器抽吸回血后，用肝素盐水冲洗鞘管或导管	如果回血压力过高需验证导管是否位于动脉
可用缝线将鞘管固定于皮肤	不要扎破导管或结扎导管
无菌敷料包扎固定	
如无透视帮助，置管后常规摄胸片确定鞘管位置	术后几小时内需常规查体除外气胸等

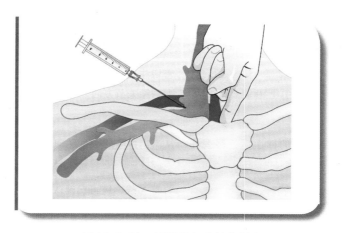

图 10-3-34   经锁骨上途径穿刺法

颈内静脉穿刺

颈内静脉穿刺置管操作相对简单安全，穿刺成功率高，并发症少，故心内科年轻医生应掌握其操作方法。其优点：①内径宽，管径较锁骨下静脉及股静脉大，可以进行大量快速输液；②变异少，解剖位置相对固定，穿刺成功率较高；③距右房距离短且较直，易于将导管置入右房或上腔静脉，该处给药时可迅速分布到全身。由于右颈内静脉至无名静脉入上腔静脉段近乎为一条直线，右颈内静脉较左颈内静脉粗大、距颈动脉相对较远、右侧胸膜顶较左侧为低，胸膜损伤的可能性小、胸导管位于左侧等原因，临床上往往采取右颈内静脉穿刺。

解剖学特点：颈内静脉起自于颅底颈静脉孔的后部，与乙状窦相延续，下行后与颈动脉、迷走神经一同行走，共同包裹在颈鞘之中。在颈鞘内，颈内静脉位于颈动脉的外侧，两者的解剖学关系比较固定。自颅底发出时颈内静脉偏向后侧，向前下行一段后走行于颈动脉的前外侧，这也决定了该血管便于穿刺的解剖学特征。颈内静脉在颈部的走行可分为三段。上段在胸锁乳突肌内侧，中段在由胸锁乳突肌下端的两个头形成的三角区内，下段位于胸锁乳突肌锁骨头前部的后侧。颈内静脉内侧为颈内动脉或颈总动脉，穿刺插管前先要确定与颈内静脉有关的各组织解剖关系，以便定位准确。

常用的颈内静脉穿刺径路有中央径路、前位径路和后侧径路。

（1）中央径路（图10-3-35）：此径路临床应用最多，穿刺点位于胸锁乳突肌胸骨头和锁骨头及锁骨所形成的三角的顶点、颈总动脉搏动偏外侧，进针时针头皮肤呈35°～45°角，针尖指向同侧乳头方向，一般进针2～3cm即可进入颈内静脉。如未回抽到静脉血，可将针头向外偏少许或与中线呈平行方向进针。

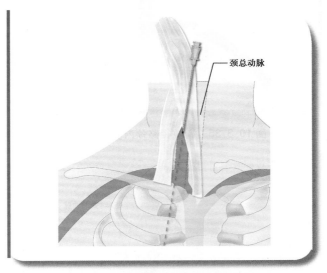

颈总动脉

图10-3-35　中央径路颈内静脉穿刺法

（2）前位径路（图10-3-36）：穿刺点位于胸骨与乳突连线中部，该连线于胸锁乳突肌内侧缘交点偏外，操作者用左手在甲状软骨水平、胸锁乳突肌前缘触摸颈动脉搏动，在颈动脉搏动的外侧0.5～1.0cm，与皮肤呈30°角，针尖指向同侧乳头方向进针。

（3）后位径路（图10-3-37）：穿刺点位于胸锁乳突肌后缘，距锁骨上线3～5cm处（或颈外静脉与胸锁乳突肌交点的上方），针尖向前指向颈静脉切迹，并与矢状面和水平面呈 30°~45°角（表10-3-4）。

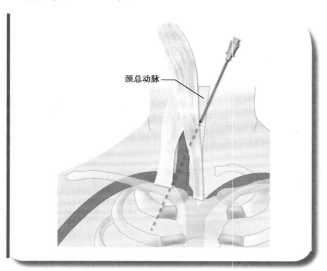

颈总动脉

图 10-3-36　前位径路颈内静脉穿刺法

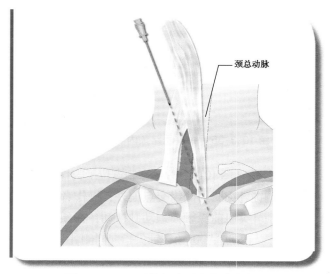

颈总动脉

图 10-3-37　后位径路颈内静脉穿刺法

表 10-3-4　颈内静脉穿刺操作步骤及注意事项

操作步骤	目的及注意事项
患者取头低足高位，肩下垫一布卷，使头颈后仰	伸展颈部，减少空气栓塞风险
头转向对侧	充分暴露穿刺部位
确定穿刺部位，必要时做好标记	必要时使用超声引导
碘伏消毒后铺巾 2% 利多卡因局部浸润麻醉	麻醉时可使用细针留置引导法保留针头
持续负压吸引下进针	进针 4~5cm 仍无回血则需调整角度，切勿进针过深
抽吸到通畅的静脉回血后，移去注射器	迅速用手指堵住穿刺针尾部，以防空气栓塞
经穿刺针置入 45cm 长的 J 形头导引钢丝	导丝应在无阻力的情况下置入
导丝置入后退出穿刺针	固定导丝位置并注意患者心律变化
用 11 号刀片在导丝进入皮肤处做一小切口	勿切割导丝
沿导丝置入鞘管或导管至合适位置	始终保持导丝的末端露出于鞘管
退出导丝	导丝拔除不要用力过猛
用注射器抽吸回血后，用肝素盐水冲洗鞘管或导管	如果回血压力过高需验证导管是否位于动脉
可用缝线将鞘管固定于皮肤	不要扎破导管或结扎导管
无菌敷料包扎固定	
如无透视帮助，置管后常规摄胸片确定鞘管位置	导管不宜过深或过浅

桡动脉穿刺

桡动脉起自于肘窝，自肱动脉发出，从前臂桡侧下行至腕部，桡动脉远段位置表浅，搏动易于触及，桡动脉在掌部与尺动脉形成吻合，形成掌深弓、背弓、掌浅弓，因此手掌为双重供血。近年来，随着介入治疗技术的发展，桡动脉已经成为冠心病介入治疗的主要入路。在心内科病房，桡动脉可用以监测直接动脉压，亦可以作为动脉采血的入路。

桡动脉穿刺时，宜将患者手臂外展 70°，手腕保持过伸位，以利于清晰的触摸桡动脉搏动。也可以采用手腕下方垫小卷纱布以充分暴露动脉（图 10-3-38）。浸润麻醉时，麻醉药不宜注射过多，以免影响对桡动脉搏动的触摸。穿刺前首先摸清桡动脉的走行，选择桡动脉搏动最强、走行直的部位穿刺（表 10-3-5）。

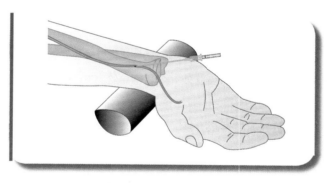

图 10-3-38   桡动脉穿刺

肱动脉穿刺

肱动脉曾经被当作穿刺路径使用，近年来应用较少。因肱动脉与神经伴行，位置较深，止血困难，且外周神经并发症多，临床上仅在无其他穿刺入路可用时方才采用。

表 10-3-5   桡动脉穿刺操作步骤及注意事项

操作步骤	目的及注意事项
患者手臂外展70°	手腕保持过伸位，手腕下方可以垫小卷纱布
碘伏消毒后铺巾	消毒范围为上至肘关节上方10cm，下至指尖
左手触诊腕横纹近端3cm左右	搏动最明显处
确定穿刺点	桡动脉搏动最强、走行直的部位
2%利多卡因局部浸润麻醉	麻醉药不宜过多，以免影响对桡动脉搏动的触摸
穿刺针与皮肤呈30°~45°	进针的方向应与桡动脉走行保持一致
套管穿刺针斜面向上进针	可直接穿透桡动脉后壁
搏动性血流进入穿刺针透明部	
拔除内芯再缓慢退针	导丝置于套管尾端备用
针尾部有血液喷出	
轻柔送入导丝	推送导丝切勿暴力
导丝置入后退出穿刺针	固定导丝位置防止脱出或滑入
用刀片在导丝进入皮肤处做一小切口	做切口时勿切割导丝，切口不宜过深
沿导丝送入装配好扩张器的动脉鞘	始终保持导丝的末端露出于鞘管
退出导丝及扩张器	导丝拔除不要用力过猛
用注射器抽吸回血后，用肝素盐水冲洗鞘管	确认关闭动脉鞘侧管三通，防止出血
实施下一步操作	

经肱动脉穿刺时，碘伏消毒肘窝处皮肤，仔细触摸肱动脉搏动，在肘横线上方3cm内肱动脉搏动最强处（图10-3-39），以2%利多卡因浸润麻醉后做皮肤切口，采用改良Seldinger技术将穿刺针送入血管，见血液从穿刺针尾部喷出后，送入导丝及鞘管。肱动脉止血时需对肘关节制动，防止皮下血肿等并发症发生。

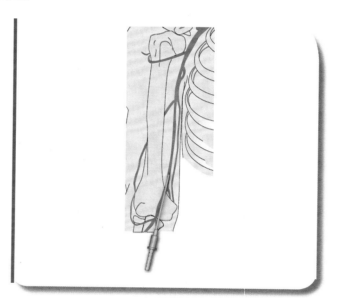

图10-3-39　肱动脉穿刺

心包穿刺

心脏压塞是由于心包积血或积液使心包压力增加而限制左心室充盈，使心室每搏量及心排血量降低的一种心脏急症。进展缓慢时机体可以代偿。病情快速发展则可能导致心源性休克、心脏骤停甚至死亡。心脏压塞的病死率取决于心包积液进展速度。

急性心脏压塞的典型表现包括低血压、颈静脉怒张、心音低弱遥远，即心脏压塞三联征。其他可以协助诊断的征象包括：呼吸困难；心率快，脉压小；奇脉，吸气时桡动脉搏动减弱或消失；肝大、腹水，体循环淤血征象；心电图肢导联低电压。

急性心脏压塞抢救的关键在于当出现心源性休克或心脏骤停前即准确判断，维持血流动力学稳定，直到心包积血、积液得到清除。心包穿刺引流术是治疗心脏压塞的有效手段（图10-3-40）。掌握心包穿刺技术需要扎实的解剖学基础和丰富的操作经验，最好在超声定位下选择穿刺点，并在心电监护下实施操作，以减少并发症的发生。

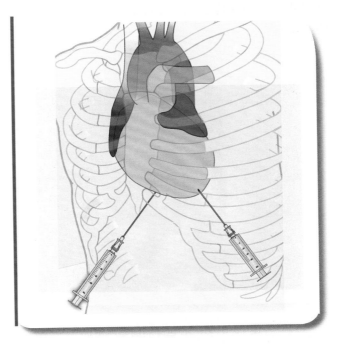

图 10-3-40　心包穿刺

　　心包穿刺的指征包括：诊断性穿刺；对心包积液进行常规、生化、细菌及细胞学检查；心包内药物注射；置管引流；以及急性心脏压塞时的急诊减压。

　　心包穿刺的相对禁忌包括：少量心包积液或局限于左室后壁的心包积液；不能配合完成操作者；当有血友病、再生障碍性贫血、血小板减少症等易引起出血的疾病，且暂无心脏压塞症状者也尽量避免进行心包穿刺。

　　穿刺前操作者应使用超声进行定位（图 10-3-41），患者取半卧位或半坐位行超声检查，重点了解患者心包积液量多少、心包腔内有无分隔，液性暗区内有无漂浮固体，了解积液与体位的关系，并观察心包及心脏各腔室径、大血管情况。测量皮下组织深度、积液厚度后，记录进针部位及方向（表 10-3-6）。

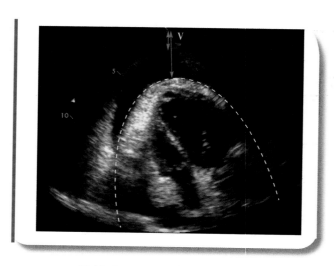

图 10-3-41　心包穿刺前超声定位

表 10-3-6 心包穿刺操作步骤及注意事项

操作步骤	目的及注意事项
患者取半卧位或半坐位	如从心尖部进针取半坐位；如选择剑突下进针常选半卧位
再次超声定位	选择最佳穿刺部位
穿刺部位依常规消毒、铺巾	心尖部、剑突下
逐层局部浸润麻醉达壁层心包	
左手固定穿刺处皮肤	
右手持穿刺针负压下缓慢进针	心尖部：第5或第6肋间心浊音界内1~2cm处，穿刺针指向内、上、后方，即向脊柱及心脏方向剑突下：于剑突与左侧肋弓交汇处，穿刺针与胸壁呈30°度，紧贴胸骨后指向左肩
针头阻力消失时	注射器可以回抽出液体
固定穿刺针，送入导丝	推送导丝切勿暴力
导丝置入后退出穿刺针	固定导丝位置防止脱出或滑入
用刀片在导丝进入皮肤处做一小切口	做切口时勿切割导丝，切口不宜过深
沿导丝置入引流管至合适位置	始终保持导丝的末端露出于鞘管
退出导丝	导丝拔除不要用力过猛
可用缝线将引流管固定于皮肤	不要扎破引流管或结扎引流管
无菌敷料包扎固定	
抽液或抽气	抽液不可过多过快，严防急性肺水肿发生

胸腔穿刺

胸腔穿刺术是临床常用的基本操作，常用于检查胸腔积液性质、抽液、排气或胸腔内注药。当胸腔积液性质不明者，胸腔穿刺可以用于诊断目的；大量胸腔积液导致呼吸循环障碍者，可以通过抽液迅速缓解症状；气胸、血气胸患者可以接闭式引流用来排气；脓胸或恶性胸腔积液时可以向胸腔内注入药物。

胸壁软组织结构分为浅层（包括皮肤和浅筋膜）、外层（包括深筋膜和胸廓外肌层）、中层（包括肋间肌、肋间血管和肋间神经）和内层（包括胸廓内血管、胸横肌、胸内筋膜和壁层胸膜），完成操作前必须对局部解剖有深入的了解（图10-3-42）。胸腔穿刺的禁忌证：严重出血倾向、患者无法配合、局部皮肤感染、胸腔棘球蚴病患者、气胸或胸腔积液量过少等（表10-3-7）。

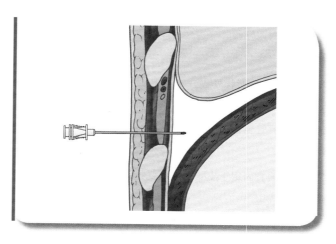

图 10-3-42   胸腔穿刺

表 10-3-7　胸腔穿刺操作步骤及注意事项

操作步骤	目的及注意事项
患者取坐位	面向椅背，双手臂平置于椅背上缘，头伏于前臂
重症患者可在病床上取斜坡卧位	病侧手上举，枕于头下，以张大肋间
必要时超声引导下穿刺	包裹性积液首选超声引导下穿刺
胸腔积液穿刺部位取胸部叩诊实音处	一般在肩胛下角线第 7~9 肋间，或腋中线第 5~6 肋间穿刺
气胸穿刺部位取胸膜腔上方	一般在患侧锁骨中线第 2 肋间或腋中线第 4~5 肋间
穿刺部位依常规消毒、铺巾	
逐层局部浸润麻醉达壁层胸膜	
左手固定穿刺处皮肤	
右手持穿刺针负压下垂直缓慢进针	沿下位肋骨上缘进针，以避开肋间神经及血管
针尖抵抗感突然消失	用注射器抽吸出液体或气体，患者应避免咳嗽
轻柔送入导丝	推送导丝切勿暴力
导丝置入后退出穿刺针	固定导丝位置防止脱出或滑入
用刀片在导丝进入皮肤处做一小切口	做切口时勿切割导丝，切口不宜过深
沿导丝置入引流管至合适位置	始终保持导丝的末端露出于鞘管
退出导丝	导丝拔除不要用力过猛
可用缝线将引流管固定于皮肤	不要扎破引流管或结扎引流管
无菌敷料包扎固定	
置管后常规摄胸片确定引流管位置	引流管不宜弯折
抽液或抽气	抽液不可过多过快，严防急性肺水肿发生

4   心内科穿刺操作技术细节与失败原因图解

关于定位

建议在穿刺操作前完善相关检查，了解是否存在解剖变异，必要时使用超声定位（图 10-4-1）。

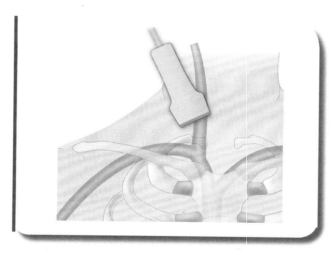

图 10-4-1　操作前超声定位

当骨性标志不明显时，可以提前在体表画线用以标记（图 10-4-2）。

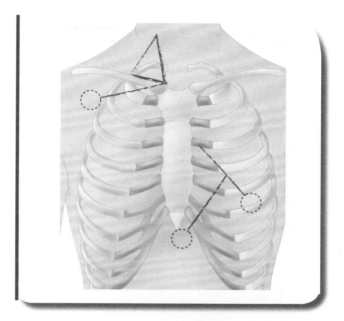

图 10-4-2 体表画线标记

使用定位标记作为指导时，要考虑到其并非绝对可信，如体位变动时，目标区域也可能会发生变化（图 10-4-3）。

同时，还要考虑到呼吸幅度、呼吸状态对穿刺部位的影响（图 10-4-4）。

在穿刺时，患者体位变化也可以作为有利条件加以应用。如穿刺锁骨下静脉时导丝可能会进入同侧颈内静脉，嘱患者调整体位则可以加以避免（图 10-4-5）。

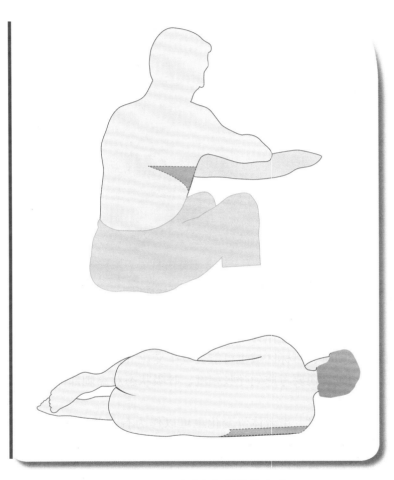

图 10-4-3 定位标记随体位变动

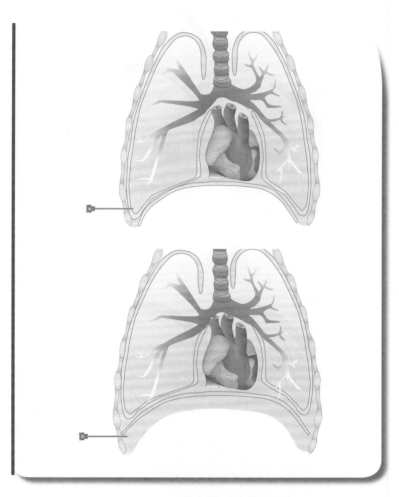

图 10-4-4 呼吸幅度对穿刺的影响

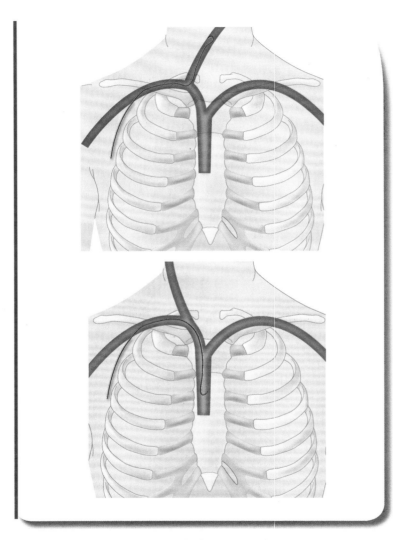

图 10-4-5   患者体位变动有利于穿刺

关于穿刺点及方向

穿刺血管时，一定要选准穿刺点，准确把控穿刺方向，否则一旦开始时决策失误，必然很难穿刺成功。

穿刺角度与方向非常重要，一定要摸准血管走行（图10-4-6）。

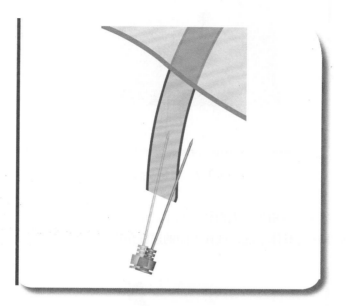

图 10-4-6　穿刺方向不正确

而穿刺部位的选择也非常重要，有时在局麻时就选错了穿刺点，那么后续操作则很难顺利进行。笔者亲自经历过的一次临时起搏器植入术时，要求助手做股静脉穿刺，助手铺好洞巾直接就局部麻醉，怎么也穿刺不到股静脉。笔者协助时一看，原来洞巾铺的位置很低，穿刺点根本就在股中上段，离腹股沟区十万八千里了（图10-4-7）。

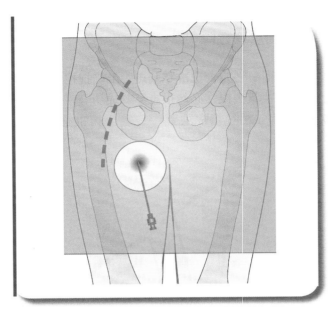

图 10-4-7　穿刺点选取错误

　　穿刺针的角度因人而异，与术者的习惯、患者体型均有关系，要根据患者具体情况，选择不同的进针角度（图 10-4-8～11）。

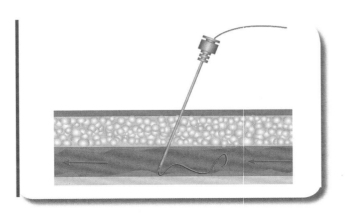

图 10-4-8　穿刺角度过大，导丝送入困难

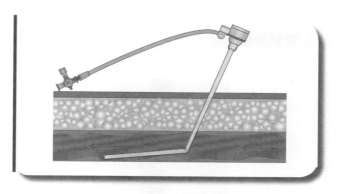

图 10-4-9　穿刺角度过大，鞘管或导管
因无法承受过大角度而弯折，影响后续操作

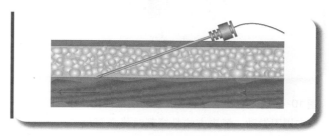

图 10-4-10　穿刺角度过小，穿刺针可能根本
无法深入血管层面，当然会穿刺失败

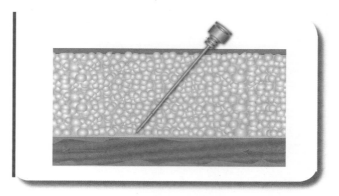

图 10-4-11　皮下脂肪过厚，需要将赘肉翻开，用力压迫
才可能触摸到动脉搏动。相比之下，穿刺针的确会不够长

关于穿刺手法

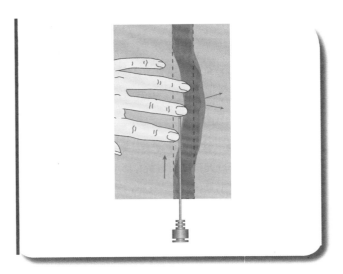

图10-4-12　有些老年患者，血管明显硬化，穿刺时动脉
会向周围滑动，解决方法是穿刺时将血管压紧，限制其
移动范围。此类患者穿刺时进针速度要快

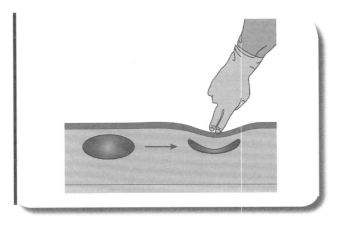

图10-4-13　穿刺静脉或细小动脉时，压迫过紧则可能使血管
塌陷，此时穿刺针貌似没有回血，实际上可能早已穿透血管

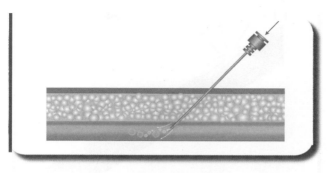

图10-4-14　对于颈内静脉或锁骨下静脉等穿刺时，需要患者呼吸配合，移除注射器时需立即用手堵住针尾，防止空气栓塞事件

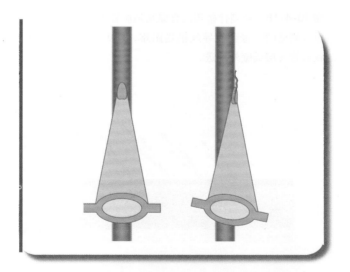

图10-4-15　穿刺针尾端带有标记，用于指示针尖斜面方向，穿刺时不注意穿刺针尾端标记，可能会使后续推送导丝遇到阻力

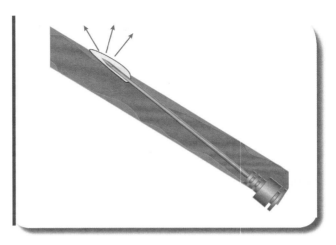

图 10-4-16 穿刺针碰巧没有穿刺到血管正中央，却位于血管侧壁时，也会使导丝推送困难，暴力推送可能会导致血管夹层或壁外推送

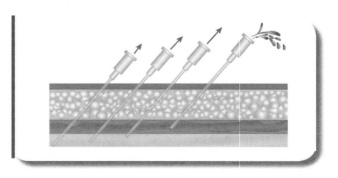

图 10-4-17 在使用透壁穿刺法穿刺细小动脉时，回针要尽量缓慢，动作幅度要小，并将导丝备在穿刺针尾端

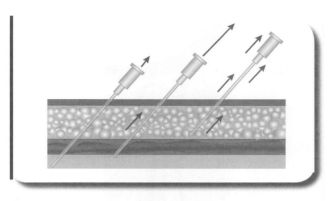

图 10-4-18　穿刺细小动脉时回针速度过快时，可能尚未
观察到回血即已偏离血管腔，导致穿刺失败

关于导丝

人手与机器的最大不同就是人手具备力学反馈，术者应保
证触觉敏感，防止暴力操作。

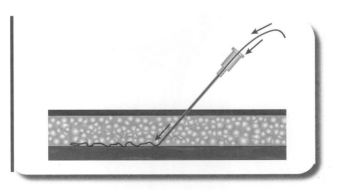

图 10-4-19　推送导丝遇有阻力时，最大的可能是导丝并
未在血管腔内，继续暴力推送，可能使导丝在血管外前
行，引起并发症

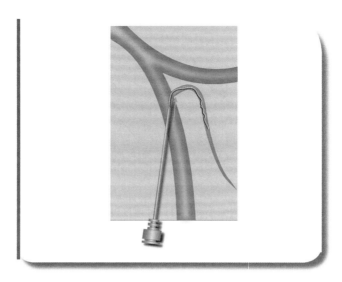

图 10-4-20 开始推送导丝时较顺畅，后来却遇有阻力，其可能的原因是导丝误入血管分支，此时建议调整导丝方向，确保无阻力推送

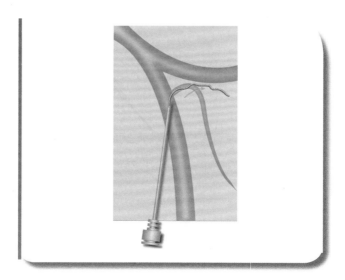

图 10-4-21 忽略了以上的操作细节，继续暴力推送导丝，则可能会使血管穿孔

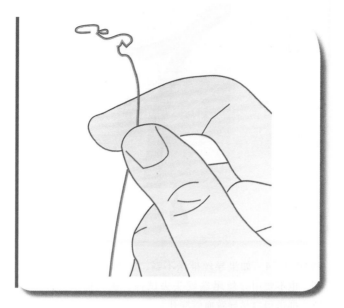

图 10-4-22 在临床上，经常看到导丝取出体外后，头端会弯折变形到这个地步，因此暴力推送不可取

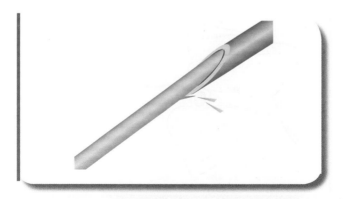

图 10-4-23 超滑涂层导丝在钢针内回撤时要缓慢，因为针尖的切割作用会导致超滑导丝涂层损坏甚至于脱屑

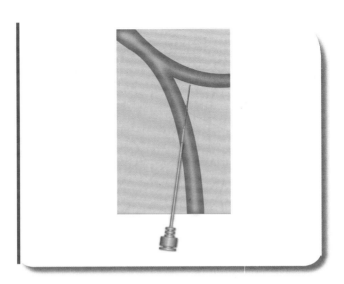

图 10-4-24   如果导丝推送不畅，宁可调整角度重新穿刺，也不要用导丝尾端硬头去试探，血管壁较为脆弱，硬头推送很容易导致血管穿孔

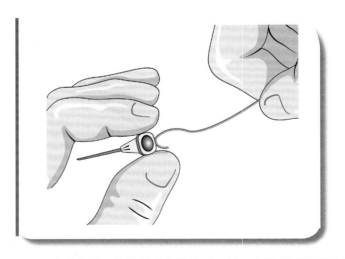

图 10-4-25   在操作时，尤其是独立操作时，每一步骤都要做到思路清晰，有时会出现这种情况，动脉穿刺成功，鲜血直喷，导丝却没有准备好或者弯头导丝没有置于导引器内备用

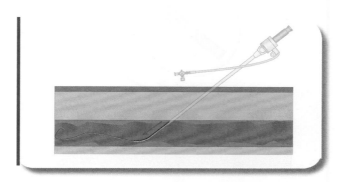

图10-4-26 推送鞘管或导管时，要时刻保证导丝尾端在视线范围内，一旦导丝尾端没有抓牢，则存在导丝脱落于血管内的风险

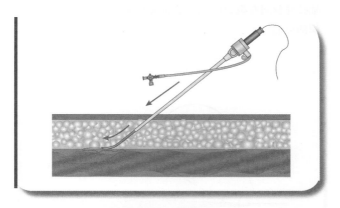

图10-4-27 当皮下组织过厚、导丝太细时，导丝的支撑力欠佳，推送导管或鞘管时就可能使导丝变形，整套系统在皮下前行。推送时导丝尾端未固定时，也会出现这种情况

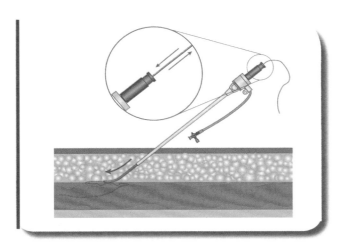

图10-4-28   并发症的防范措施：术者要养成一个好习惯：刚刚送入鞘管或导管时，轻轻地小幅度抽拉导丝进行验证。如果非常顺畅，说明整套系统进入血管内，而抽拉导丝遇有阻力时则不能排除整套系统潜行于皮下组织的可能

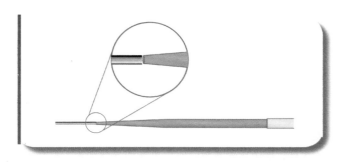

图10-4-29   在使用非标准耗材时，一定要确认导丝与扩张器直径匹配，切勿穿刺成功并植入导丝了，才发现扩张器或导管内径过细，无法完成进一步操作

关于鞘管

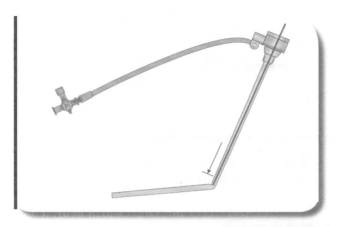

图 10-4-30 导管或鞘管弯折时将无法送入后续器械，弯折的导管也无法顺畅地完成引流操作

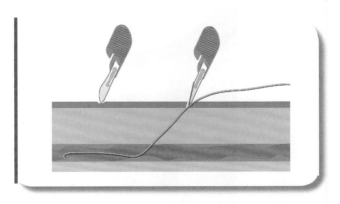

图 10-4-31 建议在操作时用尖刀片将较坚韧的皮肤切开少许，圆刀片则会使皮肤切开长度过大，不易掌控

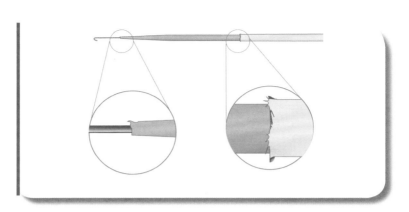

图 10-4-32   不用刀片切开皮肤，实验证实扩张器或
鞘管均可能出现损坏，反而对血管造成更大的损伤

穿刺并发症

血管穿刺的并发症多与穿刺手法和术后穿刺点处置失当有关。

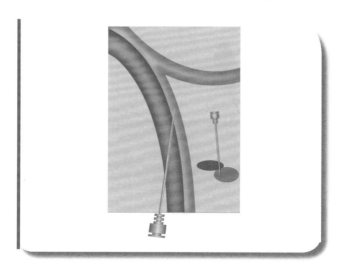

图 10-4-33   出现先穿透动脉之后才进入静脉的情况，
可能会导致动静脉瘘形成

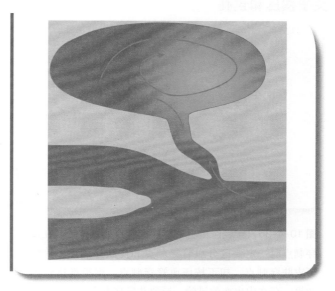

图 10-4-34　穿刺点压迫不当或过早解除
压迫可能会导致假性动脉瘤形成

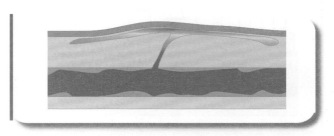

图 10-4-35　要学会正确处置皮下血肿，防止血肿加重后
皮肤张力过高，进而出现骨筋膜室综合征等严重并发症

关于按压和包扎

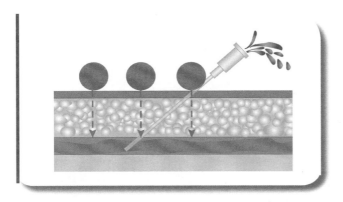

图 10-4-36 年轻医生也要掌握穿刺点处置技巧，在按压穿刺点时一定要区分血管穿刺点和皮肤穿刺点。单纯按压皮肤穿刺点，却不按压血管穿刺点，则很难达到止血效果，存在内出血的风险，导致并发症发生

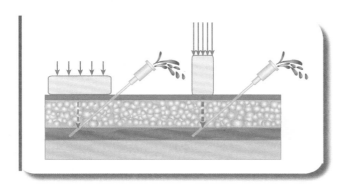

图 10-4-37 压迫止血时，有些医生喜欢使用一大团纱布用力按压，欲达到同样压强，则受力面积越小越省力。压迫止血时需注重压迫点的准确性，使用蛮力很是疲惫却有可能止血效果不佳，建议触摸清楚血管走行后，找准血管穿刺点，使用巧劲按压

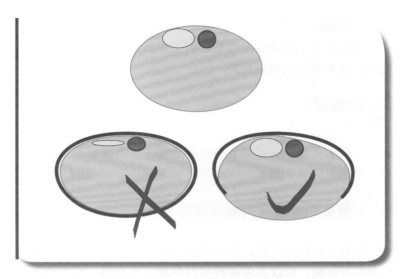

图10-4-38　在对肢体包扎时要避免完全环绕，在同等受力条件下，静脉较动脉更易闭塞，会对静脉回流产生巨大影响。因此，环绕式包扎，无论对于上肢还是下肢均是不可取的

5　心内科临床穿刺操作警示案例及感悟体会

1 例胡闹的拔甲手术

　　某实习医生，跟随带教老师处置门诊小手术。在一例甲沟炎拔甲操作前，力劝老师给个独立操作的机会，并趁老师不注意就将麻醉打好，待到切开甲缘拟将部分指甲拔除时，患者诉疼痛难忍，大汗淋漓。带教老师赶紧叫停操作。

　　老师问："打麻醉了吗？"

　　"打了。"

　　老师接着问："打的什么地方？"

"手指肚……"

实际上手指的神经及血管走行于手指两侧，正确的麻醉方法是在指根两侧注射麻醉药。

经验教训

任何有创操作，都要熟悉操作过程中涉及解剖学知识，切勿不学无术、傻大胆。

1 例失败的右颈内静脉置管

某日，长期卧床的护士长母亲需要穿刺右颈内静脉，因为是本科室家属，所以点名请科室的穿刺高手出马。高手信心满满，拍胸脯告诉护士长："没问题，这点小事情，包在我身上。"

没想到，反复试穿都无法回抽到静脉血，还误穿刺了颈动脉好几次。无奈，急得满头是汗的高手请来超声一看，原来护士长母亲右侧颈内静脉先天发育异常，非常细小，在此处穿刺几乎不可能成功。

经验教训

术前相关检查尽量不要简化，遇到熟人更要正规，常可以借助术前超声检出解剖学变异。

1 例不该发生的失血性休克

某次，急会诊一例失血性休克患者，该患者发病前刚刚做过锁骨下静脉置管术，置管完成半小时后血压低至 70/40mmHg，心率升至 130 次/分。考虑为穿刺并发症，紧急开放液路快速补液，超声提示右侧胸腔内大量胸腔积血，最后经急诊介入止血方保住了性命。

追查原因，穿刺操作医生穿刺时穿入右锁骨下动脉，并扩张穿刺通路后送入导管，发现导管喷血后竟然立即拔除，并再于该处穿刺锁骨下静脉后置入导管。操作完成后也未将误穿动脉并扩张之事告知该科室，该科室也未及时观察患者生命体征，直到休克了才发现，已经出了大问题。

经验教训

一定要掌握处置原则，误穿动脉并扩张了，哪能直接拔除呢，此动作是要命的啊！另外，有问题赶紧求援，千万别对同事隐瞒，耍小聪明藏着掖着，最终坑了病号害了自己。

1 例穿刺不出液体的心脏压塞

某次，急诊心包穿刺，推着科里超声就兴冲冲地往急诊跑。心情好的原因有二：一是终于又可以练习心包穿刺了，二是自己科室的超声用着还是有底气，终于不用看超声科的脸色了。

跑到急诊科一看，好胖好肿！按照常规，对心尖部和剑突下两个入路进行定位，穿刺多次，就是穿不着液体，怎么办？火速求援，一小会儿上级医生赶到，先拿超声把胸壁好好测量了一下子，说："这么水肿的病号，胸壁厚度跟针的长度差不多，你还斜着进针，能穿到才怪"。只见上级医生用超声找了个位置，垂直下进针一针成功，好神奇！

事后上级医生说："既然针不够长，为什么不变通穿刺方法？你有超声引导，病号有这么大量的积液，谁跟你说只有那两个入路了？可不能做书呆子！"

经验教训

不要机械照搬书本，要灵活的改变操作策略，需要掌握有创操作的精髓，做到"人剑合一"。

1 例介入术后穿刺点出血事件

某夜，急诊手术进行中，突然电话急促响起，一看是病房打来的，赶紧接听，话筒里传来急促的声音："下午手术的那位股动脉出血了，出得好猛，满床都是血！"

"那你们赶紧压住！"

"压着呢……"

火速从导管室跑回病房，一看，画面太美不忍直视——轮转的小美女医生正骑坐在患者膝盖上，用全身力气死死地压着患者的大腿根。赶紧戴上手套，从小美女医生手中接过压迫点，仔细地处置好股动脉穿刺点的出血，重新给予加压包扎，警报解除。

原来，术后使用肝素、替罗非班的这位患者非常躁动，将术后的加压绷带自行扯掉，所以突然就出血了，而值班护士也入职没多久，赶忙叫医生，谁知住院总在其他科组织抢救，科里就只有这位轮转的小医生临时盯一会儿，没想到就赶上这一出了。

这位年轻医生处置的不错，值得表扬。

经验教训

临床医生应该熟悉介入术后并发症处置，哪怕临时压住出血点、紧急呼叫支援，各类并发症处置策略的大方向不能错。

1 例右侧股静脉穿刺失败的下肢深静脉血栓形成患者

某次，刚刚下手术，就被通知，马上放个滤器。心想，这还不简单，闭着眼一穿刺股静脉，透视下一定位之后就释放，太简单的事情了，我的记录可是从穿刺到下台 7 分钟啊。

正琢磨着呢，患者已经被平移到手术床上，来不及看病历直接问了一声："哪侧血栓？"

上级医生说："左侧髂外静脉及股静脉血栓，妇科的。"

之后就采用右侧股静脉入路尝试穿刺，怎么穿都抽不到回血……

半个小时后，好几个穿刺老手都没穿刺进去。这时候，上级医生会诊回来，说："还没穿刺成功啊，对了，忘了问这个病号盆腔什么情况了。"

后来调出 PACS 一看，患者哪有右侧股静脉和髂外静脉？早被盆腔巨大肿瘤侵蚀掉了。

经验教训

病史采集非常重要，看似简单的穿刺操作，实则陷阱无数。术者需要对患者的病情做充分了解后才可以做到万无一失。

（靳志涛）

参考文献

1. Eric J, Paul S. Textbook of Interventional Cardiology. 7th ed. Pergamon：Elsevier，2016.
2. Sokhal N, Sokhal S, Chowdhury T. Unusual difficulty during central ve-

nous catheterization. Saudi J Anaesth, 2012, 6 (1): 90-91.

3. Susan Standring. GRAY'S Anatomy: The Anatomical Basis of Clinical Practice. 41th ed. Pergamon: Elsevier, 2016.

4. Rossi UG, Rigamonti P, Torcia P, et al. Congenital anomalies of superior vena cava and their implications in central venous catheterization. J Vasc Access, 2015, 16 (4): 265-258.

5. Jane W Ball. Seidel's Physical Examination Handbook, 8th ed. Mosby: an imprint of Elsevier Inc, 2015.

6. Colleti JJ, de Carvalho WB. Still a way to Go: the substitution of the X-Ray as the gold standard to locate the right placement of central venous catheter. Pediatr Crit Care Med, 2016, 17 (2): 184.

7. Lapp H, Krakau I. Cardiac Catheter Book: Diagnostic and Interventional Techniques. New York: TPS publishing Inc., 2014.

8. Howard A Cohen. Transradial Access: Techniques for Diagnostic Angiography and Percutaneous Intervention. Cardiotext Publishing, 2013.

9. Sandrucci S. Peripherally inserted central venous catheters. Philadelphia: Springer, 2014.

10. Roldan CJ, Paniagua L. Central venous catheter intravascular malpositioning: causes, prevention, diagnosis, and correction. West J Emerg Med, 2015, 16 (5): 658-664.

11. Shoei K, Mark A. Catheter ablation of cardiac arrhythmias, 2nd ed. Saunders: an imprint of Elsevier Inc, 2011.

12. Vogel JA, Haukoos JS, Erickson CL, et al. Is long-axis view superior to short-axis view in ultrasound-guided central venous catheterization. Crit Care Med, 2015, 43 (4): 832-839.

13. Richard R Heuser, Michel Henry. Textbook of peripheral vascular interventions. 2nd ed. Philadelphia: Informa Healthcare, 2008.

14. Moscucci M, Grossman & Bairn's cardiac catheterization, angiography, and intervention. 8th ed. Philadelphia: Lippincott Williams & Wilkins, 2014

15. Ives C, Moe D, Inaba K, et al. Ten years of mechanical complications of central venous catheterization in trauma patients. Am Surg, 2012, 78

(5): 545-549.

16. James R Roberts. Clinical procedures in emergency medicine。5th ed. Saunders: an imprint of Elsevier Inc. , 2010.

17. Park SK, Yi IK, Lee JH, et al. Fracture of J-tipped guidewire during central venous catheterization and its successful removal under fluoroscopic guidance-A case report. Korean J Anesthesiol, 2012, 63 (5): 457-460.

18. Peter Schneider. Endovascular skills: guidewire and catheter skills for endovascular surgery, 3rd ed. Philadelphia: Informa Healthcare USA, 2009.

19. Butler P, Adam W, Jeremiah C. Applied Radiological Anatomy. 2nd ed. Cambridge: Cambridge University Press, 2012.

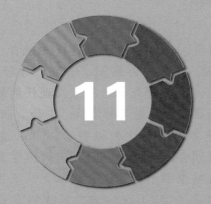

心脏神经症

很多心内科医生可能接触过这样的患者，他们有着许多心血管症状，常常主诉胸闷、心慌、呼吸困难、出汗，辗转多家医院，各种检查方法都未发现任何异常情况或检查出的病变不足以解释患者的症状，中药、西药越吃越多，状态却越来越差。由于此类患者常以"心血管症状"发病，所以常常到心内科就诊，而心内科医生却因为无法得到阳性的检查结果而不知所措，诊断无从下手，面对患者常常"苦不堪言"。对于这样的患者我们常常诊断为心脏神经症。

绝大多数专家认为心脏神经症是自主神经功能紊乱所致，心脏本身并不存在器质性问题，如果详细问诊可以发现患者存在心理、社会问题或者近期出现过应激事件。但目前大部分医生问诊是仓促的，治疗上也是主要根据患者似是而非的检查结果和症状，很少注重患者的心理情绪因素，造成大部分心脏神经症患者没有得到正确有效的识别和医疗，有时候甚至对相应的症状进行过度医疗，这势必带来较严重后果。因此，应引起同行们注意。

1   心脏神经症概述

心脏神经症是神经症的一种特殊类型，大概目前要占心血管内科就诊患者的1/3，可见于青少年到老年，尤以中老年女性患者多见。传统强调诊断心脏神经症必须无器质性心脏病证据，但现在可以和器质性心脏病并存，一般预后较好，但有时候症状常难以控制，反复易变，严重者影响正常生活或使原有心脏病加重。

心脏神经症始于1871年美国南北战争时期，军队中发现一组特殊类型的心脏功能紊乱性疾病，因此早期将该病称为"易激惹性心脏（irritable heart）"，亦称为"DaCosta

综合征"。1919 年第一次世界大战期间,Lewis 等在英国军队中观察到类似病例,称为"战士心或士兵心脏病(soldiers heart)"和"劳力综合征(the effort syndrome)"。直到 20 世纪 70 年代 Osler 提出将本病称为"心脏神经官能症(cardiac neurosis)"。Cohen 和 White 则将本病称为"神经循环衰弱(neurocirculatory asthenia)"或称"心血管神经官能症(cardiovascular neurosis)",而我们常用的美国国立医学图书馆编制的主题词表(medical subject headings,MESH)中将心脏神经症的所有名称统称为神经循环衰弱症(neurocirculatory asthenia),纷杂的名字终于有了统一,但目前心内科仍然常用心脏神经症(cardiac neurosis)的称谓。

需要强调的是临床上有一些心血管疾病常伴随精神神经症状,比如心肌梗死或严重心绞痛中 20% ~ 35% 的患者常常伴有抑郁或焦虑状态。另外,精神科疾病抑郁症或焦虑症也常常有心悸、胸闷、失眠、出汗等神经功能紊乱的临床表现,因上述疾病精神症状较严重,不单纯以心血管症状为主要表现,而且精神类疾病所致的躯体化障碍机制与心脏神经症有所不同,因此不属于心脏神经症范畴。

心脏神经症病因尚不清晰,考虑可能与家族遗传、神经类型、环境因素、性格以及 β 受体过敏有关。患者神经类型常为抑郁、焦虑、忧愁。当精神上受到外界环境刺激,或工作紧张、压力较大,难以适应时可能导致发病。发病过程中常有神经系统和内分泌系统功能失调,交感神经功能亢进,交感与副交感神经功能异常,大多数专家认同自主神经功能紊乱为常见的原因,其可能机制见图 11-1-1。

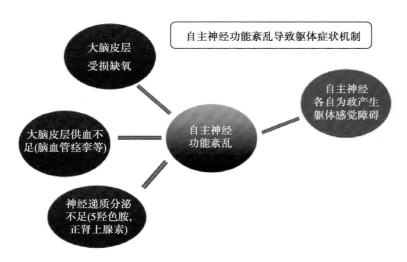

图 11-1-1   自主神经功能紊乱导致躯体症状机制

症状较多,且容易变化,主要以自主神经功能紊乱为主,常表现以下心脏病症状:

(1)心悸:是心脏神经症中比较常见的临床表现。患者主观常感觉心动过速或心跳有力,安静或独处时明显,活动后减轻。这与心血管疾病所致的心悸症状不相符,客观检查不能发现异常或有时可表现为窦性心动过速。

(2)胸痛:大多患者自认为心绞痛,但往往疼痛描述为针刺样、位置相对不固定,常休息时明显,活动后减轻,大多不能被扩血管药物缓解。

(3)胸闷:患者时常感觉空气不足、呼吸费力,在人多拥挤室内或者通风不良的地方较易发作,叹气式呼吸后自觉症状会有所减轻。

(4)伴有其他症状,如焦虑抑郁状态、失眠、多思多虑、紧张害怕、注意力不集中等。

需要指出的是，由于对该疾病认识不足，患者的症状往往得不到家庭成员的理解，认为是在装病，从而使家庭关系会受到一定程度的损害。

查体

一般没有阳性体征，但有时可有血压轻度升高，部分患者可能出现窦性心动过速或者心律不齐等临床表现。

诊断

对于心脏神经症目前尚无统一诊断标准，主要排除性诊断，根据：①存在心血管功能失调的症状，而又缺乏阳性体征，排除器质性心脏病；②已证实有器质性心脏病，但症状多与心脏情况不相称，应考虑二病共患。

目前，对于如何识别诊断心脏神经症并不容易，因为不像其他心脏病可以通过实验室检查加以明确，心脏神经症缺乏实验室检查的支持，这会给临床诊断带来困惑。由于心脏神经症常常伴焦虑、抑郁状态，所以我们可以借用心理量表进行筛查识别。在2014年1月《中华心血管病杂志》发表的《在心血管科就诊患者的心理处方专家共识》建议，用以下4个量表对疑似心血管内科心理障碍的患者进行筛查：躯体化症状自评量表SSS、抑郁问卷9项PHQ-9、焦虑问卷7项GAD-7、综合医院焦虑抑郁HAD。量表在识别观察心脏神经症有重要意义：①识别患者是否存在心脏神经症，让患者知道问题在哪里，提高治疗依从性；②识别患者心脏神经症的严重程度；③有利于药物的选择；④利于观察治疗效果，提高每次就诊效率；⑤可以准确判断患者处于治疗什么阶段，有无达到临床痊愈，有无残留症状，掌握减药或停药的时机；⑥帮助患者进行疾病治疗的自我管理，极大减轻医生的负担。总之，通过量表，我们可以对患者的整个治疗过程实时监控，对患者的治疗可以达到更加精准，所以量表对心理障碍诊治作用，就像体温计与感染发烧，血压计与高血压，具有不可替代的作用。

治疗

本病虽无严重的器质性心脏损害，但却是一种病态，严重时给患者造成极大的痛苦，同时还会影响患者的社会功能，因此需要早期干预治疗。

心脏神经症治疗的目标：减少或消除心脏神经症所引起的症状和体征；改善患者躯体疾病的预后；改善患者的生活质量，恢复患者的社会功能；降低患者复发或再发心脏神经症的危险。

（1）心理干预治疗：医务人员应同情关心患者，不能完全否认患者"无病"，取得患者的信任和配合才能有效地治疗。目前普遍认为心理治疗为有效的治疗方法，通过心理疏导让患者逐渐了解病情的实际情况，消除患者对疾病的恐惧，树立战胜疾病的信心。

（2）消除诱因：设法改善或避免各种容易引起病情加重的诱因，如工作环境、生活方式等，鼓励患者适度体力活动或体育锻炼，但应循序渐进，活动量不宜过大。

（3）与传统观念不同，药物在治疗心脏神经症中占有重要的地位，由于其是一种特殊的神经症，常伴有焦虑、抑郁，故采用抗焦虑、抑郁的药物治疗往往有比较好的效果。

抗焦虑紧张及镇静催眠药：以苯二氮䓬类（BDZ）为主，小剂量起到抗焦虑紧张作用，较大剂量则起到镇静催眠作用。药物作用机制未完全阐明，一般认为 BDZ 的抗焦虑紧张作用与药物同脑内 BDZ 特殊受体的亲和力，及对海马、杏仁核等边缘系统功能部位具有高度选择性有关，其镇静催眠作用可能与抑制网状上行激活系统有关。

抗焦虑紧张常用的有：苯二氮䓬类，艾司唑仑（舒乐安定）、阿普唑仑（佳静安定）、地西泮（安定）；非苯二氮䓬类的抗焦虑药，丁螺环酮、苯巴比妥（鲁米那）。

镇静催眠常用的有三唑仑（海尔神）、艾司唑仑、氯硝西泮（氯硝安定）、咪达唑仑（速眠安）、佐匹克隆（亿梦返）。

BDZ 有耐药性与撤药反应，主要表现是使用数周后治疗效果下降，需调整剂量或改换品种才能达到原来的效果。并且往往彼此有交叉耐药性。所以，临床上不宜长期服用同一种药，必要应时减药、换药或间断服药。撤药反应主要为各种戒断症状，多见于长效 BDZ 以及长期大量使用者。表现为失眠、头昏、头痛、耳鸣、颤抖、厌食等，往往在停药 3 天后出现戒断症状。处理方法为慢慢减药，或短效 BDZ（艾司唑仑、三唑仑、阿普唑仑、咪达唑仑）替代长效 BDZ（氯硝西泮、地西泮）法，或给予 β 受体阻滞剂普萘洛尔试用。过度镇静是另一个 BDZ 的不良反应，患者主要表现倦怠、疲乏、精细动作受影响，警觉性降低，注意力及学习效果下降。在处理上，对驾驶及机械操作职业者，需在服药期间暂时更换安全性大的工种；或日间不服药，晚间一次给药，可减少白天出现过度镇静。BDZ 另一个少见的不良反应称脱抑制现象和药源性抑郁，小剂量 BDZ 服用者偶见冲动激越或欣快兴奋，甚或行为控制能力下降出现狂暴举动，而并非疾病本身症状，应仔细观察，及时停或换药。

抗抑郁药：传统的抗抑郁药物三环类（TCAs），主要的药理作用是突触前作用，TCAs 阻断去甲肾上腺素（NE）和 5 羟色胺（5-HT）的再摄取，使突触间隙 NE 和 5-HT 含量升高。TCAs 同时也阻断其他多种受体如组胺受体、毒蕈碱受体等，不良反应也因阻断其他受体而产生（头晕、乏力、嗜睡、口干、便秘等）。由于大剂量 TCAs 可对心脏产生明显的致心律失常不良反应，所以，TCAs 在心血管内科使用需谨慎，但小剂量仍然是安全的。常用的有多虑平。

5-羟色胺再摄取抑制剂（SSRIs）是近年来研制和开发的一类新型抗抑郁药，主要药理作用：选择性抑制 5-HT 再摄取，使突触间隙 5-HT 含量升高而达到治疗目的。临床使用特点：抗胆碱能不良反应较小，对心血管及肝、肾功能影响小，镇静作用轻，患者耐受性好，依从性高，服用方便，尤其可在心血管内科中安全使用。因镇静作用小，多可白天服用，如出现嗜睡乏力可改在晚上服，为减轻胃肠刺激，通常在早餐后服药。常用的有氟西汀、帕罗西汀、舍曲林。

对 NE 和 5-HT 的传导均有增强作用的新型抗抑郁药（NaSSA）米氮平，药理作用：①阻断 α_2-肾上腺素受体，增高大脑 NE 水平；②阻断 5-HT，增强放电率，促进 5-HT 的释放，升高大脑 5-HT 水平；③抑制 5-HT_2 和 5-HT_3 受体，从而可避免某些抗抑郁药如 SSRIs 的不良反应。有良好的抗抑郁作用及抗焦虑作用，尤其适用于抑郁伴焦虑及睡眠障碍的抑郁症及老年抑郁症。常见不良反应有镇静、嗜睡、头晕、疲乏、口干以及食欲和体重增加。

复合制剂黛力新，为一种小剂量的抗精神病药三氟噻吨与小剂量三环类抗抑郁药四甲蒽丙胺的合剂，其药理作用是两种成分综合作用的结果。主要表现在提高突触间隙多巴胺、NE及 5-HT 等多种不同神经递质的含量。两种成分在治疗作用方面有协同效应和不良反应的拮抗效应，能有效地抗焦虑及抗抑郁，改善躯体症状。

大多数抗抑郁药物都具有抗焦虑作用，对混合性抑郁焦虑都能起到一定治疗效果。另外，对心血管专科医生，有时诊断患者是否有心脏神经症比较困难，但如果怀疑患者患此病，可给予抗焦虑抑郁药物的诊断性治疗。

抗抑郁治疗的原则：诊断基本明确，全面考虑患者症状特点，个体化合理用药；剂量逐步递增，采用最小有效剂量，使不良反应降至最小，提高服药依从性；小剂量疗效不佳时，根据不良反应和耐受情况，增至足量（有效药物上限）和用足够长的疗程（>4~6周）；如无效，可考虑换药（同类另一种或作用机制不同的另一类药）。尽可能单一用药，足量、足疗程治疗。一般不主张联用两种以上抗抑郁药。

必须说明的是，在心血管内科，除了在治疗前给患者解释病情外，在用药前也要向患者及家人阐明药物性质、作用和可能发生的不良反应及对策，因为给予这类治疗药物是患者不曾希望的，所以，要向他们说明以取得理解，争取他们的主动配合，能遵医嘱按时按量服药，治疗期间密切观察病情和不良反应，及时处理。

（4）此外中医中药辨证施治，也能取得了较好的治疗效果，中成药有乌灵胶囊、百乐眠、疏肝解郁等。

心脏神经症往往是一个慢性、易复发的疾病，它有个全病程治疗的概念，即可分为急性期治疗、巩固期治疗和维持期治疗。

（1）急性期治疗：急性期治疗的目标为控制症状，尽量达到临床痊愈。药物治疗一般1~2周开始起效，治疗的有效率与时间呈线性关系。如果患者用药治疗6~8周无效，改用其他作用机制不同的药物可能有效。

（2）巩固期治疗：经过急性期治疗后，患者症状已基本缓解，社会功能逐步恢复，此时不应马上减药，应维持较大药物剂量，巩固治疗一段时间，辅以相应的心理治疗。从症状完全缓解起，应持续巩固治疗4~8个月。

（3）维持期的治疗：维持期治疗的目标是预防复发。患者经过急性期和巩固期的治疗，症状得以控制，社会功能进一步恢复，对疾病有所认识，并意识到治疗的必要性，此时可开始减少药物用量。

建议治疗时间，首次发作 6~8 个月；再次发作 2~3 年；2 次以上的发作，长期治疗。维持治疗期后，病情稳定，可缓慢减药直至终止治疗，但应密切监测复燃的早期征象。一旦发现有复燃的早期征象，迅速恢复原治疗。

2   如何与心脏神经症患者沟通

就像伟大的特鲁多（E. L. Trudeau）医师的墓志铭所说的那样，医生应该"有时去治愈；常常去帮助；总是去安慰"。可见与患者有效的沟通在疾病诊疗过程中具有重要的意义，而与心脏神经症患者的沟通更需要掌握沟通的艺术及有效的方法，不然不但不能起到有效的治疗效果，还可能引起不必要的麻烦。

耐心倾听是沟通的第一步

很多时候仔细倾听患者的讲诉，实际上能对患者疾病诊治起到事半功倍的作用。例如心脏神经症的患者由于精神紧张、焦虑常常加重描述自身的症状，患者有可能会说"医生胸闷真的太严重了""快要憋死了"，甚至有的患者还没说几句话就开始哭诉了。从这些特点，我们不管患者是否存在器质性心脏病，但直观上他们可能都伴有神经精神症状了。如果我们不仔细挖掘患者主诉的特点，表现为不耐烦的状态，一方面我们可能没有注意患者精神神经症状，延误诊治，另外心脏神经症患者可能更容易出现激惹状态，发生不必要的纠纷。

沟通应多对患者加以肯定，与患者建立坚实的信任关系

对于很多心脏神经症患者的描述，可能我们通过专业的判断，认为就是神经症状，所以不加重视（例如患者会说"我胸痛整天都不缓解"，有时我们会想，患者如果真的是心绞痛、心肌缺血一天了，肯定都心肌梗死了还能这么逍遥，这个患者一定是自主神经功能紊乱），因此有时候我们会指责患者，有可能我们会说"你别说了，你这个就是神经功能紊乱，你的症状都是你想出来的"。这样沟通的结果会让患者产生抵触，对你产生不信任，对后续治疗产生阻碍。在临床上我们就遇见过前期沟通不好，诊治过程中患者不断地挑医生的毛病，如检查做的太多等。

与心脏神经症患者沟通应站在患者的角度考虑，因为心脏神经症患者的躯体感觉障碍是实实在在存在的病症，并非"装出来的"。因此在沟通过程中，我们可以说，"通过检查结果我们没有发现您有器质性心脏病问题，但是我相信您的不适感觉的确存在，但是这是一种神经功能紊乱造成的感觉障碍，不会有严重的后果，也就是说您在近期内不会得像心肌梗死这样的严重心血管疾病（阻断患者胡思乱想）"。我们可以通过下一步药物治疗、运动治疗（耐心讲述下一步针对患者疾病治疗的方法，给患者康复的信心）。

关注患者的诉求

心脏神经症患者虽然有神经功能紊乱参与，但不是精神病，智商也没有问题，而且常常会钻牛角尖。在临床工作中遇见过这样一例患者，诊断为心脏神经症，出院时让医生开两盒复方丹参滴丸，但是医生出院时没有注意，只开了一盒。该患

者最后到科里闹事，先是说收费有问题，为什么周日医生没来查房还收 3 块钱诊疗费（住院患者电脑自动滚动的，周日只有值班医生），又说为什么不用贵药，医保都能报销，最终还到医疗纠纷办公室告状。后来从言语中发现是少开了一盒药的问题，于是又补开了两盒，这回患者马上兴高采烈，连声感谢。这个实例告诉我们，一定不要轻视心脏神经症患者，在合理的情况下尽量满足患者的要求。如果不能满足一定要解释清楚，否则患者有时候会因为不必要的小事产生医疗纠纷。

3   心脏神经症临床病例

病例 1

患者，女性，50 岁，2 年前停经，主诉阵发性胸闷、胸痛半年，加重 3 天入院。患者平素睡眠一般，入睡正常，易惊醒。查体：血压 130/70mmHg。双肺（－），心率 72 次/分，律齐，无杂音。腹软，无压痛，双下肢无水肿。血生化、血常规、尿常规、凝血功能、D-二聚体、心脏彩超、腹部彩超、泌尿系彩超、心电图、肺 CT、冠脉 CT：未见异常。心肌声学造影：未见异常。动态血压、动态心电：大致异常。心理科会诊，经抑郁、焦虑量表评定：未见异常。诊断为心脏神经症。

由于该患者排除了心脏及其他器官器质性病变，告知患者为心脏神经症所致，患者自觉服用丹参滴丸可缓解，所以出院时嘱患者可以间断服用丹参滴丸。并给患者耐心讲解该病无很大危害，应该保持心情舒畅，适度运动，定期复查即可。

该患者 1 个月后给我打电话，说仍然会有胸痛，而且胸痛位于心前区，每次服用丹参滴丸均 3～5 分钟可缓解。由于当时认为心脏神经症，没有太重视，而且患者经常在网上查心绞痛表现，所以我认为她的临床表现为自我暗示所致，因此电话告知患者，不用多想，可以找一份兼职工作，分散注意力，多运动，另外可以长期口服丹参滴丸。3个月后患者来门诊就诊，自诉每天工作时没有症状，停下来就会频繁出现心前区疼痛，吃丹参滴丸就好，自己也说："我不能每天多次吃丹参滴丸呀，而且症状已经严重影响了我的生活了。"当时查看患者情绪较为低落，看到这个情况，我建议她去心理门诊就诊，考虑她可能存在抑郁倾向。患者心理门诊诊断为轻度抑郁状态，并进行了心理疏导，以及药物治疗。

1年左右患者再次找到我，这回让我大吃一惊，患者消瘦明显，精神不振，一进门就哭诉，说这半年吃药也不管用了，而且夜里经常惊醒。我意识到患者临床症状的严重性。于是我将患者收入院做了相关检查，检查指标发现低密度脂蛋白升高明显，以及血压轻度增高。当时我们科室已经开展心脏康复治疗（当时心脏康复的病种只有心肌梗死和心力衰竭，还未涉及其他疾病），由心脏康复师给该患者做了运动评估，心理咨询师给患者做了心理评估后，最终给患者制订了药物治疗、运动康复治疗以及心理疏导等多种方法联合治疗。经过1个月的治疗，患者症状明显改善。目前患者症状已经消失，已加入心脏康复俱乐部，经常进行运动康复治疗，并成为心脏科普知识义务宣传员。

经验教训

（1）心脏神经症极易被忽视，严重者危害不亚于有器质性心脏病的患者。

（2）心脏神经症患者更需要多种治疗方法联合，包括心理安慰、运动治疗以及药物治疗。

（3）严重心脏神经症患者需要长期治疗，建议建立随访机制或成立类似健康俱乐部形式，让患者真正得到心理、躯体的诊治，回归社会。

病例 2

患者，男性，58 岁，2 年前体检时发现腔隙性脑梗死，无高血压、糖尿病，有吸烟史 20 年，已戒 2 年。主诉阵发性胸痛 1 年，加重 1 周入院。查体：血压 125/65mmHg。双肺（－），心率 72 次/分，律齐，无杂音。腹软，无压痛，双下肢无水肿，双下肢无病理征。血生化、血常规、尿常规、凝血功能、D-二聚体、心脏彩超、腹部彩超、泌尿系彩超、心电图、肺 CT、冠脉 CT 均未见异常。心肌声学造影：未见异常。动态血压、动态心电：大致异常。诊断为心脏神经症。分析处理：目前心脏神经症病因尚不清晰，考虑可能与神经类型、环境因素和性格有关。大多数专家认同与自主神经功能紊乱密切相关。而神经功能紊乱主要原因有：①大脑皮层下血管痉挛，导致大脑皮层供血不足，大脑皮层指挥失控，下级中枢及远端自主神经各自为政。因此出现了全身各部的躯体症状。②神经递质分泌不足，有研究显示，神经功能紊乱的患者 5 羟色胺（5-HT）和去甲肾上腺素等神经递质分泌减少。根据该患者存在脑梗死病史，所以当时考虑可能与大脑供血不足有关，治疗上着重给予患者改善脑供血治疗，另外给予患者 30 天，每天 40 分钟的体外反搏治疗，患者症状改善明显。

经验教训

（1）心脏神经症仍然是一种疾病，需要耐心分析病情，给予有效的治疗。

（2）心脏神经症需要长期治疗，改善脑供血很可能是一种比较有效的方法。

4　容易误诊为心脏神经症的疾病

临床工作中，我们常常会把检查没有"异常"的心脏病患者诊断为心脏神经症，而这其中的确有一少部分是由于没有用心查看患者，或者是由于检查手段不够导致的。下面列举一些可能的病例，希望能够起到提醒作用。

肋软骨炎误诊心脏神经症

肋软骨炎指胸肋软骨与肋骨交界处非炎症性的肿胀疼痛。一般认为与劳损或外伤有关，患者疼痛较为位置固定，有时候可活动有关（实际上是体位变动所示），但是局部压痛明显，磁敏感性较高，实际上并不难诊断。但是当前我们的医生过多依赖实验室检查以及大型检查，很少详细地体检。因此发现冠脉 CT、生化检查等没有问题，常常武断心脏神经症。

高血压却误诊为心脏神经症

一部分患者以胸闷为首发症状，活动后加重，很多大型检查如冠脉 CT 未见异常，我们常常会认为患者是心脏神经症。但大家可曾注意，部分高血压患者，特别是血压轻度升高的患者，由于血压增高不明显，测量血压次数过少，时常不被医生注意，但是就是由于血压的增高，导致心脏负担加重，左心射血受阻。所以很多高血压患者常伴有胸闷、心悸症状。如果临床医生不够仔细，特别是不常规给患者带 24 小时动态血压的医生常常容易漏诊。

心肌微循环障碍误诊为心脏神经症

很多冠脉 CT 或者冠脉造影未见异常的患者，虽然有活动性胸痛，但是我们没有发现缺血的证据，所以有时候会被直接诊断为心脏神经症。如果大家对这部分患者给予足够的关注，不难发现疾病所在。如给患者做平板运动试验，有些是阳性的，另外有条件的可以行心肌声学造影或者核素扫描检查以明确诊断。

糖尿病周围神经病变误诊为心脏神经症

糖尿病在心血管科比较常见，心血管医生往往重视血糖的控制达标情况，经常忽视长时间糖尿病引起的自主神经病变，其在心血管方面的表现为持续心动过速，患者常主诉心悸。因此，对于糖尿病患者主诉心悸、胸闷的，在未发现心脏方面阳性检查结果的时候，我们要警惕糖尿病自主神经病变所致，应仔细排查。

总之，心脏神经症常常是一个排他的诊断，意思就是在没有诊断任何器质性心脏病的前提下可以做出诊断，也正是因为如此，我们才应该更加小心、谨慎，以免延误诊治。

（周大亮　毛家亮　张　铭）

参考文献

1. D. Thompson, R. Lewin. Management of the post-myocardial infarction patient: rehabilitation and cardiac neurosis. Heart, 2000, 84: 101-105.

2. Cooper A, Lloyd G, Weinman J, et al. Why patients do not attend cardiac rehabilitation: role of intentions and illness beliefs. Heart, 1999, 82: 234-236.

3. 中国康复学会心血管病专业委员会，中国老年学学会心脑血管病专业委员会. 在心血管科就诊患者的心理处方中国专家共识. 中华心血管病杂志，2014，42（1）：6-13.

4. 中国体外反搏临床应用专家共识起草专家委员会. 中国体外反搏临床应用专家共识. 中国心血管病研究，2012，2：81-92.

5. 杨世杰. 药理学. 北京：人民卫生出版社，2006.

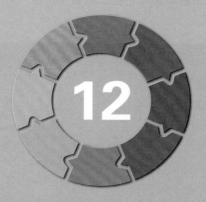

心血管常用医学趣味记忆及经典一句话

1 心脏体格检查记忆口诀

先心病瓣膜病杂音

二三不闭像吹风，二三狭窄响隆隆；

主脉不闭在叹气，动脉导管像机器。

【注解】

二尖瓣关闭不全：全收缩期吹风样高调一贯型杂音，在心尖区最响。

三尖瓣关闭不全：杂音为高调、吹风样和全收缩期，在胸骨左下缘或剑突区最响，右心室显著扩大占据心尖区时，在心尖区最明显。

二尖瓣狭窄：心尖区有低调的隆隆样舒张中晚期杂音，局限，不传导。

三尖瓣狭窄：胸骨左缘第4、5肋间或剑突附近有紧随开瓣音后的，较二尖瓣狭窄杂音弱而短的舒张期隆隆样杂音，伴舒张期震颤。

主动脉关闭不全：杂音为与第二心音同时开始的高调叹气样递减型舒张早期杂音，坐位并前倾和深呼气时易听到。

动脉导管未闭：典型体征是胸骨左缘第2肋间听到响亮的连续性机器样杂音，伴有震颤。

心脏杂音分级歌

收缩杂音分6级，Ⅲ级以上有意义。

Ⅰ级最轻听仔细，Ⅱ级听诊较容易。

Ⅲ级较响器质性，震颤响亮是Ⅳ级。

Ⅴ级很响贴胸壁，Ⅵ级震耳须远离。

舒张杂音不分级，听见就算有意义。

【注解】

舒张期杂音不分级，听见就有意义。收缩期杂音2级以下为功能性，3级以上为器质性医学。

心脏杂音分级

Ⅰ级：最轻、微弱，仔细才能听到（Ⅰ级最轻听仔细）。

Ⅱ级：轻度，不太响亮，较易听到（Ⅱ级听诊较容易）。

Ⅲ级：中度，较响亮（Ⅲ级较响器质性）。

Ⅳ级：响亮，伴震颤（震颤响亮是Ⅳ级）。

Ⅴ级：很响，离开胸壁听不到（Ⅴ级很响贴胸壁）。

Ⅵ级：极响，震耳，离开胸壁亦能听到（Ⅵ级震耳须远离）。

风心病杂音的记忆

二狭舒张隆隆响，二闭收缩吹风样。

三尖同二主肺反，狭在收缩闭舒张。

正常心音

第一心音低而长，心尖部位最响亮。

一二之间间隔短，心尖搏动同时相。

第二心音高而短，心底部位最响亮。

二一之间间隔长，心尖搏动反时相。

窦性心动过速

贫血甲亢和发热，心炎心衰和休克。

情绪激动和运动，肾上腺素心率过。

窦性心动过缓

颅内高压阻黄疸，甲低冠心心肌炎。
药物影响心得安，体质强壮心率缓。

两心音同时增强

常人运动或激动，两个心音同时增。
高血压病贫血症，甲亢发热亦相同。

第一心音增强

室大未衰热甲亢，早搏"用药"一音强。
二尖瓣窄"拍击性"，房室阻滞"大炮样"。

第二心音增强

P2 增强二尖瓣窄，肺气肿和左心衰。
左右分流先心病，肺动脉压高起来，动脉硬化亦常在。

第一心音减弱

二主瓣膜不全闭，心衰炎梗一音低。

第二心音减弱

动脉瓣漏或狭窄，动脉压低二音衰。

钟摆律

钟摆胎心律严重，心肌炎梗心肌病。

第一心音分裂

一音分裂心尖清，电延右束阻滞症。
肺动高压右心衰，机械延迟而形成。

第二心音分裂

通常分裂有特点，最长见于青少年。呼气消失吸明显。

窦性心律不齐

窦性心律稍不齐，心音正常成周期。
吸气加快呼气慢，健康儿童非疾病。

期前收缩

期前收缩称早搏，室性早搏为最多。
房性交界共三种，心电图上易分说。

心房颤动

房颤特点三不一，快慢不一律不齐。
强弱不等无规律，脉率定比心率低。

生理性杂音

生理杂音级别小，柔和吹风不传导。
时间较短无震颤，儿童多见要牢记。

二尖瓣关闭不全

二尖瓣漏有特点，粗糙吹风呈递减。

三级以上缩期占，左腋传导左卧清，吸气减弱呼明显。

二尖瓣狭窄

二尖瓣窄杂音断，舒张隆隆低局限。

一音亢进 P2 强，开瓣音响伴震颤。

主动脉狭窄

主动脉窄有特点，粗糙缩鸣拉锯般。

递增递减颈部传，A2 减弱伴震颤。

主动脉瓣关闭不全

主瓣不全有特点，舒张叹气呈递减。

胸骨下左心尖传，二区较清前倾声，呼末屏气易听见。

肺动脉瓣狭窄

肺瓣狭窄有特点，粗糙缩鸣属先天。

杂音递增又递减，P2 减弱伴震颤。

肺动脉瓣相对性关闭不全

肺瓣舒杂有特点，杂音多为相对性。

柔和吹风卧吸清，二尖瓣窄常合并。

三尖瓣相对性关闭不全

三尖瓣区有缩鸣，杂音性质似吹风。
多数相对关不全，极少数为器质性。

房间隔缺损

房缺杂音有特点，胸骨左缘二肋间。
缩期杂音吹风般，P2 分裂多无颤。

室间隔缺损

室缺杂音有特点，胸骨左缘三四间。
响亮粗糙缩鸣音，常伴收缩期震颤。

动脉导管未闭

连续杂音有特征，粗糙类似机器声。
动脉导管未闭时，胸左二肋附近听。

心包摩擦音

连续杂音有特征，注意鉴别胸摩擦。
前倾屏气易听见，心梗包炎尿毒加。

心脏听诊顺序记忆

二肺主二三，逆向听一圈。
具体顺序就是：二尖瓣，肺动脉瓣，主动脉瓣，主动脉第二听诊区，三尖瓣。

2　心电图记忆口诀

心电图速读 11 步法

用眼扫扫律和率，再看传导和间期；
三查旁路预激征，四测高低 ST；
五审丢 R 病理 Q，六观 T 波形变异；
七辨室大左或右，八诊房大 II、V_1 P；
九品轴向左、中、右，可看 aVF 和 I；
排除他因第十步，联系临床莫忘记。

心房扑动心电表现

房扑不与房速同，等电线上 P 无踪，
锯齿 F 波形态齐，每分能跳三百五。

心房颤动心电表现

房颤波形 P 无踪，细齿小 f 总乱动；
PR 间期不规整，每分可达六百动。
如果主波它增宽，多是合并有差传。
（主波指 QRS 波）

房室交界性期前收缩心电表现

房室交界性早搏，主波总是提前见，
P'波前后或不见，PR 间期会缩短。

关于心电轴

电轴偏不偏，肢导Ⅰ和Ⅲ
R波口对口，电轴向左走；
R波尖对尖，电轴向右偏。

束支传导阻滞

M波后跟T波倒，束支阻滞特有貌。
右束阻滞 V_1 见，左束阻滞 V_5 瞧。
阻滞完全不完全，主波0.12秒是关键。

完全性左前分支阻滞

左前支阻轴左偏，qR波形L、Ⅰ导见。
rS型 avF、Ⅲ导现，条窄T站可诊断。

左后分支阻滞

左后支阻很少见，波形正与左前反；
rS波型LⅠ现，qR波型 aVF、Ⅲ看；
他的电轴是右偏，一样窄条T波站。

双侧束支传导阻滞

是右束支阻滞图形，还有电轴左偏，诊断"右束"合并"左前半"。

是右束支阻滞图形，还有电轴右偏，诊断"右束"合并"左后半"。

ST 段抬高

ST 段如若有抬高，弓背向上最不好，
心梗首先要想到，再辨室壁瘤心电，
弓背向下也须鉴，心动过速心包炎。

左心室肥厚

左室肥厚幅高大，RV_5 可把五格超，
再加 SV_1 七八格，每格总是 $0.5mV$，
电轴左偏作参考，ST 低平 T 波倒。

右心室肥厚

右室肥厚振幅高，$V_1 R/S$ 比大于一，
SV_1 消失或变小，RV_1 加 SV_5 大两格，
电轴明显往右偏，ST 低平 T 波倒。

双侧心室肥厚

双心室大图复杂，诊断常常很难下，
相互抵消时正常，大多表现一侧大。
有时特征很明显，表现双侧都肥大。

左心房肥大

左房肥大 P 波宽，PR 间期不改变，
V_1 导改变最明显，P 波双峰有切迹，
房内传阻二尖瓣，负荷增大是根源。

右心房肥大

右房肥大 P 高尖，Ⅱ Ⅲ aVF 最明显，
Ⅱ 导可超 2 格半，双向 P 波看 V₁，
正向幅超 1 格半，肺动高压是根源，肺心先心均可见。

3　心血管内科常见疾病诊疗口诀及医学趣味记忆

冠心病诊疗记忆口诀

心肌梗死的症状
疼痛发热过速心，恶心呕吐失常心，低压休克衰竭心。

心肌梗死与其他疾病的鉴别
痛哭流涕、肺腑之言。
【注解】 "痛"——心绞痛；"流"——主动脉瘤夹层分离；"肺"——急性肺动脉栓塞；"腑"——急腹症；"言"——急性心包炎。

心肌梗死的并发症
心梗并发五种症，动脉栓塞心室膨。
乳头断裂心脏破，梗塞后期综合征。

冠心病的临床表现
平时无体征，发作有表情。
焦虑出汗皮肤冷，心律加快血压升。
交替脉，偶可见，奔马律，杂音清，逆分裂，第二音。

心肌梗死的酶学检查

肌钙蛋白 I（cTnI）：我们三人 11 月 24 号请假去玩，7 到 10 天才能回来。

（I—我们，3～4 小时升高，11～24 小时达高峰，7～10 天降至正常）

肌钙蛋白 T（cTnT）：他们三人这一两天恐怕不能来上课，估计十天半个月回不来。

（T—他们，24～48 小时达高峰，10～14 天降至正常）

肌红蛋白：小白 2 点开始发热，12 小时还没退烧，1～2 天恐怕不能去上学。

（2 小时内升高，12 小时达最高峰，24～48 小时恢复正常）

CK-MB：小梅和我说好下午 4 点约会，现在 16 点 24 分还没来，我打算 3、4 天不理她了。

（心肌酶学 4 小时内升高，16～24 小时达高峰，3～4 天恢复正常）

冠状动脉分支口诀

左前左后到室间，左右缘支在两边，

左室后支右室前，都是两组属两冠。

左右缘支较恒定，冠脉造影为标线。

【注解】　左冠状动脉发出前室间支，右冠状动脉发出后室间支分别到前后室间沟，且发出左右缘支，而左室后支和右室前支，两组动脉都是分别来自左右冠状动脉的分支，左右缘支比较恒定，常作为冠状动脉造影的重要标志。

冠状动脉供血范围口诀

供血范围各占半，右侧偏后左偏前，

右室前壁左室后，左右冠脉共同管，

共管还有室间隔，2 比 1 为前后限。

【注解】 供血范围各占一半，右冠状动脉偏后方，左冠状动脉偏前方，右室前壁和左室后壁，左右冠状动脉共同营养，共同营养还有室间隔，前后范围之比为 2∶1。

判断心肌梗死溶栓成功

（小）江不管钱。

【注解】 江（降）不管（灌）钱（前）。降—ST 段回落，不—胸痛减轻或不胸痛，灌—出现再灌注心律失常，前—CK-MB 提前。

前快，下慢（记忆方式：看到钱就要快点，下楼梯就要慢点）。

【注解】 用于冠状动脉血管病变和心律失常的对应。一般来说支配心脏前壁的血管发生病变，出现的是快速性心律失常；支配下壁的血管发生病变，出现的是缓慢性心律失常。这对于我们预防心律失常的发生有一定的意义。如怀疑心源性晕厥的患者（这时候不知道其心源性晕厥是由于快速性心律失常还是缓慢性心律失常所致，这会限制对于 β 受体阻滞剂的使用），如果其冠脉造影示左前降支严重病变，而左前降支所支配范围是左室前壁，那么高度考虑其晕厥是由于快速性心律失常所致，那么就要积极使用 β 受体阻滞剂。

新旧血压单位换算

方法一：血压 mmHg，加倍再加倍，除 3 再除 10，即得 kPa 值。

例如：收缩压 120mmHg 加倍为 240，再加倍为 480，除以 3 得 160，再除以 10，即 16kPa；反之，血压 kPa 乘 10 再乘 3，减半再减半，可得 mmHg 值。

方法二：还有更简单——题目中若给出 kPa 值，乘以 7.5

即可；反之，除以 7.5 就 OK 了。

正常血压呈勺型

夜比白低十二十（10% ~ 20%），非勺夜低小于十（10%）。深勺夜低大二十（20%），反勺血压夜反增。

【注解】 正常血压呈勺型，夜间血压比白天降低 10% ~ 20%；非勺型血压（夜间血压下降 < 10%）、深勺型血压（夜间血压下降 > 20%）和反勺型血压（夜间血压不降反增）等为异常血压节律模式。

夜间一二七（127），平均又加十，白天再加五。

【注解】 24 小时动态血压诊断及治疗目标：夜间血压为 < 120/70mmHg，24 小时平均血压 < 130/80mmHg，白天日间血压 < 135/85mmHg。

肠溶阿司匹林使用指征

10 年内血栓疾病的高风险，66773 高 4（吸）个败（白）家子。

【注解】 66—男性 40 岁 +2 个危险因素或 50 岁 +1 个危险因素；77—女性 50 岁 +2 个危险因素或 60 岁 +1 个危险因素；3 高—高血脂、高血压、高血糖；4—吸的谐音（吸烟）；败—白的谐音（白蛋白尿）；家—家族史。

危险因素

老年吸烟家心史，缺乏活动肥胖脂；
左室肥厚靶器准，颈膜增厚肾功损；
并发糖心脑，肾外视膜糟。

【注解】 年龄 > 55 岁，早发心血管病家族史，吸烟，缺乏（少）体力活动，肥胖，血脂异常；靶器官受损：左心室肥厚，颈动脉内膜增厚，肾功能受损；并存疾患：脑血管病，心脏疾病，肾脏疾病，外周血管疾病，视网膜病变，糖尿病。

高血压分级危险分层记忆口诀

468，9111；血压分级要记牢；

10，21，3311；危险分层做指导；

55 家族烟动少；腹型肥胖血脂高；

左室颈动膜增厚；肾脏受累惹烦恼；

脑心肾外血管绕；视网膜病血糖超；

危险因素计六个；器官疾病共九条。

【注解】

血压分级：468，9111—收缩压大于 140、160、180mmHg，舒张压大于 90、100、110mmHg 分别为血压的 1、2、3 级。

危险分层：10，21，3311—低危：1 级高血压 +0 个危险因素；中危：2 级高血压 +1 个危险因素以上；高危：3 级高血压或 ≥3 个危险因素或 1 个靶器官损伤或 1 个并存疾病。

危险因素：年龄 >55 岁，早发心血管病家族史，吸烟，缺乏（少）体力活动，肥胖，血脂异常。

靶器官受损：左心室肥厚，颈动脉内膜增厚，肾功能受损。

并存疾患：脑血管病，心脏疾病，肾脏疾病，外周血管疾病，视网膜病变，糖尿病。

抗高血压药

高血压降压药物禁忌

酶尿不用孕，倍阻不能肺，尿倍不糖尿，心衰不钙杯。

【注解】

ACEI 影响胎儿发育，利尿减少血容量，不用于孕妇。

β 受体阻滞剂可引起支气管收缩，不用于哮喘及 COPD。

噻嗪类利尿剂及 β 受体阻滞剂不用于糖尿病，前者干扰糖耐量，后者可掩盖低血糖症状。

钙离子及 β 受体阻滞剂不能用于心衰，会使心衰加重。

心力衰竭诊疗记忆口诀

心力衰竭的诱因

感染紊乱心失常，过劳剧变负担重。

贫血甲亢肺栓塞，治疗不当也心衰。

一个口诀用来记忆心衰的诱因

实际上我每碰到心衰加重的时候，我都过一遍，也避免了好几次漏诊。"HEART FAILS"

【注解】

H—hypertension 高血压

E—endocarditis 心内膜炎

A—arrhythmia 心律失常（极快或极慢）

R—rheumatic fever 风湿热活动

T—thyrotoxicosis 甲状腺毒症

F—failure to adhere to doctor's orders 不遵医嘱（限盐、按时服药等）

A—anemia 贫血

I—infection 感染性疾病（肺部感染等）

L—lung trouble 肺栓塞等

S—silent ischemia 无症状性心肌缺血

右心衰的体征

三水两大及其他。

【注解】　三水—水肿、胸腔积液、腹水；两大—肝肿大和压痛、颈静脉充盈或怒张；其他—右心奔马律、收缩期吹风性杂音、发绀。

心源性水肿和肾源性水肿的鉴别
心足肾眼颜，肾快心源慢。
心坚少移动，软移是肾源。
蛋白血管尿，肾高眼底变。
心肝大杂音，静压往高变。

【注解】　第一句是开始部位，第二句是发展速度，三四句是水肿性质，后四句是伴随症状。"肾高"的"高"指高血压，"心肝大"指心大和肝大。

心衰 NYHA 分级
Ⅰ级功能虽不全，活动不受限；
Ⅱ级休息无症状，活动可出现；
Ⅲ级活动很受限，小动即出现；
Ⅳ级休息也心衰，活动更加重。

急性肺水肿治疗口诀
坐起来打三针（吗啡、呋塞米、氨茶碱）。

左心衰治疗
端坐位，腿下垂，强心利尿打吗啡，血管扩张氨茶碱，激素结扎来放血激素，镇静，吸氧。

洋地黄机制
洋地黄抑制钠钾泵，心肌收缩有保障。
洋地黄抑制心传导，房室交界被骚扰。
兴奋迷走相当酷，对抗反射心动速。
充血心衰伴房颤，首选洋黄最规范。

洋地黄类药物的禁忌证

肥厚梗阻二尖窄，急性心梗伴心衰；

二度高度房室阻，预激病窦不应该；

（10）慢性心衰患者 CRT（心脏再同步治疗）I 类适应证

1234 斗（窦）35

【注解】

12：QRS 波宽超过 120ms；34：心功能 3~4 级；斗：（窦性心律）；35：左室射血分数≤35%。

如何用 NT- proBNP 诊断心衰？

急性心衰：不到三十五（小于 345），我妻就要发（57918）。

【注解】 急性心衰（急性呼吸困难鉴别）≤300 排除心衰；小于 50 岁者，≥450 心衰可能性大；50~70 岁者，≥900 心衰可能性大；大于 70 岁者，≥1800 心衰可能性大。

慢性心衰：死爱你（420）

【注解】 慢性心衰 NT- proBNP≤400 排除心衰；≥400 且≤2000 可能心衰；≥2000 心衰可能性大。

心功能分级

N 分级："1 不 2 轻 3 明显，4 级休息也困难"；

K 分级："1 无 2 啰半，3 肿 4 休克"。

【注解】

急性心肌梗死——快（K）速抢救——K 分级；无（No）急性心肌梗死——用 N 分级。

美国纽约心脏病学会（NYHA）1928 年心功能分级：

Ⅰ级：心脏病患者活动量不受限制，平时一般活动不引起疲乏、心悸、呼吸困难或心绞痛。

Ⅱ级：心脏病患者的体力活动受到轻度的限制，休息时无自觉症状，但平时一般活动下可出现疲乏、心悸、呼吸困难或心绞痛。

Ⅲ级：心脏病患者体力活动明显限制，小于平时一般活动即引起上述的症状。

Ⅳ级：心脏病患者不能从事任何体力活动。休息状态下也出现心衰的症状，体力活动后加重。

Killip 分级只适用于急性心肌梗死的心力衰竭（泵衰竭）。

Ⅰ级：无心力衰竭征象，但 PCWP（肺毛细血管楔压）可升高，病死率 0~5%。

Ⅱ级：轻至中度心力衰竭，肺啰音出现范围小于两肺野的 50%（半），可出现第三心音、奔马律、持续性窦性心动过速或其他心律失常，静脉压升高，有肺淤血的 X 线表现，病死率 10%~20%。

Ⅲ级：重度心力衰竭，肺啰音出现范围大于两肺的 50%，可出现急性肺水肿，病死率 35%~40%。

Ⅳ级：出现心源性休克，血压 <90mmHg，尿少于每小时 20ml，皮肤湿冷，呼吸加速，脉率大于 100 次/分，病死率 85%~95%。

Ⅴ级：出现心源性休克及急性肺水肿，病死率极高。

硝酸甘油的使用
舌下含服取坐位，既能预防也应急。
剂量过大有征兆，头痛心悸血压低。
三片无效有问题，急性心梗要考虑。
随身携带防不测，药物失效及时替。

心律失常诊疗记忆口诀

阵发性室上性心动过速的治疗
刺迷胆碱洋地黄，升压电复抗失常（"刺迷"为刺激迷走神经）。

预激伴房颤

小心上西天，快请普鲁一步安，最怕黄维背竹竿。

【注解】

（1）预激伴房颤处理不当死人不止一次了，都按医疗事故处理赔了钱，这里先不说识别心电图，只说治疗，治疗上可用普鲁卡因胺，还有依布利特、胺碘酮。"一步"是依布利特，"安"是胺碘酮。

（2）禁用洋地黄、维拉帕米、β受体阻滞剂，也不能用腺苷。"黄"是洋地黄，"维"是维拉帕米，黄维是淮海战役国民党司令，"背竹"是β受体阻滞剂，"竿"是腺苷、ATP（三磷酸腺苷），这些药物抑制了房室结的传导，心房激动经房室结前传受到抑制后可使其经房室旁路前传加快，致心室率明显加快。洋地黄、腺苷缩短了旁道的不应期，加速旁道的前传，引发室颤致人死亡。

房颤

上联：65 性别是老大

下联：75 血栓是老二

横批：皇帝兄弟（糖高充）

【注解】

房颤卒中风险评估（CHA2DS2VSc）评分危险因素：

年龄（65~74）、性别（女性）是 1 分（老大）；

年龄（≥75）、脑血栓是 2 分（老二）；

皇帝（唐高宗）兄弟是糖高充（谐音）：糖尿病、高血压、充血性心衰各 1 分。

房颤抗凝出血危险评估（HAS-BLED 评分）危险因素

上联：药酒入肝肾出血；

下联：卒中致血压波动；

横批：老年人房颤。

【注解】 药物、嗜酒、肝肾功能异常、出血、卒中、高血压、INR 波动、老年（>65 岁）。

房颤抗凝治疗

234，123。

【注解】

234：如果房颤超过 48 小时（2 天），转复窦性心律一定要先抗凝 3 周、转复窦性心律以后再抗凝 4 周。

123：抗凝选法华林、华法林 INR 值 123（INR 正常时 1，但房颤要维持在 2~3）。

胺碘酮的注意事项

房颤复律要抗凝，加了糖水钾间期，

房颤预激防心衰，

低压甲亢窦停缓。

【注解】

房颤时胺碘酮不仅维持心率，更是复律药物，房颤超过 48 小时，容易引起栓塞。胺碘酮记得用糖水配。禁用盐水配，用的时候防止低钾血症及长 QT 间期。房颤合并预激综合征慎用，心衰时静脉注射可使原有心衰加重，低血压甲亢、病窦综合征时均慎用或者禁用。

对于预激合并房颤，为什么洋地黄、β 受体阻滞剂或维拉帕米禁忌使用？

机制正如丁香园某战友举个例子：我打慢拳（房室结），泰森打快拳（预激旁路），两个人一起揍你，但是有个前提我打你的时候泰森就不能打你，反之亦然，这个时候如果你还用药把我阻滞，那泰森出拳的机会就更多，你就会被打成猪头。

瓣膜病、先心病及心肌病诊疗记忆口诀

二尖瓣狭窄

症状：吸血咳嘶（呼吸困难、咯血、咳嗽、声嘶）。

并发症：房颤有血栓，水肿右室衰，内膜感染少，肺部感染多。

主动脉瓣狭窄

症状：难、痛、晕（呼吸困难，心绞痛，晕厥或晕厥先兆）。

并发症：失常猝死心衰竭、内膜血栓胃出血。

二尖瓣狭窄

二哥是大侠，还吃梨（二—二尖瓣狭窄，哥—格氏杂音，梨—梨形心）

主动脉关闭不全

主人伤风感冒很多天，没有退烧，终于得了一个慢性主动脉关闭不全。

慢性主动脉关闭不全病因：主—主动脉瓣二瓣化，风—风湿性心脏病，退—退行性瓣叶钙化，心—感染性心内膜炎；奥不全知—主动脉关闭不全—Austin-Flint 杂音。

法洛四联症歌诀

肺动脉窄，主动脉跨，

膜部缺损，右心室大。

心肌病分类

吃饭限制了，就不再肥了，身体也不扩张了，导致心律失常也好了（女人减肥）。

【注解】　限制——限制型心肌病，肥——肥厚型心肌病，扩张——扩张型心肌病，致心律失常型心肌病。

扩张型心肌病

一大二薄三弱四小。

【注解】　一大：心腔变大，主要为左室；二薄：室壁变薄；三弱：运动幅度减弱；四小：射血分数（EF）减小。

风心之最

最重要的体征是杂音，最根本的治疗是手术；

最常见的并发症是心衰，

最有意义的检查是心超；

最常累及的瓣膜是二尖瓣，

最常见的心律失常是房颤。

其他

单纯二窄禁地黄；二窄左衰用硝甘。

主狭不宜用 AB；扩心治疗 AB 安。

肥厚心肌就 BC；梗阻不宜用硝甘。

【注解】

（1）单纯风心、二窄禁用洋地黄，但合并快速性房颤可用洋地黄，二窄、左心衰可用硝甘扩张静脉，减轻心脏前负荷为主，不宜使用扩张小动脉，扩张血管后负荷的血管扩张药。

（2）主动脉狭窄不宜使用 ACEI（A）及 β 受体阻滞剂（B）；而扩张性心肌病治疗主要用 ACEI、β 受体阻滞剂及螺内酯。

（3）肥厚型心肌病治疗用 β 受体阻滞剂及钙受体阻滞剂（C）减轻左心室流出道梗阻，且肥厚型心肌病梗阻时不宜用硝酸甘油（因其减轻心脏前负荷，加重流出道梗阻）。

主动脉狭窄手术绝对适应证

是司令小姨（子）气我。

【注解】 是—射血流速＞4；司令—平均压差＞40；小姨—瓣口面积＜1；气我—峰压差＞75。

主动脉狭窄手术绝对适应证

重度狭窄心超指标。

【注解】 射血流速＞4、平均压差＞40、瓣口面积＜1、峰压差＞75。

肥厚型心肌病 ECG

QQ 在侧下，4、5 倒着走。

【注解】 Q 波（深而不宽）在侧（Ⅰ、AVL），下（Ⅱ、Ⅲ、aVF）可见。V_4、V_5 可见 T 波倒置。

其他诊疗记忆口诀

心脏出入口记忆

四入左房三入右，左侧右侧房室口；
主肺动脉口连室，引导血液定向流。

写现病史

发病情况急与缓，发病时间长与短。
症状部位及性质，严重程度与时间。
加重缓解之因素，病因诱因需问全。
伴随症状莫忽视，病情发展与演变。
诊断治疗之经过，发病过程之一般。
精神体力之状态，饮食睡眠大小便。

既往史有（这是记得某个书上的）
既往身体状况，曾患疾病地方。
手术外伤过敏，传染病及预防。
时间顺序描述，相关疾病问详。

心脏 X 线片
左前斜位：上房下室，左右各半。
右前斜位：前室后房，交叉相对。

心肌炎（科萨奇 B 组病毒）
两菌、两体、两虫。
（感染性因素：细菌、真菌，螺旋体、立克次体，原虫、蠕虫）

超声心动图
A 峰：爱玩，睡得比较晚，出现于舒张晚期，代表"舒张晚期心室充盈最大值"；E 峰代表"舒张早起心室充盈最大值"。

人工瓣膜心内膜炎致病菌
早期：表皮葡萄球菌。
晚期：链球菌。
记忆：早晨铺床，晚上锻炼。

亚急性心内膜炎好发于
先心病，如主动脉缩窄（不是主动脉狭窄），动脉导管未闭，室间隔缺损，法洛四联征。
记忆：主动实践法律。

4   心内科大查房经典一句话

冠心病

（1）急性心肌梗死患者，心电图检查 ST 段持续抬高不下降，要考虑合并"室壁瘤"的可能。

（2）单支病变心绞痛发作时每个人痛的部位可能不一样，但就一个人来说，每次发作时痛的部位是固定的。

（3）时间就是心肌，但溶栓前一定要除外主动脉夹层，尤其是心电图表现为下壁心肌梗死时，原因就不说了。

（4）不稳定型心绞痛 3 个机制：斑块破裂，狭窄加重，冠脉痉挛。

（5）AMI 三关：休克、心衰、骤停。

头 24~48 小时为休克期，补液量应稍大点，可达 1500ml。

休克期过后易心衰，严格限液小于 1000ml。

起病后室颤危险性均高，需绝对卧床，镇静镇痛，防止诱发室颤，还要补充钾镁消除诱因。

（6）右室心梗以补液为主，左室心梗谨慎补液。

（7）劳累性心绞痛会想到什么，一定是冠心病吗？这时查体很重要。

如果有杂音会是什么病呢？主动脉瓣狭窄，肥厚型心肌病会不会是呢？

（8）胸痛时间 >30 分钟，心电图新出现左束支传导阻滞，高度提示急性心梗。

（9）隐匿性冠心病：心电缺血无症状，年龄应在 40 上，高压高脂糖尿病，三项之中有两项。

（10）主任查房说："心肌梗死 2 个月后 ST 段抬高持续存在，提示室壁瘤的存在。"

（11）下壁心梗看右室：下壁心肌梗死一定要看有没有合并右室。

墓碑样改变，几乎必死无疑：ST 段抬高达到 R 波顶点，死亡率100%。

胸痛心电图没有动态改变，一定要想到主动脉夹层，

主动脉夹层可以出现任何症状。

宽 QRS 波鉴别不清楚，就按室速处理。

右室梗死一过性，低 CVP。

（12）心绞痛不仅只是痛，其"痛"的性质其实包含着憋、闷、喘、痛等4种不同性质的症状。

（13）急性下壁心肌梗死有时可以根据相应的导联改变而做出最早期的诊断。而易被忽略的 aVL 导联对诊断特别有帮助。下壁导联由于探查电极距心脏远，电压较低，当发生心肌梗死时，ST 段抬高的幅度远不如前壁心肌梗死时明显。特别是超早期心肌梗死时，往往表现为"拉直的 ST 段"，而 ST 段抬高不明显，此时 aVL 导联常有较明显的 ST 段压低。如果意识不到这一点，就可能会漏诊心肌梗死引起灾难性后果。

（14）ST 段抬高的是溶栓（红色血栓），ST 段压低的是抗栓（白色血栓）。

（15）急性心肌梗死有5%～10%的患者以晕厥为早期表现，这种情况常发生于下壁心肌梗死中，其机制主要是 Bezold-Jarisch 反射的激活。

（16）ACS 患者急诊入院，值班医师没有用抗凝药，次日主任查房说："没有血栓，就没有心血管事件，静脉血栓抗凝，动脉血栓抗血小板，ACS 要双管齐下！"

（17）ACS 治疗的"四菜一汤"

四菜：阿司匹林、氯吡格雷；

β 受体阻滞剂；

ACEI；

他汀类药物。

一汤：低分子肝素。

（18）硝酸甘油能缓解的胸痛不都是心绞痛，部分食管原性胸痛也能缓解（食管失迟缓症，弥漫性食管痉挛等）。

（19）心肌梗死的五种并发症

乳头肌功能失调或断裂；

心脏破裂；

血栓栓塞；

心室壁瘤；

心肌梗死后综合证。

记忆法：头破血流（瘤）后

（20）心肌梗死后心肌室壁瘤，就像"自行车被磨薄的内胎"，一打气，薄的地方就会突出来。

（21）稳定型斑块是一种脂核小，纤维帽厚，没有活跃的炎症细胞的稳定斑块，就像附着在血管壁上的"皮厚馅少的包子"，不容易破，就不会有血小板黏附激活聚集，就很少有血栓事件发生。

（22）不稳定的血管斑块，就像"皮薄馅大的饺子"，很容易破；稳定的斑块则是"皮厚馅少"的包子，虽然不容易破，但会慢慢堵死血管。

（23）时间就是生命，时间就是心肌——AMI后冠脉再通需争分夺秒！

（24）急性心肌梗死抗凝前一定要除外主动脉夹层。

（25）年轻人讲心要想到胃，老年人讲胃要想到心。

（26）前胸部不适，都要想到心肌梗死，特别是老年患者，常规做个心电图非常必要：上——牙痛、咽痛、恶心、呕吐，下——腹部不适，左右——肩部、胳膊不适，前后——肋部不适。

（27）冠心病有6条防线，一防发病，二防事件，三防后果，四防复发，五防心衰及再发心梗，六防心理情绪异常。

（28）回旋更喜脊柱，前降常走向心尖；前降有如一把梳子帮你区分回旋。

【注解】 在阅读冠脉影像和图片时，无论什么体位离脊柱近的就是回旋，走向心尖的常常是前降支，前降支发出数条间隔支，就像一把梳子样，不仅有助于区分回旋和前降支，还有助于区分前降支和其发出的对角支。

（29）急性胸痛考虑急性下壁心肌梗死患者，一定要加做右胸前导联，因为 V_{3r}- V_{5r} 诊断右室梗死敏感性特异性均高，但是持续时间短，很多时间只能在急诊室心电图中出现。

（30）若一患者用一根手指指出他"心绞痛"的位置，那么这肯定不是心绞痛。

（31）冠状动脉左主干狭窄心电图特征：6＋2 现象。

【注解】 左主干急性闭塞病变常常表现为非 ST 段抬高型急性冠脉综合征，可以完全闭塞或严重狭窄，其心电图特征是广泛导联的 ST 段压低＞0.1mV 及 T 波倒置，包括Ⅰ、Ⅱ、Ⅲ和 aVF 导联及 $V_2 \sim V_6$ 导联，其中 $V_4 \sim V_6$ 导联改变最明显，而 V_1 和 aVR 导联 ST 段抬高，而且 aVR 导联的 ST 段抬高振幅大于 V_1 导联。心电图学专家把这种心电图表现称为"6＋2 现象"，即广泛导联中至少有 6 个导联的 ST 段压低和 2 个导联的ST 段抬高。

高血压

（1）高血压患者的治疗，一定要遵循"一表两方"，即提倡患者自测血压（一表），药方及健康教育处方（两方）。

（2）教育高血压患者：宁可少吃一餐饭，不可少吃一次药。

（3）继发性高血压速记："两肾原醛嗜铬瘤"，皮质动脉和妊娠期高血压疾病。前一句是指肾血管、肾实质、原发性醛固酮增多症、嗜铬细胞瘤；后一句是指皮质醇增多症、主动脉缩窄、妊娠期高血压疾病。

（4）嗜铬细胞瘤单用 β 受体阻滞剂降压会使血压越降越高。

原因：血管上有 α、β 受体，当 β 受体被阻断后，会使 α 受体密度相对增加。

（5）高血压治疗药物

第一组：A（ACEI，ARB），B（β 受体阻滞剂）。

第二组：C（Ca 拮抗剂），D（利尿剂）。

联用原则：组间联合，组内不联合（除老年人 C＋D）。

（6）怀疑心梗的患者，来了后一定要量双上肢血压，如果双上肢血压相差太大，就应怀疑主动脉夹层了。

心力衰竭

（1）急性左心衰救治要点：端坐位，腿下垂，强心，利尿，打吗啡。

（2）治疗慢性心力衰竭的 3＋X＋TWO。

【注解】 3 代表利尿、强心、扩血管，X 代表争对心力衰竭的诱因进行治疗，TWO 代表 β 受体阻滞剂和 ACEI 两大类药。

（3）洋地黄类适应证：中重心衰房颤忙。

【注解】 适用于中重度收缩性心力衰竭，对房颤伴快心室率者佳。

（4）洋地黄类禁忌证：预激房颤阻滞张，急性心梗一天内。

【注解】 预激综合征，二度以上房室传导阻滞，舒张性心衰如肥厚型心肌病，急性心肌梗死 24 小时内。

（5）急性左心衰原则：镇静吸氧氨茶碱，强心利尿扩血管。

（6）CRT 置入指征，我总结为"12345"。

【注解】 12 是指 QRS 宽度超过 120ms，34 是指心功能 3～4 级，35 是指射血分数 <35%，外加一个窦性心律。

（7）高排出量心衰见于：动静脉瘘、维生素 B_1 缺乏症（脚气病）、贫血、甲亢、妊娠。

记忆：动脚评价人。

（8）不要一看见桶状胸的患者气促就诊断 COPD 并感染，一定要先排除是否是肺部感染诱发的急性左心衰。

（9）套着缰绳拉重车的小毛驴，一旦松开缰绳，它就会撒欢地跑。

主任查房：针对 β 受体阻滞剂的突然停药对心脏的影响。

（10）ACEI、β 受体阻滞剂和醛固酮受体拮抗剂是慢性充血性心力衰竭治疗的三大基石。

（11）对于治疗急性左心衰，应用强心利尿扩血管药物的顺序：

如同一匹载着一车石头的疲惫不堪的马，你应该先卸下石头（利尿），让他再歇一歇（扩血管），歇歇以后再给它一鞭（强心），则马能渡过难关。

而你如果不先卸下石头（利尿），让他再歇一歇（扩血管），而是直接上来就给它几鞭，马肯定要被累死的。

（12）左心衰症状为主，右心衰体征为主

左心衰：如呼吸困难，咳嗽、咳痰、咯血，疲倦、头晕、心慌，但是肺部啰音例外。

右心衰：如下肢水肿、肝肿大、颈静脉怒张等。

（13）对于急性左心衰竭的治疗可以形象地解释为：端坐位、腿下垂，尿尿、强心、打吗啡！

（14）阜外某教授讲课经典语录：

急性心力衰竭的治疗原则：

"去水"是基础，不"去水"不可能治好心衰；

"去负荷"是关键，不"去负荷"难以使病情稳定；

"去神经内分泌因子"最重要，否则预后好不了；

"强心"为次要，特殊情况（AF、MS）下应用有特效；

"非药物治疗"不可少，难治性心衰时显特效。

（15）心衰治疗一开始就要关注电解质，而不是紊乱了以后才做，难度就会增加不少啊。要解决好患者一般问题，如睡眠、便秘、排尿不畅。这些问题可能就是诱发一些疾病加重的原因。

（16）外科大夫是：千金难买一屁——肠子通着呢。

心内科大夫是：万元难得一尿——心衰患者尿了意味着你就能安然睡觉了；休克的尿了，液补足了，循环血量够了！

（17）左心衰（咳痰喘咯，晕慌疲乏，少尿伤肾，二亢啰音及舒奔）。

【注解】 咳嗽咳痰憋喘咯血，头晕心慌疲倦乏力，少尿肾损伤，P2 亢进，肺部啰音和舒张期奔马律。

（18）左衰肺，右衰肝。

【注解】 左心衰竭时因为心脏泵血功能下降，从而导致回到左心的血液淤积在肺血管里，肺部的通气和血流比值下降，从而刺激呼吸中枢加强呼吸，产生累的感觉；而右心衰竭的时候由于回到右心的血液淤积在体循环里，出现体循环淤血，肝脏是体循环里面血液较丰富的器官，所以就用肝脏指代体循环了。

（19）ACEI、β 受体阻滞剂和醛固酮受体拮抗剂是慢性充血性心力衰竭治疗的 3 大基石。

（20）心衰就好比水涝，肺中发生涝灾，就是左心衰。当涝灾发生在除肺以外的部位就是右心衰。

（21）服用地高辛患者出现黄绿视、心律失常一定查地高辛血药浓度,警惕地高辛中毒。

(22) 急性左心衰出现满肺哮喘音与支气管哮喘鉴别最有意义的是前者有心尖区舒张期奔马律。

(23) 急性左心衰三特点:粉红色泡沫痰、重度呼吸困难、满布啰音。

(24) 有心脏病史的患者出现呼吸困难,不要总认为是心衰发作或加重,必要时应请呼吸科、耳鼻喉科会诊以排除其他问题。

心电图及心律失常一句话

(1) 手拿心电图,先扫心律齐不齐,再查心率快不快。

(2) 遇着不明原因晕厥者,心电图上快把 3 波找:Brugada 波、明显的 J 波、Epsilon 波,有则提示晕厥为心源性。

(3) 逸搏长周期后出现的异位搏动有三种:

A:房性逸搏,长周期后出现的形态变异的 P 波 PR 间期大于 0.12 秒。

B:交界性逸搏,长周期后出现的正常形态 QRS 多无 P 有 P 者 PR 间期小于 0.12 秒。

C:室性逸搏,显著延长的长周期后出现宽大畸形 QRS 前无 P。

(4) 并行心律同导联期前收缩形态相同,联律间期不等长,传出周期是短传出周期的倍数。

(5) 预激 PR 间期短,QRS 波起始处有预激波。

(6) 电解质紊乱和药物对心电图的影响:

低钾:U 波幅度大于 0.3mV 或 U 波幅度高于 T 波。

高钾:T 波高尖基底部狭窄。

洋地黄作用:ST 呈鱼钩样下移(以 R 波为主的导联)。

(7) 差异传导宽大畸形的 QRS 提前出现前有相关 P 波 P 落入生理不应期。

（8）房速发作中能见到明确的房性 P 波，PR 间期大于 0.12 秒。

（9）室速：QRS 宽大畸形，心室律基本规则，发作起始为室早，发作中无相关房性 P 波。

（10）QRS 波变宽的两种可能：室性心律失常和室内差异传导。

（11）左后分支阻滞是电轴右偏，Ⅰ 导联 S 增深，Ⅱ、Ⅲ、F 到了呈 qR 波形。

（12）PR 间期正常不代表房室传导一定正常。

（13）说一个很形象的，一度房室阻滞就像小两口关系变差，说话间隔逐渐变长（PR 间期延长），二度就像关系更恶化，一方时而就不回家了（QRS 脱落），三度就是离婚了，各过各的（房跳房，室跳室）。

（14）初学者心电导联判断高电压标准：从右向左顺时针转逐步增加右手上举（aVR）>0.5mV，左手上举（aVL）>1.2mV，左手水平（Ⅰ）>1.5mV，左手下垂（aVF）>2.0mV。

（15）对于 RBBB 型图形，鉴别 VT 和 SVT 伴差传主要是波形分析；对于 LBBB 型图形，鉴别 VT 和 SVT 伴差传主要是时间分析。

瓣膜病先心病心肌病

（1）狭窄降前负荷，关闭不全降后负荷。

（2）左室是压力器官，不怕压力怕容量，右室是容量器官，不怕容量怕压力，如室间隔缺损首先引起左室扩大（不是右室）。

（3）扩张型心肌病"一大二薄三小四弱"：大（心脏扩大）薄（室壁薄）小（瓣膜相对小，多有瓣膜反流）弱（室壁运动减弱）。

（4）扩心治疗三剑客：ACEI、β 受体阻滞剂、螺内酯。

（5）二尖瓣狭窄有开瓣音提示瓣膜弹性好，首选二尖瓣狭窄分离术。

心音杂音

（1）心脏听诊时，嘱患者做 Valsalva 动作，几乎能使所有心脏杂音减弱，但却能导致肥厚型心肌病和二尖瓣脱垂的杂音增强。

（2）二尖瓣关闭不全杂音：后瓣向前传，前瓣向后传。

（3）形容二尖瓣狭窄时的开瓣音，"弹性好的瓣膜就像赶车的马鞭"。马鞭的弹性很好，用力挥出去，然后再使劲回拉时就会出现很大的响声。

其他

（1）鱼精蛋白的使用就像卤水点豆腐（拮抗肝素所致的出血）。

（2）不易解释的突发呼吸困难患者出现右束支传导阻滞伴窦性心动过速，提示急性肺栓塞。

（3）他汀降胆，贝特降甘！

（4）QRS 低电压伴有颈静脉充盈及脉压变窄，提示心脏压塞！

（5）休克的治疗原则

上联：扩容纠酸疏血管；

下联：强心利尿抗感染；

横批：激素。

（6）出现奇脉除了想到心脏压塞，还要想到慢性阻塞性肺疾病、右室梗死及肺栓塞。

（7）"当你给一个患者诊断是某种病时，先要想想假如不是这个病，还会是什么病？"这是内科学主编之一陆再英教授查房一再教导我的。

（8）不带手表（有秒针的手表）的心内科医师是不严谨的。

（9）王津生老师总结：心脏骤停报警——被动体位，背抱抬推溜到抽。

（10）心内科医生会诊时要自己量血压、测脉搏、听心音，不能太相信心电监护或其他科测的数据，否则简单事就会搞复杂。

（11）"你的一时没想到，会变成患者的永远醒不来"——病史一定要详尽（可能要用硝酸异山梨酯的患者千万别忘了青光眼，可能要用激素的患者别忘了传染性肝炎，这是进科实习时师兄给我上的第一课）。

（12）心率很慢或很快的患者要常规检查"甲功"，以排除甲状腺功能异常。

（13）老师说：刚入院的患者不要考虑功能性疾病，这样可能会忽视这个患者的。

老师又说：不管什么患者要作为一个整体来看，而不是只管心内问题。

（14）水往低处流——故肺循环易淤血，左心衰致肺水肿。

（15）嗜铬细胞瘤的特点：有 9 个 10% 个特点：10% 为双侧，10% 为恶性，10% 为肾上腺外，10% 多发于儿童，10% 为家族性，10% 为复发性，10% 为多发其他内分泌肿瘤相关疾病，10% 卒中复发，10% 其他疾病。

（16）下肢静脉血栓形成，病在脚上险在肺和脑。

（17）病毒性心肌炎病因：萨（科萨奇病毒）马兰奇到埃（埃可病毒）及风（风疹病毒）流（流感病毒）。

（18）不典型的主动脉夹层表现：一是血压低，CT 检查常发现心包积血才发现主动脉夹层破入心包；二是以双下肢突然瘫痪就诊，因为夹层影响脊髓动脉供血所致。

（19）突发辗转不安伴心率血压变化（升高或降低），背部不适应首先考虑主动脉夹层。

（20）主动脉夹层患者可没有明显胸背痛，表现为腹痛，脏器缺血引起。

（21）PCI 术后患者下床活动时突然出现胸闷气短伴全身大汗，血压下降等情况，千万不要忘了考虑肺梗死。

（22）如果一个胸痛患者出现"休克样表现"伴有血压升高，那么诊断应该是主动脉夹层。

介入心脏病学的经典话语

（1）心脏介入要见好就收，降低了患者的风险也就是降低了自己的风险。

（2）冠脉造影牢记三点：无阻力原则、导丝在前原则、实时心电压力监测。

（3）PCI 不要只盯着管腔，管壁的斑块、血流、压差才是治疗的重点。

（4）血栓最好的溶栓剂是通畅的血流。

（5）出色的电生理医生惯于在抽象中挖掘直观，善于用时间定位空间，敢于把二维看成三维，能够把影像看作实体——修炼四重奏。

（6）临时起搏器电极安放：如果你不知道放哪里，那就向心尖去吧，越深越好。

（7）无血栓，无事件。

（8）射频消融：不求完美，但求无悔。对 PSVT 的消融，达到消融成功的标准就可，多消融 5 秒造成不能恢复的房室传导阻滞，真是后悔来不及，复发可再消融。

（9）介入医生有三怕，怕软怕硬，还怕甜。

（10）介入治疗不是治冠脉狭窄，治的是心肌缺血。

【注解】 在评估患者是否需要支架治疗前，需明确其是否有心肌缺血，不是所有的狭窄都需要治疗。

（吴建民　张　铭　张大亮）

参考文献

1. 张铭，刘光辉，易忠. 内科疑难病例讨论-循环分册. 北京：人民卫生出版社，2010.
2. 李占全，金元哲. 冠状动脉造影与临床. 第 3 版. 沈阳：辽宁科学技术出版社，2012.
3. 陈新. 黄宛 临床心电图学. 第 6 版. 北京：人民卫生出版社，2009.
4. 佛斯特. 赫斯特心脏病学. 胡大一，孙静平，译. 第 11 版. 北京：人民军医出版社，2008.
5. 刘光辉，张铭. 心血管医生日记与点评. 北京：人民军医出版社，2010.
6. 中华医学会心血管病学分会，中华心血管病杂志编辑委员会. 急性 ST 段抬高型心肌梗死诊断和治疗指南. 中华心血管病杂志，2015，43（5）：380-393.
7. 中华医学会心血管病学分会，中华医学会检验医学分会. 高敏感方法检测心肌肌钙蛋白临床应用中国专家共识（2014）. 中华内科杂志，2015，54（10）：899-904.
8. 凌凤东，林奇，赵根然. 心脏解剖与临床. 北京：北京大学医学出版社，2005.
9. 白人驹，徐克. 医学影像学. 第 8 版. 北京：人民卫生出版社，2013.
10. Douglas LM. Braunwald's Heart Disease：A Textbook of Cardiovascular Medicine. 10th. New York：Saunders，2014.
11. 张澍，黄丛新，黄德嘉. 心电生理及心脏起搏专科医师培训教程. 北京：人民卫生出版社，2007.
12. 马长生，霍勇，方唯一，等. 介入心脏病学. 第 2 版. 北京：人民卫生出版社，2012.

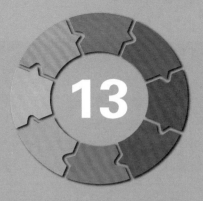

学科交叉误诊
误治见闻录

人体本身就是一个整体，各种疾病的发生、发展都在病理生理机制上有相互交叉之处，因此在临床诊疗上也一定要注重多学科和跨学科的问题。心血管内科常与心血管外科、呼吸内科、内分泌科、消化内科、血液内科、肾内科以及风湿免疫科等多学科有交叉关联。在医学分科越来越细的今天，专科医生多面临有"专而不全"的问题，而在社区和基层医院，许多全科医生则面临"全而不专"的问题。因此，如何成为一个"又全又专"的心血管医生是临床工作中既十分重要又亟需解决的问题。本章节列举一些多学科交叉的案例，希望能够在扩宽年轻医生的临床思维方面起到一个抛砖引玉的作用。"博学而笃志，切问而近思"，心血管内科的内容和许多学科相互交叉，需要我们将广博的医学知识融会贯通，并练就扎实的大内科临床基本功，才能成长为一名出色的心血管科医生。因此，本章从心内科与其他学科交叉问题入手，以福尔摩斯般独特的视角讲述如何抓住临床细节，分享诊治疾病的经验与感受，相信会对大家的临床诊治有所启示和帮助。

1　与呼吸系统疾病交叉问题

临床上有句老话"心肺不分家"，我们经常接诊呼吸困难、胸闷的患者，纠结于支气管哮喘与心力衰竭的鉴别诊断，时常进行头脑风暴，毕竟患者预后取决于正确的诊疗，不可小觑。众所周知，心衰需要进行不同程度的利尿，哮喘或慢性阻塞性肺疾病（慢阻肺）是不主张利尿的，缜密的临床思维需要大量的临床实践与和理论知识的有机结合。当然，在这个小节我们还可以领略到肺栓塞、气胸相关的宝贵诊治经验，不一而足。

老年人胸闷不要忽视肺部疾病

患者，82岁，老年女性，因"胸闷、气促、心悸1周"，在当地诊所输液治疗5天效果不佳。门诊以"胸闷待查（冠心病?）"收住院。入院查体：体温36.5℃，心率98次/分，血压140/90mmHg，呼吸22次/分，神清、唇绀，双肺可闻及干湿啰音，心律不齐，可闻及期前收缩，约3次/分，腹部未见异常，双下肢不肿。心电图提示ST-T普遍压低，胸片提示慢性支气管扩张并发感染。追问病史患者既往曾有痰中带血，量不多。经吸氧、抗感染、解除支气管痉挛、祛痰、雾化吸入、补液等对症处理，患者3天后症状明显好转，1周后出院。

经验教训

作为心内科医生，可能我们往往关注心脏问题，听诊器只听心脏，往往忽略肺，遇到胸闷多想到冠心病，常忽略肺部疾病（如慢性支气管炎、肺气肿和肺部感染等）和血液系统（如贫血等）。因此临床医生在工作中面对患者（尤其是老年患者）时一定要有发散性诊断思维。

（内容来源：丁香园469029753）

肺栓塞症状类似不典型急性心肌梗死

患者，男，35岁，因"腰间盘膨出行三维立体复位后卧床三天，突发胸闷憋气2小时"来诊。无明显胸痛，查心电图示T波高尖（建议增加涉及导联描述），心肌酶普遍升高，胸片无异常，以"急性心梗待除外"收入我科。入院后复查心电图，较前无明显变化，心肌酶继续升高，常规治疗后症状仍不缓解，而且胸闷憋气症状加重。请示上级医师，急请呼吸科会诊，急查血气分析，PaO_2 62mmHg，SpO_2 73%，考虑肺栓塞，紧急溶栓治疗，转诊呼吸科。

经验教训

不典型急性心肌梗死与肺栓塞有时鉴别困难，遇到胸闷、憋气严重的心血管病例考虑要全面，不可忽视其他系统疾患，如肺栓塞、气胸和大气道阻塞等。

（内容来源：丁香园 lukeycardio）

善于抓住临床的蛛丝马迹

女患，65 岁，主诉为"突发胸闷 1 天"。急诊科心电图：窦性心动过速、部分导联 T 波低平。入住 CCU，值班护士立即给予患者吸氧及心电监护（监护：窦性心动过速、心率 120 次/分、呼吸 22 次/分、SpO_2 97%、血压 140/95mmHg），查床边心电图与急诊科无动态改变。病史询问：既往患者有高血压 3 级病史，既往无胸闷病史，入院前 1 天无明显诱因出现持续胸闷不适（主要为心前区），查体：双侧桡动脉及足背动脉对称，无减弱，口唇无发绀，听诊肺部呼吸音清，未闻及干湿啰音，心界不大，律齐，心音有力，未闻及杂音，双下肢无水肿；考虑为急性冠脉综合征可能。突然患者诉吸氧难受拿掉鼻导管，很快发现 SpO_2 降至 80%。突然想到突发胸闷不适，窦性心动过速，仔细分析心电图可见 $S_1Q_{\mathrm{III}}T_{\mathrm{III}}$ 改变，"肺栓塞"！急查血气分析、D-二聚体定量和肺动脉 CTA 证实。

经验教训

　　检查患者时一定移开患者鼻导管，了解未吸氧状态下末梢血氧饱和度情况，才可能了解患者的真实病情，寻找临床疾病的蛛丝马迹。

（内容来源：丁香园 wpcx）

自发性气胸误诊为冠心病

　　患者，男性，56 岁，因"咳嗽咳痰 1 周，活动后气促 1 天"入院，1 周前受凉后出现咳嗽、咳痰，无发热、咯血和胸痛，伴全身乏力，自服"39 感冒灵"无好转，1 天前无明显诱因出现胸痛，为胸骨后钝痛，无压榨感，无放射痛，伴胸闷，逐渐出现活动后气促，呼吸困难，夜间不能平卧，端坐呼吸和全身大汗。既往有肺结核病史二十余年，未正规治疗，一直间断服用"利福平"等药物。入院后查体：体温 37℃，呼吸 30 次/分，心率 128 次/分，血压 150/110mmHg，SpO_2 96%，神清，口唇无发绀，端坐呼吸，双肺呼吸音明显减弱，双肺底可闻及少许哮鸣音，无湿啰音，心界向左侧扩大，律齐，无杂音，颈静脉怒张，肝颈征可疑阳性，双下肢无水肿。心电图提示侧壁心肌梗死可能。入院后诊断考虑：冠心病？治疗上予扩冠和利尿处理，急查心肌酶正常。凌晨突发呼吸困难加重，伴右侧胸痛，SpO_2 降至 50%，行床旁胸片提示自发性气胸，右肺压缩 90%，立即予闭式引流，症状缓解，血氧饱和度恢复。

经验教训

　　值班医生忽视了肺结核 20 余年的病史，未进一步排除肺部疾病；血氧饱和度下降时予无创呼吸机正压通气，亦未对患者肺部疾病引起重视。全面的查体很重要。根据诊断对症用药而病情不能缓解时要考虑诊断是否成立，是否合并其他疾病及并发症。

（内容来源：丁香园 fuheqiu）

气促难以缓解的元凶

　　男性，59 岁，慢性阻塞性肺部疾病病史多年，因"咳嗽、胸闷、气促 5 天，加重半天"，急诊以"急性左心衰"收住入院。询问病史，患者 5 天前受凉后出现咳嗽、气促、胸闷，在当地给予"氨茶碱，青霉素和左氧氟沙星"治疗 4 天未缓解症状，半天前患者胸闷气促加重，不能平卧，端坐呼吸，无发热，无胸痛，即送入我院。查体：心电监护示 SpO_2 92%，血压 146/95mmHg，神志尚清，精神紧张，有些烦躁，张口端坐呼吸，可见三凹征，双肺满布哮鸣音，肺底可闻及湿啰音，心率 110 次/分，律齐，心音偏低，腹部无特殊，双下肢无水肿。考虑：慢性阻塞性肺疾病急性期，心力衰竭？处理：吸氧，呋塞米、多索茶碱和甲泼尼龙静脉注射，同时给予扩血管，抗感染以及特布他林（博利康尼）、异丙托溴铵气雾剂（爱全乐）雾化吸入等处理，但是 1 小时后胸闷气促有所加重并出现吐字不连续。此时我心中很慌，且很疑惑，这么多药用下去怎么一点都不缓解：气胸？双肺呼吸音基本对称，暂不支持；患者气促严重，不宜立即行胸部 X 线检查和心脏彩超，查看血液检验报告提示血常规和电解质均正常，心电图示窦性心动过速。遂找家属谈话，告知患者病情严重，需送入重症监护室救治，可能要上呼吸机。谈完话签好字再看患者时自述气促较前缓解，暂缓去重症监护室，行胸部 CT 检查，CT 报告让我恍然大悟，气促难以缓解的原因是左肺中央型肺癌，左下肺不张，左侧胸腔积液和纵隔淋巴转移。因当时哮鸣音太大，双肺听诊基本对称，故没有及时考虑到肺部肿瘤的问题。

经验教训

对症用药处理而病情仍然不能缓解时要考虑现有诊断是否成立，是否合并其他疾病及并发症，及时完善相关检查。

（内容来源：丁香园感悟 2008）

心悸、胸痛的肾病综合征患者

今天我在急诊室门诊值班，14：00 左右，从门口由其家属搀扶进来一位中年女性患者，手捂胸口，表情痛苦，行走缓慢，慢慢地坐到板凳上。也许是因为近期天气变化的缘故，今天上午我处理了很多"上呼吸道感染"和"急性胃肠炎"的患者。但通过视诊，我意识到这应该不是简单的病症，便立即调整状态，询问病史而知晓。患者为 42 岁女性，以"咳嗽伴心悸、胸痛 3 天"来诊。3 天前患者受凉后出现咳嗽，多呈干咳，伴心悸，活动后加重，病程中逐渐出现胸痛，偶伴后背部不适感，无发热，无晕厥及肢体活动障碍，无腹痛、腹泻及恶心、呕吐。患者自诉以为"普通感冒"，便在家口服"克感敏"等药物，效果欠佳。既往有肾病综合征病史半年余，曾接受糖皮质激素等治疗，目前已自行停药。有高血压病史，平素饮食与运动控制，未进行药物治疗，未注意监测血压水平。无糖尿病和冠心病病史。无手术及外伤史。无药物过敏史。

查体：血压（双上肢）130/70mmHg，神志清，精神萎靡，口唇无发绀，颈静脉无怒张，双肺呼吸音粗糙，未闻及干湿啰音。心率 86 次/分，心律齐，未闻及病理性杂音。腹部柔软，无压痛及反跳痛，肝脾肋下未及。双肾区叩击痛阴性。双下肢轻度水肿。双侧足背动脉搏动减弱。

患者以咳嗽为首发症状，有受凉史，需要考虑呼吸道感染，如急性咽炎、急性支气管炎和社区获得性肺炎等。但患者心悸、胸痛的症状让我警惕，不能定势思维，多考虑一点，才能减少误诊啊！一般对于胸痛的患者，我也养成测量双上肢血压的习惯，前一段时间就是因为发现一位胸痛患者双上肢血压差异较大，最后行胸部增强 CT 提示主动脉夹层，现在想来还心有余悸。胸痛是复杂的症状，需要慎之又慎。

这时患者坐在凳上不住地喊："我后背部疼痛……"，表情更加痛苦。病来如山倒，患者病情变化的时候，就是考验临床医生思维和判断的时刻。重新评估患者病情，我在记录病史等的同时，发现了重要线索。患者既往史中有肾病综合征，未坚持规范化治疗。此次出现双下肢水肿，双侧足背动脉搏动减弱，需要考虑双下肢静脉血栓形成。目前出现胸痛，需警惕肺动脉栓塞。且患者既往有高血压病史，亦不能除外主动脉夹层的可能。患者有高血压、高脂血症的危险因素，亦需考虑冠心病，急性冠脉综合征可能。再次追问病史，患者近期无重体力活动史，查体时气管居中，双肺呼吸音粗糙，无减弱，且双侧对称，不支持自发性气胸。想到此，我便开出了血常规、凝血常规、心肌酶谱和 D-二聚体等指标及心电图。此外，如果确诊肺动脉栓塞或主动脉夹层，需要立即完善胸部增强 CT。患者及家属本来抱着看"感冒"的心态来的，现在要做这么多检查，也意识到问题的严重性，经过解释沟通后，患者同意检查。我将患者送往抢救室并进行交班，抢救室医生给予心电监护，建立静脉通路等处理，并由医生陪同完善胸部 CT 增强。大约 30 分钟后，D-二聚体 1.33mg/L，双下肢血管 B 超提示双下肢静脉血栓形成。肺动脉 CTA 结果显示：双下肺动脉栓塞，左侧胸腔少量积液。诊断明确后转入介入科进一步治疗。

经验教训

（1）该患者以咳嗽、心悸、胸痛为主要症状，最终诊断为肺动脉栓塞。回顾临床经过，虽然匪夷所思，让人感到是个偶然病例，但确是偶然中的必然。患者既往史的重要性在此病例中得到了很好的体现。如《内科学》所言，肾病综合征状态下，由于血液浓缩（有效血容量减少）及高脂血症造成血液黏稠度增加。且由于某些蛋白质从尿中丢失，及肝失代偿性合成蛋白增加，引起机体凝血、抗凝和纤溶系统失衡；加之肾病综合征时血小板功能亢进，应用利尿剂和糖皮质激素等均可进一步加重高凝状态……教科书上的话可谓句句经典，如何将教材的理论知识应用于临床实践，需要我们每天揣摩深究啊。每天将接诊的病例进行反思，存在疑问的地方及时翻看书籍及文献，不失为好方法。在门急诊值班，更需要提高临床思维，与时俱进，多学习各专科内容和指南，多扩充自己的知识储备。

（2）该患者最终明确诊断，取决于当机立断，这一点对于门急诊医生尤其重要。当考虑患者存在诸如肺栓塞，主动脉夹层等危重症可能时，就需要不遗余力地进行排查，才能尽可能减少漏诊。而在完善重大检查如胸部增强 CT 时，接诊医生最好陪同检查，这样可以最快知晓结果，采取治疗措施，减少治疗的时间窗。例如，急性心梗症状发作-球囊扩张时间（symptom-onset-to-balloon，SOTB）和症状发作-进导管室时间（symptom-onset-to-lab，SOTL），这些概念已经深入人心，而对于其他危重症如肺动脉栓塞，亦需要引起广大临床医生的关注和重视。

（3）在门急诊和患者接触的时间比较短，需要快速问诊，但要最大程度地防止误诊。这就需要在问病史，查体及辅助检查时抓住要害，将患者的钱用到刀刃上，不能眉毛胡子一把抓。该患者本来想看"普通感冒"的，起初得知要查这么多的检查，心理上有些接受不了。但经过详细解释后，还是同意检查。

（4）医患沟通是门学问，需要在从医路上认真学习。尤其在门诊，每天接诊的患者比较多，如何简要精辟地沟通，这更需要下苦功夫，多向科室的老师们学习技巧。

（内容来源：丁香园刘光辉）

2　与消化系统疾病交叉问题

当我们遇到腹痛患者时，除了常见所致腹痛的消化系统疾病外，脑海中常常会跳出"急性心梗""主动脉夹层"等心血管疾病，排除致死性疾病首当其冲。没有做不到，就怕想不到，很多疾病只要想到了，就可以通过基本的问病史、体格检查以及相关辅助检查进行明确。腹痛患者做心电图，应该成为常规。一名优秀的临床医生常常需要把某个症状的鉴别诊断"武装到牙齿"，方能了然于胸，以不变应万变。

1 例急性胆囊结石并胆囊炎误诊为急性心肌梗死

曾接诊一例 40 岁的体形偏胖男性患者，北方人，因"突发持续性胸痛半小时"就诊。患者夜间突发胸骨中段压榨样闷痛，呈持续性，伴喘气费力而就急诊入院。既往否认家族性心脏病史。入院时查心电图，示胸前导联稍有抬高，但不是典型的"红旗飘飘"改变，血压正常，心肺及腹部体检未发现显著异常，第一考虑为急性心梗，考虑处于超急性期其心电图改变尚不明显。而且我心中又谨记着进修时主任教导的一句话："如有明显症状及心电图改变提示急性心梗，不一定非要等待心肌酶及肌钙蛋白结果，可以果断予以溶栓或行介入治疗尽早开通血管，给患者争取时间"。虽然时间还未到，但还是抽血查了心肌酶及肌钙蛋白以及血常规。思想挣扎了很久，还是决定先紧急溶栓。150 万尿激酶进去了，胸痛无明显缓解，复查心电图与之前也没有明显变化，起先肌酶等检查也正常，意料之中，因为时间还不到，血常规示白细胞升高到 $15 \times 10^9/L$。但发病 6 小时后再复查肌酶及肌钙蛋白仍在正常范围。这回傻眼了，心想：糟了，肯定误诊误治了。亏得患者年轻，没有什么出血的并发症。观察了一晚，晨起再去看患者，说胸痛没有了，出现了右上腹痛，体检发现墨菲征阳性，晕了，莫不是急性胆囊炎发作。B 超一查，胆石症，胆囊水肿征。

经验教训

这例患者发病类似急性阑尾炎一样出现胸痛后转移性右上腹痛，也是第一次见着。以后再遇胸痛患者，一定详细询问病史，认真查体，并结合心电图，心脏彩超和心肌坏死标记物等辅助手段，谨慎诊断，仔细鉴别同一症状的不同疾病，尤其是在非典型心电图改变或心肌酶改变时更要慎重应用高风险的治疗措施，不可武断地诊断急性心肌梗死，这样造成的惨痛教训有时会毁掉患者一生。

（内容来源：丁香园 fenerjin）

急腹症误诊为急性冠脉综合征

患者为 80 岁老年男性，因"阵发性剑突下疼痛 2 天"收治入院，既往有冠心病病史，心电图表现为"完全性左束支传导阻滞（发生时限无法追溯）"，拟诊为"急性冠脉综合征"。由于是高龄患者，心电图呈完全性左束支传导阻滞，不敢急慢，仔细询问病史，知晓患者剑突下（上腹部）疼痛多于坐位并前倾位时明显减轻，考虑不符合"心肌缺血"症状。而且腹部查体发现仅剑突下可及轻压痛，时无反跳痛及肌紧张，肝浊音界存在，入院诊断高度怀疑为"腹部脏器疾患"，入院后 1 小时患者腹痛突然加剧，伴大汗和面色苍白，生命体征尚平稳，复查心电图未见动态变化，给予镇痛治疗，持续 30 分钟，患者诉疼痛明显减轻，再次行腹部查体，全腹轻压痛，未及反跳痛及肌紧张，但肝浊音界消失，高度可疑"胃肠急性穿孔"，急请外科及消化内科会诊，并行腹腔穿刺，抽出墨绿色半固态物质 3ml，诊断基本明确，遂行急诊手术，证实为"胃穿孔"，经外科修补术后，转 ICU 治疗，患者转危为安。

经验教训

（1）这是一例典型的心脏专科医师以本专业思维为主线，险些导致误诊、漏诊的病例。

（2）临床工作中经常遇到心梗患者因出现"上腹部疼痛"而误诊为"胃炎、消化性溃疡"的案例，对于因"急腹症"误诊为"急性冠脉综合征"，相对少见。这对心脏科医师是一个警示，在对患者实施诊断过程，切忌先入为主，要做到100% 客观，而做到客观的关键在于详细询问病史和查体，并且要注意动态监测病情变化。

（内容来源：丁香园 guowenqing）

胰头癌可致心绞样痛

几年前进修时，接诊了一个老年男性心绞痛患者，建议患者家属做介入治疗，但患者经济条件一般，家属犹豫不决。第二天查房时，患者无意的一句话被我抓住，免除了一场可能出现的纠纷。当时我一边查体一边和患者拉家常，"看您老人家满面红光，平时体质一定不错（患者入院时身高 1.75 米，体重约 160 斤）"。患者回答："你不知道大夫，我最近瘦多了，原来一百八九十斤，最近体重掉了二十多斤"。我一听，立即引起了注意，经详细追问患者及家属得知，患者原来确实是一百八十多斤，最近两个月不知什么原因减重二十多斤。经详细询问病史，基本排除了"甲亢""糖尿病"等病，我立即想到了患者有没有可能存在不易发现的肿瘤，立即做了肿瘤全项化验，结果有四项明显增高，而且都支持胰腺肿瘤，做增强 CT 显示胰头癌。主任高兴地对大家说，由于我的细心和负责，避免了一场可能出现的医疗纠纷，如果为患者做了介入手术，花了不少钱，结果不长时间患者查出了肿瘤，其预期寿命肯定会大打折扣，很容易造成医疗纠纷。

经验教训

从这件事上，我深切地体会到，查体和询问病史的重要性。而且，我觉得医生的工作真是如履薄冰、如临深渊，很多看似偶然的东西，其实都蕴含着必然。平时工作细节的把握以及基本功的积累和提高，不仅需要时间学习，而且更需要勤于总结、善于梳理和贵在感悟。一片雪花的重量也许微不足道，但是，千万片雪花也能将树枝压弯、折断，千万不要轻视那一片微不足道的雪花啊！

(内容来源：丁香园 lukeycardio)

急性胰腺炎和急性冠脉综合征的鉴别

一位老太太，以"胸闷不适 5 小时"而入急诊。诉有"冠心病"病史。床旁心电图也示有胸前导联的广泛 T 波低平或倒置。查肌钙蛋白 T（+），而心肌酶正常，仍按急性冠脉综合征处理，但症状无明显好转。直至 4 小时后，方想到给患者作腹部体检，发现上腹有压痛。急查血淀粉酶达参考值 2 倍以上，确诊为急性胰腺炎，立即行逆行胰胆管造影，并经鼻行胰胆管引流，患者方转危为安。

经验教训

一般情况下，多有心梗被误诊为急腹痛者。而本病例给我的教训是：对于怀疑为急性冠脉综合征的患者，尤其是老年患者，也要注意腹部体征，并行相关检查，以排外急性胃、胆和胰腺疾患。

（内容来源：丁香园 QW934）

急性胰腺炎可能误诊为心肌梗死

10 年前刚刚毕业值晚班经历的一件事：一名 62 岁下壁心梗患者出院 1 个月左右，因胸痛再次入院，疼痛很厉害，但具体部位不能描叙清楚。当时因为经验不足，很自然想到是不是再次心梗，然后进行心电图检查，与半个月前心电图对比没有发现异常改变，反复复查 3 次心电图没有发现动态变化，经过抗心绞痛等处理没有效果（当时本院条件差不能行心肌酶、肌钙蛋白、主动脉 CT 等检查）。最后没有办法解决疼痛，发现没有使用哌替啶的禁忌证，肌内注射了哌替啶，第 1 天胸痛依然没有缓解，经行血、尿淀粉酶检查后诊断为急性胰腺炎。

经验教训

临床工作常常不是简单重复，需要认真思考，勤于思考，做个实实在在的"临近病床"医生。一定要重视病史和查体，亲历而为，不盲从上级指示，不轻率对待患者，常怀"仁者之心"体察患者疾痛，又有"妙手回春之术"解决患者病痛。

（内容来源：丁香园 lukeycardio）

食管破裂致持续胸骨后疼痛

在转心内科监护室时曾遇到一个从县医院转来的病例。中年女性，持续胸骨后疼痛，有阵发性加剧，在县医院做心电图提示非特异性 ST-T 改变，应用硝酸酯类药物症状无明显缓解。县医院胸部 CT 显示纵隔有液性暗区和高密度影。在监护室测血压 110/70mmHg，急诊做经食管超声心动图，排除了主动脉夹层。反复追问病史没有胃溃疡、胃食管反流病史，而且近日正常进食。主任考虑急诊行胃镜检查，结果证实是食管破裂。

经验教训

这个病例给了我很深的印象，诊断心脏疾病时一定甄别消化道疾病，而且要恰当运用检查手段，有的放矢。

（内容来源：丁香园 zhouyizmc02）

胆心综合征：一种疾病两种表现

患者女性，因"阵发性心悸 1 个月余，加重 1 天"入院。既往有高血压及糖尿病病史。门诊心电图示"窦性心动过速（心室率约 150 次/分），左室高电压，ST 段轻度压低"。以"心悸待查，高血压，2 型糖尿病"收入院。本科接诊医生，当时考虑诊断冠心病、缺血性心肌病型、高血压 2 级极高危组，2 型糖尿病。给予控制血压、血糖，改善心肌供血，控制心室率等药物治疗。第二天早晨查房时，患者诉心悸较昨日无明显改善，并伴有头晕、恶心，听诊心律齐快，约 160 次/分，仔细观察门诊心电图，发现 QRS 波形后 T 波内融合有与窦性 P 波一致的 P 波，测量心房率 300 次/分，为室率的 2 倍，心电图明确诊断为心房扑动（2:1），给予胺碘酮使用后转复为窦性心律。

患者转复为窦性心律，仍感恶心，呕吐数次，吐胃内容物，自诉近1个月一直感觉上腹部饱胀不适，有恶心感。考虑单纯用房扑的发作，以及高血压和糖尿病，无法解释。故仔细检查腹部体征，发现右上腹有压痛，莫菲氏征可疑，行超声检查示胆囊炎表现，给予抗炎抑制胃酸药物治疗后，症状逐渐改善。

经验教训

（1）患者门诊心电图使用仪器分析为窦性心动过速，心电图医生没有仔细观察。而本科医生，第二次看心电图时，没有细致的观察，盲目相信了辅助科室的诊断意见，此为第二点疏漏。所以细致入微的观察，对于医生临床实践很重要，而临床思维方式得以成功，必须来源于真实正确可信的病史资料。

（2）患者症状，一定有其存在的价值，也就是诊断疾病的一种依据。此患者在多元化细致化分析与治疗下，逐渐好转。但一直遵循这样的原则：疾病的一元化。患者房扑带来的心悸和胆囊炎带来的腹胀、恶心，应该存在某种关联，故最后倾向于胆心综合征！

（内容来源：丁香园 yuhaibo1979）

心房颤动并发肠系膜动脉栓塞一例

说一个比较少见的病例，一辈子都忘不了。刚毕业值夜班时有天急诊科送来一名"风湿性心脏病（风心病）、房颤"的女性，56岁，因腹痛入院。我也奇怪，怎么送心内科了。急诊科已经做过床边B超，排除了胆囊炎、胰腺炎、阑尾炎、肾结石、肠梗阻等。给予山莨菪碱（654-2）、哌替啶等镇痛效果不佳，到病房后仍然疼痛不止。生命体征稳定，无发热、恶心和呕吐，腹软，没有腹胀、腹泻，腹部查体没有明确压痛点，肠鸣音也可以。看患者很痛苦的样子，但是疼痛不是一般腹痛抱着肚子喊痛，而是仰卧在床上，四肢伸展喊痛。立即请消化内科、普外科会诊。运气不错，居然都是两位副主任医师值班，查看患者后诊断也没有头绪，除了症状明显外，体征几乎没有，让继续观察，慎用镇痛药。我怀疑是不是癔征，想起导师常说不能轻易就下这个诊断，紧张地守着这个患者到天亮。上午立即行腹部 CT 加增强，原来是肠系膜动脉栓塞，中午时候开始出现腹胀、肠鸣音消失，后转到中山医院，后来患者还是死亡了。

经验教训

后来看外科书写得明明白白，腹痛明显但与体征不相配的就是肠系膜动脉栓塞导致腹痛的特点。真是罪过啊，延误诊断了。知道栓塞事件是房颤的主要并发症，但一般都注意到脑、肺和外周动脉，没有往肠系膜动脉想过。请各位值班时要注意，少见的病例并不是没有。

（内容来源：丁香园求医之）

3   与内分泌代谢疾病交叉问题

作为心血管科医生，在临床的诊治中，我们越来越感到心血管疾病与内分泌疾病之间存在着千丝万缕的联系。目前专业分科的精细化，使心血管科医生面对心血管疾病合并一些内分泌疾病时常常有些不知所措。

"心悸最终考虑甲亢"、"糖尿病是冠心病的等危症"、"反复胸闷原来是甲减性心脏病惹的祸"……众所周知，内分泌组织、细胞无处不在，内分泌代谢疾病的病因复杂。随着各学科亚专业日新月异的变化，越来越多的临床研究证实心血管疾病与内分泌疾病之间存在着千丝万缕的联系。例如，甲亢患者常有心悸、出汗、体重下降等表现，涉及心血管、消化、神经肌肉等多个系统和器官。即便明确为甲状腺功能亢进症，病因可以有格雷夫斯病（Graves 病）、慢性甲状腺炎、德奎尔万甲状腺炎、产后甲状腺炎、毒性结节性甲状腺肿、垂体促甲状腺激素瘤、甲状腺激素受体抵抗综合征、妊娠相关性甲亢等多种原因。所以，当我们认为已经达到诊断的终点时，精彩故事往往才刚刚开始。

心内科医生一定不要忘记甲状腺

某日同事打电话说："女性，54 岁，因心悸 1 个月来诊，余无特殊症状，既往无明显疾病史，停经 2 年，心电图示快速房颤，部分 ST 异常改变，心脏彩超正常，怎么治疗？"由于我不能见到患者。电话里便说："阿司匹林肠溶片、辛伐他汀、美托洛尔……"忽又想起同事是超声科的，于是灵感一现，便又说："你现在在超声科，顺便做个甲状腺彩超吧，如没有病变，再按前面说的方法服药。"便挂电话了。5 分钟左右电话又响，彩超提示甲亢。我感到很庆幸，为自己捏把汗……太悬了。3 天后甲状腺功能检查结果进一步确定甲亢的诊断。

经验教训

看病一定要见到患者，详细询问病史及查体。《心脏病学》《心血管内科学》（第七版）的病史及查体章节时，明确指出：作为一名心内科医生一定不要忘记问甲状腺、新近拔牙等病史。

（内容来源：丁香园 wjj740111）

甲状腺功能减退患者险些误装起搏器

记得以前有名患者，是因为心率慢来住院的。患者家属也是学医的，不是心内专业的，一来就说要装起搏器，声称已经在某某医院找专家看过了，态度非常的强硬。当时觉得压力挺大的，有点被动，但三线老师说不急，先查个甲状腺功能再说。我还很不理解，患者家属意见很大，结果甲状腺功能报告提示甲减，给甲状腺素片补充治疗，心率就慢慢上来了，起搏器也不用装了。

经验教训

遇到家属或患者本人是学医的时候，不要听他指手画脚，否则说不定就被带到"沟"里去了。该做的检查一定要做到，否则万一出了什么事，学医的家属一纸诉状就能把你告到无法翻身。

（内容来源：丁香园 carolwanglj）

美托洛尔引发的"大祸"

一名入院诊断为"高血压"的女患者（入院时血压不高），突然出现血压升高（170/100mmHg），心率加快（100次/分），家属来找，因我当时不是经治医师，交接班时也未特别交代。我的处理是舌下含服 25mg 美托洛尔（美托洛尔用于嗜铬细胞瘤时应先用 α 受体阻滞剂）。不到 3 分钟，"大祸临头"，刚才血压还平稳的患者，血压一下子到了 230/140mmHg，心率 140 次/分。我赶快让静脉滴注硝普钠。患者出现大汗，咳泡沫痰，口唇发绀，大叫，家属开始提意见。我也大汗淋漓，衣服都湿透了。找主任，联系不上，吗啡、硝普钠都用上了，我感到自己快崩溃了，终于患者缓过来。事后分析：该患者可能是嗜铬细胞瘤，未阻断 α 受体的情况下，用 β 受体阻滞剂。后来患者转院，在上级医院确诊为嗜铬细胞瘤。

经验教训

对患者任何处理措施都要慎重，不能疏忽随意。一定要全面认真了解患者具体病情，评估患者药物应用指征，在某些情况下美托洛尔也不是相当安全稳妥的药物。

（内容来源：丁香园大胖胖）

一定不忽视甲状腺功能减退

28 岁男性，单位体检时发现心肌酶高入院，心电图有 ST-T 改变，偶有心慌、胸闷，无其他不适。自述既往体健，查体前 1 周左右患者曾"感冒"，于是以"病毒性心肌炎"诊治，效果一直不佳，心肌酶水平无下降趋势，行血常规、尿常规、肝功能、肾功能、心脏彩超和胸部 CT 等检查均正常。于是仔细追问患者病史，述 10 余年前曾患甲亢行口服 [131] 碘放射性核素治疗，甲亢治愈后一直未再复查，急查甲状腺功能提示严重甲减，"药物性甲减"，给予甲状腺素口服后，心肌酶水平逐渐降至正常。

经验教训

（1）回想患者还有以下特点：发育女性化（胡须、阴毛少，皮肤细腻，皮下脂肪厚，肌肉不发达），发现甲减后曾追问得知患者性冲动少，不易勃起，且易疲劳。

（2）甲减所致的表现是多种多样，当临床遇到心肌酶高、发育异常等情况的患者时一定不能忘记甲减的存在。

（内容来源：丁香园 mydl3012）

窦性心动过缓伴多浆膜腔积液的元凶

2011 年 8 月，一名 78 岁女性因"反复胸闷、气喘 6 年，加重 1 周"来院就诊。患者 2005 年因急性心梗行心脏介入治疗，病情好转后出院。此后患者反复出现胸闷，气喘，进行性加重，4 年来不能平卧，不能下床活动，只能端坐呼吸和睡觉。在此期间寻求过心血管医学专家和一些民间医生，心电图提示显著窦性心动过缓，超声提示心包积液，积液量逐渐增多，并出现胸腔积液和腹腔积液，行心包穿刺放液治疗 3 次，术后症状明显好转。此次来我院准备植入起搏器。术前检查：心脏超声提示室间隔及左室后壁增厚，运动欠协调，左心收缩功能减低，中等量心包积液，轻度二尖瓣反流，EF 45%。腹腔超声：腹腔积液。心电图提示显著窦性心动过缓，心率 34 次/分。全血细胞计数示红细胞数 2.5×10^{12}/L，血红蛋白 86g/L。抗核抗体（ANA）、干燥综合征抗原 A（SSA）阳性。窦房结功能测定阴性。红细胞沉降率、肝功能、肾功能、血清电解质浓度、凝血功能均正常。没有任何证据表明患者窦房结功能和心脏传导功能异常。我们推测此患者为甲减，便行甲状腺功能激素水平检测。甲状腺激素水平检查显示以下指标异常：促甲状腺激素 39.75mIU/L（0.35～5.50），三碘甲腺原氨酸（T3）0.15ng/ml（0.60～1.81），甲状腺素（T4）0.23ug/dl（4.50～10.90），游离 T3（FT3）0.85pg/ml（2.30～4.20），游离甲状腺素（FT4）0.12ng/dl（0.89～1.76）。基于此项结果和临床表现，临床诊断为原发性甲减。给予该患者左甲状腺素（L-T4）（20mg/d 开始）。1 周后复查心脏超声提示心包积液无明显变化，但 EF 上升至 54%；动态心电图提示最慢心率 40 次/分，最快心率 74 次/分，平均心率 54 次/分，长间期 29 次，最长间期 1.98 秒。期间进行了多次随访，根据甲状腺激素水平调整剂量。3 个月之后复查超声心包积液、胸腔积液、腹腔积液完全吸收。2016 年 1 月对患者进行了最后一次随访，患者症状完全缓解，未再有类似发作。

经验教训

甲减是由于甲状腺激素合成和分泌减少或组织利用不足导致的全身代谢减低综合征。临床甲减的患病率为 1% 左右，女性较男性多见，随年龄增加患病率上升。本病发病隐匿，病程较长，不少患者缺乏特异症状和体征。诊断主要依赖血清甲状腺激素测定。大部分患者需要左甲状腺素终身替代治疗。众所周知，甲减可以导致心包积液，但表现为多浆膜腔积液比较罕见。当患者出现显著窦性心动过缓和多浆膜腔积液，甚至单纯窦性心动过缓或心包积液，内科医生应警惕甲减，尤其是年轻医生。对该病的及时诊断可将循环系统的严重并发症风险降至最低。

（内容来源：丁香园沈继龙）

急性心肌梗死合并甲状腺功能亢进症

患者，女，36 岁，农民，主因"阵发性胸痛 1 个月"入院。该患者 1 个月前无明显诱因出现剧烈胸骨后疼痛，向后背放射，伴心悸和大汗淋漓，不伴发热、咳嗽、恶心、呕吐及晕厥等症状，持续 1 小时不缓解，就诊于当地医院，行心电图发现"急性前间壁心肌梗死"。于是给予溶栓、抗血小板聚集、抗凝、调脂及抗心绞痛药物症状缓解，但之后仍有胸痛发作。病程中有食欲佳，多汗，怕热等。否认高血压和糖尿病病史，吸烟史 15 年，10 支/天，月经正常。查体：自主体位，无力体型，血压 100/60mmHg，心率 68 次/分，心肺无异常。入院行心电图示窦性心律，$V_1 \sim V_3$ R 波递增不良，$V_1 \sim V_4$ T 波对称型深倒置；心肌酶和肌钙蛋白正常水平；血清游离三碘甲腺原氨酸 17.56pg/ml，游离甲状腺素 4.85ng/dl 和促甲状腺素 0.0009μIU/ml；肝功能异常（丙氨酸转氨酶 114U/L，天门冬氨酸转氨酶 72U/L 和谷酰转肽酶 138U/L）；血脂、风湿系列和抗核抗体系列均正常。行冠状动脉造影示左前降支远端小血栓影，TIMI 血流 3 级，余冠脉无异常。给予保肝基础上小剂量应用抗甲亢药物，抗血小板聚集，β 受体阻断剂及硝酸酯类药物后症状完全缓解。3 个月随访患者无胸痛症状再发。

经验教训

甲亢是由多种原因所致甲状腺激素分泌过多，表现为机体代谢亢进和交感神经兴奋的一种临床综合征。在心血管系统表现多是心律失常和心力衰竭，少见合并冠心病，并发急性心梗则十分罕见。究其原因在于高水平的甲状腺素能够加速体内胆固醇的分解，同时增强肾上腺素和胰高血糖素等的动员脂肪作用，从而使血浆胆固醇水平降低；还能加快血流速度，促进抗凝系统活性升高，降低血栓形成概率。然而，近些年来的研究发现高水平的甲状腺激素能够增加心肌耗氧量，同时通过增加儿茶酚胺的释放使具有舒张血管作用的物质减少，从而诱发冠状动脉痉挛。也有研究发现甲亢时细胞膜通透性及红细胞变形性增加进而使血小板黏附、聚集，以促进血栓形成。

本病例为一年轻女性，无心血管的危险因素，有明确的心梗心电图演变，冠脉中发现血栓形成，有甲亢表现而且抗甲亢后胸痛症状完全缓解，从而推测其发病过程为分泌增多甲状腺素诱发冠状动脉持续痉挛，而且还增加血小板黏附、聚集，进而形成血栓，使管腔闭塞，最终形成急性心梗。

因此，在临床工作中心梗患者行冠脉造影正常或仅有血栓影时一定要重视其少见病因，如川崎病、微血管疾病、风湿性疾病以及甲亢，从而才能从病因上进行治疗，避免诊治中的误区。

他山之石，可以攻玉——1 例"顽固性心衰"的误诊与反思

真相有时候并不复杂，但是我们却经常犯思维定式的错误，满足地自以为无限接近真相，但是往往此时却离真相渐行渐远。以下这个病例可能就是对这句话最好的诠释。

心内科的老病号，一位 66 岁男性患者，3 年前因为冠心病、急性下壁心梗在导管室急诊行 PCI 治疗，于右冠状动脉植入药物洗脱支架一枚。可以说那次抢救给了患者第二次生命。患者对医院也很信任，植入支架后需要长期双联抗血小板治疗，同时心梗后心功能也比以前差了很多，每年都因为肺部感染、心衰在心内科住院一两次。这一次患者再次因为肺部感染、心衰住院，体检上阳性体征有双肺啰音、双下肢水肿，和以往类似。入院心电图：陈旧性下壁心梗，ST-T 改变，BNP 2300pg/ml，血常规中白细胞计数增高，尽管已经加用阿托伐他汀（立普妥）降脂稳定斑块治疗，生化全套低密度脂蛋白和胆固醇还是偏高，二维超声心动图证实 EF 为 48%，下壁节段性运动障碍和心包少量积液。胸片：右下肺炎性改变，双侧少量胸腔积液。一切似乎都和半年前住院的相似，没有什么特殊之处。照例予以抗感染、强心和利尿治疗，两周后患者症状较入院前明显改善，复查胸片：右肺炎性病灶较前明显吸收，双侧少量胸腔积液，二维超声心动图：EF 52%，下壁节段性运动障碍和心包少量积液。患者要求出院，似乎没有什么特别，经管医生考虑到患者一直血脂控制不佳，复查血脂全套，如有必要，调整一下降脂治疗方案带药出院。第二天上午，患

者到医生办公室询问血脂全套复查结果，患者走后，旁边一个内分泌科轮转过来的住院医生无意间说了一句："这个患者很像甲减面容啊。"说者无意听者有心，一句话点醒这位心内科经管医生。顽固性少量心包积液、胸腔积液、难治性高脂血症和心功能改善后持续双下肢水肿、长期眼睑水肿，长期乏力，这些原本散落着或常用慢性心衰解释的线索突然被一根无形的线串了起来，有了一个更合理却并不复杂的解释——甲减。随后这位经管医生给患者做了一个甲状腺功能检查，为了慎重起见同时请了内分泌科会诊。结果果然和设想的一样，患者会诊结果：桥本甲状腺炎，甲减。该患者在内分泌科又治疗了一段时间，出院时患者胸腔积液和心包积液完全消失，下肢和眼睑水肿也消失，精神状态亦明显改善。患者出院前还特地返回心内科表示感谢。可能我们不禁会想，如果不是偶然一句话，不知道患者还要"被心衰"多久。

经验教训

中国有句古话叫做"他山之石，可以攻玉"，随着我们专业分工越来越精细，我们的思路可能也随之会变得越来越窄。如一个不明原因的反复晕厥，内分泌医生可能一下会想到低血糖发作，神经科医生也许会考虑短暂性脑缺血发作，而心血管医生通常会考虑恶性心律失常，真相往往只有一个，而疾病和症状自己不会分科。人都不免犯思维定式的错误，有时候我们的牛角尖钻得越深，可能就会离真相越远。当用本学科的知识不能完美解释患者症状时，我们不妨走出去、请进来，借鉴其他专科的建议，开拓思路。从这个意义上说北京协和医院的内科大查房制度是很值得我们学习和借鉴的。

（内容来源：丁香园郑炜平）

一波三折——低钠血症背后的真相

在临床上低钠血症大家都不陌生，本例低钠血症处理上却一波三折，治疗组在经历了多次推倒重来之后，终于抓住了"幕后真凶"。

一位七十多岁的高龄男患者，因"高血压、冠心病、慢性心功能不全"长期住院治疗。经管医生发现患者多次生化检查：血钠水平偏低，125～135mmol/L。自然地，经管医生首先在饮食上找原因。果然，经过询问后得知患者平素都是由爱人送饭，因考虑患者有高血压病史，家属较重视患者平素低盐饮食，东西都比较清淡。原因找到了，嘱家属近期不要限制摄盐，口味可以偏咸一点。本以为这个问题就这样解决了，但两周之后复查发现血钠126mmol/L，一点都没有改善。看来原因不在饮食上，会不会和患者慢性心衰长期服用螺内酯有关？完全有可能，患者目前心功能尚好，暂时停用螺内酯，观察2周看看血钠指标会不会回升。又过了两周再次复查，血钠指标还是纹丝不动。这就奇怪了，会不会还有其他引起低钠血症的药物没有找到？治疗组对该患者目前的口服药物进行了一次拉网式筛查，一种叫"百忧解"药物进入视线。该药物主要化学成分为盐酸氟西汀，属于新一代三环类抗焦虑药物，三环类药物会引起低钠血症。这回似乎希望很大了，但是该不该停用上，治疗组产生一定分歧，停药有可能加重患者焦虑症状。经讨论，考虑到患者目前出现低钠血症引起的乏力、精神不振和食欲下降等症状，决定暂时停药观察2周，观察是否是该药物引起的低钠血症。结果再次令人失望，停药2周血钠还是没有改善。不是饮食，也不是药物，问题可能在患者身上，这次治疗组把目标转向患者内分泌系统。经查患者血皮质醇低于正常，ACTH增高；垂体MRI：正常；肾上腺CT：双肾上腺萎缩。考虑原发性肾上腺皮质功能减退可能性较大，予以小剂量地塞米松试验性口服治疗后患者血钠很快恢复正常，精神和食欲也明显改善。

经验教训

肾上腺皮质功能减退症分为原发性和继发性，继发性多与下丘脑、垂体病变有关，原发性多与自身免疫、结核感染、肾上腺肿瘤有关。老年性肾上腺皮质功能减退症有时发病较隐匿，症状往往不典型，没有色素沉着、毛发脱落等表现，多表现为精神萎靡、乏力、食欲差和顽固性低钠，如果临床上不注意查找原因，症状严重时会引起肾上腺危象。

（内容来源：丁香园郑炜平）

细节决定成败：一次惊心动魄的酮症酸中毒抢救过程与反思

近年随着糖尿病知识的宣传和普及以及糖尿病治疗药物和方法的不断进展，糖尿病酮症酸中毒的并发症已经较前大为减少，但糖尿病酮症酸中毒仍然是内分泌科最常见的急症之一。本例酮症酸中毒处理过程似乎并没有违反常规的治疗流程，但是一个细节上的疏忽却险些导致严重医疗后果，究竟错在哪里，该从这里吸取什么教训？让我们一起来回顾该病例的治疗过程。

70岁老年患者，2型糖尿病病史20余年，已经用诺和灵30R降糖治疗2年，平素血糖控制平稳。入院前2周出现肺部感染、心衰，在当地诊所治疗效果不佳，遂收住我院治疗。体检阳性体征主要有双肺明显湿啰音、双下肢凹陷性水肿。因为患者近日食欲差，进食量少，已经停用诺和灵30R。入院后床边心电图：大致正常。肌钙蛋白I < 0.1ng/L，血白细胞计数明显增高，急诊全套：血糖22.3mmol/L，血钾3.12mmol/L。患

者入院后予以常规抗感染、营养支持，考虑患者血钾偏低，予以 10% 氯化钾每日三次口服补钾，患者诉近日尿量减少，经管医生考虑与心衰有关，予以呋塞米 20mg 静推利尿，同时送检尿糖＋尿酮排除糖尿病酮症。很快结果回报：尿糖＋＋＋，尿酮＋＋。经管医生还是很负责地做了血气分析：pH 7.16、$PaCO_2$ 19mmHg、PaO_2 97mmHg、BE － 21.3mmol/L、乳酸 15.0mmol/L、SB 6.5mmol/L，予以小剂量胰岛素 5U/h 微量泵推注，5% $NaHCO_3$ 100ml 纠酸，0.9% 氯化钠 500ml，40～50 滴/分补液。似乎处理上没有什么不妥当，但是由于一个细节的疏忽，危机却慢慢接近。半小时左右患者出现心悸、胸闷症状，急行床边心电图：室上性心动过速。紧急予以心电监护，胺碘酮 300mg 加入 50ml 葡萄糖注射液 1mg/min 微量泵入（胺碘酮建议用葡萄糖注射液配制），除颤仪床边备用，同时心内科急会诊。心内科医生到场后查看入院时心电图也未见预激波，考虑预激综合征引起房室折返性心动过速可能性较小。为什么会引发室上速，急性心梗？询问家属，患者无冠心病病史，平素心功能还好，为慎重起见，再次复查肌钙蛋白、急诊全套。很快肌钙蛋白复查结果回报：＜0.1ng/L，患者没有明显胸痛，仅为心悸、胸闷，应该可以排除心梗。那是什么原因引起心律失常？正在讨论之际化验室打来电话危急值回报：血钾 1.8mmol/L，众人恍然大悟，问题出在这里。该患者近日进食量已经明显减少，体内已经明显缺钾，但是因为酮症酸中毒，红细胞内部分钾离子外移掩盖了低钾血症的真相，经过碳酸氢钠纠酸，小剂量胰岛素治疗和补液治疗，酸中毒得到纠正，细胞外血钾内移，低钾就更突出了。口服补钾吸收较慢，可能还没起作用，而呋塞米的排钾效果却立竿见影，犹如雪上加霜，进一步加重患者低钾血症，低钾血症导致室上速的发作。这种室上速处理起来比较棘手。首先，胺碘酮在低钾时不宜使用，会诱发更严重的心律失常；其次低钾血症是电复律相对禁忌证，因为低钾引起的室上速相对较顽固，复律后不容易维持，甚至可能转为室速、室颤。怎么办？先停用胺碘酮，目前患者神志尚清楚，血流动力学稳定，先解决主要矛盾——纠正血钾。治疗组经过请示上级医生采取非常规补钾方式：经中心静脉微量泵补钾，补钾速度由 10mmol/h 逐渐适应性递增加至 30mmol/h，待低钾血症纠正后视患者情况决定药物复律还是电复律。后期处理还算顺利，患者血钾很快升至 4.0mmol/L，撤除微量泵，静脉滴注补钾，室上速自行好转，大家都松了一口气。

经验教训

在酸中毒中，糖尿病酮症酸中毒的纠酸是最为严格的。教材一般推荐 pH < 7.1 或 HCO_3^- < 5mmol/L，才谨慎予以 5% 碳酸氢钠 50~100ml 纠酸。甚至部分学者建议没有神志障碍情况下可放宽至 6.9~7.0。为什么？因为酮症酸中毒随着小剂量胰岛素治疗和补液后，酸中毒症状会随着代谢紊乱的纠正而得到改善，过快地纠酸往往适得其反，引起反常性酸中毒和低钾血症。多数酮症酸中毒患者体内或多或少存在缺钾，往往酸中毒会掩盖低钾血症，呈血钾正常或偏高的假象。如果患者在治疗前血钾偏低，某种意义上提示患者缺钾已经十分严重了，随着补液和胰岛素使用酸中毒得到纠正，血钾会越来越低。有报道 pH 每增高 0.1 会使得血钾下降 0.8~1mmol/L。有经验的内分泌科医生在酮症酸中毒纠正过程中会监测电解质情况，血钾在 4~5mmol/L 就可以考虑适当补钾，就是这个道理。细节决定成败。

（内容来源：丁香园郑炜平）

甲状腺功能减低型心脏病并不少见

患者，男性，52 岁，因"活动后胸闷、气喘伴双下肢水肿 1 个月"入院。患者于入院前 1 个月无明显诱因出现活动后胸闷、气喘，无胸痛，休息后可缓解，伴双下肢水肿，当地医院诊断"心衰"。给予利尿处理，症状无明显好转。糖尿病病史 2 年，不规则口服"格列齐特"治疗，血糖控制不详。否认高血压病史。吸烟史 20 年，每天 20 支。家庭无心脏疾患史。入院查体：体温 36.6℃，心率 62 次/分，呼吸 20 次/分，血压 130/70mmHg，体质指数 23.4kg/m²。颜面轻度水肿，颈静脉无怒张，肝颈静脉回流征阴性，甲状腺无明显肿大，双肺未闻及明显湿啰音。心界无扩大，心律齐，心音较低钝，各瓣膜听诊区未闻及病理性杂音，未闻及心包摩擦音，腹部软，肝脾未触及肿大，双下肢轻度水肿。辅助检查：胆固醇 9.62mmol/L，甘油三酯 2.69mmol/L，血糖 14.8mmol/L，尿酸 627μmol/L，CK 1492U/L、CK-MB 27.3U/L、LDH 280U/L、AST 67U/L、尿素氮 3.4mmol/L、肌酐 104μmol/L。糖基化血红蛋白 12.1%。肌钙蛋白（-）。尿常规：正常。心电图：肢体导联低电压，T 波改变。心脏超声：左室舒张功能下降，各腔室大小正常，少量心包积液。初步诊断：①慢性全心功能不全原因待查：冠心病？糖尿病性心肌病？②2 型糖尿病；③混合性高脂血症。入院后给予利尿、扩冠、抗凝以及胰岛素控制血糖等处理，但是患者症状缓解不明显。进一步行冠脉 CTA：冠状动脉未见异常；患者胸闷时复查心电图无动态改变。进一步病情分析：患者冠脉 CTA 检查冠状动脉未见异常，胸闷发作时心电图无动态改变，故冠心病可能性小；结合该患者心率偏慢、心音低钝，伴有颜面、双下肢水肿，心电图提示肢体导联低电压，超声心动图见心包积液，应疑及甲减症可能；完善甲状腺激素测定：FT3 1.05ng/L（2.18 ~

3.9），FT4 0.23ng/dl（0.58～1.64），TSH ＞100μIU/ml；甲状腺过氧化酶抗体＞600IU/ml。故纠正诊断：原发性甲减症、甲减性心脏病。停用利尿、扩冠等处理，加用左甲状腺素12.5μg/d，1周后患者症状稍有改善，予出院门诊随访，左甲状腺素逐步加量，2个月后复诊患者无胸闷、气喘，颜面、双下肢水肿消退。

经验教训

　　甲减症发病隐匿，病程较长，可缺乏特异症状和体征。以代谢率减低和交感神经兴奋性下降为主要表现。典型表现可有表情呆滞、反应迟钝、声音嘶哑、听力障碍，面色苍白、颜面和（或）眼睑水肿、唇厚舌大、常有齿痕，皮肤干燥、粗糙、脱皮屑、皮肤温度低、水肿、手脚掌皮肤可呈姜黄色，毛发稀疏干燥，跟腱反射时间延长，脉率缓慢。本病累及心脏则称甲减性心脏病。甲减性心脏病指因为体内缺乏甲状腺素或生物效应，引起心肌间质高黏蛋白性水肿、心肌弥漫性小灶性变性和纤维化，从而使心脏大小、功能及传导等表现异常；导致心肌收缩力、心排血量以及外周血流量降低等并发症。甲减心脏病的诊断依据，除确诊为甲减外尚应有：①肯定的心脏体征，如心率减慢或心音减弱、心脏扩大；②经心脏 X 线摄片或透视示心脏扩大；③心电图异常；④除外其他原因的心脏病；⑤上述变化经甲状腺激素治疗后，于不同时内明显好转或临床上完全恢复正常。

　　甲减时由于机体代谢率低，心肌对氧的需求量减少，心绞痛与心衰少见。如果开始治疗时甲状腺激素剂量过大，可诱发心绞痛和心衰。因此，治疗甲减开始剂量宜小，特别当甲减病情重，年老及伴有心血管疾病时，应以左甲状腺素12.5～25.0μg/d 开始，以后每隔1～2周逐渐增加剂量，

1~2个月或更长时间左甲状腺素100~200μg/d，加药期间注意有无心绞痛等心脏方面不良反应。有些患者药量过多可产生亚临床甲亢，故应定期检查甲状腺功能，使TSH维持在正常范围。甲减症状明显改善及甲状腺功能恢复正常则需1.5~2.0个月。

反思本例诊疗经过，应重视病史的详细了解及特殊体征的识别，提高临床医生对甲减的认识非常重要，如心率及皮温情况。多数心衰患者心率加快，皮温正常；而甲减心脏病的心率缓慢，皮肤冰凉。尤其当患者临床症状不典型时应开拓思路，根据特殊的症状及体征联想到其他疾病，避免先入为主、思维定式的思维模式。目前甲减的发病率逐步升高，由于甲减早期症状不明显，疾病呈缓慢进展，容易被忽略，而在临床实际工作中，甲减性心脏病也不少见。

（内容来源：丁香园张翼）

线粒体基因突变糖尿病、线粒体心肌病

患者，女性，42岁，因"反复胸闷、气喘2年，再发伴双下肢水肿7天"入院。入院后行心脏彩超示左心扩大，室壁增厚，二、三尖瓣及主动脉瓣少量反流，左心室收缩及舒张功能降低（左心室EF 40%），少量心包积液。心电图检查提示ST段水平压低（Ⅰ、Ⅱ、aVF、V_4~V_6），T波倒置（V_4~V_6）。BNP 823pg/ml。胸部CT检查提示两肺轻度间质性肺水肿，双侧胸腔积液，右肺下叶节段性膨胀不全。24小时尿白蛋白定量1.86g。追问病史，患者有糖尿病史10年，予口服"瑞格列奈、二甲双胍"控制血糖，4年前因血糖控制欠佳，改予三餐前皮下注射"门冬胰岛素30"控制血糖，平素未规律监测血糖。近2年来出现听力逐渐减退。否认既往有"高血压、冠心病、脑血管疾病"史。家族史：患者母亲及弟弟均为糖尿病患者。入院后行电测听、声阻抗等检查

诊断为双耳神经性耳聋。头颅 MRI 平扫未见明显异常。糖化血红蛋白 9.6%，胰岛自身抗体：GADA、ICA、IAA 均阴性。空腹血清 C 肽 0.64ng/ml，餐后 2 小时血清 C 肽 0.70ng/ml。考虑该患者可能为线粒体基因突变糖尿病，取其外周血检测线粒体基因 A3243G 点突变为阳性。同时对其家族内部分成员（母亲、姐姐及侄女）进行线粒体基因突变筛查，其母亲外周血未见线粒体基因 A3243G 点突变，但其尿沉渣细胞检测线粒体基因 A3243G 点突变阳性，而其姐姐及侄女检测结果为阴性。

经验教训

本病诊断思路为患者以胸闷、气喘等心力衰竭症状为突出表现就诊，实验室提示严重的心功能不全。影像学检查显示患者存在心包积液、心脏收缩功能降低，大量胸腔积液。完善病史发现患者糖尿病起病早，胰岛 B 细胞分泌功能差，且胰岛自身抗体阴性，同时伴神经性耳聋，母亲、弟弟均患糖尿病，取患者血标本查线粒体 A3243G 点突变为阳性。同时查得其母亲线粒体 A3243G 点突变也为阳性，故诊断"线粒体基因突变糖尿病、线粒体心肌病"。线粒体基因突变糖尿病是由线粒体 DNA 突变所致单基因病变，为胰岛 B 细胞功能遗传突变的一种特殊类型糖尿病。对具有下列一种尤其是多种情况者应怀疑可能为线粒体基因突变糖尿病：①在家系内糖尿病的符合母系遗传特征；②起病早伴病程中胰岛 B 细胞分泌功能明显进行性减低或伴体质指数低且胰岛自身抗体检测阴性的糖尿病者；③伴神经性耳聋的糖尿病者；④伴中枢神经系统、骨骼肌表现、心肌病、视网膜色素变性、乳酸性酸中毒的糖尿病患者或家族中有上述表现者。心脏作为机体能量需求量较大的器官，线粒体 DNA 突变所致其数目、结构和功能的异常会导致心肌能量代谢异常，临床表现为母系遗传的心肌病，称为线粒体心肌病。线粒体心肌病临床表现复杂多样，心脏受损表现可分大体上为心肌重塑和传导系统异常，心肌重塑中肥厚性重塑是最常见的病变形式，心肌能量供应不足的情况下，心肌组织会发生退行性改变或代偿性肥厚增生等病理变化，从而导致心肌肥厚，发展至终末期常表现为进行性收缩功能障碍、心室扩张乃至心力衰竭。临床医师需要注意线粒体心肌病与肥厚型心肌病，以及以肥厚型心肌病为主要临床表现的单基因疾病如安德森-法布里综合征、糖原累积病等疾病鉴别，线粒体心肌病极少发生左室流出道梗阻，但比肥厚型心肌病更易发展至心室扩张、心力衰竭等终末期表现。

（内容来源：丁香园张翼）

老年冠心病并甲状腺功能亢进症误诊为急性冠状动脉综合征

患者，男，70 岁，因"反复胸闷 2 年，再发伴气短 1 周"入院。患者于 2 年前无明显诱因出现心前区胸闷，无胸痛、气短，休息后可缓解，因症状反复发作，2 年前在我院行冠状动脉造影检查：前降支近中段重度狭窄，远段闭塞。行前降支近中段支架置入治疗，术后上述症状有所缓解。近 1 周上述症状发作较频繁，伴气短、双下肢乏力、头晕，伴食欲差、恶心，时有呕吐，来我院门诊，以急性冠脉综合征收住院。糖尿病 2 年，口服"阿卡波糖"，血糖控制在 6 ~ 9mmol/L。吸烟史 40 年，每天 20 支，戒烟 2 年。查体：体温 36.2℃，脉搏 98 次/分，呼吸 17 次/分，血压 136/70mmHg。表情淡漠，慢性病面容，甲状腺不大，颈静脉无怒张。双肺呼吸音清，未闻及干湿啰音。心脏相对浊音界正常，心率 98 次/分，律齐，第一心音亢进，各瓣膜听诊区未闻及杂音。腹部软，肝脾未触及肿大，双下肢无水肿。辅助检查：心电图示 窦性心律，下壁病理性 Q 波，ST-T 改变；血清胆固醇 2.53mmol/L，低密度脂蛋白胆固醇 0.64mmol/L，甘油三酯 0.92mmol/L，空腹血糖 6.5mmol/L。肌钙蛋白阴性。心脏彩色多普勒超声示左房扩大，左室壁节段性运动减弱，左心室收缩功能正常，舒张功能减低。初步诊断：冠心病，冠脉支架植入术后，急性冠脉综合征；2 型糖尿病。经抗凝、扩冠、减轻心肌耗氧量、调脂、降糖等治疗 3 天，效果欠佳。多次行心电图检查无动态改变，多次复查肌钙蛋白均阴性。复查冠脉造影未见支架内再狭窄，其余冠脉未见新发病变。因冠脉造影前常规检查甲状腺功能，结果回报：FT3 10.05ng/L（2.18 ~ 3.9），FT4 4.23ng/dl（0.58 ~ 1.64），TSH 0.0012μIU/ml；进一步查促甲状腺受体抗体 26.5 U/L；甲状腺超声示：弥漫性甲状腺肿，血流丰富。补充诊断：毒性弥漫性甲状腺肿（甲状腺功能亢进症）。加服甲巯咪唑 100mg，每日 3 次，2 周后患者症状明显减轻，病情缓解出院。院外随访，继续抗甲亢治疗，无再胸闷、气喘，食欲恢复正常。

经验教训

　　甲亢是一种较常见的疾病，是由于甲状腺合成释放过多的甲状腺激素，造成机体代谢亢进和交感神经兴奋，常见的临床表现有怕热、多汗、多食、易饥、体重减轻、大便次数增多、烦躁易怒、神经过敏、心动过速等，部分男性可出现周期性瘫痪，女性可出现月经稀少。但老年人往往症状不典型，可表现为厌食、恶心、乏力、抑郁等，称为淡漠性甲亢。甲亢病程较长者，可出现甲亢性心脏病，诊断依据：①确诊甲亢。②有下列心脏异常 1 项或 1 项以上者：心脏增大、心律失常如持续性或阵发性房颤、室性期前收缩、阵发性室上性心动过速、心力衰竭、心绞痛或心梗。③排除其他原因心脏病。④甲亢缓解或治愈后心脏异常消失或好转。其特点是甲亢完全控制后大部分心脏功能可完全恢复正常。甲亢性心脏病误诊为冠心病、风湿性心脏病等临床报道并不少。

尽管临床诊断甲亢并不困难，但很多临床医师，对既往有冠心病的老年人往往很少考虑到甲状腺的问题。本例老年男性，有胸闷、气短等症状，且合并有糖尿病、吸烟等多项冠心病高危因素，曾行冠脉支架植入术，极易误诊为支架内再狭窄或支架内亚急性血栓形成导致的急性冠脉综合征。但该患者入科后常规抗凝、扩冠等治疗效果欠佳，经多次心电图及心肌酶学检查均无急性冠脉综合征的演变规律，故应开拓思路，及时完善甲状腺功能检查。

反思本例诊疗经过，笔者体会，提高临床医生对甲亢的认识非常重要，尤其是老年甲亢患者往往表现为淡漠性甲亢，临床上无明显高代谢症状时，应注意避免漏诊。对于冠心病高危患者，无论既往是否有介入诊疗病史，不能单凭一次心电图或心肌酶谱的变化就轻易诊断急性冠脉综合征，需动态观察、全面分析，若临床症状无法完全用急性冠脉综合征解释，或常规药物对症治疗无效时，应考虑是否合并其他疾病，而不是首选有创的冠脉造影检查，否则可能因误诊误治引发医疗纠纷。总之，临床医师只有不断总结经验教训，预防思维惯性，才能尽可能减少误诊。

（内容来源：丁香园张翼）

4 与神经系统疾病交叉问题

众所周知，当出现心血管疾病时候，脑血管疾病往往也会伴随而至，因此心脑血管疾病治疗方面存在极强的一致性，无论是溶栓、抗凝、抗血小板聚集，亦或降压、降脂、介入治疗等方面，既有联系又有区别。心血管科医生长于治疗，神经内科医师擅于诊断，如何达到二者有机统一，如何在纷繁复杂的临床征象中抽丝剥茧，且看本节娓娓道来。

急性心肌梗死也能"剧烈头痛"，多任性

患者，男，69 岁，因"剧烈头痛 5 小时"急诊入院。既往有高血压病史。入院查体血压 170/100mmHg，心率 90 次/分，两肺未闻及干湿啰音，心音钝，神经系统检查未见阳性体征。首先还得考虑急性脑血管病，但是急查头颅 CT 未见明显异常。回病房后，还是常规心电图，终于发现问题所在：急性广泛前壁心梗。真的让人后怕，假如患者查头颅 CT 时猝死了……还好亡羊补牢为时未晚，交代病情，静脉溶栓，病情趋于稳定好转。

经验教训

内科患者入院一律急查心电图，成了常规法则。

（内容来源：丁香园鸿运当头 2011）

急性心肌梗死溶栓治疗并发缺血性卒中一例

溶栓治疗是急性心梗早期血运重建的策略之一，可能引起出血、恶性心律失常及再灌注性心肌损伤等并发症。然而急性心梗溶栓治疗并发缺血性卒中鲜有报道，因此报道一例患者，警醒大家，以免误诊或漏诊。

王某，男性，60 岁，主因"持续性胸闷 1 小时"入院。入院前 1 小时突发持续性胸闷，位于胸骨中段呈压榨样，伴恶心、乏力、大汗淋漓及黑蒙等，无咳嗽、咳痰、呕吐、语言及

肢体活动障碍等症状。既往有高血压、糖尿病及腔隙性脑梗死病史。查体：血压 117/85mmHg，心率 118 次/分，神清语利，表情痛苦，心肺无异常。心电图示窦性心律，电轴左偏，$V_1 \sim V_6$ Q 波形成伴 ST 段弓背向上型抬高，且 Ⅱ、Ⅲ 和 aVF 导联有 Q 波。心脏彩超示左心室内径高限、左室射血分数 38%、心尖部室壁瘤形成、节段性室壁运动异常，心包积液（少至中量）。心肌坏死标志物（TnI 1.644ng/ml）及酶学（CK-MB 21U/L，LDH 943U/L 和 AST 70U/L）升高。诊断：冠心病，急性广泛前壁心梗，陈旧性下壁心梗，室壁瘤形成；高血压 3 级，很高危组；2 型糖尿病。反复向患者及家属沟通早期心肌再灌注方案，但其犹豫不决。最终在入院 1 小时后患者及家属同意溶栓治疗。立即给予尿激酶 150 万 U 溶栓，结束时胸闷略缓解，测血压 100/77mmHg，心率 108 次/分，心电图示 ST 段较前无明显回落。入院后 2 小时，患者突发言语模糊，躁动。查体：血压 107/79mmHg，心率 120 次/分，左侧肢体活动障碍，肌力 0 级，病理征阳性，余无异常。反复与患者家属沟通后于入院后 3.5 小时行头 CT 检查发现：双侧小脑半球、右额、双基底节区和脑干内有多发性小片状的低密度影，经神经科会诊后诊断为缺血性脑卒中，建议 24 小时后行头部磁共振复查，但患者于入院后 16 小时因心脏骤停经抢救无效死亡。

经验教训

溶栓治疗是一种简单、经济、有效且不受场地人员限制的再灌注策略，但溶栓治疗有时可引起严重的并发症，如脑出血、消化道出血、再灌注心肌损伤或恶性心律失常等，但是其所致的缺血性脑卒中却鲜有报道。结合本例患者的既往病史，明确的神经定位症状和体征以及辅助检查证实其在溶栓后出现缺血性脑卒中，究其原因可能：血脂相关指标增高，血液黏稠度高，易形成"胆固醇栓子群"，成为脑卒中形成的基础；广泛前壁心梗（尤其是透壁性或心内膜的心梗）可导致血循环淤滞，形成附壁血栓。

溶栓治疗会导致附壁血栓的脱落，在心脏收缩及血流动力学作用下随血流到达全身形成栓塞。因此，有学者认为急性心梗溶栓治疗前行心脏超声检查证实是否有附壁血栓的形成至关重要，有助于减少栓塞的发生。总之，溶栓治疗一定要严格掌握其适应证和禁忌证，重视常见并发症，且不忽视少见甚至罕见并发症的发生，最大限度减少溶栓所致的不良后果。

（内容来源：丁香园刘越）

心肌梗死误诊为肋间神经炎

一例右侧胸痛的患者，初步诊断怀疑是肋间神经炎，一般处理。1 天后晚 6 时左右出现胸痛加重，位于整个胸前区，闷痛，程度较剧烈，即予心电图检查后显示 $V_4 \sim V_6$ 导联 ST 段压低，TNT 显示阳性，结果考虑为急性非 ST 抬高型心梗，立即按心梗处理，症状好转。

经验教训

因为入院时该患者疼痛位于右侧，部位广泛，疼痛性质不像心梗的症状，故没有立即行心电图检查，而是单纯考虑神经炎症。若不是处理及时，后果难以设想。临床工作中，应常规对胸痛患者入院时马上行心电图检查，不能偷懒，以免遗漏。

（内容来源：丁香园 lukeycardio）

差点当成"急性心肌梗死"的蛛网膜下隙出血

中午值班，急诊送来一位以胸闷为主诉的老太太。120 护送人员告知心梗，急忙查心电图，未发现心梗图形表现，故详细询问病史，患者胸闷之前有晕厥倒地头疼症状，测血压：190/110mmHg，颈部抵抗，遂告诉家属应马上做头部 CT 检查，家属很生气，因 CT 在一楼，患者刚从急诊一楼到三楼，5 分钟不到又要下去。只好给家属解释，并陪同检查，结果是蛛网膜下隙出血。家属从生气变成了感激。

经验教训

详细询问病史及查体真的很重要，不能盲目轻信首诊医生的诊断。

（内容来源：丁香园 zhouyizmc02）

警惕卒中症状为首发的心脏疾病

青年男性，因"言语不利、左下肢乏力 1 天"入院，头颅 CT 检查考虑"脑梗死"。经仔细询问病史，5 个月前游泳时导致左小腿擦伤并出现红肿，经创可贴包扎后未特殊处理。其后患者反复出现夜间发热，体温在 38℃ 左右，且伴疲倦乏力、食欲差，体重下降约 5kg。既往无高血压、糖尿病、风湿性心脏病、房颤等病史。查体：心尖区闻及收缩期 2/6 级杂音。心脏彩超检查提示：二尖瓣赘生物。血培养两次均为同一致病菌感染（时间太长记不清）。诊断：亚急性感染性心内膜炎；脑栓塞。经氨苄西林抗感染，并予阿司匹林等处理后，患者体温及语言、肢体功能恢复正常，心尖部杂音消失，病情好出院。

中年女性，入院前 1 年前因"右侧肢体偏瘫，言语不利"在当地医院查头颅 CT 后诊断为脑梗死，经相应处理后，病情好转出院。此次无明显诱因突然再次出现左侧肢体偏瘫，来我院治疗。复查头颅 CT 后考虑再次出现脑梗死。考虑患者无高血压、糖尿病和房颤等病史，反复出现脑卒中，考虑脑栓塞可能性大，安排心脏彩超检查提示左房黏液瘤。转上级医院心外科手术治疗。

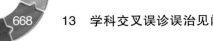

经验教训

对于无心脑血管病高危因素患者，如出现脑卒中，应行心脏彩超检查，排除心脏栓子脱落导致脑栓塞，以免漏诊或误诊。

（内容来源：丁香园 feng366）

急性脑梗死合并急性心肌梗死一例

患者，60 岁男性，有糖尿病和高脂血症病史，因"左侧偏瘫和构音障碍 1 小时"入院，NIHSS 评分为 11 分，血压 130/80mmHg，心脏和颈部听诊正常，外周动脉搏动对称。急查头颅 MRI 提示右侧大脑中动脉受累，右 M2 节段闭塞。立即予以 rt-PA 50mg 溶栓，同时行心电图提示：$V_1 \sim V_2$ 导联 ST 段抬高约 0.2mV，$V_1 \sim V_6$ 导联 T 波倒置，并且急查心肌酶正常，尽管患者无诉疼痛（有可能脑梗死掩盖），但由于心电图改变仍考虑是否存在急性心梗，并转 ICU 监护治疗。急查床边心脏彩超提示前壁运动减低，EF 40%，经食管心脏彩超未见心脏内有血栓，在出现脑梗死后 3 小时行冠脉造影提示罪犯血管为前降支近段亚急性闭塞，以及前降支中段 80% 的狭窄，给予支架植入术（植入两枚支架），术后造影提示 TIMI 3 级。其中在支架植入前给阿司匹林 300mg 和氯吡格雷 300mg，并给予静脉内普通肝素处理，调整活化部分凝血活酶时间（APTT）达到正常值的 1.5 ~ 2.0 倍，48 小时后改为低分子肝素（0.3ml/d），以减少脑出血和降低深静脉血栓的风险，后监测心肌酶未见异常，1 天后查 CTA 提示右侧大脑中动脉再通，心脏超声提示 EF 55%，NIHSS 评分为 6 分。2 周后出院，出院带药中包括阿司匹林＋氯吡格雷。

经验教训

（1）急性心梗合并缺血性脑卒中的机制？研究发现在所有缺血性卒中的患者中，22% 为心源性栓塞，而 26% 的急性缺血性脑梗死或 TIA 患者存在心内血栓。但是 TIMI- II 研究中发现在接受 rt-PA 溶栓的急性心梗患者中有 0.22% 的患者发生缺血性卒中，提示溶栓所致血凝块碎裂造成缺血性卒中的危险是很小的。急性心梗合并缺血性脑卒中的机制可能有：①心内血栓；②主动脉夹层；③大动脉炎；④心内膜炎；⑤可卡因或苯丙胺类药物应用；⑥卒中累及岛叶受累可引起心梗样心电图变化；⑦心房黏液瘤；⑧心梗时发生低血压和低灌注所致的缺血性卒中；⑨胆固醇栓塞。

（2）心梗合并缺血性脑卒中如何进行抗栓治疗？首先，肯定的回答是如果没有溶栓的禁忌证，应该尽快溶栓，原因是像这种既有心梗，又有脑血栓的患者，如果只是行冠脉的 PCI，那么脑血栓还是没有解决问题。所以溶栓是首选，而且越早越好，根据 GISSI 试验，距离起病 1 小时之内接受链激酶患者死亡率下降 47%，而 6～12 小时接受链激酶治疗的患者未有死亡率的下降。

（3）入院确诊后，应立即抗栓治疗：低分子肝素＋阿司匹林＋氯吡格雷，必要时应用普通肝素并调整 APTT 在正常值的 1.5～2.0 倍范围内。扩张冠脉的药物硝酸甘油等应及早应用，同时 β 受体阻滞剂（一定要在植入了临时起搏器的保证下应用）、ACEI、调脂、长效硝酸酯类制剂也要及时应用，这对减少死亡率、减少并发症、稳定斑块和改善预后等均有重要的临床意义。

（内容来源：丁香园剑气骄阳）

尖端扭转型室速误诊为癫痫发作

年轻女性，因"反复抽搐1小时"就诊。每次发作时间数十秒钟，缓解后神志转清，伴有尿失禁。入院时查体基本正常，急查生化和头颅CT均未见异常。心电图提示窦性心律。入院后再发抽搐，经用地西泮能缓解。但是仍反复发作。发作时除颤仪有报警，并有自动事件打印，显示为心电图图形紊乱，最初考虑抽搐肌颤引起干扰。偶然发现心电图有QT间期延长，再次仔细观察心电报警图形为尖端扭转型室速（而不是肌肉干扰）。追问病史，患者有两个兄弟姐妹猝死的家族史，有先天性耳聋。发病前因腹部不适服用"西沙必利"。考虑先天性长QT综合征，药物诱发。

经验教训

（1）抽搐、尿失禁也是阿斯综合征的表现，而非唯一癫痫。

（2）抽搐时心电监护出现心电紊乱，可能是肌颤干扰的同时，注意心电的基本节律（是窦性心律＋肌颤干扰，还是紊乱的图形的室速表现）。

（3）不要被治疗后癫痫发作停止迷惑，尖端扭转型室速会自行转复。

（内容来源：丁香园血色罂粟）

癔症与心绞痛相混淆

女性患者，50岁左右，自称有冠心病，但叙述症状既凌乱又没有什么联系，而且每次都不一样，发作心电图没什么异常，运动试验阴性。当时一致考虑是癔症，但患者坚持要求做造影，考虑到她有家族史，而且已绝经，也就同意了。结果居然是三支病变；与此相反的还有一个女患者，说的症状简直和心绞痛教科书上写的一模一样，造影结果一切正常。

经验教训

女患者自诉的心绞痛症状可靠性较男性要差，不要随便下个癔症诊断给忽视了。

（内容来源：丁香园 lukeycardio）

5　与血液系统疾病交叉

在临床工作中，每天都要面临抗凝、抗血小板聚集问题、各类血栓事件，亦或口服抗凝、抗血小板药物所致的出血问题，因此心血管科与血液科在很多领域密不可分。此外，当识别心电图时，贫血患者会设置哪些"障眼法"？冠心病患者输血需要注意哪些？

老年输血患者一定要谨慎，一定要评估心功能

患者，73 岁女性，因急性上消化道出血入院，无高血压、糖尿病等病史。入院后查血红蛋白 60g/L。考虑可能还有活动性消化道出血，管床医生建议输血，但是患者和家属很犹豫，说要考虑后再决定。此后 2 天，患者反复出现头晕、心悸、视物模糊、乏力和胸闷等症状，管床医生再次建议输血。最终患者同意输血。第一次输血 1U 后，患者自觉症状明显缓解，3天后再次输血 1U，第二次输血后复查血红蛋白 69g/L。家属要求再次输血，并提出输完血后观察 1~2 天出院（因为经济条件限制）。随后管床医生申请输血 2U，快输完的时候正好赶

上我刚接班（第 3 次输血和第 2 次输血间隔 3 天），听到护士说该患者情况不好。一看，患者端坐位，呼吸急促，心率 135 次/分左右。心想不好，可能这次输血量大，诱发心衰，急忙以呋塞米和毛花苷丙静推后缓解。此时家属已经有意见了，问是不是血输多了，但是症状在用药后很快缓解，家属也没有怎么闹。后来患者观察 2 天后出院。13：30 在电梯遇见家属和患者，家属还和我道谢。15：00 因为有事去急诊，急诊值班医生问告知患者出院后回家，还没有在床上躺好就不行了，等 120 到的时候，患者就已经死了。急诊医生问了家属情况，患者家在二楼，刚上一个台阶就气促了，但患者坚持继续上楼，结果……

经验教训

老年输血患者一定要谨慎，一定要评估心功能。

（内容来源：丁香园 shengweiwei0901）

肝素或抗血小板聚集药物诱导的血小板减少症

患者，42 岁男性，因心梗入住心外科，行介入治疗后转入我心内科。患者术后用替罗非班（欣维宁）出现牙龈出血，遂停用。我接班后大约 9 时护士告之患者左侧前臂出现出血点，以手腕部比较密集，但是没有瘀斑，而且右侧没有。当时多考虑是因为监测血压袖带加压所致，遂将袖带换至右臂，加压处出现瘀斑，其余部位没有出血点，而且左上肢出血点没有增多，当时牙龈再无出血，遂建议将低分子肝素停用。尿常规回报尿潜血（＋）。故继续观察。晚上又看了一下患者，出血点再无变化。故没有特殊处理。护士追问第二天早上氢氯吡格雷（波立维）及阿司匹林是否服用。结果第二天早上 7 时左右急查血常规，检验科打来电话，告诉我们说患者血小板

1000 /L。一查入院时为 108×10^9/L，急再次复查，仍然是 1000/L，遂考虑肝素或抗血小板聚集药物诱导的血小板减少症，惊出了冷汗啊！目前患者经使用阿加曲班，血小板已经上升至 5×10^9/L。今天又出现了高热，明天复查结果。这种事情我想一辈子也忘不了！

经验教训

对冠心病介入治疗患者，一定要警惕肝素或抗血小板聚集药物诱导的血小板减少症。最后术后第二天常规查血常规及肾功能，避免介入相关并发症的发生。

胸痛也可能是多发性骨髓瘤

患者为老年男性，75 岁，有高血压、慢阻肺病史 20 余年，因血压控制不佳入院。入院后予以调整降压药物，血压基本控制稳定。实验室检查有几个疑点：血常规示中度贫血，未发现慢性失血证据，这与慢阻肺患者长期缺氧多有血红蛋白增高不符；肝功提示白蛋白水平低，球蛋白极高（80g/L）。追问病史：近年来有反复胸背部疼痛症状，于当地医院对症处理，效果差。行胸椎 X 线检查示胸椎多发骨折。贫血、低白蛋白血症、高球蛋白血症、多发骨折，需排除多发性骨髓瘤可能！行骨髓活检、血清免疫蛋白电泳等检查，证实上述诊断！血压控制稳定后转血液科进一步治疗。上级都夸我仔细！

经验教训

一个好的专科医生首先是一个好的大内科医生！记住患者是整体，做医生要有全局观，不能只盯着自己专业上的问题！

对于任何有疑问的结果，都要想办法追根溯源！

（内容来源：丁香园 nanfang_xiao）

警惕贫血患者心电图分析时的陷阱

我在急诊科工作时候遇到一位患者，男，68 岁，既往健康，本次以"呕吐咖啡样物 300ml 3 小时"收治住院，入院后第一个夜班晚上 10 点出现烦躁不安，无恶心和呕吐，无腹痛，测血压正常，纳闷之余行心电图检查示胸前导联 V ~ V_5 ST 段压低 $0.2 \sim 0.3$mV，考虑急性冠脉综合征，予以抗心肌缺血治疗无好转，急查血常规血红蛋白只有 40g/L，予输血治疗，输血后再行心电图检查，ST 段压低的胸前导联回至正常。

经验教训

该病例提示，对贫血患者进行心电图分析时要具体情况具体分析，不能一味都按急性冠脉综合征处理。

（内容来源：丁香园 zhaofenglong）

活动后气紧的不局限于心脏疾病

患者，58 岁男性，自诉心悸、气短，家属直接告诉接诊医生有心脏病。接诊医生完善心电图、心脏彩超等检查，仍未查明原因。后来一位高年资大夫检查了患者结膜，发现结膜苍白，考虑贫血。之后患者经积极抗贫血治疗后，行胃镜及病理检查提示胃癌，手术治疗后效果很好。

经验教训

对于基本的内科查体要仔细，要天天练，不要一来就想到心内科疾病。先想是不是其他科疾病，再想本科疾病，可能会好一些。现在好些个医生一毕业就进入专科，对其他科疾病了解不多，在临床上容易先入为主，所以大内科训练是必要的，做到先博后专会更好一些，否则靠着会诊过日子自己也很吃力。

（内容来源：丁香园 shaolidaifu）

6　与风湿免疫性疾病交叉问题

系统性风湿性疾病状态常累及心血管系统，它们可能首先因全身症状、肌肉或关节疼痛、发热、局部或内脏缺血或器官衰竭而引起医生注意，其影响心脏和血管的疾病程度轻重不一，从症状不明显到危及生命。与心血管医生有关的常见风湿免疫性疾病类型包括风湿性心脏病、Takayasu 动脉炎、老年人的巨细胞动脉炎、特发性主动脉炎、川崎病、结节性多动脉炎、类风湿性关节炎、系统性红斑狼疮、抗磷脂抗体综合征、硬皮病、多发性肌炎、皮肌炎、变应性血管炎和肉芽肿等。

骨关节和心血管系统也有联系？对，你没有看错！我们常常看到很多胸痛患者，冠脉造影提示阴性，但常规治疗后胸痛毫无缓解，完善骨密度方知竟然是"骨质疏松症"在搞怪！腰部以上、颌部以下的疼痛均需要查心电图，不是我们警惕过度，而是掉落陷阱的战友太多，但是心电图心肌标志物、心电图都是阴性怎么办？那就看看本节精彩的临床那些事儿！

结节性多发动脉炎误诊风湿性心脏病

胸外科转来心内科的一例中年男性患者，主动脉瓣关闭不全和二尖瓣关闭不全，考虑风湿性心脏病本来是要手术换瓣的，检查发现红细胞沉降率很高，并持续低热，说有风湿活动。经仔细查体发现多处血管杂音、听力受损、高血压、肾功能轻度受损和 ANA 抗体稍高，而 ENA 谱和 ANCA 均正常，请风湿科会诊后考虑结节性多动脉炎。激素治疗效果不错，经随访瓣膜情况稳定，避免了外科手术。

经验教训

系统性风湿性疾病状态常累及心血管系统。它们可能首先因全身症状、肌肉或关节疼痛、发热、局部或内脏缺血或器官衰竭而引起医生注意。影响心脏和血管的风湿性疾病事件程度轻重不一，从症状不明显到危及生命。虽然心脏病医生或心胸外科医生通常不是最初诊治者，但在某些病理中他们可能首先意识到这些心血管疾病有原发性免疫基础。

（内容来源：丁香园 niehuap）

心悸，气促原来是皮肌炎惹的祸

患者，女，52 岁，因"反复低热伴四肢乏力、皮疹 1 个月余"入院。患者 1 个月前因"发热，体温最高 39.5℃"在外院就诊，于先锋 V、氨苄西林治疗，体温降低，咳嗽，咳痰好转。后出现头面部、前胸、四肢皮疹，伴瘙痒。皮疹界限不清，高出皮肤表面，压之褪色。1 个月来，体温一直波动在 37.2 ~ 37.7℃，有轻微咳嗽，少量白色泡沫痰。近 1 周来，自觉四肢乏力、心悸、气促，来我院就诊，门诊拟"心悸待查（病毒性心肌炎?）"收入我科。自起病来，精神，食欲，睡眠差，大小便正常，体重下降十多斤。体格检查：体温 37.4℃，呼吸 20 次/分，心率 84 次/分，血压 120/80mmHg，皮肤黏膜：上眼睑为水肿性淡紫红色斑片。头面部、前胸、四肢皮疹，伴瘙痒。皮疹界限模糊，高出皮肤表面，压之褪色。全身浅表淋巴结未触及，颈软，无抵抗，气管居中，甲状腺不大。肺部呼吸音粗，未闻及干湿啰音。心界不大，心律齐，第一心音低钝，ST-T 改变。胸片：两肺心膈未见异常，肺部 CT：少量胸腔积液。ENA（免疫系统）：阴性。心肌酶学：正常。有肝脏损害。SpO$_2$ 93％。初步诊断：心悸待查（病毒性心肌炎?）；全身乏力待查。皮肤科会诊说皮疹是考虑药物性皮疹，一直用药未见好转，而且气促，无力症状越来越明显，检查结果出来后，考虑多脏器损害，就考虑是否有免疫系统的问题，但查 ENA 为阴性。当时我考虑是不是皮肌炎（上眼睑出现水肿性淡紫红色斑片），最后上级医院确诊皮肌炎，经激素治疗后好转。

经验教训

（1）作为年轻医生不能全盘接受上级医生的指导，有自己想法的时候可以大胆提出，以有利于患者康复的前提出发。

（2）无论是心内科还是皮肤科，目前都容易首先考虑常见病、多发病，临床思维比较局限了，对于治疗效果不佳的患者，应多复习资料，打开思路。对全身多器官功能受损的患者，不嫌麻烦，可多请全院会诊，集思广益。

（内容来源：丁香园 niehuap）

多发性皮肌炎险些误诊病毒性心肌炎

患者 14 岁，女，学生，因"心悸、乏力 2 个月"入院。发病前曾有过上呼吸道感染病史，入院时患者低热，体温 37.8℃，心肺无异常，双下肢肌力大概 4 级。当时考虑可能是因为发病后食欲欠佳所致，入院时为了了解有无心肌损伤查了心肌酶谱和肌钙蛋白，结果都高出正常 10 倍以上，再结合患者有上呼吸道感染病史，就下了心肌炎的诊断。第二天下班前又看了下患者，自诉症状有所好转。等我睡了一觉起来后再去病房，再次查体，发现患者双下肢肌力仍为 4 级，并且发现颈部有 2 条暗红色斑，没引起注意。当时只是请神经内科来会诊，神经内科也只是建议做肌电图，当天没做成。回宿舍后不放心，自己又翻了一下书，偶然翻到了多发性皮肌炎，仔细一看，怎么越看越像。我马上再回去病房询问患者，原来患者近 1 个月来已经开始出现了饮水呛咳，只是不严重就没讲，我吓了一跳，赶快再次跟患者家属交代了病情，如可能出现呼吸骤停等。当天凌晨 1 时左右血氧饱和度就开始下降，从 97% 降到了 68%，幸亏及时做了气管切开上了呼吸机才救了回来。因为我之前已经跟家属交代了病情，家属也表示理解。第三天做了肌电图，又请神内科主任会诊，诊断为多发性皮肌炎转科治疗了。患者最终好转出院了。想想真是好险，从我交代病情到血氧饱和度开始下降，中间只隔了 2 个小时！

 经验教训

对于任何患者，在任何时候均不能只凭主观经验就下诊断，一定要多想多考虑，查体时每一个异常体征都要多想想，千万不能想当然。

（内容来源：丁香园 dxyer）

7　与主动脉和肺血管疾病交叉

主动脉夹层合并急性心肌梗死，如今想想心有余悸

患者男性，因"胸骨后疼痛 4 小时"为主诉入院，当时行心电图提示下壁导联 ST 段显著抬高，基层医院按"急性下壁心梗"给予尿激酶溶栓，低分子肝素钙抗凝，阿司匹林

肠溶片、氢氯吡格雷抗血小板聚集，患者症状未见明显缓解，急诊入住我科。既往有高血压病史，平素不规律口服"卡托普利片"控制血压，血压未正规检测。吸烟20年，未戒。入院时血压100/60mmHg，心肌坏死标记物CK-MB 10.80U/L，肌红蛋白＞500ng/ml，肌钙蛋白0.43ng/ml。入院后第二天CK-MB 75.40U/L，肌钙蛋白5.24ng/ml，给予吸氧、镇静、绝对卧床休息、心电监护，阿司匹林100mg每日一次；氢氯吡格雷75mg，每日一次；单硝酸异山梨酯片20mg，每日2次；低分子肝素钙针皮下注射4000U，每12小时一次。患者症状未见明显缓解，心电图提示下壁导联较前稍回落。入院后10小时症状再发加重，复查心电图提示下壁导联ST段明显抬高，急诊行冠脉造影术提示右冠近端血栓病变，狭窄约99%，血流TIMI 1级，对右冠近端进行干预，以BMW导丝通过病变，以Voyager 2.5mm×25mm和NC Voyager 4.5mm×12mm球囊低压扩张，血流改善为TIMI3级，血栓负荷较前改善，残余狭窄约70%。术后心电图提示下壁导联心电图较前稍回落，仍诉后背部发沉、精神差，行床旁心脏彩超提示主动脉夹层（DeBaKey I型），明确诊断为夹层合并急性心梗，暂停抗血小板聚集药物，后患者持续性疼痛，阵发性加重，给予镇静催眠药应用，告知病情后家属同意转上级医院治疗。

经验教训

事情过去半年多了，现在想想仍然有点后怕，随访患者得知手术成功，心里总算松了一口气。这个世界上没有绝对的事情，做任何诊断都要考虑所有的可能性。

（内容来源：丁香园 fuping2008）

主动脉夹层合并急性心肌梗死一例

50 来岁的胸痛患者，急诊心电图及随后的心电图示典型的"急性心梗"，后查心肌酶亦高。我们给予了积极抗凝、抗血小板等治疗，等做冠脉造影，发现是"主动脉夹层"，一身冷汗啊！后转到心外科做了手术，随访得知是剥离的内膜片盖住了冠脉口！好在没出人命！

经验教训

胸痛患者应该仔细查体，不能想当然单凭心电图就诊断急性心梗，应注意和其他疾病如主动脉夹层、急性心包炎、急性肺栓塞、消化道急症及肾结石等鉴别。当出现下壁急性心梗，尤其是合并缺血性脑卒中时，一定要注意主动脉夹层的鉴别，最简单的办法就是行心脏彩超！记住呀，这种情况不仅是患者的灾难也是医生的梦魇。

（内容来源：丁香园 drohenry）

老年人腹痛也应想到主动脉夹层的可能

患者男性，75 岁，以"腹痛两小时"来诊，为进食后出现的上腹痛，疼痛难以名状，程度较重，伴轻微腹胀，无胸闷、胸痛和腰背部疼痛，无黑便等。既往有冠心病、陈旧性前壁心梗病史 1 年，有高血压病史。查体：血压 150/90mmHg（双上肢血压差别不大，医院当时没有下肢袖带不能测下肢血压），神志清，痛苦貌，心率 48 次/分，余心肺查体无异常；腹软，全腹部轻压痛，无反跳痛；余查体无阳性体征。心电图：窦性心动过缓，$V_1 \sim V_4$ 导联 QRS 波呈 QS 型，下壁 ST 段下斜型压低。初步考虑为急性非 ST 段抬高型心梗，给予抗凝、抗血小板、活血化瘀和改善心脏供血等治疗。但复查心电图无动态变化，患者腹痛经静推吗啡后不缓解，肌注布桂嗪后稍缓解，但半小时后再次出现腹痛，反思诊断是否正确？仔细追问病史，患者自述腹痛出现情况：进食后一起身时迅速出现，之后持续不缓解，结合患者心率慢，镇痛效果不佳，怀疑主动脉夹层？增强 CT 检查提示主动脉夹层并腹主动脉瘤形成。

经验教训

（1）主动脉夹层可以出现多种症状、体征，结合该例患者：心率慢、下壁心电图变化均为夹层累及右冠状动脉开口所致，血压没有差别为夹层撕裂未累及锁骨下动脉，且患者有高血压病史、有活动诱因以及在一系列不支持心梗的表现时一定要注意主动脉夹层这种疾病。

（2）老年人腹痛不仅要注意心梗，还要注意主动脉夹层啊！

（3）对不能明确的胸痛和腹痛等患者最好是先中性治疗，以防医疗事故！

（内容来源：丁香园 mydl3012）

主动脉夹层误诊为急性心肌梗死予以溶栓

患者系老年男性，有高血压病史，最近几天反复胸痛，程度不是很剧烈，每次持续数分钟，因持续胸痛 2~3 小时入院，性质同前。入院查心电图 $V_1 \sim V_4$ ST 段抬高 1~2mm，根据急性心梗的心电图诊断标准，符合其标准，故确诊，迅速给予溶栓。溶栓后患者症状有所缓解，但仍有短时间疼痛，心电图无动态改变，但随后回报心肌酶谱正常。这时开始怀疑心梗诊断，患者仍疼痛，接诊第二天做胸部 MRI，发现主动脉夹层，夹层位于主动脉弓后开始至肾动脉上。

经验教训

（1）这个主动脉夹层不太典型，根据心梗要尽快诊断、尽快治疗原则，迅速给予溶栓。如果再回到从前，也没有时间进行动态观察，恐怕还是会溶栓。值得反思的是，仔细体格检查也许能发现主动脉夹层的相关信息；为快速治疗而没有动态观察即诊断的急性心梗不一定可靠。

（2）鉴别诊断主动脉夹层要记住三个不一致：血压与临床表现不一致、胸痛与心电图表现不一致、症状与体征表现不一致。

（内容来源：丁香园 wanghongru）

暗度陈仓话夹层

在基层医院心内科工作，各种胸痛、心脏病都可能被送进来，仅近2年，诊断的夹层也有8例之多，如教科书般典型的1例而已，现就一例被耽搁了4天的不典型夹层病例与大家分享。

患者男性，45岁，主因"主动脉瓣置换术后4年、胸痛1天"入院。患者4年前因"胸闷、气短"诊断为风湿性心脏瓣膜病，主动脉瓣关闭不全，后予以瓣膜置换术。4年来病情稳定无不适。此次入院前1天患者自感胸痛，隐痛，非撕裂样，时有加重，遂入院。既往高血压病史3年，未规范服药。查体：心率58次/分，血压200/96mmHg，神志清，精神可，瞳孔等大，对光反射灵敏；双肺未闻及啰音；心脏扩大，心率58次/分，心律齐，主动脉瓣区可闻及杂音；肝脾未触及，腹软；双下肢不肿。分析及处理：入院后查心电图无明显异常，心肌酶正常。主管医生考虑不除外高血压、心绞痛。给予降压，对症治疗。因患者入院时恰逢春节放假，每日均由不同值班医生代为管理，患者每次诉胸痛，值班医师查阅病历及既往心脏手术史，血压已降至正常，考虑许与术后改变有关，均给予镇痛处理，未重视。至春节假结束，心脏彩超示：主动脉瓣置换术后改变，未探及瓣周漏。主动脉根部至升主动脉下段呈囊状扩张伴夹层形成，腹主动脉夹层（前壁探及膜状回声，7.95cm×0.78cm）。赶紧转至上级医院，患者家属因花费巨大放弃手术。

经验教训

（1）回顾患者整个就诊过程，被耽误客观原因很多，频繁更换主管医生，信息交接不畅；患者临床情况复杂，心脏瓣膜病手术史及高血压病史干扰了诊断；临床症状不典型：疼痛非撕裂样、非持续性、非剧疼。主观上：多位主管医师对患者的不典型疼痛不够重视，临床思维不够全面，先入为主是病情被耽误的最主要原因。

（2）总结近2年收住的几个夹层，发现如下线索要高度提示夹层：①剧痛＋血压居高不下（不管乌拉地尔、硝普钠都降下来）→典型夹层；②剧痛＋高血压病史＋心电图无心梗变化→高度提示夹层；③年轻人，体胖，高血压病史，不管疼痛是否剧烈，心电图何种变化，都要常规先排外夹层。该例患者就属于这种情况。

（内容来源：丁香园王平）

发作性胸闷、晕厥和低血压之谜

患者，男性，58岁，因"发作性胸闷、晕厥两天"入院。患者入院前两天腹泻数次后，出现头晕症状，时有一过性黑蒙，伴胸闷不适，胸闷部位为胸骨后，有持续压迫感，无典型胸背部痛。发病第 2 天下午患者头晕、胸闷症状再发，并晕厥一次，持续约十余秒钟，自行转清醒后至我院急诊就诊，测血压 75/40mmHg，予升压扩容处理后收住 CCU 病房。病程中，患者偶有气喘，无口吐白沫，无抽搐，无夜间阵发性呼吸困难，无寒战和高热，食欲尚可，腹泻数次，为稀便。查体：体温 36.5℃，心率 120 次/分，呼吸 18 次/分，血压 100/60mmHg。神志清，精神萎，对答切题，检查合作；气管居中，甲状腺无肿大；胸廓对称无畸形，两肺呼吸音稍粗，两肺底可闻及少许湿啰音，无胸膜摩擦音；心前区无隆起，心界向左扩大，心率 120 次/分，心律齐，心音低钝，主动脉瓣第一听诊区可及 3/6 级舒张期杂音，无心包摩擦音，周围血管征阴性；腹平软，肝脾肋下未触及，压痛及反跳征阴性；神经系统检查：右上肢肌力 0 级，右下肢 2 级。辅助检查：白细胞总数 13.45×10^9/L，血红蛋白 110g/L。心电图：窦性心动过速，电轴左偏，Ⅱ、Ⅲ和 aVF 呈 rS 形，Ⅰ和 aVL 导联 T 波浅倒置。既往史：10 年前有消化道出血病史，经治疗缓解。曾行胃镜检查示胃溃疡。否认高血压及糖尿病史，无手术及外伤史。家族史无异常。个人史及家族史：吸烟 30 年，20 支/日，其父亲有高血压病史。

入 CCU 病房后，患者仍觉头晕胸闷不适，呼吸困难，出汗且烦躁不安，面色苍白和颈静脉怒张。心电监护示窦性心动过速，心室率 124 次/分，血压 90/46mmHg（左侧上肢袖带）。听诊两肺底可及少许湿啰音；心界向两侧扩大，心率 124 次/分，心律齐，心音低钝，主动脉瓣听诊区杂音同前；腹部体征阴性；右上肢肌力 0 级，右下肢 2 级，病理征阴性。紧急用床边小超声探查提示：大量心包积液。当晚 23：30 上级医师紧急查看患者，根据一线医师汇报情况，分析指出：患者目前症状、体征及心脏彩超均支持急性心脏压塞，病情非常凶险，紧急需要心包穿刺引流减压。同时，告知患者家属病情危重，随时有死亡可能。其次，患者 58 岁男性，突发晕厥休克，心脏压塞，需要弄清楚。急性心脏压塞原因：外伤？患者家属否认外伤史，可以排除；手术创伤？亦可以排除。急性心梗？大面积肺栓塞？等均需要鉴别。需要行以下检查：①紧急床边胸片；②紧急联系床边大超声；③心肌损伤标志物；④血气分析、D-二聚体、电解质、心肌酶和肾功能。23：35 对患者行心包穿刺术，发现不断引流出血性心包积液，遂放弃继续引流，夹闭引流管。再用超声探查提示：主动脉夹层 Debakey Ⅰ型，主动脉根部及升主动脉明显扩张，其中根部为 66cm，升主动脉 44cm，内可见浮动内膜片及巨大假腔影。内膜片活动度大，收缩期凸向主动脉瓣。心尖部，左室后壁及右室游离探及大量心包积液。考虑主动脉夹层破裂入心包，导致急性心脏压塞，紧急电话联系心外科急会诊，联系行急诊外科手术。

23：40 患者突发双眼上翻、意识丧失，心电监护示心搏渐缓至停，血压测不出，予以肾上腺素、阿托品反复静推提升心率；予以间羟胺、多巴胺静推及泵入维持提升血压；予以气管插管、呼吸机辅助呼吸；予以补液、扩容，碳酸氢钠静滴纠酸处理；并予临时起搏、冰帽保护脑组织。积极抢救一小时患者仍无自主心跳及呼吸，血压不能测及，瞳孔散大，对光反射消失。死亡诊断：主动脉夹层，Debakey Ⅰ型（破入心包），急性心脏压塞，失血性休克。

经验教训

对于发作性胸闷、晕厥的患者，尤其伴有不明原因的心包积液患者，不仅要考虑冠心病、心包炎及心律失常等常见心血管疾病，一定要想到危及生命的主动脉夹层！

（内容来源：丁香园王平）

8   与骨关节疾病交叉问题

骨关节和心血管系统也有联系？对，你没有看错！我们常常看到很多胸痛的患者，冠脉造影提示阴性，但常规治疗之下胸痛毫无缓解，完善骨密度方知竟然是"骨质疏松症"在搞怪！腰部以上、颌部以下的疼痛均需要查心电图，不是我们警惕过度，而是掉落陷阱的战友太多，但是心电图心肌标志物、心电图都是阴性怎么办？那就看看本节精彩的临床那些事儿！

急性心肌梗死差点误诊为肩周炎

在疼痛科中午值班时，来一对父子，父亲 63 岁，左肩疼痛两天，活动受限。问诊后无心脏病史，无胸闷气短。查体：生命征平稳，双肺呼吸音粗，未闻及干湿啰音；叩诊心界不大，心率 78 次/分，律齐，无杂音；腹平软，无压痛、反跳痛，肝脾未触及，肠鸣音正常；左肩胛处有明显压痛，内、外旋的中立位应是 50°，外展试验（＋），肱三头肌长腱试验（＋）。诊断为肩周炎。但当时多想了一点，嘱患者先做心电图，不幸的是患者刚出电梯就晕厥，急查心电图提示Ⅲ、aVF 导联 Q 波，肌钙蛋白Ⅰ 1.18ng/ml，急性心梗，经抢救患者转安！想想真是后怕，典型的专科思维差点就……

经验教训

左侧胸背痛、下颌关节痛患者，特别是有心血管危险因素的患者，应注意和心绞痛鉴别。

（内容来源：丁香园 piaopiaolei）

急性心肌梗死误诊颈椎病

急诊夜班，遇到一男性患者，38 岁，因"反复颈痛 1 年，再发加重 2 小时"来诊。近 1 年来多次在中医科就诊，查颈 MRI 示"颈椎病"，经推拿按摩治疗可缓解。2 小时前颈痛突发加剧，颈部不能转动。来时痛苦面容，颈左斜，颈肌僵硬，平卧时疼痛加剧。带来既往检查的颈椎 MRI 片。自诉颈椎病再发，要求止痛治疗。我考虑也应是颈椎病，"落枕"什么的，但又不会推拿按摩的手法，就给了舒血宁，曲马多和安定，告诉患者先对症治疗，明天再去找中医师。过了 2 小时患者疼痛未缓解，给哌替啶镇痛，仍未缓解。收住中医科。过了几天，心内科医师告知是急性心梗的患者，还是左主干闭塞呢。吓了一跳。

经验教训

想想也是，本来颈痛就应该考虑心梗的，看来以后不能再让患者左右自己的思维了。不过还好有一条我做到了，那就是搞不清楚的患者要收入院。

（内容来源：丁香园 lwm1990）

胸椎压缩性骨折误以为冠心病

曾碰到一个"胸背部疼痛"的患者，中年男性，接诊后，反复查心电图、心肌酶和心脏彩超等，都不能明确。正困惑时，患者家属说"他不敢弯腰"，赶紧给他做了个胸腰椎片，这才明白原来是"胸椎压缩性骨折"，转给脊柱外科了。

经验教训

慣性思维有时想摆脱也不是那么容易的。

（内容来源：丁香园 drohenry）

胸椎压缩性骨折误诊心绞痛

76 岁老年女性，以"活动后胸痛 2 周，加重两天"为主诉入院，门诊"胸痛"时心电图提示：窦性心律，心率 58 次/L，V_1- ~ V_4 呈 rS 型，无 ST 段抬高或压低。门诊以"冠心病，心绞痛"收入院。老太太步入病房过程中，未诉不适，上床检查的过程中诉"胸痛"，休息 2 ~ 3 分钟后"胸痛"缓解。体位从卧位到坐起以及坐位到卧位转变时均诉"胸痛"，持续 2 ~ 3 分钟后缓解。患者查体没有阳性体征（除了以前脑梗后巴宾斯基征阳性外）。让患者躺着休息无胸痛的时候做心电图较前无变化。一天前在外院就诊时查心肌酶无升高。综合考虑后给患者做了两项检查：胸和腰椎正侧位片。半小时后结果：胸椎 10 椎体压缩性骨折。追问病史，两周前，曾有一次差点跌倒，用手撑住后未倒地。

经验教训

入院一定要完善病史，体检规范并有针对性。

（内容来源：丁香园 dxyer）

对于颈椎病一定要注意查心电图

病患系邻居，57 岁，男性，帕金森病。一年前左肩间歇性疼痛曾拍 X 线片确诊为"颈椎病"，经常牵引、按摩和理疗。一周前无明显原因再次发作，仅表现为左肩关节疼痛，无其他不适，在一诊所牵引治疗，治疗后可缓解，所以坚持治疗。一天前晚饭后，肩痛症状再次发作，家属前来咨询，观患者呈痛苦面容，伴冷汗，诉左肩疼痛明显，无胸闷、胸痛，疑冠心病，到医院急诊行心电图示：急性前壁心梗，收心内科治疗。

经验教训

对于颈椎病一定要注意查心电图，以防误诊、漏诊。

（内容来源：丁香园 zhangshuangui）

胸痛患者要排除骨折引起的胸痛

51 岁男性患者，既往有高血压病、冠心病病史多年。5 年前因脑梗死致左侧肢体活动欠灵活。主因反复发作性胸闷、胸痛 5 年，持续性胸痛 10 余天来院。胸痛以夜间明显，活动后加重。行心电图示 ST-T 略改变，前壁 T 波低平。询问近期无外伤病史。总觉得不像心绞痛，行心脏彩超和 Holter 未见明显异常，但经心绞痛治疗方案治疗有效，最后行胸片示左侧 7 肋骨骨折，考虑持续性胸痛为骨折引起。追问病史，患者 10 余天前曾向后摔倒。

经验教训

胸痛患者入院时，一定要详问病史，仔细查体，完善相关检查，全面分析。

肩胛肋骨综合征误诊冠心病心绞痛

患者，男，61 岁，主诉"阵发性心前区疼痛 4 天"。4 天前，无明显诱因出现心前区疼痛，向肩部背部放射，最长持续时间为 1 小时，自动缓解。发病后在某县人民医院诊断为"冠心病、不稳定型心绞痛"，给予硝酸甘油及美托洛尔等治疗后症状无明显缓解。阵发性胸部背部疼痛，乏力，疼痛向后背部放射，伴有咳嗽、脉弦、舌淡苔白。无高血压、糖尿病史，吸烟史 20 年，每日 40 支。查体：体温 36.5℃，心率 70 次/分，呼吸 18 次/分，血压 100/64mmHg；心律齐，心音低钝，心尖部闻及收缩期 2/6 级杂音。心电图检查未见明显异常。入院后给予经桡动脉冠脉造影术，造影诊断：冠状动脉未见明显狭窄及梗阻性病变。期间给予心绞痛的常规治疗，患者左前胸疼痛无明显减轻。因以前学习过针灸，对此患者的心绞痛诊断怀疑，仔细查体，发现患者背部肩胛骨内上角、大小菱形肌止点处、肩胛骨下角处有明显压痛，触之有硬结和条索。鉴于患者心脏各项检查均未见明显异常，诊断为：肩胛肋骨综合征。采取针刺治疗，针刺一次后，患者反映疼痛减轻。针刺五次后，胸前区疼痛消失，身体无其他不适症状，要求出院。

经验教训

肩胛肋骨综合征（scapulo-costal syndrome）又称肩胛骨脊椎疼痛综合征，是指肩胛胸壁关节由于活动不协调而导致的一种脊柱与肩胛骨之间的软组织慢性劳损性疾患。本病与肩关节活动频繁有关，由于关节肌肉长时间的摩擦，而产生炎性渗出、增生和肥厚，进而影响胸壁关节的正常活动。患者常感觉到脊柱与肩胛骨之间酸胀疼痛，医者检查时常能在肩胛骨内上角和脊柱缘的肌肉附着区寻及明显压痛点。而且该病变疼痛可向其他部位放射，如果压痛点在肩胛提肌止点处时，疼痛可向同侧上肢、颈后、背下方及前胸部（或沿第

4、5 肋间）放射。本例患者属于肩胛肋骨综合征引起的放射痛，放射至胸前 4、5 肋间，临床医师若不仔细检查，很容易误诊为心绞痛。

（内容来源：丁香园冰雪佳人）

胸腰椎骨折所致的胸痛误诊胸膜炎

患者老年男性，因右侧胸痛入院。咳嗽或深呼吸时胸痛加重。入院查体：生命征平稳，双肺呼吸音粗，未闻及干湿啰音；心率 78 次/分，律齐，无杂音；腹平软，左上腹压痛，无反跳痛及肌紧张，肝脾未及，肠鸣音正常。胸片示右侧胸膜增厚，血常规示白细胞和中性粒细胞数稍高，肝肾功能和心肌酶等大致正常。初步诊断"右侧胸膜炎"，抗感染、制酸和对症支持治疗。但症状无明显好转，且胸痛加剧，阵发性发作，每次持续 5~6 分钟，放射至腰背部，伴有大汗淋漓，而且发作时查体心率偏快，律齐，腹平软，无反跳痛，肠鸣音正常。急查心电图、心肌酶、淀粉酶、血常规和大小便常规等均未见明显异常，腹部彩超示前列腺增生，其余未见异常。当时诊断很迷惑，考虑：肠虫症？带状疱疹？胃十二指肠溃疡穿孔？主动脉夹层？主任查房后，详细询问病史，2 个月前曾摔倒后坐地，胸腰椎有叩击痛，胸椎下段明显，呈节段性分布。分析：考虑胸腰椎压缩性骨折可能性大，建议行 MIR 检查，后查 MIR 证实胸椎 11、12 压缩性骨折，转骨科治疗。

经验教训

（1）详细的病史询问和全面的查体非常重要。

（2）鉴别诊断的思路不能局限于内科疾病，重视外科问题。

（内容来源：丁香园衍星航）

脊柱结核所致胸痛、胸闷诊治1例

患者，21岁男性，诉胸闷、胸痛1周，未觉发热，偶有干咳，疼痛为持续钝痛，深呼吸时加重。无烟酒嗜好，既往无特殊病史。查体：神志清，巩膜未见黄染，睑结膜红润；双肺呼吸音清楚，未闻及干湿啰音；心率90次/分，律齐，各瓣膜听诊区未闻及杂音；全腹平软，肝脾未及肿大。查心电图未见异常，胸片肺纹理增粗，血常规白细胞总数略升高，中性粒细胞及淋巴细胞比例无变化。入院时考虑胸痛待查：急性支气管炎？胸膜炎？予抗感染治疗三天无效。再次查体时发现脊柱有叩击痛，追问病史说最近2个月进食比以前减少，因为刚到此地工作，自以为水土不服和饮食不习惯所致，查胸部CT提示脊柱结核，转结核病防治所。

经验教训

年轻患者以胸闷、胸痛主诉就诊，思维更不能仅局限于心脏或肺部问题。仔细询问病史及全面查体显得尤为重要。

（内容来源：丁香园 jxdhs）

9　与泌尿系统交叉

患者作为一个整体，并不是按照心脏、肝脏或者肾脏等器官孤立分开的。例如当我们面对一个勃起功能障碍患者的时候，诊治已不只局限于泌尿系统，而应引起包括心内科、内分泌科等多学科医生的广泛关注，治疗期间的药物对血压、心率有什么具体影响。本节会详细阐述心血管与泌尿系关联的问题。

运动撞击后血压突然增高的罪魁祸首

曾半年前在门诊遇到一位患者，23 岁男性青年，身材健硕，见到我之后便说"医生，我最近几个月全身乏力，偶尔感到头晕"。我问道"请问您是做什么工作的？现在感到头晕乏力吗？"患者答："我目前念大学，以前身体挺好的，刚才排队的时候感到头晕"。我下意识地对患者进行了专科查体和生命体征检测，血压 149/110mmHg，腹部未触及包块，上腹部未听到杂音。"您的血压有点偏高，以前受过外伤或者手术吗？怎么想到来到泌尿外科门诊就诊呢？"患者回答："医生，前几天去心内科看过，医生告诉让我来泌尿外科看看。"接着拿出门诊病历本，我查看到这样一段记录：5 个月前在篮球比赛中撞击至左侧腰部，赛后不久发现肉眼血尿，在家休养一周后血尿消失。我问道："小伙子，之前在别的医院进行过治疗吗？"患者回答说："我之前在网上查过，我患的好像是高血压，头晕难受的时候吃过几次硝苯地平缓释片，但是效果时好时坏。最近感觉影响学习生活了，便来看了。"

进一步完善影像检查：泌尿系彩超检查提示左肾上极低等回声区域，范围 4cm×4cm×3cm；CT 提示左肾上极可见一囊状低密度影，边界清晰，约 4cm×4cm，CT 值 26HU，增强后无明确强化，腹腔内及腹膜后未见肿大淋巴结，未见腹水征象受压明显；静脉肾盂造影：左肾上盏受压，考虑占位性病变。于腹腔镜下行左肾探查术，术中见肾周围无粘连，左肾上极前外侧明显隆起，沿囊腔表面游离后提起囊壁，切开并吸净囊液，距肾实质边缘约 0.5cm 处环形切除囊壁，可见囊壁光滑，与肾盏不相通，边缘双极电凝止血。术后病理诊断囊壁为纤维结缔组织，未见肿瘤细胞。患者术后 20 天血压恢复正常。

经验教训

肾损伤多见于 16～44 岁的男性青壮年，以闭合性损伤多见，其中 90% 是因为车祸、摔落、对抗性运动、暴力攻击引起。参照《中国泌尿外科疾病诊断治疗指南（2014 年版）》，我们将肾损伤后高血压大致总结为两类：①损伤后肾血管性高血压：由于肾动脉及其分支损伤和动静脉瘘导致肾脏缺血，进而引起肾素-血管紧张素系统活性增加，诊断依靠选择性血管造影和肾静脉肾素测定，内科保守治疗无效，可以行血管成形术、肾脏部分切除术或者患肾切除术；②损伤后肾实质性高血压：由于肾实质受压、失活肾脏组织导致缺血，本例患者肾损伤后大量积水压迫肾实质，导致瘢痕形成，残存肾组织缺血萎缩，引起肾髓质细胞对前列腺素的分泌较少，相对强化了血管紧张素的作用，增加了肾素-血管紧张素系统活性，对于血肿或瘢痕压迫继发性高血压的患者，则应进行探讨手术，清除压迫因素后，血压可能恢复正常。

肾损伤患者在受伤或者住院期间，容易发生的早期并发症包括出血、尿外渗、肾周脓肿等，重视程度往往高于几个月后的晚期并发症，包括肾积水、高血压、动静脉瘘、假性动脉瘤等。该患者在体育运动过程中发生撞击受伤，由于年轻体质较好，在家休养而未进入医院诊疗，对于远期发生的一系列并发症，缺乏正确认识，而后由于"血压升高"就诊于心内科门诊，因此对于心内科医生而言，算是一次测验：对于就诊年龄较轻，血压水平较高，降压效果较差的患者，应高度怀疑继发性高血压，积极地寻找病因，及时明确诊断及治疗。本例中除了相关辅助检查技术的支持，看似简单的"既往史或者外伤史"在心内科和泌尿外科之间构建了一座桥梁，为患者的健康保驾护航，值得年轻医生们思索。

（内容来源：丁香园范博）

主动脉夹层需与肾结石鉴别

一次值班，晚上突然来了一位 45 岁男性高血压患者，主诉"发现血压升高 1 个月，突发胸痛腰痛 1 小时"。患者入院时剧痛难忍、烦躁、大汗淋漓，放射到股内侧及腹股沟区，伴麻木感。仔细查体：血压 154/78mmHg，心率 86 次/分，心肺腹无特殊，双侧肾区叩痛明显。心电图提示 $V_3 \sim V_6$、Ⅰ、aVL 和Ⅱ导联 ST 段明显压低伴 T 波倒置。我立刻考虑急性冠脉综合征，但当时转念一想，患者还诉背痛，并且疼痛如此剧烈，不会是夹层吧。同时患者既往有痛风，结石可能大，此次疼痛不排除是尿路结石吧！好在这样思路一转，先按结石处理算了。另用了阿司匹林和氯吡格雷，没有用抗凝的！当时想先不抗凝吧，要是夹层不就完了，等上级医生第二天看了再说。经解痉对症治疗患者疼痛仍无缓解。第二天，B 超提示没有结石，但 CT 提示主动脉夹层。CTA 显示夹层从主动脉根部起一直延伸到双侧髂动脉，而且左肾动脉血栓，左肾不显影。赶紧把抗血小板的药物停了，吓惨了。

经验教训

现在回想，以后遇见胸背部腰部剧痛的，除了要想到心梗、结石、急性胰腺炎和外科急腹症，千万不要忘了主动脉夹层，抗凝尤其要慎重。

（内容来源：丁香园 lukeycardio）

"迟到"的心电图

前列腺增生（BPH）是泌尿外科的常见疾病之一，在急诊遇到的 BPH 患者多以"急性尿潴留"就诊。最近一位 74 岁的患者因排尿极度困难，多次入急诊进行导尿治疗，直肠指检发现前列腺Ⅱ度大，双侧叶增生，质地坚韧，表面光滑未扪及结节，无压痛；国际前列腺症状评分 22 分；生活质量指数（QOL）评分 5 分。结合上述表现及国内外相关治疗指南规定，多次进行导尿治疗的 BPH 患者在身体允许的情况下，可以考虑手术，这位"回头客"大爷坚定地找到了我们，希望进行前列腺切除治疗，改善生活质量。

收入住院部之后，完善了相关术前检查：前列腺超声示体积增大，约为 3.8cm×4cm×5cm，纵断基底部突入膀胱腔内2.5cm，包膜完整，内部回声不均，实质内见多个斑点状强回声，外腺受压变薄；前列腺 CT：膀胱充盈不佳，壁明显增厚，膀胱腔内密度稍高，其内见导管影，前列腺大，与膀胱后缘分界模糊，其内见点状高密度影；理化指标：总体 PSA 31μg/L，游离 PSA 8.36μg/L，游离 PSA/总体 PSA 值为 0.27，余血常规、凝血功能、肝功能、肾功能等指标未见明显异常；胸片未见感染或其他疾病。按照常规，患者术前准备资料完善，下一步就是提交手术治疗安排了，我习惯性地翻阅着患者术前资料，这些工作如同我们小学时候的乘法口诀表一样熟悉，但是这次核对后感觉缺少一样检查——心电图。询问之后得知，患者家属将检查化验单压到床铺下，检查时候忘拿了，下午又重新检查心电图：完全性右束支传导阻滞，窦性心动过缓，心率42 次/分。而后又行 24 小时动态心电图：房性期前收缩伴短阵房速，室性期前收缩，窦性心动过缓。请心内科医生会诊后，诊断为病态窦房结综合征。由于患者手术中有心脏骤停的危险，经科内详细讨论后决定了手术方案：行临时起搏器下行经尿道前列腺电切术（TURP）。

在我院 DSA 室局麻下行临时起搏器植入术，设置起搏参数根据患者病情设定，起搏成功后，患者直接到手术室行TURP 术，术程顺利，患者安返病房，心率 62 次/分，为自主心律，血压 150/85mmHg，呼吸 18 次/分，SpO_2 95%。主诉无明显腹痛，无胸闷不适。

经验教训

该患者的诊治过程教会了我几个词。

（1）一丝不苟：这个词并非是吹嘘自己，而是鞭策我们大家。患者平时身体健康，基础疾病少，多项检查无异常，自然会提早安排手术，常规心电图检查也许会被外科医生所忽略，而百密一疏的失误往往是致命的，多级医生的层层检查，才能使得患者的安全得到最佳保证，更加从容地面对纷繁复杂的医患关系。

（2）胆大心细：植入心脏起搏器的患者实行 TURP 时，起搏器受外界电磁场强度影响：电磁场强度越大，起搏器受干扰越大，发生功能失常的可能性也越大。因此术中应将电极板贴于腿部，远离心脏起搏器，减轻对起搏器的干扰，同时手术时高频发生器采用小功率，可以进一步降低电磁场的强度。

（3）合作至上：植入起搏器的患者，由于高频发生器产生的电磁场导致心脏起搏器功能异常，可引起心律失常，甚至心脏骤停，使得绝大多数泌尿外科医师认为植入心脏起搏器手术是禁忌的，但随着医疗技术和材料工程的不断进步，特别是在心内科医生们保驾护航的前提下，使得许多禁忌变成了成功。泌尿外科属于老年病患者较多的科室，心血管疾病发生率较其他科室高，我们也应该多和心内科医生交流和学习，丰富自己的知识层面，因为合作才能进步和共赢。

（内容来源：丁香园范博）

交叉学科的火花——Cardio- Andrology

行文至此，已完成心内科和泌尿外科交叉学科的相关文章若干篇：主要是关于以高血压、心悸等心内科常见症状在泌尿外科疾病中的误诊或者漏诊，值得回味和探索，文章本已落下帷幕，然后想到交叉领域中的另一个学科分支：男科学，其研究对象是男性生殖系统生理学和病理生理学，从精子生成到胚胎发育、生殖器官组织结构分化和发育及疾病预防与治疗。目前国内多数医院中泌尿外科医生兼顾男科医生的职责，男科疾病就诊的患者占据了在临床门诊数量的"半壁江山"，其中最常见的症状之一：勃起功能障碍（ED），指不能达到或维持足够的勃起以完成满意的性交。在临床工作中，我们发现这样一个现象：在患心血管疾病或具有心血管危险因素的人群中，ED 的发生率明显增高，结合国内外的相关文献和临床现象，就病因学、治疗学等方面进行阐述：

关于 ED 的发病机制，研究发现在心血管疾病发生发展中，往往存在血管内皮功能异常，可导致阴茎内一氧化氮（NO）表达下降，引起环鸟苷酸生成紊乱，阴茎血管内血流减少，出现勃起障碍，因此患有心血管疾病的男性，可能会进一步发展成为 ED。很多患有 ED 的男性患者至少存在一种心血管危险因素，如：高血压、动脉粥样硬化、吸烟、嗜酒等，推测 ED 可能是心血管疾病早期的表现，此外性生活本身可增加心脏负担，因此从开始治疗 ED 前，应认真对有心梗、不稳定型心绞痛、严重的心律失常等心血管异常病史患者进行全面评估。

由于 ED 患者合并上述心血管疾病的比例增加，使得 ED 治疗用药的心血管保护作用越来越受到临床医生的关注：5 型磷酸二酯酶（PDE5）抑制剂，如西地那非、他达拉非等，对 ED 合并心血管疾病的患者有心血管保护作用，通过与环磷鸟苷（cGMP）竞争结合磷酸二酯酶（PDE），从而使胞内 cGMP 浓度升高，血管平滑肌松弛，血管扩张，降低 ED 患者血压，改善心脏血流动力学有关。对于合并低危心血管病因素的 ED 患者，如已控制的高血压、心功能 Ⅰ 级、轻度心脏瓣膜疾病等，在治疗原发病的基础上，可选择 PDE5 抑制剂；对于合并高危心血管病因素的 ED 患者，如未控制的高血压、不稳定型心绞痛、严重心律失常、中重度心脏瓣膜疾病等，待心脏情况稳定后，经专家评估后方能考虑对性功能的治疗。需要指出的是，PDE5 抑制剂通过降低 cGMP 水解程度以及 NO 的生成，而硝酸酯类药物作为 NO 的供体，两者联合应用可能导致血管舒张，引起严重低血压，属于药物配伍禁忌。而其他血管舒张类药物，如钙拮抗剂、β 受体阻滞剂、血管紧张素转换酶抑制剂等非 NO 供体药物，可与他达拉非联合应用，他达拉非仅具有轻度降低血压的作用。

当泌尿男科中的"勃起功能障碍"和心内科的"心血管疾病"相遇时，给了我以下几点启示。

（1）对于科研热点的探寻，无论大型三甲医院还是地方基层医院，科研晋级的压力似乎一直如影随形。面对这种状况，大家多数是为了论文而努力，而真正的医学研究并非基础医学专家的"专利"，临床医生身处临床一线，从观察现象相关性研究，到基础机制联系的探寻，寻找出的靶点或者关键因子，亦有可能应用于临床治疗，因此医生们从临床角度出发研究问题，一是服务于临床，二是提高科研兴趣。

（2）对于药物治疗的探索，若非"勃起功能障碍"和心"心血管疾病"的关联性，我们很难将 ED 治疗用药应用于心血管保护上，无论是"老药新用"还是"中药西用"，如果在药物效能和副作用安全方面达到最佳性价比，最终获益最大的便是患者，也医疗工作者的理想。类似的例子会不断涌现：坦索罗辛作为 α 受体阻滞剂，是治疗前列腺增生经典药物，在临床诊治过程中，发现前列腺增生合并输尿管结石的患者，应用坦索罗辛后，输尿管远端结石排除率明显增大，排石时间明显缩短，后期在国内外多中心临床研究及循证医学汇总，我们发现了坦索罗辛高选择性地阻滞输尿管远端的 $\alpha_1 A$ 和 $\alpha_1 D$ 受体，松弛输尿管平滑肌，缓解痉挛，利于结石排出，在让患者获得痊愈的同时，我们也将相关研究成果发表了 SCI，得到一举两得的目的。

（3）对于交叉学科的交流：无论是泌尿外科的郭应禄教授，还是心内科的胡大一教授，都曾指出 ED 的诊治已不能只局限于泌尿科，而应引起包括心内科、内分泌科等多学科医生的广泛关注，因为患者作为一个整体，并不是按照心脏、肝脏或者肾脏等器官孤立分开的。例如面对一位垂体瘤的患者，由于肿瘤质地、大小、部位的差异，我们往往需要内分泌科的药物治疗、脑外科的手术治疗、放疗科的放射治疗、神经内科的专科查体等多个交叉学科的专家们共同保驾护航，因为医乃仁术，马虎不得。也许在不久的将来，Andro- cardiology 或 Cardio- Andrology 等全新的交叉学科会应运而生，敬请期待。

（内容来源：丁香园范博）

10   与其他学科交叉

除了上述内容，还有其他少见或罕见的问题与心血管疾病交叉，"汝果欲学诗，功夫在诗外"，只要回归基本功，在临床工作中踏实认真，耐心问诊、细心查体，加之缜密的临床思路，相信一定可以做到"手中无剑，心中有剑"，逐个攻破临床难题。

喉癌误诊左心衰

一次夜班，急诊收进一呼吸困难的患者，78 岁男性，多年高血压病史，平时活动后气促，近 2 个月加重。我一看觉得还是比较符合左心衰的临床表现，但那哮鸣音真太响了，我刚到心内科医生也特别小心就守在床边。也怪，用了呋塞米、硝酸甘油后没一点好转，想想会不会支气管哮喘呢，又用了氨茶碱，忙半天收效甚微。看看患者语不成句还似乎有那么点儿三凹征的样子，就追问家属有没有吃鱼鱼刺卡过，家属肯定说没有，我又加了头孢和地米，最后真是黔驴技穷了。不多会儿到上班时间了，主任看后请耳鼻喉科会诊，最后确诊喉癌，我真觉得特别糗，竟然连吸气性呼吸困难和呼气性呼吸困难也不会分！

经验教训

临床上因呼吸困难就诊患者很多，应仔细鉴别，仔细查体。思维放宽点，不能只局限在本专业上。如本例虽然观察到似乎有三凹征表现，但没有想到大气道梗阻。

（内容来源：丁香园纳缚波）

先天性心脏病伴胸痛，惯性思维导致带状疱疹的误诊

患者系 40 岁女性，以"发现心脏杂音 40 年，胸痛 2 天"入院，门诊超声提示"先天性心脏病，室间隔缺损（1.0cm）"。问诊时诉心脏杂音出生时就知，平素无活动后乏力、气促和心悸不适，此次主要是反复胸痛 2 天就诊。仔细询问，胸痛为刺痛，持续性，夜晚明显，与呼吸、咳嗽、活动以及进食无关，能忍受，位于心前区。无家族史。查体：皮肤黏膜颜色正常，胸前无皮损，听诊"室缺"杂音。胸片、心电图未提示特殊。第三天患者左乳下缘出现皮疹。

经验教训

这是一例被患者心脏病病史误导诊断的典型病例。单侧胸痛尤其要注意带状疱疹的可能。该病初期可能皮疹表现不明

显，故诊断上存在困难。

（内容来源：丁香园 lisha2010）

妊娠误认为冠心病

患者系 40 多岁女性，因"心悸、胸闷和纳差 1 周"入心内科。入院前门诊心电图示：窦性心动过速，ST-T 改变。入院后心脏彩超、胸片和心肌酶等无异常。给予美托洛尔和丹参滴丸等治疗。患者症状无好转。后来准备给患者行冠脉造影。追问了月经史，了解到患者已推迟 10 余天未来月经，遂怀疑患者"心悸、胸闷和纳差"可能为妊娠反应，立即查尿 HCG及子宫 B 超，证实为早期妊娠。所幸患者已生两小孩，不想再要了，不然后果不堪设想。

经验教训

女性育龄患者一定要问月经史，不能有惯性思维。

（内容来源：丁香园 nxsrmyyhxlhxl）

年轻患者的"心衰"，原来是膈疝在搞怪

患者系 32 岁年轻男性，自诉咳嗽 5 天，加重伴气喘，胸闷和大汗 6 小时，急诊科以"心衰"收住心内科。入院心电图提示窦性心动过速，ST 段改变，考虑为窦性心动过速所致的继发性改变。查体未见明显阳性体征，心衰依据不足，急诊胸片提示右侧膈肌抬高，彩超提示右侧胸腹腔混合性占位，急诊 CT 示右侧膈疝，考虑肝包虫破入右侧胸腔，转外科行手术治疗。

经验教训

　　临床上年轻患者发生心衰，多见于风湿性心脏病、心肌炎、心肌病、先天性心脏病等，故遇到年轻患者主诉心衰表现时要想到其他疾病所致的类似心衰表现。

（内容来源：丁香园 xibokeladi）

胸痛要警惕"带状疱疹"

　　3 年前一次值班，来了一位 74 岁女性患者，自述饱饭后心前区及后背部疼痛，既往无高血压、糖尿病史，无吸烟饮酒史，饮食可，无消化系统病史，以"胸痛待查"收入院。入院后心电图、心脏超声及胸片及血液常规生化均未见异常，为进一步明确诊断行冠脉造影检查，但未见冠脉明显狭窄病变，强化硝酸酯类药物及钙拮抗剂效果差，患者后背部疼痛未见好转，且无"昼轻夜重"的肩周炎表现，到底怎么回事呢？第二天查房时患者正在换上衣，突然发现双侧肩部呈带状的红疹，触之疼痛，此时我一下子就明白了，患者会不会是带状疱疹呢？马上请皮肤科会诊，结果证实了为带状疱疹，予抗病毒、镇痛治疗后逐渐缓解。

经验教训

　　该患者给我的教训是：临床查体的重要性，不管多么典型的心绞痛，一定要亲自查看疼痛部位，不光要除外肩周炎，还要警惕带状疱疹。在此我总结了一下胸痛的鉴别诊断：①心绞痛；②心梗；③梗阻性肥厚心肌病；④主动脉夹层；⑤心包炎；⑥胃食管反流病；⑦带状疱疹；⑧血液病（白血病）；⑨肺炎、胸膜炎；⑩气胸；⑪肺栓塞；⑫肋间神经炎；⑬严重骨质疏松等。

（内容来源：丁香园 tskatong）

以剧烈咽痛就诊于耳鼻咽喉科的急性心肌梗死一例

　　患者，男，68岁，以"剧烈咽痛一天"就诊。患者于一天前清晨突发剧烈咽痛伴出汗，无胸闷、胸痛、发热、心悸、气促和咳嗽等症状，患者自行服用抗生素及西瓜霜含片，咽痛无好转，于当日夜间就诊于耳鼻咽喉科。查体：体温正常，神志清，精神略紧张，咽部无充血，双扁桃体Ⅰ度肿大，无红肿，间接喉镜检查未见异常。予以对症治疗，验血常规，等待检验结果时患者咽痛加剧，伴大量冷汗，面色苍白。查体：血压 110/65mmHg，神志清，精神紧张，大汗淋漓，面色苍白，口唇无发绀，颈静脉无怒张。双肺呼吸音清，未闻及干湿啰音。心率57次/分，心律齐，心音低钝，各瓣膜听诊区未闻及病理性杂音。双下肢无水肿。立即请心内科会诊。追问病史平素偶有活动时胸闷，每次持续 2~3 分钟，休息后即可缓解，患者未重视。既往无高血压、糖尿病、高血脂病史，有高尿酸血症史。急查心电图提示：窦性心动过缓，Ⅲ、aVF 导联呈 qR 波伴 T 倒置，肌钙蛋白 29.21ng/ml，确诊为冠心病，急性下壁心梗，予以收治入院，并建议行急诊冠脉 PCI 术，患者及家属因有顾虑，签字拒绝行急诊 PCI 术。入院后予以低分子肝素抗凝，拜阿司匹林、氯吡格雷抗血小板，阿托伐他汀调脂，单硝酸异山梨酯注射液、能量合剂静滴，咽痛逐渐缓解，次日咽痛完全消失。复查心电图无动态变化，肌钙蛋白上升至 50.29ng/ml，肝肾功能正常，TC 5.59mml/L，LDL-c 4.33mmol/L，一周后肌钙蛋白降至 1.34mmol/L，多次劝说患者行冠脉介入治疗，患者及家属均拒绝，签字自动出院。

经验教训

（1）急性心梗临床表现多种多样，除了常见的胸闷、胸痛之外，急腹症、胃肠道症状、牙痛、面部疼痛、咽痛和颈部梗阻感等也不乏多见，患者往往会就诊于外科、消化内科、神经科、口腔科、耳鼻咽喉科等。

（2）无论哪个专业的临床医生，对于危及生命的疾病必须具备丰富的临床知识，熟练掌握各种疾病的鉴别诊断，及时进行心电图、心肌酶谱等相关检查，以免漏诊、误诊。像这例患者是以剧烈咽痛为临床表现，耳鼻咽喉科医生起初并没有行心电图和心肌酶谱检查，所幸后来予以相关检查，确诊了急性心梗，否则有可能造成极为严重的后果。

（内容来源：丁香园飞羽落花）

（编辑整理：张　铭　杨大春　吴　钢　刘光辉　刘　越　刘丽娟
　　　　　　宁　瑜　温婉婉　曹　磊　张　翼　罗太阳　匡泽民
　　　　　　钟巧青　鲁　勇　沈继龙　范　博）

参考文献

1. 罗伯特·波诺. Braunwald 心脏病学·心血管内科学. 陈灏珠译. 第9版. 北京：人民卫生出版社，2016.

2. 陈新. 黄宛 临床心电图学. 第6版. 北京：人民卫生出版社，2009.

3. 佛斯特. 赫斯特心脏病学. 胡大一，孙静平，译. 第11版. 北京：人民军医出版社，2008.

4. Douglas LM. Braunwald's Heart Disease：A Textbook of Cardiovascular Medicine. 10th ed. New York：Saunders，2014.

5. 中华医学会心血管病学分会，中华心血管病杂志编辑委员会. 急性ST段抬高型心肌梗死诊断和治疗指南. 中华心血管病杂志，2015，43（5）：380-393.

6. Thygesen K，Alpert JS，Jaffe AS，et al. Third universal definition of myocardial infarction. Eur Heart J，2012，33（20）：2551-2567.

7. O'Gara PT, Kushner FG, Ascheim DD, et al. 2013 ACCF/AHA guideline for the management of ST-elevation myocardial infarction: a report of the American College of Cardiology Foundation/American Heart Association Task Force on Practice Guidelines. Circulation, 2013, 127（4）: e362-425.

8. 托波尔. TOPOL 心血管病学. 胡大一译. 第 3 版. 北京: 人民卫生出版社, 2009.

9. Roffi M, Patrono C, Collet JP, et al. 2015 ESC Guidelines for the management of acute coronary syndromes in patients presenting without persistent ST-segment elevation: Task Force for the Management of Acute Coronary Syndromes in Patients Presenting without Persistent ST-Segment Elevation of the European Society of Cardiology（ESC）. Eur Heart J, 2016, 37（3）: 267-315.

10. 中华医学会心血管病学分会, 中华医学会检验医学分会. 高敏感方法检测心肌肌钙蛋白临床应用中国专家共识（2014）. 中华内科杂志, 2015, 10: 899-904.

11. 马长生, 霍勇, 方唯一, 等. 介入心脏病学. 第 2 版. 北京: 人民卫生出版社, 2012.

12. 凌凤东, 林奇, 赵根然. 心脏解剖与临床. 北京: 北京大学医学出版社, 2005.

13. 白人驹, 徐克. 医学影像学. 第 8 版. 北京: 人民卫生出版社, 2013.

14. 张澍, 黄丛新, 黄德嘉. 心电生理及心脏起搏专科医师培训教程. 北京: 人民卫生出版社, 2007.

15. 奈特. 奈特心脏病学. 王海昌, 陶凌, 范延红, 译. 第 2 版. 北京: 人民军医出版社, 2015.

16. Thygesen K, Alpert JS, Jaffe AS, et al. Third universal definition of myocardial infarction. Eur Heart J, 2012, 33（20）: 2551-2567.

17. Steg PG, James SK, Atar D, et al. ESC Guidelines for the management of acute myocardial infarction in patients presenting with ST-segment elevation. Eur Heart J, 2012, 33（20）: 2569-2619.

18. 中华医学会心血管病学分会, 中华心血管病杂志编辑委员会. 非 ST 段抬高急性冠状动脉综合征诊断和治疗指南. 中华心血管病杂志,

2012，40（5）：353-367.

19. Dehmer GJ, Blankenship JC, Cilingiroglu M, et al. SCAI/ACC/AHA expert consensus document：2014 update on percutaneous coronary intervention without on-site surgical backup. Circulation, 2014, 129（24）：2610-2626.

20. 张铭，刘光辉，易忠. 内科疑难病例讨论-循环分册. 北京：人民卫生出版社，2010.

21. 刘光辉，张铭. 心血管医生日记与点评. 北京：人民军医出版社，2010.

22. 李占全，金元哲. 冠状动脉造影与临床. 第 3 版. 沈阳：辽宁科学技术出版社，2012.

23. 中华医学会心血管病学分会，中华心血管病杂志编辑委员会. 中国心力衰竭诊断和治疗指南 2014. 中华心血管病杂志，2014，42（2）：98-122.

24. Yancy CW, Jessup M, Bozkurt B, et al. 2013 ACCF/AHA guideline for the management of heart failure：executive summary：a report of the American College of Cardiology Foundation/American Heart Association Task Force on practice guidelines. Circulation, 2013, 128（16）：1810-52.

25. McMurray JJ, Adamopoulos S, Anker SD, et al. ESC Guidelines for the diagnosis and treatment of acute and chronic heart failure 2012：The Task Force for the Diagnosis and Treatment of Acute and Chronic Heart Failure 2012 of the European Society of Cardiology. Developed in collaboration with the Heart Failure Association（HFA）of the ESC. Eur Heart J, 2012, 33（14）：1787-847.

26. 黄从新，张澍，马长生等. 心房颤动：目前的认识和治疗建议——2012. 中华心律失常学杂志，2012，16（4）：246-289.

27. 中华医学会心血管病学分会，中华心血管病杂志编辑委员会. β肾上腺素能受体阻滞剂在心血管疾病应用专家共识. 中华心血管病杂志，2009，37（3）：195-209.

28. 中华医学会心血管病学分会心律失常学组，中华心血管病杂志编辑委员会，中国心脏起搏与心电生理杂志编辑委员会. 获得性长 QT 间

期综合征的防治建议. 中华心血管病杂志, 2010, 38 (11):
961-969.

29. Priori SG, Wilde AA, Horie M, et al. HRS/EHRA/APHRS expert consensus statement on the diagnosis and management of patients with inherited primary arrhythmia syndromes: document endorsed by HRS, EHRA, and APHRS in May 2013 and by ACCF, AHA, PACES, and AEPC in June 2013. Heart Rhythm, 2013, 10 (12): 1932-1963.

30. 郑炜平. 心脏性猝死相关疾病与心电学. 实用心电学杂志, 2015, (06): 381.

31. O'Gara PT, Kushner FG, Ascheim DD, et al. 2013 ACCF/AHA guideline for the management of ST-elevation myocardial infarction: executive summary: a report of the American College of Cardiology Foundation/American Heart Association Task Force on Practice Guidelines. Circulation, 2013, 127 (4): 529-555.

32. Dickstein K, Vardas PE, Auricchio A, et al. 2010 Focused Update of ESC Guidelines on device therapy in heart failure: an update of the 2008 ESC Guidelines for the diagnosis and treatment of acute and chronic heart failure and the 2007 ESC guidelines for cardiac and resynchronization therapy. Developed with the special contribution of the Heart Failure Association and the European Heart Rhythm Association. Eur Heart J, 2010, 31 (21): 2677-2687.

33. Steg PG, James SK, Atar D, et al. ESC Guidelines for the management of acute myocardial infarction in patients presenting with ST-segment elevation. Eur Heart J, 2012, 33 (20): 2569-619.

34. Yancy CW, Jessup M, Bozkurt B, et al. 2013 ACCF/AHA guideline for the management of heart failure: executive summary: a report of the American College of Cardiology Foundation/American Heart Association Task Force on practice guidelines. Circulation, 2013, 128 (16): 1810-52.

35. 张季平. 临床内科学. 天津: 天津科学技术出版社, 1999.

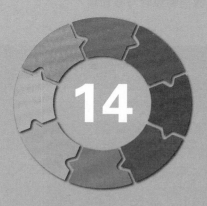

14

心血管抢救药物
经验与教训篇

这是一个循证医学的年代，同时也是一个精准医疗（个体化治疗）的时代。教科书上有关心血管常用抢救药物的使用剂量只是一个参考，在临床实践当中具体用法和剂量除了考虑患者体重外，还需要考虑患者对药物的反应性。使用心血管抢救药时，注意密切观察并作相应的调整。正所谓"有的放矢"，方能箭无虚发。

1 利尿剂的故事

利尿剂是唯一能充分控制和有效消除液体潴留的药物，是急性心力衰竭抢救中首选的药物，也是慢性心衰液体潴留患者标准治疗中必不可少的组成部分。合理使用利尿剂是其他治疗心衰药物取得成功的关键因素之一。如利尿剂用量不足造成液体潴留，会降低心衰患者对血管紧张素转化酶抑制剂（ACEI）的反应，增加使用 β 受体阻滞剂的风险。另一方面，不恰当的大剂量使用利尿剂则会导致血容量不足，增加发生低血压、肾功能不全和电解质紊乱的风险。因此，恰当使用利尿剂是有效治疗心衰的基础。

利尿剂的历史

早在 16 世纪，甘汞已作为利尿剂用于临床，但毒性较大，肠道吸收不规则，且有致泻作用。尽管如此，它却直至 1920 年才被作用更强、毒性更小的有机汞所代替。1953 年，碳酸酐酶抑制剂——乙酰唑胺被发现，并证实为第一个口服有效的非汞类利尿剂，但由于利尿作用弱，目前仅用于抑制眼内和中枢神经系统的碳酸酐酶，用以治疗青光眼和癫痫。1957 年，1，3-苯二磺酰胺化合物被发现其利尿作用比乙酰唑胺强，从而形成了一种新的口服效果更好的利尿剂——噻嗪类药物，如氢氯噻嗪和氯噻嗪等。而且，噻嗪类药物的利尿作用强，疗效好，影响正常水电解质代谢不明显，从而取代了有机汞类利尿剂，成为寻找非汞类利尿剂的重大突破。此后，苯磺酰胺化合物经过氨基和羧基取代便又发现了一种新的利尿剂-呋塞米，其利尿作用比氢氯噻嗪更强，起效更快，时效更短，成为临床常用的高效能利尿剂。1962 年，苯氧乙酸类利尿剂（如依他尼酸、替尼酸等）被发现，并成为目前临床上常用的非汞类利尿剂。继后，新的噻嗪类利尿剂、强效利尿剂和保钾利尿剂相继问世，并且在利尿剂作用机制方面的研究也获得较大进展。

利尿剂的分类和药理作用

（1）袢利尿剂：属于高效利尿药，包括呋塞米、布美他尼、依他尼酸、托拉塞米等。主要是可逆性结合髓袢升支髓部的 K^+、Na^+、Cl^- 同向转运体，抑制 Cl^-、Na^+ 重吸收，促使 K^+、Na^+、Cl^- 和水的大量排出。醛固酮分泌增多及远曲小管的 Na^+ 增加又使 Na^+-K^+ 交换增加，使 K^+ 的排泄进一步增加。Cl^- 的排出量往往超过 Na^+，可出现低氯性碱血症。

（2）噻嗪类利尿剂：属于中效利尿药，包括氢氯噻嗪、环戊甲噻嗪、氯噻酮等。主要抑制髓袢升支皮质部对 Na^+、Cl^- 的重吸收，促进 NaCl 的排泄，产生利尿作用。噻嗪类还能抑制磷酸二酯酶，增加远曲小管及集合管细胞内 cAMP 的含量，后者提高远曲小管对水的通透性，同时增加 NaCl 的排出，造成负盐平衡，导致血浆渗透压的降低，明显减少尿崩症患者的尿量。

（3）保钾利尿剂：属于低效利尿药，包括螺内酯、氨苯蝶啶、阿米洛力、依普利酮等。螺内酯与醛固酮有类似化学结构，对远曲小管及集合管皮质段产生竞争性作用，阻断上述部位的钠重吸收，Na^+、Cl^- 排出而利尿，K^+ 排除减少。而氨苯蝶啶和阿米洛力作用于远曲小管和集合管，阻滞管腔 Na^+ 通道

而减少 Na^+ 的再吸收，管腔负电位减少，驱动 K^+ 分泌的动力减少，K^+ 排除减少。

（4）渗透性利尿剂：包括甘露醇、低分子右旋糖酐、山梨醇、尿素、高渗葡萄糖等。一些经肾小球自由滤过而不被肾小管重吸收或吸收很少的水溶性物质，使肾小管液渗透性增高，水的重吸收减少，钠的重吸收也随之减少，产生利尿。

（5）血管升压素 V2 受体阻滞剂：主要有托伐普坦，增加水的排泄，而不增加钠的排泄，可以升高血浆中钠离子浓度（表 14-1-1）。

表 14-1-1　常用利尿剂的分类、作用机制和用法

分类	作用机制	用法
袢利尿剂 ①呋塞米 ②托拉塞米 ③布美他尼	可逆性结合亨利氏袢升支髓部的 K^+、Na^+、Cl^- 同向转运体，抑制 Cl^-、Na^+ 重吸收，促使 K^+、Na^+、Cl^- 和水的大量排出。	呋塞米：起始剂量 20-40mg，1 次/天，每天常用剂量 20-80mg；托拉塞米：起始剂量 10mg，1 次/天，每天常用剂量 10-40mg；布美他尼：起始剂量 0.5-1.0mg，1 次/天，每天常用剂量。
噻嗪类利尿剂 ①氢氯噻嗪 ②吲达帕胺	抑制髓袢升支皮质部对 Na^+、Cl^- 的重吸收，促进 $NaCl$ 的排泄，产生利尿作用。	氢氯噻嗪：起始剂量 12.5-25.0mg，1-2 次/天，每天常用剂量 25-50mg；吲达帕胺：起始剂量 2.5mg，1 次/天，每天最大剂量 5mg，每天常用剂量 2.5-5.0mg。

分类	作用机制	用法
保钾利尿剂 ①安体舒通 ②依普利酮 ③阿米洛力	阻断远曲小管及集合管皮质的钠重吸收，Na^+、Cl^-排出而利尿，K^+排除减少。	螺内酯：起始剂量20mg，1次/天，每天常用剂量20-40mg；依普利酮：起始剂量12.5mg，1次/天，每天常用剂量25-50mg；起始剂量2.5mg，1次/天，每天常用剂量5-10mg。
血管加压素受体拮抗剂 托伐普坦	血管加压素也称抗利尿激素，与肾脏集合管的V2受体的结合，阻止了抗利尿激素的作用。	托伐普坦：起始剂量7.5mg，1次/天，每天常用剂量15-30mg。

利尿剂的临床用药细节

（1）利尿剂通常从小剂量开始（氢氯噻嗪25mg/d，呋塞米20mg/d）逐渐加量，氢氯噻嗪100mg/d已达最大效应，呋塞米剂量范围比较宽，可逐渐增加剂量直至尿量增加，体重每日减轻0.5～1.0kg为宜。一旦病情控制（肺部啰音消失，水肿消退，体重稳定），即可最小有效量长期维持，一般需长期使用。在长期维持期间，仍应根据液体潴留情况随时调整剂量。每日体重的变化是最可靠的监测利尿剂效果和调整利尿剂剂量的指标。长期使用联合ACEI有助于减少低钾血症发生。

（2）目前高血压治疗主要采用小剂量噻嗪类，特别是氢氯噻嗪6.25～25mg/d，较少引起电解质紊乱和代谢异常，有效且不易产生耐药性。所有心力衰竭患者，有液体潴留的证据或原先有过液体潴留者，均应给予利尿剂，且应在出现水钠潴留的早期应用。NYHA心功能Ⅰ级患者一般不需应用利尿剂。

（3）利尿治疗期间出现低血压和氮质血症而患者无液体潴留，则可能是利尿过量所致，应减少利尿剂剂量；如有液体潴留，则可能是心力衰竭恶化、肾灌注不足的表现，应继续利尿。水钠潴留是心力衰竭出现症状的主要原因，减轻心衰患者前负荷是治疗心衰的基础措施，合理使用利尿剂是心衰治疗的重要手段。在心衰患者中，利尿剂如何调整使用剂量、心衰患者容量判定以及鉴别利尿剂治疗时体液容量是否正常等问题仍存在巨大挑战。标准的中间指标（如是否出现颈静脉压升高、水肿和第三心音或呼吸困难等）对容量状况的临床评价常缺乏敏感性和可靠性。应用利尿剂 24 小时后尿量的变化是最常用的评定指标之一，慢性心衰患者一般应维持尿量在 2000ml/d，急性心衰患者维持在 3000ml/d。但每日尿量仅有助于利尿剂抵抗的评估，并不能直接用于患者容量状况的临床评价。因此，在临床应用中可参考以下 6 个指标对利尿剂进行观察和调整：①体重：体重是利尿剂使用的一个重要参考指标，但影响体重的因素众多，体重判定容量状况尚存在一定的局限性，但可作为评价对利尿剂反应的一个良好指标。②血浆 BNP 水平：PROTECT 研究结果发现，NT-proBNP 治疗指导组的心衰死亡率、恶化住院率下降均达 16% 以上，提示生物标志物 NT-proBNP 是调整利尿剂应用的重要参考指标。③总血容量测定：总血容量为红细胞量和血容量的总和，是一个能被量化和标准化的指标，可使用计算机进行检测。美国食品药品管理局 1998 年批准 BVA-100 血容量分析器用于临床，但该法较昂贵，不利于推广。④血液浓缩：目前尚缺乏统一的血液浓缩标准，Testani 等认为以下 3 种血管内物质的浓度有 2 种或以上增加可定义为血液浓缩：总血浆蛋白、住院期间的清蛋白和血细胞比容的最高值。也有学者将血液浓缩定义为血红蛋白浓度和（或）血细胞比容增高。临床中血细胞比容更为常用，血常规中血细胞比容明显降低，提示血容量增加；经治疗后血细胞比容升高，意味着血液浓缩，治疗有效，提示血液浓缩是评判心衰治疗效果和预后的一个重要指标。⑤出现利尿剂抵抗：（常伴有心力衰竭恶化）静脉给予利尿剂，如呋塞米持续静滴，20～40mg/h；2种或2种以上利尿剂联合应用。

（4）心力衰竭合并低钠血症的患者，可联合使用托伐普坦，使用过程中注意监测血钠和尿量，尤其是使用的前24小时。高龄、低体重、低钠血症等患者以半量开始给药（7.5mg/d）。

利尿剂的临床不适用药事例

慢性心力衰竭患者应用呋塞米致高尿酸血症

患者，女，82岁。近2年来无明显诱因反复出现双下肢水肿，凹陷性水肿，伴夜间阵发性呼吸困难及端坐呼吸。2年来长期服用呋塞米、华法林、贝那普利和美托洛尔。近2周来患者诉上述症状再次复发，自觉尿量明显减少。入院后给予利尿、强心、扩血管等对症支持治疗。呋塞米140mg微量泵泵入利尿，入院后第3天查血尿酸为587.6μmol/L，肌酐99.5μmol/L，述其他高尿酸血症的症状，未给予相应治疗。入院后第10天复查血尿酸为618.7μmol/L，诊断高尿酸血症，于次日给予苯溴马隆50mg口服，每日1次降尿酸治疗，一周后患者病情好转出院。

经验教训

患者查血尿酸为587.6μmol/L和618.7μmol/L，均＞420μmol/L，但询问患者既往并无高尿酸血症的相关临床症状，诊断为无症状高尿酸血症。呋塞米为强效利尿剂，在利尿同时，可增加近曲小管对尿酸的再吸收，减少肾小管对尿酸的分泌，可致血尿酸水平升高，长期使用时尤其应注意。因此，在临床使用呋塞米时，应加强对患者血尿酸值的检测。

呋塞米联合枸橼酸钾口服液致碱中毒

患者，男，60岁。冠心病、心功能不全，入院表现为乏力，食欲差，反应迟钝和一过性晕厥。询问病史，有近期应用利尿剂并口服枸橼酸钾补钾用药史。经查动脉血气分析及生化示代谢性碱中毒，并伴有 Na^+、Ca^{2+}、Cl^- 等电解质紊乱。考虑为滥用利尿剂的同时口服枸橼酸钾溶液补钾出现了碱中毒。给予纠正碱中毒、纠正水电解质紊乱治疗后，症状迅速缓解。

经验教训

临床应用呋塞米可加强肾小管 H^+、K^+ 的排出，而 Na^+、HCO_3^- 的重吸收增加，生成 $NaHCO_3$。呋塞米还能抑制髓袢升支粗段对 Cl^- 的主动重吸收，从而造成 Cl^- 丢失，且丢失量超过 Na^+。故出现低氯性碱中毒。枸橼酸钾又名柠檬酸钾，为碱性药，经肝脏代谢可生成 HCO_3^-，在过度利尿的基础上增加碱中毒风险。因此临床中应避免将二者联用，以免用药不当导致医源性碱中毒发生。

氢氯噻嗪致老年人低钠血症

患者男性，82岁，因高血压口服氢氯噻嗪 25mg/d，2个月，期间定期检测血电解质：Na^+ 137mmol/L，K^+ 4.2mmol/L，Cl^- 100mmol/L。其后为减轻患者水肿，加大剂量至 50mg/d。5天后查血电解质：Na^+ 129mmol/L，K^+ 4.5mmol/L，Cl^- 92mmol/L，每日口服补充 NaCl 3g/d，2周后随访血电解质：Na^+ 125mmol/L，K^+ 3.7mmol/L，Cl^- 90mmol/L。停用氢氯噻嗪，并继续口服补充 NaCl，1周后随访血电解质示恢复正常：Na^+ 143mmol/L，K^+ 3.5mmol/L，Cl^- 107mmol/L。

经验教训

氢氯噻嗪引起低钠血症的病理生理机制尚未阐明，但临床确实可见，因此临床上应用氢氯噻嗪后，应定期进行血电解质复查，对于老年患者，尤其是老年女性患者这一高危人群，更需要定期检查。另外尽量避免大剂量使用，当所用剂量难以达到降压或消肿的临床疗效时，应该更换或联合其他药物。

螺内酯与卡托普利联用导致高钾血症

患者，女，79 岁。因活动后心慌、气促 10 年，伴反复抽搐和晕厥 11 个月，复发 1 天入院。既往有高血压病史，长期口服卡托普利治疗。入院心电图示缓慢型心房颤动，心室率 30～50/min，血钾 6.68mmol/L，肾功能正常。患者家属诉 6 个月前于门诊就诊时，医生在原有治疗基础上加用螺内酯 20mg 每日 3 次口服。明确高钾血症为卡托普利联合使用螺内酯所致，遂立即停用卡托普利及螺内酯，纠正高钾血症、提高心率等治疗后病情好转，查电解质恢复正常出院。随访半年，未再出现上述症状，复查电解质均正常。

经验教训

卡托普利是临床常用的 ACEI 类药物，可抑制醛固酮的生成，增加尿钠和水的排泄，减少钾排泄，故有发生高钾血症的可能。而螺内酯是醛固酮的拮抗剂，亦有保钾排钠排水的作用。因此临床上 ACEI 与螺内酯联合应用时，尤其是老年人，应严密监测血钾，必要时加用排钾利尿剂，以免发生严重的不良反应。

慢性肺源性心脏病使用利尿剂导致昏迷

一慢性肺源性心脏病急性加重患者，入院时处于心肺功能失代偿期，神志清晰，双下肢中度凹陷性水肿。查血气分析：二氧化碳分压 65mmHg，末梢血氧饱和度在 96%（吸氧状态下）。上午 9 时入院时予呋塞米 20mg 静脉注射，至下午 18 时尿量共 4500ml，神志逐渐模糊，立即复查血气分析：二氧化碳分压上升至 95mmHg，快速补液扩容升压，还好该患者最后好转出院。

经验教训

关于 COPD 或慢性肺源性心脏病利尿剂的使用对利尿剂非常敏感，病因治疗是关键，利尿往往容易加重病情，需要谨慎使用。教科书说得好，对此类患者，原则上宜选用作用轻的利尿剂，小剂量使用。

慢性肺源性心脏病合并水肿患者利尿剂的合理使用

临床上经常遇到慢性肺源性心脏病心衰患者，多合并水肿。轻者表现为身体低垂部位水肿，重者可出现全身水肿。该疾病涉及心内、呼内、重症医学的基础问题，从不同的角度考虑可能有不同看法。如果从基础疾病来看，以改善肺功能为主，加之利尿剂长期应用的不良反应，所以使用需要慎重。

但如果单纯从心功能保护来说，利尿剂的应用肯定是有效的，所以如何使用利尿剂在疾病的不同阶段，对于不同的患者都应该区别对待。一般的观点认为慢性肺源性心脏病急性加重与感染、痰液阻塞气道有关，因此限制利尿剂的使用，以免加重痰液阻塞气道和呼吸衰竭；另外，利尿剂的使用还可以导致电解质紊乱，使病情加重。但实际情况是临床上利尿剂使用很普遍，有时甚至是长期使用强效利尿剂。造成低血容量，一定程度上对痰液稀释不利。另外加重电解质紊乱和酸碱失衡，尤其长时间应用后出现顽固性代谢性碱中毒和低钠血症，低钾诱发室性心律失常，处理比较棘手。

（1）慢性肺源性心脏病的血流动力学改变和心衰特点：主要表现为右室收缩压升高和肺动脉高压，右心室负荷增加，右心室扩大和衰竭。而这类患者水肿除了心衰外，还可能因长期慢性消耗营养不良存在低蛋白因素。

（2）利尿剂在慢性肺源性心脏病合并水肿患者治疗原则：以积极治疗原发病，去除感染、痰液阻塞等诱因为基础，以间歇、小量、缓慢应用利尿剂为原则，主张应用保钾利尿剂，降低心室充盈压，减轻肺或体循环淤血，减轻水钠潴留。同时应积极纠正低蛋白因素减轻水肿，在补充胶体后利尿常有好的疗效。

在病情危重或合并左心功能不全的患者，利尿剂应用的指征可适当放宽。应用利尿剂同时密切观察血气分析、血生化及痰液变化，及时调整治疗方案。小剂量利尿剂对慢性肺心病患者是有利的，但应避免严重血容量不足和内环境紊乱。

总之，COPD急性加重期合并心衰的患者，如果感染未能有效控制，即使天天用呋塞米等强效利尿药也是徒劳。抗感染属于基础治疗，感染控制，肺部通气改善，痰量减少，氧耗减少，氧分压升高，二氧化碳分压会自然下降，尿量自然增加，这是教科书中所提到的治疗肺心病的关键所在，至今未发生改变，利尿剂在慢性肺源性心脏病治疗中的地位应是次要的，有时是不必要的。

2   血管扩张剂的故事

血管扩张剂可不同程度的扩张静脉，减少回心血量，减少心脏前负荷，降低室壁张力，减轻肺淤血，同时使外周循环开放，周围血管阻力下降，降低了后负荷；心脏的前后负荷减少必将降低心肌耗氧量，有利于心脏做功，改善心功能，增加心排血量，改善血流动力学变化，缓解症状。此外，硝酸酯类血管扩张药物尚能改善心内膜下血流供应，解除冠脉痉挛，增加冠脉血流，有利于心肌供血。指南推荐对于存在严重的容量负荷过重而血压无明显降低（收缩压＞110mmHg）的患者，在应用利尿药的基础上，或者在患者对单纯应用利尿药反应不好时，可考虑加用血管扩张药物，尤其是对血压增高的患者。

血管扩张剂的历史

1847 年意大利化学家索布雷洛（Ascanio Sobrero）发现用硝酸和硫酸处理甘油能得到一种黄色的油状透明液体，而且这种液体很容易因震动而发生爆炸，它就是硝酸甘油（nitroglycerin）。Alfred Bernhard Nobel 经过反复的试验，改良了硝酸甘油的生产工艺，使其性质趋于稳定并能在全世界范围安全的生产、运输和使用，并广泛应用于军事战争。硝酸甘油开始大规模投入生产后，很多一线生产工人在接触硝酸甘油或吸入含有硝酸甘油的粉尘后会发生剧烈的头痛。William Murrell 医生经过数年的研究发现这种头痛可能与硝酸甘油引起血管扩张有关，这种血管扩张同时也能引起血压的下降。

1878 年 William Murrell 医生给一位长期吸烟伴反复心绞痛发作的 64 岁患者每天口服 3 次稀释后的硝酸甘油溶剂，发现患者胸痛发作次数明显减少。随后，这种治疗方法在更多的患者身上使用都取得很好的治疗效果。1879 年 William Murrell 医生在 *The Lancet* 杂志发表了他的研究成果，硝酸甘油治疗心绞痛的方法开始在临床推广。

直到一百多年后，3 位获得 1998 年诺贝尔医学奖的美国科学家发现硝酸甘油及其他有机硝酸酯可释放一氧化氮（NO）气体，NO是机体产生的一种信号分子，能够扩张血管平滑肌使血管舒张从而有利于血液循环，对心血管系统产生益处。这一理论的阐明使人们逐渐找到了治疗和缓解这些疾病的方法。

血管扩张剂分类和药理作用 （表14-2-1）

扩血管药物可分为动、静脉扩张剂，如硝普钠、哌唑嗪等；静脉扩张剂，如硝酸酯类包括硝酸甘油、单硝酸异山梨酯；动脉扩张剂，如乌拉地尔、肼苯哒嗪、酚妥拉明等。基因重组脑钠肽（rhBNP）是新一类的血管扩张剂：奈西立肽。本篇主要讲述几种心血管科常用的药物：硝普钠、乌拉地尔、硝酸甘油、单硝酸异山梨酯和奈西立肽。

表14-2-1   常用血管扩张剂的分类、作用机制和用法

分类	作用机制	用法
硝酸甘油	在体内先形成为—ONO_2，继而在平滑肌细胞内转化为亚硝酸盐释放出一氧化氮，激活鸟苷酸环化酶，使三磷酸鸟苷（GTP）环化产生环磷酸鸟苷，后者通过降低血管平滑肌中的Ca^{2+}，使血管舒张。	硝酸甘油5mg加5%葡萄糖注射液至50ml，微量泵泵入，起始剂量5-10μg/min，每5-10min递增5-10μg/min，最大剂量为200μg/min。
硝普钠	在血管平滑肌细胞内代谢形成一氧化氮（NO），继而产生环磷酸鸟苷（cGMP），使血管松弛。	硝普钠50mg加5%葡萄糖注射液至50ml，微量泵泵入，从12.5μg/min开始，根据血压进行调整。

续表

分类	作用机制	用法
乌拉地尔	外周选择性 α_1 受体阻滞剂、中枢 5-羟色胺-1A 受体激活剂，具有外周和中枢双重降压作用。	乌拉地尔 25-50mg 快速静推，继之予乌拉地尔 200mg 加生理盐水至 50ml，微量泵泵入，初始输入速度可达 1mg/min，维持给药的速度为 9mg/h。
奈西立肽	作用于效应器细胞膜上利钠肽 A 型受体，该受体与鸟苷酸环化酶耦联，环磷酸鸟苷再激活下行信号系统，从而发挥广泛的药理作用。	初始剂量为 2mg/kg 静注，然后以 0.01mg/(kg·min) 微量泵泵入。

（1）硝酸酯类：硝酸酯类为脂溶性前体药物，在体内先形成为-ONO_2，继而在平滑肌细胞内转化为亚硝酸盐释放出一氧化氮，激活鸟苷酸环化酶，使三磷酸鸟苷（GTP）环化产生环磷酸鸟苷，后者通过降低血管平滑肌中的 Ca^{2+}，使血管舒张。小剂量硝酸酯类药物仅扩张静脉，随剂量逐渐增加也扩张动脉，包括冠状动脉。应用合适剂量的硝酸酯类药物能够在扩张动脉和扩张静脉之间取得平衡，从而降低左心室的前、后负荷而又不影响组织灌注。持续应用硝酸酯类药物易产生耐药性。静脉注射超过 24 小时，即可发生耐药性。

（2）硝普钠：硝普钠由高铁氰化物和硝酸构成的钠盐（或钾盐）。主要在血管平滑肌细胞内代谢形成一氧化氮（NO），继而产生环磷酸鸟苷（cGMP），使血管松弛。硝普钠起效快速，静脉注射 60～90 秒内出现舒张血管的作用。硝普钠在血管组织代谢时产生氰化物，进一步在肝脏内代谢为硫氰酸盐，经肾脏缓慢清除（半衰期 3 ~ 4 天）。由于硫氰化盐半衰期长，在长时间大剂量使用硝普钠或合并肾功能不全时，可能导致硫氰酸盐蓄积，出现硫氰酸盐中毒的症状和体征。

（3）乌拉地尔：外周选择性 α₁ 受体阻滞剂、中枢 5-羟色胺-1A 受体激活剂，具有外周和中枢双重降压作用。外周扩血管作用主要通过阻断突触后 α₁ 受体，使外周阻力显著下降。中枢作用则通过激活 5-羟色胺-1A 受体，降低延髓心血管调节中枢的交感反馈而起降压作用。对心率无明显影响。

（4）奈西立肽：奈西立肽作用于效应器细胞膜上利钠肽 A 型受体，该受体与鸟苷酸环化酶偶联，鸟苷酸环化酶激活后使三磷酸鸟苷转化为环磷酸鸟苷，作为第二信使，环磷酸鸟苷再激活下行信号系统，从而发挥广泛的药理作用。起效时间 2 ~ 15 分钟，最大药效时间 30 分钟，药物消除半衰期约为 18 分钟。

血管扩张剂的临床用药细节

扩血管药物使用特别需要注意的是血压的监测，尤其是静脉使用扩血管药物过程中，需要进行血压监测，老年患者血压降得过快过低，有可能诱发脑梗死。当然其他一些注意事项也应该知道，以硝酸甘油和硝普钠使用注意事项为例。

（1）硝酸甘油：①舌下含服 0.5 ~ 0.6mg/次，一般连用不超过 3 次，每次相隔 5 分钟；半衰期 4 分钟，起效时间 2 ~ 5 分钟，维持时间 20 ~ 30 分钟；喷雾剂起效更快，0.4mg/次，15 分钟内不超过 1.2mg。②硝酸甘油含服对多数心绞痛有效，无效或效果差时，应考虑其他更严重的疾病：心梗、主动脉夹层、肺栓塞等。③考虑为心肌缺血所致胸痛者，含硝酸甘油 3 次无效时，说明心肌缺血重，此时疼痛会加重交感兴奋，加重心肌缺血，形成恶性循环。因此应考虑尽早应用强效镇痛药缓解胸痛，如吗啡，吗啡才是缓解心绞痛有效的药物。④当硝酸甘油效果不佳，心率快时，应该考虑用降低心肌氧耗的药物，如静脉用美托洛尔。⑤静脉滴注硝酸甘油应从低剂量开始，即 $10\mu g/min$ 开始，可酌情逐渐增加剂量，每 $5\sim10$ 分钟增加 $5\sim10\mu g/min$，直至症状控制、血压正常者动脉收缩压降低 $10mmHg$ 或高血压患者动脉收缩压降低 $30mmHg$ 为有效治疗剂量。在静脉滴注过程中如果出现明显心率加快或收缩压 $\leqslant 90mmHg$ 有效治疗剂量，应减慢滴注速度或暂停使用。静脉滴注硝酸甘油的最高剂量以不超过 $200\mu g/min$ 慢滴注为宜，过高剂量可增加低血压的风险。硝酸甘油持续静脉滴注的时限为 $24\sim48$ 小时，开始 24 小时一般不会产生耐药性，后 24 小时若疗效减弱或消失可增加滴注剂量。

（2）硝普钠：①硝普钠一般 50mg 溶解于 50ml 5% 葡萄糖溶液中，开始 $0.5\mu g/(kg\cdot min)$。根据治疗反应 $0.5\mu g/(kg\cdot min)$ 递增，逐渐调整剂量，常用剂量为 $3\mu g/(kg\cdot min)$，极量为 $10\mu g/(kg\cdot min)$。②对心力衰竭的患者开始宜缓慢，以 $12.5\mu g/min$ 为宜，后酌情加快速度。如静滴速度已达 $10\mu g/(kg\cdot min)$，经 10 分钟而降压仍不满意，应考虑停用本品，改用或加用其他降压药。左心衰竭时应用本品可恢复心脏的泵血功能，但伴有低血压时，需同时加用心肌正性肌力药如多巴胺或多巴酚丁胺。③硝普钠水溶液不稳定，应临用前新鲜配制溶液，一般每 6 小时重配一次。遇光易降解为铁氰化钠和氰化物使溶液颜色变深褐，故滴注过程所用滴器，滴管均应避光（可用黑布、黑纸或银纸包遮）。④治疗时间长，特别肾衰竭患者应监测血硫氰盐浓度（毒性开始于 $50\sim100\mu g/ml$）。应用本品过程中，应经常测血压，最好在监护室内进行；肾功能不全而本品应用超过 $48\sim72$ 小时者，每天须测定血浆中氰化物或硫氰酸盐，保持硫氰酸盐不超过 $100\mu g/ml$，氰化物不超过 $3\mu mol/ml$。用本品过程中，偶可出现明显耐药性，此应视为中毒的先兆征象，此时减慢滴速，即可消失。

血管扩张剂临床不适当药事例教训

硝酸甘油致极度头胀头痛不适

患者，男，45 岁，发现心律不齐 2 年余。平素常有心慌感，在外院诊断为心律不齐、期前收缩二联律，口服稳心颗粒和活血化瘀的中成药。近两天反复出现胸部憋闷、隐痛，自行含服硝酸甘油治疗，6 分钟后出现剧烈头胀不适，胸部疼痛稍好转。急诊入院，平躺，吸氧。神情焦虑，口唇红润，呼吸正常，血压 126/69mmHg，心率 76 次/分，律齐，颈软无抵抗，仍诉头胀不适。考虑为硝酸甘油副作用，未行特殊处理，1 小时后症状缓解。

经验教训

硝酸甘油能扩张外周血管及颅脑血管，可引起直立性低血压和头痛、头胀。因此，临床上应用硝酸甘油后需密切观察患者的症状，出现头痛、头胀应及时停药，严重者需进行相应处理。

急性下壁心肌梗死使用硝酸甘油出现心律失常

患者，男性，48 岁，2 小时前患者户外活动时突然发生胸骨后疼痛，呈压榨性，向左肩、左臂放射，伴有胸闷、窒息感，大汗、恶心呕吐 1 次，胃内容物。查体：血压 120/90mmHg，神清，面色苍白，肢体湿冷。心率 78 次/分，律齐，无病理杂音。心电图示"急性下壁心肌梗死"。立即吸氧，迅速建立静脉输液通路，心电、血压监护。舌下含服硝酸甘油 0.5mg。约 5 分钟后患者胸闷加重，心电监护示Ⅲ度房室传导阻滞，房室交界性逸搏心律，心率 45 次/分。给予阿托品 0.5mg 静推，心律转为窦性。以硝酸甘油 10mg 加入 10% 葡萄糖溶液 250ml 静滴，10μg/min，患者再发Ⅲ度房室传导阻滞，重复阿托品静推 1 次，同时停止静滴硝酸甘油，患者恢复窦性心律，持续心电监护未再发生Ⅲ度房室传导阻滞。

经验教训

硝酸甘油可扩张周围血管，静脉回流减少，冠脉血流因心排血量降低而减少，梗死部位心肌缺血加重。右冠状动脉供应左室下壁、窦房结和房室结，后两者功能障碍可引起心律失常。本例使用硝酸甘油发生Ⅲ度房室传导阻滞，因此临床处理急性下壁心肌梗死应慎用硝酸甘油。

冠心病患者舌下含服硝酸甘油引起过敏性休克

患者，女，62 岁。冠心病 10 余年未住院治疗。自觉心前区不适，当即舌下含服硝酸甘油 0.5mg，约 7 分钟后，突然出现面色苍白、胸闷、气短、心悸，咽部紧缩感及濒死感，意识模糊，舌变硬，30 分钟后急诊入院。血压 50/40mmHg，脉搏 130 次/分，呼吸 30 次/分，体温 35.8℃，面部有片状红色皮疹，双眼及面部水肿，心电图显示"左心室肥厚、劳损"，诊断为"过敏性休克"。立即给予平卧，吸氧，肌注肾上腺素 0.2mg，5% 葡萄糖 100ml 加地塞米松 10mg 静注；静脉输入含糖盐水 500ml 加多巴胺 20mg；碳酸氢钠 200ml。30 分钟后，血压上升到 140/90mmHg，脉搏 120 次/分，呼吸 20 次/分，面色转红，意识清楚，能正确回答问题。经抗过敏治疗 1 周后康复出院。

经验教训

本病例症状发生快，且反应剧烈，检查中发现患者属于过敏性体质，对此药特别敏感，此次出现过敏反应，以后不宜再用。这种情况在临床上虽然十分少见，一旦发生，可加重冠心病患者的病情，严重者甚至危及生命，故应引起高度重视。因此临床上冠心病患者首次应用硝酸甘油时，应详细询问有无过敏史，在应用过程中应严密观察患者意识、面色、血压、脉搏、呼吸等变化。

含服硝酸甘油片引起短暂交界性逸搏心律

患者，女，65 岁。阵发性胸闷、气短 8 年，诊断"冠心病"，治疗好转出院。2 天前，患者劳累时出现胸闷、气短再次入院。查体：体温 36.7℃，心率 81 次/分，呼吸 21 次/分，血压 120/80mmHg，窦性心律，钾离子 3.7mmol/L。考虑"冠心病"，给予硝酸甘油 0.5mg 含服，3~5 分钟后突发晕厥、意识丧失、面色苍白，心率 44 次/分，血压 80/60mmHg，立即查床旁心电图：交界性逸搏心律，血糖 6.9mmol/L，给予补液、多巴胺 10mg 静脉注射。抢救 5~7 分钟后患者逐渐恢复意识，面色红润，复查血压 156/90mmHg，心率 56 次/分，床旁心电图：窦性心动过缓。避免服用硝酸甘油，之后住院期间未再发晕厥。自述 5 年前在当地医院同样含服"硝酸甘油片"后出现短暂意识丧失，给予"参脉"静脉滴注，数分钟后患者意识恢复，未做进一步检查及诊断。

经验教训

患者出现上述症状及交界性逸搏心律可能是因其对硝酸甘油片特别敏感，致使舌下含服 0.5mg 硝酸甘油扩张血管，血管内压力减轻，迷走神经兴奋引起血管迷走神经性晕厥，同时引起心脏起搏与传导系统功能受到抑制，而发生交界性逸搏心律。因此，临床应用硝酸甘油应注意个体差异性，控制剂量，并可取平卧位含服，以防出现直立性低血压和心律失常。

服用硝酸类药物过量导致严重低血压

在某地支援，来一个高血压伴胸痛的患者，血压 150/110mmHg，因此地无心电图机，未做心电图，考虑为冠心病心绞痛，给予卡托普利 25mg 口服及硝酸甘油两片舌下含服，10分钟后，测血压 80/40mmHg，考虑该患者对硝酸酯类药物过于敏感。另外一位考虑心绞痛患者，当时已在输硝酸甘油，未测血压，给予硝酸异山梨酯 10mg 含服，结果再次测血压，70/40mmHg，折腾抢救半天，幸亏抢救过来了。

经验教训

经过这两件事，给我触动很大，以后再给予硝酸酯类药物，前后我都测血压，绝不偷懒，且尽量避免和其他降压药物同服。为的是避免血压降得过低，出现生命危险。

硝普钠和硝苯地平错误合用可致晕厥

患者，男，60 岁。既往有高血压病史 5 年。因头昏、胸闷、气急 2 天入院。查体：意识清楚，血压 180/100mmHg，心率 110 次/分。心电图：窦性心动过速，左心室肥厚。入院诊断：高血压 3 期。立即给予硝苯地平 10mg 舌下含服，再给硝普钠 50mg 加入 5% 葡萄糖液中静脉滴注，滴速 8 滴/分钟。观察 5 分钟，使血压稳定在 140/80mmHg。25 分钟后，患者烦躁、心悸、出汗，呼之不应，测血压为 90/60mmHg，考虑降压幅度过大所致。立即停用硝普钠，给肾上腺素 0.5mg 肌注，3 分钟后患者意识恢复，5 分钟后测血压 129/80mmHg，症状逐渐好转。

经验教训

硝苯地平为钙离子拮抗剂，有降压作用。硝普钠是亚硝基钠氰化钠，为最强烈、迅速、短时作用的血管扩张药，具有降压作用。本例将二者合用。推测 25 分钟的前半段时间主要是硝普钠起作用，以后硝苯地平作用逐渐加强，至 25 分钟时作用接近高峰，在两药作用下使血压显著下降，脑供血不足。此例教训应引以为戒。

硝普钠可引起氰化物中毒

患者，男，91 岁。20 年来经常发生胸闷、气短、心慌，心电图示房颤。1 周前因伴有夜间阵发性呼吸困难、下肢水肿就诊。查体：体温 36.6℃，心率 60 次/分，呼吸 18 次/分，130/70mmHg。实验室检查：T3 0.63pmol/L、FT3 2.51pmol/L；BUN 12.9mmol/L，CREA 158μmol/L。治疗一周后，因胸闷、水肿明显，加用硝普钠以改善心功能。治疗第 4 日气喘不能平卧，Bp130/60mmHg，端坐呼吸，双肺干、湿音，心率 66 次/分，律不齐。随后出现呼吸减慢、减弱，呼吸 5 次/分，心率 35 次/分，随后大动脉搏动消失，抢救无效死亡。经检查并存有甲状腺功能减退，肾、肝功能不全等多种疾患。事后分析，患者很可能为氰化物中毒死亡。

经验教训

硝普钠在人体中通过代谢分解可转变成为有毒的硫氰酸盐，老年人各脏器功能衰竭，需注意其蓄积作用。在老年人和肝、肾功能不全的患者中使用硝普钠，应取特别谨慎态度，警惕硝普钠引起氰化物中毒，以确保治疗安全。

硝普钠致头晕、大汗

患者，女，72 岁。肾功能不全 4 年，尿毒症进行透析一年余。一天前出现周身乏力，透析后出现恶心、呕吐，再次住院治疗。查体：体温 36.3℃，脉搏 78 次/分，呼吸 19 次/分，血压 150/80mmHg。心脏彩超：左房大，心包积液，主动脉硬化，左室舒张功能减低。比前次住院诊断新加肾性高血压。住院后给予纠正贫血、纠正心衰、抗凝、改善循环、降压（硝苯地平）、规律血液透析等对症治疗。清晨测血压 160/80mmHg，为纠正心衰静脉给予 5% 葡萄糖 50ml，硝普钠 50mg 泵入，滴速为 2ml/h（30μg/min），输注过程中突然出现头晕、大汗，测血压 115/55mmHg，心率 75 次/分，立即拔除硝普钠液体，吸氧，0.9% 氯化钠静滴，10 分钟后患者上述症状好转。

经验教训

硝普钠是强有力的血管扩张剂，作用迅速，降低血压，过快过剧时可出现眩晕、大汗、头痛、反射性心动过速、心律失常等。本例在滴速为 30μg/min 情况下出现头晕、大汗。因此，在滴注硝普钠注射液时，应严密监测血压、心率，以免产生严重不良反应。

硝普钠致皮肤化学性灼伤

患者，男，47 岁。高血压脑病急诊入院。查体：血压 235/130mmHg，心率 73 次/分，呼吸 23 次/min，有剧烈头痛、呕吐、神情萎靡。给予 5% 葡萄糖 250ml 加硝普钠 50mg 持续静脉滴注，血压维持在（140～170）/（90～100）mmHg。5 小时后患者躁动明显，将硝普钠的输液器与可调节输液器的接头挣脱，致该药液浸渍肩背部皮肤。护士将治疗巾直接垫于药液浸渍部位，2 小时后发现肩背部有一 15cm×20cm 的片状红斑，小水疱形成。急请皮肤科和烧伤科，诊断为皮肤药物性即化学性灼伤。本例在医生确诊药液浸渍皮肤引起的化学性损伤后，遵医嘱立即用清水冲洗肩背部，禁用酸碱制剂，再用紫草油纱布外敷包扎，10 天后愈合。

经验教训

临床上使用硝普钠时，需特别注意硝普钠具皮肤腐蚀性。对躁动的患者应适当予以约束，并牢固固定输液用具，以防药液浸渍皮肤。

舌下含服硝酸异山梨酯导致严重低血压

患者，男，58 岁，某日晨 9 时查房，患者自诉活动后咽部有烧灼感。患者既往无高血压、糖尿病病史，既往有吸烟病史。心电图示大致正常。心脏彩超示正常。肺片示正常。生化全项正常，血常规及尿液分析示：正常。考虑心脏神经官能症，未在意。

10 时患者还难受，我觉得有点纳闷，心电图没事，什么都正常，怎么难受呢。再次详细地问患者病史，患者自诉活动后咽部烧灼感明显，而且还做了 64 排冠脉 CT，一看吓一跳，患者冠脉二支病变，回旋支闭塞，左前降支 60% 狭窄，看来心电图正常时，也不能忽视患者的症状。

患者自诉咽部有烧灼感明显，我想 64 排 CT 有明确冠脉病变，那还是心绞痛的症状，于是给他舌下含服硝酸异山梨酯（消心痛）5mg 观察，我就离开下医嘱了，还没走到护士站，就听到病房咣当一声，家属大声喊大夫，我快步回病房，看到患者倒在地上，当时看他有意识，扶他上床，问他怎么了，他说刚才什么也不知道了，现在觉得困、恶心和想吐。于是心电血压监护，监护示：血压 60/40mmHg，心率 45 次/分，给予 25% 葡萄糖注射液 50ml 静脉推注，复查心电图示窦性心动过缓，20 分钟后患者血压升至 85/60mm/Hg，心率 55 次/分，自觉好转，后给予补液治疗，1 小时后患者无不适症状，还是执意让患者复查头部 CT，头部 CT 未见异常。

经验教训

现在想起来，觉得很后怕，如果患者摔倒，碰到头部导致脑出血，自己都不能原谅自己，后来翻看硝酸异山梨酯的说明书，看他的药物代谢时间及药物浓度起效的高峰期，觉得这个药给心绞痛患者含服很正常，但碰到个别的患者一定就不正常了，所以用硝酸异山梨酯一定先检测血压，为医者必须谨小慎微！

硝普钠治疗过程导致血压骤降

事例 1：患者，女，68 岁。因"呕血、黑便 2 天，加重伴气促半天"入院，有"尿毒症、无尿 5 年规律透析、高血压、冠心病"病史，诊断：上消化道出血、急性左心衰、尿毒症、高血压、冠心病，入院血压达到 210/110mmHg，双肺干湿啰音，当时予以气管插管、呼吸机辅助呼吸、监测动脉压、输血、CRRT、抑制胃酸等治疗，镇静、开始用硝酸甘油血压控制不住，改用硝普钠控制血压，经几天处理后病情好转，拔管撤机，人也清醒，无呕血黑便，但血压一直高，硝普钠未停，准备第二天转让过度病房，早上护士交班，翻身查皮肤后，患者突然意识模糊，心率下降、血氧不好，我过去一看，心脏骤停，幸好处理及时，停用硝普钠、心肺复苏 2 分钟患者就清醒了。

事例 2：患者入院诊断"慢性肾衰竭、老年痴呆症、糖尿病、冠心病、陈旧性心肌梗死"，在过渡病房应用硝普钠控制血压，夜间血氧饱和度突然降至 80%，需要立即插管、上呼吸机。心电监护提示 ST 段抬高，无创血压 180/100mmHg。查体：神志模糊，四肢末梢冰凉，两肺未闻及明显啰音，当时怀疑急性心肌梗死，复测血压 80/40mmHg，立即暂停硝普钠，增加氧流量，持续疼痛刺激，约 3 分钟后神志转清。心电图检查较前无明显变化。追问当时情况，护士描述更换枕头后突然出现病情变化。

事例 3：患者入院诊断"急性左心衰、高血压、糖尿病、冠心病"。应用硝普钠控制血压，同时予呋塞米静推，护士在接有硝普钠的三通管静推，患者突然意识丧失，血压从 200/110mmHg 降至 70/36mmHg，立即停用硝普钠约 3 分钟后，血压升至 136/80mmHg 后清醒。出现上述状况根本原因为硝普钠短时间用量过大所致。

经验教训

（1）应用血管活性药物，一定要注意，患者翻身、换枕头等体位变化后可能由于之前患者颈内深静脉不是很通畅（导管受挤压）或者少量匀速进液体，体位变化后挤压解除，较多剂量硝普钠进去后所致。此外，千万不能使用血管活性药物的管道同时推注药物。

（2）所有的血管活性药物都有这个问题，保持管路通畅很重要。针头堵塞、管路打折、维持液用完，升压药逆流到大输液里，翻身、整理床单或者重新挂上维持液后积聚的液体迅速进入体内，导致血压迅速下降，危及生命。

3　正性肌力药物的故事

在地高辛问世不久，正性肌力药物承载了人们治疗心力衰竭（心衰）的希望，即通过增强心肌收缩力来治疗心衰，改善患者的预后。在 20 世纪 90 年代以前，作为应用历史超过百年的传统正性肌力药，地高辛是心衰治疗的首选药物。然而，1997 年，发表于 *The New England Journal of Medical*（新英格兰医学杂志）的 DIG 研究，泯灭了人们对正性肌力药物改善心衰患者预后的希望。尽管很多证据表明长期或过度应用正性肌力药可能扩大心肌氧的供需矛盾，甚至增加死亡率，但其改善急性心力衰竭症状的作用是肯定的。正性肌力药可以增强心肌收缩力，增加心排血量。此时应用正性肌力药虽有"疲马加鞭"之虞，但希望达到"跃马檀溪"而脱离险境的效果。

正性肌力药物的历史

最先为洋地黄命名的是 Leonard Fuchs（1501-1566）。他于 1542 年在他的书 *Historia stirpium* 中最先命名了洋地黄（digitalis），并且记载它具有消除水肿的作用。Leonard Fuchs 为洋地黄命名后的两个世纪中，洋地黄一直作为治疗水肿配方的成分之一在民间应用着，直到 1775 年引起 William Withering 的注意，他进行了长达 9 年的研究，确定洋地黄的主要成分。此后他进一步研究，并为洋地黄确定了治疗的最适剂量。100 年后，1874 年，德国最优秀的药物学家之一施密德伯格（Oswaldd Schmiedebrg），1838 年他从洋地黄植物中提纯了洋地黄毒苷，并证明是有效的强心成分。

正性肌力药物的分类和药理作用（表 14-3-1）

一般将正性肌力药分为强心苷类和非强心苷类。正性肌力药物主要通过以下途径增强心肌收缩力：①影响心肌细胞 Ca^{2+} 的药物，如增加心肌细胞内可利用 Ca^{2+} 浓度的药物；②增加心肌细胞对 Ca^{2+} 敏感性的药物；③通过提高心肌细胞内 cAMP 而发挥作用的药物；④Na^+ 通道激活药；⑤组胺受体激动药；⑥A1 腺苷受体阻断药等。

表 14-3-1   常用正性肌力药物的分类、作用机制和用法

分类	作用机制	用法
洋地黄类	通过抑制心肌细胞膜上的 Na^+-K^+ ATP 酶，使细胞内 Na^+ 浓度升高，K^+ 浓度降低，Na^+ 与 Ca^{2+} 进行交换，使细胞内 Ca^{2+} 浓度升高而使心肌收缩力增强。	地高辛常用剂量 0.25mg qd 口服，7 天可达稳态血药浓度，老年人、肾功能不全者剂量减半；西地兰用 5% 葡萄糖注射液 20ml 稀释后缓慢注射，首剂 0.2 ~ 0.6mg，24h 总量不超过 1.2mg。
多巴胺	小剂量（<3μg/kg·min）作用于多巴胺受体，选择性扩张肾动脉、促进利尿的作用；大剂量（>5μg/kg·min）作用于血管 α 受体和心脏 $β_1$ 受体，有血管收缩作用和正性肌力作用。	多巴胺 100mg，加生理盐水至 50ml，起始剂量 100μg/min，微量泵泵入，最大剂量 1000μg/min，根据血压和心率调整。
多巴酚丁胺	通过兴奋 $β_1$ 受体和 $β_2$ 受体产生剂量依赖性的正性肌力和变时作用，并反射性地降低交感紧张从而降低血管阻力。	多巴酚丁胺 100mg，加生理盐水至 50ml，起始剂量 100μg/min，微量泵泵入，常用剂量 1 ~ 10μg/kg·min，根据血压和心率调整。
米力农	通过抑制磷酸二酯酶 Ⅲ 而减少了 cAMP 的降解，从而使心肌细胞内的 cAMP 浓度增加，促进 Ca^{2+} 内流，增加心肌收缩力，同时有舒张周围血管的作用。	负荷剂量后，给予维持剂量。负荷量 25 ~ 50μg/kg（10 分钟），维持量 0.25 ~ 0.50μg/kg·min。米力农 5mg，加生理盐水至 50ml，起始剂量 15μg/min。

（1）强心苷类正性肌力药：此类药物来源于植物，主要为洋地黄类（digitalis），包括洋地黄毒苷、地高辛、毛花苷丙、毒毛花苷 K。主要通过抑制心肌细胞膜上的 Na^+-K^+-ATP 酶，使细胞内 Na^+ 浓度升高，K^+ 浓度降低，Na^+ 与 Ca^{2+} 进行交换，使细胞内 Ca^{2+} 浓度升高而使心肌收缩力增强。在一般治疗剂量下，并可抑制心脏传导系统。洋地黄类还有直接兴奋迷走神经系统的作用。在急性心衰，强心苷使心排血量少量增加并降低充盈压。在严重心衰急性失代偿发作的患者，强心苷可有效地防止急性失代偿复发。

（2）儿茶酚胺类：①多巴胺：多巴胺药理作用存在高度剂量依赖性。小剂量（$<3\mu g/(kg \cdot min)$）作用于多巴胺受体，选择性扩张肾动脉、促进利尿的作用；大剂量（$>5\mu g/(kg \cdot min)$）作用于血管 α 受体和心脏 β_1 受体，具有血管收缩和正性肌力作用；当多巴胺 $>10\mu g/(kg \cdot min)$，表现为强烈血管收缩作用，使血压升高，心脏后负荷增加。②多巴酚丁胺：多巴酚丁胺是多巴胺的衍生物，主要通过兴奋 β_1 受体和 β_2 受体产生剂量依赖性的正性肌力和变时作用，并反射性地降低交感紧张从而降低血管阻力。以滴速 $2.5 \sim 10\mu g/(kg \cdot min)$ 给药，在每分钟 $15\mu g/(kg \cdot min)$ 以下的剂量时，心室和外周血管阻力基本无变化。

（3）磷酸二酯酶抑制剂：通过抑制磷酸二酯酶 III 而减少了 cAMP 的降解，从而使心肌细胞内的 cAMP 浓度增加，促进 Ca^{2+} 内流，增加心肌收缩力，同时有舒张周围血管的作用，因其不通过 β_1 受体途径，故在应用 β 受体阻滞剂的患者仍可发挥正性肌力作用。其中主要药物是米力农，负荷剂量 $25 \sim 75\mu g/kg$（>10 分钟），随后 $0.375 \sim 0.75\mu g/(kg \cdot min)$ 静脉滴注，每日最大剂量不超过 $1.13mg/kg$。

（4）左西孟旦：主要与肌钙蛋白 C 结合，加强收缩蛋白对钙离子的敏感性，从而增加心肌收缩力，用法：负荷剂量

12μg/kg（10 分钟）静脉推注，继后 0.1μg/（kg·min）静脉滴注，可酌情减半或加倍。对于收缩压 < 100mmHg 的患者，不需负荷剂量，可直接用维持剂量，防止发生低血压。

正性肌力药物的临床用药细节

正性肌力药物使用过程中注意观察心率、心律和血压。比如左西孟旦虽名为增强心肌收缩力，但其有致低血压的副作用。以洋地黄类和儿茶酚胺类为例。

（1）洋地黄类：洋地黄的使用剂量个体差异明显，即使同一患者在不同条件下也可有所不同。每日使用剂量常需详细记录，结合心功能改善情况和有无洋地黄中毒反应来衡量，并根据不同情况，随时调整。老年人及肾功能不全者，地高辛需要减量使用。低血钾、高血钙、低血镁、心肌缺氧等是洋地黄类药物中毒的诱因，使用前需纠正或去除这些诱因。洋地黄中毒时应立即停药，轻症者自行缓解；发生快速性心律失常如补钾不能改善时可使用苯妥英钠或利多卡因；阿托品可用于Ⅱ度及Ⅱ度以上房室传导阻滞，必要时临时心室起搏。洋地黄中毒引起的室速，此时心脏电活动不稳定，禁用电复律，电击后易致室颤或心脏静止，另外洋地黄中毒时的室速一般不太快，而且药物治疗效果满意，故不首选电除颤。但是如果是室颤，当然首选电除颤。

（2）儿茶酚胺类：多巴胺起始剂量为 1 ~ 5μg/（kg·min），逐渐增加输液速度直至血压、尿量和其他重要脏器的血流灌注得到改善。推荐的最终剂量范围 5 ~ 20μg/（kg·min）。当维持血压所需的多巴胺剂量 > 20μg/（kg·min）时，应改用去甲肾上腺素。急性心肌梗死或休克的患者发生低血压需要使用多巴胺时，需在补充足够血容量的前提下使用。大剂量多巴胺在发挥正性肌力作用的同时，收缩外周血管，因此升高血压的作用明显，但同时增加了心肌耗氧量，另外多巴胺增加了患者心律失常的风险。多巴酚丁胺在发挥正性肌力作用的同时，对外周血管有轻度扩张作用，故升高血压的作用不明显，可在短时间内增加心排血量，改善外周灌注，缓解心衰症状，增加心率的作用弱于多巴胺。停用多巴胺和多巴酚丁胺时，应逐渐停药，以免产生急性低血压反应。既往长期服用 β 受体阻滞剂者，多巴胺和多巴酚丁胺正性肌力作用较差，因为这两个药物均通过激动心肌细胞膜上的 $β_1$ 受体而发挥作用。

正性肌力药物的临床不适当用药事例

过量服用地高辛可致洋地黄中毒

　　患者，男，63 岁，活动后气喘 2 年，间断有夜间睡眠憋醒。近 1 个月上述症状加重，口服地高辛 0.125mg，每日 1 次。入院前 7 天自行增至 0.5mg，每天 2 次。增加剂量后，患者自觉症状较前加重，夜间不能平卧，全身乏力，食欲差，伴胃部不适，恶心、呕吐，遂入院。查体：血压 110/58mmHg，心率 34 次/分，血钾 2.9mmol/L，地高辛血清浓度 >5.0ng/ml。心电图检查示三度房室传导阻滞，频发室性期前收缩，二联律，心室率 57 次/分。停用地高辛并适量补钾后，患者症状逐渐缓解。

经验教训

　　本例患者大剂量服用地高辛后，出现恶心、呕吐，是地高辛中毒的常见不良反应。患者的低钾血症又加重患者洋地黄中毒。停用地高辛，纠正低钾血症后，患者症状逐渐缓解，表明洋地黄中毒诊断成立。因此，临床医师应指导患者正确服用地高辛，告诫患者不能自行加量服用，以免发生洋地黄中毒。另外，应密切观察患者用药后反应，适时监测血钾及地高辛血药浓度。

洋地黄中毒致双向室性心动过速

　　患者，女，70 岁。近 1 个月端坐呼吸、夜间阵发性呼吸困难加重，无胸痛、恶心和呕吐等症状。服用琥珀酸美托洛尔、呋塞米、地高辛和达比加群治疗。查体：血压 92/64mmHg，心率 72 次/分，颈静脉怒张，两肺底可闻及湿啰音，双下肢凹陷性水肿。予静脉利尿剂治疗。入院第二天，患者出现心悸，心电图示双向室性心动过速（BVT）。胸导联为右束支模式，可见起搏峰值，与患者基线双心室起搏一致。血清地高辛浓度为 2.0ng/ml。停用地高辛后，血清地高辛浓度降低，心律失常消失。

经验教训

该病例中地高辛心律失常发生在血清地高辛位于参考值范围内的情况下（0.8～2.0ng/ml），但与现代心衰治疗所设定的 <1.0ng/ml 的目标值相比，该患者血清地高辛水平较高。因此，临床上应用地高辛治疗心衰时需监测血清地高辛浓度，以防洋地黄中毒。

多巴胺在充分扩容的前提下升压

患者，65 岁，体重 34kg。肿瘤晚期，由于口腔溃疡严重，近一个星期进食困难，电解质紊乱：K^+ 2.3mol/L，Cl^- 88mol/L，Cr 106μmol/L，UA 618μmol/L，Ccr 31ml/min。患者自觉口干口渴，当天背部曾大量出汗，发现血压低时已接近 24 小时无尿，按压膀胱无充盈，手脚冰凉，体温 36.4℃，心率 100～110 次/分，血压 80/52mmHg，血氧饱和度 94%。用药前一个小时血压一直在 80/55mmHg 左右，后予以多巴胺 60mg + 多巴酚丁胺 60mg 配生理盐水 250ml 静滴，一个半小时左右滴完。使用多巴胺 + 多巴酚丁胺约半小时后心率上升至 124 次/分，血压降至 66/32mmHg，血氧饱和度降至 74%，之后血压和血氧饱和度一直不升高。因为患者限液，每天补液

500～700ml。

经验教训

　　患者属于典型低血容量性休克，肾脏灌注不足，肾前性氮质血症。多巴酚丁胺属于高选择性 β_1 受体兴奋剂，而中等剂量多巴胺也可激动 β_1 受体增强心肌收缩力，增加心排血量。患者已有明显血容量不足，虽有心率代偿性加快，心排量不能增加，血压不能回升。多巴胺等血管活性药物一定要在充分扩容的前提下才能发挥升压作用。

多巴胺联合麻黄碱致室性期前收缩二联律

　　患者，女，65 岁，43kg，无心慌胸闷病史，无高血压、心绞痛、糖尿病史。拟在全麻下行 LC 术。术前心电图示 ST-T 段改变，心脏超声未发现明显异常，心功能正常。下午 1：30 入室，常规监测无创血压、心率，无创血压 90/60mmHg，心率 115 次/分。入室后输入 LR300ml＋聚明胶肽 200ml 后，又给予咪达唑仑 2mg，血压 87/58mmHg，心率 100 次/分。5 分钟后给予 Fentany 10.15mg＋Vec 5mg＋Propofo 150mg 诱导，3 分钟后血压 70/50mmHg，心率 70 次/分。立即行气管插管，插管后血压 85/60mmHg，1 分钟后再次量血压 80/50mmHg。于是给予多巴胺 1mg，血压变化不明显，再次给予多巴胺 2mg，血压 95/60mmHg，心率 60 次/分。1 分钟后血压再次下降至 80/50mmHg，给予麻黄碱 10mg，1 分钟后血压 130/80mmHg。此时开始出现室性期前收缩，再逐渐成为二联律，立即给予利多卡因 50mg，无明显变化，1 分钟后再次追加利多卡因 50mg，二联率逐渐开始消失。立即行左桡动脉穿刺有创血压监测。术中静脉滴注 Propofol＋remifentanyl＋lidocaine 维持麻醉，术毕清醒心率高，血压高，给予艾洛 10mg 后拔管送 PICU。

术后送 ICU，血钾 3.02mmol/L，其他无特殊。

经验教训

多巴胺为心脏 β_1 受体激动剂，还能促进去甲肾上腺素释放，可使心肌收缩力增强、心排血量增加、心跳频率加快。同时亦提高心肌代谢，使心肌耗氧量增加，心肌兴奋性和自律性增强，若剂量过大，给药速度过快，则易引起心律失常，如期前收缩、心动过速，甚至室颤，加用麻黄碱使作用更强。因此临床应用多巴胺时浓度、剂量应适宜，需防范心律失常的发生。

多巴胺静脉滴注致皮肤坏死

患者，男，56 岁。因心肌梗死、心源性休克入院。医嘱给盐酸多巴胺 40mg 加入 5% 葡萄糖溶液 500ml 中静脉滴注，10~20 滴/分维持血压。第 2 天发现左手背穿刺部位皮肤出现浅表性坏死，约 3cm×5cm，左手背轻度水肿，并数个大小不等的水疱，给以 33% 硫酸镁溶液持续湿敷，一周后愈合。

经验教训

盐酸多巴胺对周围血管有轻、中度的收缩作用，使末梢循环淤血、缺氧，导致局部组织缺血和坏死。因此，静脉输注此类药物宜选用较粗的静脉，使药液尽快被稀释，以减少对局部的刺激。如发现多巴胺液体外渗，应及时更换输液部位，局部尽早使用 33% 硫酸镁溶液持续湿敷。

使用多巴胺的出现依赖性

患者，男性，26 岁。胸部外伤致肺裂伤，手术后转 ICU

治疗，因血压低应用多巴胺治疗。一周后出现停用多巴胺血压随之下降，至 70/50mmHg，诊断多巴胺依赖，曾用参麦注射液替代无效。加用聚明胶，停用多巴胺两天后，血压保持在90/60mmHg，患者无其他不适症状。

经验教训

多巴胺依赖的情况很常见，处理上可以逐渐减量和降低给药浓度，一般都能撤下来。撤多巴胺时不要太关注监护仪的血压，而是要注意患者的症状，减药时血压一般会降，只要患者没有低血压引起的症状就可以继续慢慢减，血压并不会低到很严重的程度。因此临床出现多巴胺依赖时，一方面注意降低减药速度，另一方面可用参麦、生脉、脉通和激素等替代治疗。

4　血管收缩药物的故事

当机体给予容量补充、增强心肌收缩力、增加心排血量，仍不能维持血压时，那么使用血管收缩药物成为"救命的最后一根稻草"。通过收缩血管，增加外周血压阻力，升高血压，维持重要脏器如心、脑、肾等的血液供应就显得尤为重要。有人会不禁想起主动脉球囊反搏术（IABP），IABP-SHOCK Ⅱ研究表明，IABP 并不能改善急性心梗合并心源性休克患者的预后。同时指南也强调，只有药物治疗仍不能维持血压时，才建议使用 IABP。前面提到的多巴胺、多巴酚丁胺也属于血管收缩药物，这里不再重复，本小节血管收缩药物主要包括肾上腺素、去甲肾上腺素和血管升压素。

血管收缩药物的历史

1900 年 Abel 和 Takamine 利用改进的方法分离得到 4g 肾

上腺素纯品。1901年，肾上腺素作为药品上市。1903年，Stolz等人合成得到肾上腺素。同年，Crile等首次报道给心脏骤停的狗静脉注射肾上腺素，其复苏成功率较单纯人工换气和心脏按压时显著增加。但很快发现合成品的活性是天然品活性的一半，并认识到天然品为左旋化合物，而合成品为消旋体。1908年Flächer用酒石酸和合成的外消旋体作用后，得到纯的光学异构体，Hoechst公司将此光学异构体开发上市。60年代，Reding等研究证实对心脏骤停的动物注射肾上腺素可促进其恢复自主循环。目前国内外学者公认，在抢救心脏骤停患者时，肾上腺素应作为心肺复苏的首选药物。

血管收缩药物的分类和药理作用（表14-4-1）

血管收缩药物主要通过兴奋 α 肾上腺素能受体，使周围血管收缩，动脉压上升。该类药物多数具有兴奋 β 肾上腺素能受体的作用。这些药物主要包括多巴胺、多巴酚丁胺、肾上腺素、去甲肾上腺素和去氧肾上素。另一种血管收缩药物是血管升压素，通过直接刺激平滑肌 V_1 受体而发挥周围血管收缩作用，如特利加压素。这里主要涉及肾上腺素、去甲肾上腺和特利加压素。

（1）肾上腺素，又名副肾素：兼具 α 和 β 受体兴奋作用，其作用呈剂量依赖性。小剂量引起 $β_1$ 和 $β_2$ 兴奋，兴奋 $β_1$ 时，心率增加和心肌收缩力增强，兴奋 $β_2$ 时，冠状动脉血管和支气管平滑肌扩张；中等剂量时 α 效应明显，内脏血管和皮肤黏膜血管收缩，并随剂量增加效应增强。

（2）去甲肾上腺素：具有强烈的 α 受体激动作用和较弱的 $β_1$ 受体兴奋作用，对 $β_2$ 受体几乎无作用。α 受体激动时，使全身小动脉与小静脉都收缩（但冠状血管扩张），外周阻力增高，血压上升。血压升高，$β_1$ 激动时，心率增加和心肌收缩力增强。

表 14-4-1 常用血管收缩药物的的分类、作用机制和用法

分类	作用机制	用法
肾上腺素	兴奋肾上腺素 α 和 β 受体，兴奋心脏 $β_1$ 受体，可使心肌收缩力增强，心率加快；兴奋骨骼肌 $β_2$ 受体，使周围血管扩张；兴奋支气管 $β_2$ 受体可松弛支气管平滑肌；兴奋 α 受体，可使皮肤、粘膜血管及内脏小血管收缩。	在心脏骤停病人复苏中，每 3~5 分钟使用 1mg 肾上腺素静注是恰当的，若无效，可隔 3~5min 用 1mg、3mg、5mg 递增静注。肾上腺素 5mg，加生理盐水至 50ml，起始剂量 $2μg/min$，微量泵泵入，常用剂量 2~$10μg/min$，根据血压和心率调整。
去甲肾上腺素	具有强烈的 α 受体激动作用和较弱的 $β_1$ 受体兴奋作用，对 $β_2$ 受体几乎无作用。α 受体激动时，使全身小动脉与小静脉都收缩（但冠状血管扩张），外周阻力增高，血压上升。血压升高，$β_1$ 激动时，心率增加和心肌收缩力增强。	去甲肾上腺素 3mg，加生理盐水至 50ml，起始剂量 $2μg/min$，微量泵泵入，常用剂量 3~$5μg/min$，根据血压调整。顽固性休克患者，最大剂量为 $20μg/min$。
血管加压素	通过直接刺激平滑肌 V_1 受体而发挥周围血管收缩作用。但对冠脉和肾动脉的收缩作用较轻，对脑血管尚有扩张作用。	心肺复苏，肾上腺素无效时，可以给予血管加压素 40u，静脉推注。维持量为 0.01u~0.04u/min。

（3）血管升压素：也称为抗利尿激素。给药剂量远远大于其发挥抗利尿激素效应时，通过直接刺激平滑肌 V_1 受体，受体激活后细胞内 Ca^{2+} 浓度增加，发挥周围血管收缩作用，

但对冠脉和肾动脉的收缩作用较轻，对脑血管尚有扩张作用。

血管收缩药物的临床用药细节

（1）肾上腺素：在心脏骤停患者复苏中，每 3~5 分钟使用 1mg 肾上腺素静注是恰当的，每次从周围静脉推注给药后应给予 20ml 静脉液体冲洗，以确保药物送达心脏。只要有指征，就一直用，并无累积总量限制。若无效，可隔 3~5 分钟用 1mg、3mg、5mg 递增静注。心脏骤停后，在保证持续有效的通气和心脏按压下，大剂量肾上腺素的应用是促进心肺复苏成功的有效方法。目前不推荐常规大剂量静脉应用肾上腺素，但 β 受体阻滞剂或钙离子阻滞剂过量时可考虑应用。心肺复苏时，较纤细室颤波，可静推注肾上腺素，使颤动波变大，易于转复。过敏反应时，特别是低血压、气道肿胀或明确的呼吸困难，都应早期给予肾上腺素肌内注射，部位在股 1/3 中部前外侧中央动脉处。肌注剂量 0.5~1mg，每 15~20 分钟重复给药一次直到临床症状改善。

（2）去甲肾上腺素：目前休克治疗的一线药物。越来越多的研究表明，去甲肾上腺素并不会损害肾功能，甚至可以改善肾功能。大剂量去甲肾上腺素虽然可以诱发急性肾衰竭，但只有直接注入肾动脉才会出现，且诱导所需剂量是普通用量的 2~3 倍，而临床常规使用剂量的去甲肾上腺素静脉注射并无此作用。理论上，去甲肾上腺素作为强效血管收缩药，在升压的同时可增加血管阻力，减少组织灌注，然而，与正常循环状态下不同，在休克及感染性休克等血管扩张情况下，去甲肾上腺素可通过增加外周循环阻力升高血压，从而增加脏器血流。使用去甲肾上腺素需在扩容的基础上进行。去甲肾上腺素必须要从深静脉中泵入，不能从外周静脉中走，否则外渗可造成缺血性坏死和浅表组织的脱落。情况紧急时，可以暂时从肘正中静脉中泵入。需要注意的是给药时不能在同一输液管道内给予碱性液体，后者可以使药物失活。如果发生药物渗漏，尽快给予含 5～10mg 酚妥拉明的盐水 10～15ml，以免发生坏死和组织脱落。

临床不适用用药事例教训

皮下注射肾上腺素引起过敏性休克

患者，女，40 岁。阵发性哮喘 5 年加重伴咳嗽、端坐呼吸 1 天。既往曾有油漆、磺胺类药物、青霉素等过敏史。查体：呼吸 30 次/分，心率 98 次/分，血压 105/75mmHg。呼气性呼吸困难，口唇发绀。桶状胸，两肺满布哮鸣音，心律规整，心跳有力。胸片提示两肺透明度增加，肺纹理增多。经过吸氧、静脉点滴红霉素、氨茶碱 3 小时后临床症状不见缓解，于是给予皮下注射 0.1% 肾上腺素 1ml，约 1 分钟后即发生胸闷、寒战、呼吸困难、哮喘加重、大汗淋漓、面色苍白、四肢冷凉。心音低钝，心律不齐，脉搏摸不清，血压下降至 0。神志不清。立即进行抢救，用面罩加大吸氧量，静脉注射间羟胺 10mg、多巴胺 20mg、地塞米松 10mg。苯海拉明 10mg 肌内注射。输 10% 葡萄糖液 500ml + 氢化可的松 200mg + 间羟胺 50mg + 多巴胺 100mg 静脉滴注。约 15 分钟后血压逐渐回升到 102/68mmHg，神志转清。

经验教训

肾上腺素是治疗哮喘和过敏性休克的药物。注射肾上腺素引起过敏性休克实属少见。该患者是过敏体质，经皮下注射 0.1% 的肾上腺素 1ml 后很快发生过敏性休克并有神志改变。由于肾上腺素引起的过敏性休克的诊断是成立的。因此，临床上应用肾上腺素应注意过敏性休克的发生。

肾上腺素致急性心肌梗死

患者，男，45 岁。既往无冠心病病史。3 天前，患者因鼻塞、咽痛在某诊所静滴青霉素。第 3 天输液时突觉胸闷气短，伴全身发痒，诊所医生查球结膜水肿，诊断为"青霉素"过敏（当时测血压 120/70mmHg）。当即给予肾上腺素 0.5mg 肌注，5 分钟后患者出现烦躁、冷汗、心前区压榨性疼痛并向左臂内侧放射，含服硝酸甘油不缓解。查体：血压 170/100mmHg，心率 88 次/分，呼吸 26 次/分，体温 37.6℃。烦躁不安，大汗淋漓，双肺呼吸音清，心界不大，心律不齐。心电图示：$V_1 \sim V_3$ 呈 rS 型，ST 段弓背向上抬高 0.3 ~ 0.6mV，与高大的 T 波升支融合呈单向曲线，频发室性期前收缩。心肌酶谱 CK 3700IU/L，CK-MB 1070IU/L，GOT 360IU/L，LDH 4100IU/L，肌钙蛋白（+），血糖 8.3mmol/L，血 K^+ 4.2mmol/L，Na^+ 140mmol/L，Cl^- 101mmol/L，Ca^{2+} 2.2mmol/L。立即采取静脉溶栓及对症治疗，两周后临床治愈，带药出院。

经验教训

本例在无过敏性休克的情况下，盲目给予肾上腺素肌注，结果导致 AMI。关于肾上腺素导致 AMI 的机制与肾上腺素直接作用于 α、β 受体，使心肌耗氧增加有关。因此，临床工作中，首先应准确判断患者是否发生"青霉素"过敏反应，随后应准确了解过敏对机体造成的损害程度和临床主要表现，然后迅速采取相应的急救措施。同时，应用肾上腺素需谨防出现 AMI。

肾上腺素可致心绞痛伴严重室性心律失常

患者，女，25 岁。发热、咳嗽 2 天。查体：体温 38.1℃，心率 100 次/分，血压 120/75mmHg。急性热病容，咽部充血，双肺呼吸音粗糙。否认青霉素及其他药物过敏史。入院后给予青霉素 20U 皮试阴性，常规给予青霉素 80 万 U 肌注。数秒钟后患者突然出现头晕、胸闷，颜面苍白，脉细弱扪不清。血压 35/0mmHg，心音极弱，50 次/分，节律整齐。立即给予吸氧，地塞米松 20mg 静注，肾上腺素 0.5mg 皮下注射，血压升至 158/80mmHg。但患者自感心前区剧烈疼痛，伴烦躁不安，查体心率 120 次/分，律不整。心电图：结性心律伴频发、多源、成对室性期前收缩及短阵室性心动过速，Ⅱ、Ⅲ、aVF、V_1 ~ V_6 ST 段水平移位 0.2mV，T 波倒置。立即给予利多卡因 70mg 静注及利多卡因 250mg 加入 5% 葡萄糖 250ml 中静滴，给予心电监护，罂粟碱 30mg 肌注，哌替啶 50mg 肌注。约 10 分钟患者症状逐渐缓解，心电图示心律失常消失，约 2 小时后 ST 段及 T 波恢复正常。

经验教训

通常应用肾上腺素可使冠血管扩张，而该患者出现剧烈心前区疼痛，心电示心肌缺血改变，可能是冠脉血流量增加仍不能满足心肌氧耗。加之休克时有效循环血量不足，回心血量减少，进一步加重心肌缺血，从而导致严重心律失常。因此，临床上处理过敏性休克时应用肾上腺素应严格控制剂量，以防出现严重心律失常。

肾上腺素可致皮下组织坏死

患者，女，51 岁。在全麻下行左侧肺纤维板剥离术。术中出现过敏性休克和低血容量性休克，血压测不到，心率 44 次/分，立即给予肾上腺素 0.5mg 稀释后经静脉留置针、自左侧大隐静脉注入，并以肾上腺素 20 ~ 5μg/（kg·min）维持，同时给予补充血容量和纠正酸中毒处理，生命体征平稳后。4 小时后停用肾上腺素，改为 5% 葡萄糖注射液经此静脉缓慢维持输液。术毕返回病房。术后4小时患者麻醉清醒，诉左下肢剧痛，护士查看静脉输液处无红肿，回血好，因患者无法忍受疼痛，立即拔除了留置针。术后第一天晚间发现患者左下肢大隐静脉沿走向处明显红、肿、热，触之剧痛。立即给予2%普鲁卡因作局部封闭注射，并涂擦湿润烧伤膏，疼痛稍有好转，术后第二天发现局部组织发黑，有大片水疱形成，治疗护理14天后，局部基本愈合出院。

经验教训

肾上腺素具有强烈的收缩血管作用，因此常用于抢救心脏骤停和过敏性休克。但由于局部静脉血管收缩后，静脉血液回流受阻，药物在局部血管内积聚，刺激静脉壁炎症反应，加重静脉收缩，液体从静脉穿刺针眼漏出，引起组织坏死。因此，临床上使用肾上腺素时应当防范皮下组织坏死。

去甲肾上腺素是各型休克的一线用药

去甲肾上腺素是各型休克的一线用药，心源性休克也是如此。所谓的去甲肾上腺素收缩脏器血管致脏器灌注不足缺血缺氧的担心是多余的。

患者，女，51岁。糖尿病3年，无其他基础心脏疾病，为下壁、右室心肌梗死，入院表现为顽固性低血压，未出现心律失常和心衰并发症，冠心病二级预防、充分补液治疗，急诊冠脉造影提示右冠开口闭塞，顺利植入一枚药物支架，术后血压能在多巴胺的维持相对稳定。但术后约9小时出现房颤，血压迅速下降，大剂量多巴胺亦不能维持，药物和电复律均不能转复房颤，此时补液约4200ml，请示主任后予以去甲肾上腺素静脉泵入、低分子右旋糖酐应用，血压很快稳定，房颤也在血压稳定后半小时自行转复。

经验教训

既往的认识把多巴胺放在休克治疗的首位，虽然近来对去甲肾上腺素有了新的认识，但临床担心其副作用罕有应用。该患者的应用使我对该药有了新的认识，查阅相关资料，发现去甲肾上腺素远比我们想象得要好。国外最新文献研究认为对于心源性休克去甲肾上腺素优于多巴胺。

对于缩血管的药物，心血管科仍慎用，虽然现在部分研究显示去甲肾上腺素的优势，但仍存在较大争议，没有定论，在此情况下贸然应用去甲肾上腺素，实属不妥。临床中实际应用仍应按多巴胺、间羟胺和去甲肾上腺素的顺序选择，逐渐积累去甲肾上腺素的经验，等待更为充分的研究结果的问世。

多巴胺在外科领域，已经没有什么使用价值。从个人的经验看，多巴胺的作用太广泛但不清楚，在提高后负荷时，对心肌刺激较大，心律失常太多，心肌氧耗增大。个人主张分别选用/合用，分别调节作用单一的药物。从理论上看，在休克治疗中，去甲肾上腺素已经被证明效果优于多巴胺。在心衰方面，文献中很多关于多巴胺导致更坏结果的报告，至于最为得意的肾保护，也被证明是不存在的。

口服去甲肾上腺素致胃黏膜广泛性坏死

患者，男，70岁。黑便6天，呕血2次，量约100ml。经输血、输液，静滴6-氨基己酸和垂体后叶素后又呕血一次，量约500ml，紫红色。血压105/83mmHg，红细胞2.10×10^{12}/L。予以去甲肾上腺素8mg加生理盐水200ml，一次性口服。2小时后感上腹部疼痛，并渐加剧。血压90/74mmHg。插胃管减压，抽出淡咖啡色液体800ml，于服药后4小时行剖腹探查，见胃小弯有一1.5cm×1.5cm大小的溃疡，表面有凝血块，胃远端 2/3 的黏膜呈紫黑色，局部热敷未见好转，乃行胃大部分切除，术后恢复良好。病检为胃溃疡、胃黏膜广泛性坏死。

经验教训

本例是在血容量没有充分纠正血压偏低的情况下，口服去甲肾上腺素，使胃黏膜血管产生强烈的广泛性收缩，加剧胃黏膜细胞的缺血、缺氧和 H^+ 的逆向弥散，最终导致胃黏膜广泛性坏死。

经手术证实为广泛性胃黏膜坏死。因此，口服去甲肾上腺素行消化道止血时，应在血容量补足的基础上，但仍须警惕出现胃黏膜广泛坏死。

口服去甲肾上腺素引起心律失常

患者，男，30 岁。反复上腹疼痛 15 年，排黑便 7 天。脉搏 84 次/分，血压 111/70mmHg。血红蛋白 90g/L，红细胞 3×10^{12}/L，大便潜血（＋＋＋）。胃镜诊断：十二指肠球部溃疡并出血。口服去甲肾上腺素 8mg 和冷开水 20ml，15 分钟后患者出现剧烈头痛、上腹疼痛、恶心、频繁呕吐，呕出咖啡色液体 20ml。血压 205/150mmHg，心率 124 次/分，律不齐，呈二联律。心电图示窦性心动过速，频发室性期前收缩，二联律，伴房室结干扰，室性融合波，左室心肌缺血。后用酚妥拉明 10mg 加入 5% 葡萄糖 200ml 内静滴，血压渐下降，2 小时后血压及心电图恢复正常。

经验教训

该患者口服去甲肾上腺素后出现严重高血压、心律失常、剧烈头痛及腹痛，由去甲肾上腺素所致，可能是由于剂量较大，在胃肠道破坏不完全，导致少量药物被吸收所致。因此口服去甲肾上腺素时也应控制用量，密切观察患者血压及心率的变化，避免出现严重心律失常。

大剂量静推去甲肾上腺素可致急性肾衰竭

患者，男，67 岁。呕血、解柏油状便数次，伴心慌、气急入院。查体：体温 36℃，心率 110 次/分，呼吸 20 次/分，血压 90/40mmHg，血红蛋白 60g/L，红细胞计数：$1.42 \times 10^{12}/L$。随即输血、补液、抗休克，等待手术治疗。作为过渡性应急措施，用去甲肾上腺素 8mg 加盐水 50ml 口服，4 小时一次局部止血。护士执行医嘱，误将去甲肾上腺素 8mg 静脉推注，致使患者出现心悸、双眼视物模糊、周围循环障碍和急性肾衰竭少尿等症状。发现后积极抢救，患者转危为安。

经验教训

去甲肾上腺素剂量过大可使肾血管剧烈收缩，产生少尿、无尿和肾实质损伤。该例误将大剂量去甲肾上腺素静脉推注后，患者出现周围循环障碍及急性肾衰竭。因抢救及时，没有酿成严重后果，甚是幸运。因此，临床上使用去甲肾上腺素需注意用量和监测患者的肾功能。另外，认真核对医嘱对医务工作者也至关重要。

5　吗啡的故事

吗啡属于阿片类药物有多种临床功效。在中枢神经系统：吗啡有强烈的麻醉、镇痛作用，同时有明显的镇静作用，可用于缓解各种疼痛，改善焦虑、紧张、恐惧等情绪反应。在呼吸系统：吗啡能使呼吸减慢并产生镇静、止咳作用。在心血管系统：吗啡可缓解急性心梗患者的疼痛及缓解焦虑、恐惧；在急性心衰中可以明显缓解气促、胸闷症状。在消化系统：吗啡可使胃肠道蠕动减弱、分泌减少，有止泻的效果。但吗啡在临床使用中也有很多副作用，所以需要严格掌握使用方法和适应证。

吗啡的历史

早在公元前 3400 年苏美尔人就已经开始在美索不达米亚平原上种植罂粟。在古希腊，罂粟被认为是众神所赐，掌管农业的司谷女神刻瑞斯手中所持的就是罂粟。公元前 2000 年古埃及人已经掌握从罂粟果中采集白色的果浆的技术，这种果浆风干后可以做成治疗婴儿夜哭症的灵药——它就是鸦片。我国宋朝罂粟壳的药用及健身功能逐渐被发现，苏轼的《归宜兴留题竹西寺》的诗中就曾经写过："道人劝饮鸡苏水，童子能煎罂粟汤。"明朝的《本草纲目》记录了罂粟壳的大量药用验方，主要的功用有：止泻疾、固脱肛、治遗精、敛肺涩肠。到了 18、19 世纪鸦片吸食成为不良风气，1840 年的鸦片战争揭开中国近代史的序幕。毫不夸张地说罂粟作为一种植物改变全人类的历史。1806 年法国化学家泽尔蒂纳首次从鸦片中分离提纯出一种白色粉末，狗吃下去后很快昏昏睡去，用很强刺激法也无法使其苏醒，所以泽尔蒂纳用希腊神话中的睡眠之神 Morphine 名字来命名这种药物，这就是吗啡。

吗啡在急性心衰中的药理作用

吗啡在急性心衰治疗中可以扩张肺部毛细血管，减少回心血量，减轻心脏前负荷，同时可以通过镇静、减少躁动、减少交感神经兴奋减轻心脏额外的负担。在急性左心衰中可以很快缓解肺水肿、减轻肺部啰音，减轻呼吸困难、胸闷症状，缓解患者紧张、焦虑的状态。

吗啡在心内科临床用药细节

呼吸抑制和低血压是吗啡比较严重的副作用，尤其是老年患者，本身耐受力较差，又常常并发多种心肺疾病，因此要更为慎用。因此对于老年人、慢性支气管炎、COPD、急性心衰伴低血压时要慎用吗啡。吗啡在使用中常见的副作用还有恶性、呕吐、嗜睡等。正因为这样，虽然在急性左心衰中吗啡有不错的治疗效果，但目前指南的推荐级别已经由 Ⅱa 降到 Ⅱb。

临床不适当用药事例教训

吗啡皮下注射引起呼吸抑制

患者，男，82 岁。反复胸闷、气喘 3 年，加重 1 小时，伴端坐呼吸。该患者 3 年前急性心梗，前降支闭塞，经 PCI 治疗后心功能一直较差，平素活动后气喘，多次因肺部感染、心衰住院，1 小时前因用力排便后突发气喘，不能平躺。查体：心率 102 次/分，呼吸 32 次/分，血压 102/68mmHg，SpO_2 92%。口唇稍发绀，双肺呼吸音粗，两肺满布湿啰音，心率 102 次/分，心律齐，无杂音。腹部无压痛，双下肢无水肿。值班医生予行床边心电图检查示：窦性心动过速，ST 段无明显改变。急查肌钙蛋白、NT-pro-BNP，调整坐姿、双足下垂、吸氧，呋塞米 20mg 静脉推注，吗啡 10mg 皮下注射，氨茶碱 0.25g 缓慢滴注，硝酸甘油微量泵入。患者气促症状很快缓解，NT-pro-BNP 2630pg/ml，肌钙蛋白正常，急性左心衰诊断明确。但半小时后患者逐渐出现嗜睡、反应较迟钝，呼吸频率降至 6～10 次/分。家属很紧张，因病房没有条件行气管插管，经会诊转入 ICU 观察。次日，患者症状改善，未行气管插管，转回普通病房。

经验教训

本例患者急性左心衰诊断明确，值班医生处理及时，症状很快缓解。从治疗上没有使用吗啡的禁忌证，无慢性支气管炎、COPD、哮喘病史。发病前呼吸频率也很快，没有呼吸抑制的表现，血压也基本正常。但处理上不足的是本例是高龄患者，初次使用吗啡，最好从 3mg 的小剂量开始。

吗啡有耐药性和成瘾性的特点，对于癌症晚期，经常使用吗啡的患者即使大剂量也不至于引起呼吸抑制，但对于初次使用的患者，尤其是老年患者，急性心衰指南建议从小剂量 3mg 开始，不宜一开始就用大剂量是有道理的。虽然本例最终没有引起不良后果，但足以警示我们，在部分老年患者对吗啡反应还是很敏感，需要慎用，必要时从小剂量开始使用。

6   心内科临床补钾

常规补钾方式

低钾血症可以导致许多心血管临床事件，从早期的 T 波低频 U 波出现，再到室上速、严重时发展成室速、室颤。低钾血症导致的心律失常处理起来十分棘手。低钾血症也很多心血管药物使用的相对禁忌证如胺碘酮、地高辛，也是电复律的相对禁忌证。慢性心衰常常引起胃肠道淤血、食欲下降，这些患者常需经胃肠外营养补钾。所以临床补钾是心内科医生必须掌握的基本功之一。

补钾不等于补氯化钾。临床上补钾可以通过补氯化钾、醋酸钾、枸橼酸钾、谷氨酸钾等达到补钾目的。氯化钾因为价格便宜，副作用少，兼可补氯，故临床最为常用，而其他的补钾药物逐渐为我们所淡忘。但补钾和补氯化钾是两个概念，如果混淆了这两个概念可能导致我们治疗方案的错误。首先我们一起复习一个简单的知识：质量 = 摩尔质量 × 摩尔数。钾的摩尔质量 39g/mol，氯的摩尔质量 35.5g/mol，那 KCl 摩尔质量就是 74.5g/mol，那么 1mol 氯化钾质量是 74.5g（含有 39g 的钾和 35.5g 的氯）。简单的理解在氯化钾中钾的质量和氯的质量各占一半。说到这里大家都清楚了一支 10% 氯化钾约含钾 0.5g 约含氯 0.5g，不能饮食仅靠胃肠外营养患者常规生理补钾量是 3g，如果用 10% KCl 来补要用 6 支，不是 3 支。

首先，我们抛出第一个问题：临床上说的不能进食每天补钾 3g 指的是 3g 的氯化钾还是 3g 钾？指的是 3g 钾。这个问题大家可以自己翻书查证，也可以跟着这篇文章往下走，我来替大家查证。人卫社版《内科学》第 6 版 849 页成人每日需钾 3~4g（75~100mmol）。前面说过了钾的分子量为 39g/mol，大家可以动手算一下 75mmol 的钾是不是等于 3g。

其次，我们抛出第二个问题：为什么是 3g 钾，不是 1g 钾或 6g 钾？人体排钾主要通过肾脏经尿液排出和皮肤经汗液蒸发，除此之外经粪便排出少量。钾的排出和钠不同，人体有很强的保钠功能，摄钠减少肾脏排钠马上下降。而钾呢？我们来看看生理学上的描述：《生理学》第 5 版 P157，尿液中钾主要是集合管和远曲小管主动分泌的，正常情况下机体内摄入和排出的钾保持动态平衡，体内钾代谢特点是多吃多排，少吃少排，不吃也要排除一部分，故临床上为了维持钾的平衡，应对不能进食的人补钾。《内科学》第 6 版 849 页肾脏无有效的保钾能力，即使不摄入钾每日仍要排钾 30~50mmol，加上皮肤发汗和粪便排钾故一般失量 75mmol。

再次，我们抛出第三个问题：我们临床上补钾浓度一般不能超过 3‰，这个指的是钾的浓度，还是氯化钾的浓度？这个问题大家可要看清了，这个答案跟上面相反是氯化钾浓度，简单地说 1000ml 液体只能加 10% 氯化钾 3 支。人民卫生出版社的《外科学》第五版 17 页：每 1000mol 的液体含钾不宜超过 40mmol/L 即 1000ml 液体加氯化钾不宜超过 3g。验证一下 40mmol 乘以氯化钾的摩尔质量 74.5g/mol 等于 3g 氯化钾，就是最多加 10% 氯化钾 3 支，一般静滴补钾浓度我们不要去越过这个雷池。

最后，我们抛出第四个问题，什么是临床补钾 3、6、9？要解释这个问题我们先了解一下轻、中、度缺钾补钾原则：

轻度缺钾，血清钾 3.0 ~ 3.5mmol/L，需补钾 100mmol（相当于氯化钾 8g）。

中度缺钾，血清钾 2.5 ~ 3.0mmol/L，需补钾 300mmol（相当于氯化钾 24g）。

重度缺钾，血清钾 2.0-2.5mmol/L，需补钾 500mmol（相当于氯化钾 40g）。

需要注意的是这些钾不是一天补足的，要分 3 ~ 4 天补足，所以临床上有补钾 3、6、9 的学说，指的是轻度缺钾一天额外补充氯化钾 3g，中度缺钾一天额外补充氯化钾 6g，重度缺钾一天额外补充氯化钾 9g，如果患者不能吃还要记得加上每日生理补钾量即加上氯化钾 6g，如果能吃，但吃得不够，酌情加生理量。补钾注意尽量口服，见尿补钾。

非常规补钾方式

临床上能用口服补钾尽量不用静脉补钾，能用常规方式补钾，尽量不用非常规方式补钾。但是确实很多时候我们需要靠非常规补钾方式进行治疗，比如心衰患者对液体量有严格限制，又如低钾血症已经导致心律失常，这些靠常规补钾方式都较难解决。非常规补钾主要指微量泵补钾。静脉推注氯化钾历来都是临床上的禁忌我们从当学生开始就被反复灌输这个观念。微量泵有静推的含义，这使得微量泵补钾长期处于灰色地带，虽然理论正确，但是大家都不爱用，经典的教材在这方面表达也含糊其辞。《内科学》直到第七版才在"第六章 水、电解质代谢和酸碱平衡失常第二节 钾代谢失常"第一次正式提到：对需要限制补液量及（或）不能口服补钾的严重低钾患者，可采用精确的静脉微量输注泵以较高浓度的含钾液体行深静脉穿刺或插管微量匀速输注。这一句话的出现代表经过多年的临床实践和论证，微量泵补钾的方式最终为内科学教材所认可。

我们知道静推氯化钾最严重的并发症就是心脏骤停，实际上引起心脏骤停主要决定因素是单位时间流经心脏钾离子浓度。注意正确的提法是单位时间内的浓度，不是简单的指液体的配置浓度，因此对单位时间补钾总量的控制是更加科学的。那么我们必然会询问如果不再关心配液体的浓度，补钾单位时间内浓度的安全范围是多少？实际上这个指标在不同教材，不同的版本是一直在变化的，有兴趣大家可以翻翻各种参考资料看一看是不是这样。有意思的是这个上限经过多年临床实践不断被提高，我们仍以《内科学（第七版）》为例其提法为：一般静脉补钾的速度以每小时 20 ~ 40mmol 为宜，不能超过 50 ~ 60mmol/h，也就是说如果用氯化钾补钾每小时剂量最大为 4.5g。当然告诉我们这个剂量是让我们心中有个概念，有条红线，不能越过这个雷池。中国有句古话：小心驶得万年船。实际上个人认为氯化钾最好不超过 3g/h，其实 1 ~ 2g/h 就足够解决大多数问题了，不可过于激进。

下面和大家分享一些微量泵补钾的心得和体会：

（1）微量泵补钾尤其是单位时间内浓度较高时不要一下达到目标剂量，要逐级递增，让心脏有个适应过程，如 40mmol/h 的补钾速度是目标剂量，可从 10mmol/h 每 10 分钟递增一次，个人认为这样最安全。

（2）微量泵补钾有条件一定要上心电监护，对于超过40mmol/h要每小时复查血气。

（3）某种意义上说微量泵补钾出现差错后果比输血严重得多，所以补钾之前一定要告知护士长和经管护士微量泵补钾的危险性，一定要注意护理交班。

（4）最好用中心静脉补钾，一般的大血管较容易出现疼痛，不提倡在液体中加利多卡因止痛（尽管有这方面文章），可以用一小块纱布泡上利多卡因敷在血管上1cm处，止痛效果不错，不过这种疼痛10几分钟就会慢慢自行减轻。

（5）微量泵速度上只要超过1ml/h，一般不会堵管，所以不必用盐水辅助冲管，尽量让它独享一根大血管。

（6）很多重病号输液通道较多，有2~3个微量泵同时在走，并且要经常调整其中1~2个的速度，而你的那管高浓度氯化钾就躺在某个不起眼的角落，它在静静地等待着你手忙脚乱之后一次致命的失误。所以要放在最醒目的地方，不要用双层微量泵，并且用红色的标贴写上警告。

（7）当微量泵剩余几毫升时会发出报警，这又是一个事故高发时间段，不要叫年轻的实习护士或学生去换管，这个性命攸关的事还是慎重点好，有必要自己去监督一下。

（8）患者这方面要适当警告，但不要把他们吓坏，如果你告诉他氯化钾可以用来执行死刑，他一定会失眠，适当警告就行。

（9）我们经常发现一些老病号在上厕所时会拔掉微量泵，然后自己再接上，在微量泵补钾时这是个很危险的信号，一定要杜绝。

（10）有的护工或家属居然觉得自己比医生护士还专业，还会私自接瓶，一定要警告他们别乱插手。

（11）小孩，诸如来探视的孙子、孙女，乱按一通可能性绝对存在，所以微量泵尽量放在高一点，大人目所能及的地方，在视线之下一切皆有可能。

既然有这么多注意点，所以这不是个安全补钾方式，所以本篇用开篇的第一句话作为结束语：临床上能用口服补钾尽量不用静脉补钾，能用常规方式补钾，尽量不用非常规方式补钾。

7　如何正确使用微量泵

在这一篇幅里，我们主要从临床医生的角度讨论微量泵使用的方法和注意事项。血管活性药物和抗心律失常药物在心血管危重患者的救治中起到举足轻重的作用，其用量要求做到精确、安全、有效，而微量泵能将药物精确、定量、均匀、持续地泵入体内，在临床中应用广泛，尤其在心血管内科、心血管外科、重症监护科等临床科室。

微量泵结构和使用方法及注意事项

我们以常规微量泵为例做个说明（图 14-7-1）：微量泵主要有 20ml 和 50ml 两种装药注射模式。速度从 0.1ml/h，最大可以调到 99.9ml/h，也就是说微量泵自行走速最快大概每小时约 100ml，50ml 注射模式大概最快 30 分钟推完，如果使用手动快速推注模式，速度快一倍，大概 200ml/h，快推 15 分钟结束。微量泵推注时和设定速度不能累加，比如原来速度 60ml/h，同时使用手动推注模式，给药速度不会变成 260ml/h。所以 200ml/h 是普通微量泵极限速度，这样看来普通微量泵不能用来做弹丸式推注。微量泵一般 4ml 左右报警，2ml 左右就停止推注。

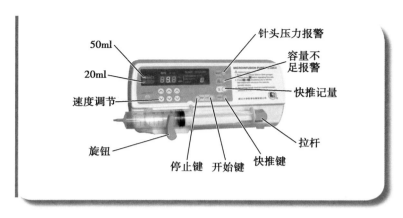

图 14-7-1   微量泵结构示意图

微量泵慢速给药时，速度太慢如 0.5ml/h，由于血管内的压力，会存在针筒活塞爬行和流速波动的问题，也就是说部分时间针头处存在流速停止的现象，这时就会出现针头回血和凝血堵塞，在微量泵泵药同时用吊瓶输盐水或者葡萄糖，才能保持输液通畅。临床实践发现，50ml 注射模式卡得紧，计时基本准确，20ml 的卡得松，而且计时不准确，一般情况下不要用 20ml 模式。

恒速泵药物配制计算方法与应用

恒速泵药物配制方法：3 乘以患者体重数（将体重数 kg 替换为药物剂量 mg）稀释至 50ml，那么以 1ml/h 泵入速度就是 $1\mu g/(kg \cdot min)$。例如，患者体重 60kg，如果需要多巴胺 $4\mu g/(kg \cdot min)$ 微泵维持治疗，则药物剂量：多巴胺 $60kg \times 3 = 180mg$，将 180mg 多巴胺稀释至 50ml，微泵速度 4ml/h 即多巴胺 $4\mu g/(kg \cdot min)$，如果要将多巴胺剂量调至 $12\mu g/(kg \cdot min)$，只需将微量泵速度调制 12ml/h 即可，非常方便。

由于硝普钠、肾上腺素等药物通常使用的小剂量给药，因而常将系数 3 缩小 10 倍或 100 倍，即药物剂量（mg）= 患者体重（kg）×0.3（mg/kg）（或 0.03mg/kg），微泵速度 1ml/h 既为 0.1μg/（kg·min）［或 0.01μg/（kg·min）］。以上为单倍剂量，还可根据临床需要稀释成双倍或 1/2 倍剂量。如多巴胺（双倍），剂量为 50kg×（3×2）mg/kg = 300mg，微泵速度 1ml/h 为 2μg/（kg·min）；异丙肾上腺素（1/2 倍），剂量为 50kg×（0.03×1/2）mg/kg = 0.75mg，微泵速度 1ml/h 为 0.005μg/（kg·min）。因此，根据病情需要，可以灵活运用基本公式通过改变系数的倍数，控制药物的稀释浓度。

心血管常用血管活性药物配制（表 14-7-1）

（1）硝酸甘油：患者对本药的个体差异很大，它是为数不多的抢救药物中不需要千克体重来换算的药物，静脉滴注无固定适合剂量，应根据个体的血压、心率和其他血流动力学参数来调整用量。不需要体重换算大概有两种原因：一是疗效相似而且特别安全，比如我们用头孢克洛（希刻劳）、法安命，一般不去折算，个头大个头小一般都一片或一针；二是个体差异太大，千克体重换算可以忽略不计，硝酸甘油就属于后者。硝酸甘油的最高和最低剂量几乎相差 100 倍，所以几十千克的体重差别才不放在眼里，这就像酒量，不是按千克体重来换算，50kg 不到的小个子拼起酒，可能分分钟把 100kg 大汉放倒。用 5% 葡萄糖注射液或 0.9% 氯化钠注射液稀释后静脉滴注，一般推荐剂量是 10~200μg/min，开始剂量为 5μg/min，可每 3~5 分钟增加 5μg/min，如在 20μg/min 时无效可以 10μg/min 递增，以后可 20μg/min 递增。常用的配制方法是：15mg 硝酸甘油（每支 10mg/ml）微量泵加 0.5% 葡萄糖注射液至 50ml，以 2ml/h 泵入 = 10μg/min。这种配制方法是非常合理的，基本可以维持 12~16 小时，不再需要再续一组液体，且留给患者体内巯基恢复时间给，尽量不要连续 24 小时甚至 48 小时泵入硝酸甘油。

表 14-7-1　心内科常用药物微量泵泵入使用方法

药名	配制方法	泵入浓度及速度
多巴胺	多巴胺（体重 kg×3）+ NS→50ml	1ml/h = 1μg/（kg·min）
硝酸甘油	硝酸甘油 50mg（10ml）+ NS 40ml = 1mg/ml	0.6ml/h = 10μg/min
胺碘酮	胺碘酮 300mg（6ml）+ 5% GS24ml = 10mg/ml	6ml/h = 1mg/min
硝普钠	硝普钠 50mg + NS50ml = 1mg/ml	0.6ml/h = 10μg/min
利多卡因	利多卡因 400mg + NS20ml = 10mg/ml	6ml/h = 1mg/min
肾上腺素	肾上腺素（体重 kg×0.3）+ NS→50ml	1ml/h = 0.1μg/（kg·min）
异丙肾上腺素	异丙肾 1mg + NS48ml = 0.02mg/ml	3ml/h = 1μg/min
硝酸异山梨酯	异舒吉 50mg 原液静脉泵入	0.6ml/h = 10μg/min
多巴酚丁胺	多巴酚丁胺（体重 kg×3）+ NS→50ml	1ml/h = 1μg/（kg·min）

注：NS：生理盐水；异舒吉：硝酸异山梨酯。

（2）多巴胺：在这里用到上面恒速泵配置方法。假设患者的体重是 x 千克，把千克替代成药物剂量 mg，3x 药物加入微量泵，再加配置液体至 50ml，那么以 1ml/h 泵入，给药的速度就是 1μg/（kg·min）。比如患者的体重 50kg 那么 3 乘以 50 等于 150mg 的多巴胺，再加生理盐水稀释至 50ml，以 3ml/h 速度泵入，就是 3μg/（kg·min）的多巴胺剂量给药。以 4ml/h

速度推注，就是 $4\mu g/(kg\cdot min)$ 的多巴胺入量……以此类推。

（3）硝普钠：在高血压危象和急性左心衰竭时扮演着重要的角色。部分人群对硝普钠比较敏感，建议以 $0.5\mu g/min$ 开始泵入，根据血压、心率等调整。25mg 硝普钠加 0.5% 葡萄糖注射液至 50ml，如果按 3ml/h 泵入的话，则给药剂量等于 $25\mu g/min$。如果要减量和加量也很好调整，1.5ml/h 泵入，则给药剂量等于 $12.5\mu g/min$；6ml/h 泵入，则给药剂量等于 $50\mu g/min$，以此类推。

（4）肾上腺素：常用剂量为 $0.1\sim2.0\mu g/(kg\cdot min)$。每支肾上腺素 1mg/ml（kg×0.3）mg 加生理盐水至 50ml 泵入，1ml/h 相当于 $0.1\mu g/(kg\cdot min)$。例如：体重 60kg 的患者，用量：肾上腺总量为 $0.3\times60=18mg$，肾上腺素 18ml + 生理盐水 32ml 泵入，以 5ml/h 泵入，则给药剂量为 $0.5\mu g/(kg\cdot min)$。

（5）胺碘酮：由于胺碘酮的药物代谢效应，静脉给药时，需要先给予负荷剂量，然后给予维持剂量。每支胺碘酮的剂量是 150mg 加入 20ml 溶液缓慢静推 10 分钟以上，然后用 300mg 加至 50ml 葡萄糖溶液，微量泵泵入 10ml/h（即 1mg/min），维持 6 小时，6 小时后改为 5ml/h（0.5mg/min），维持治疗，一般一日口服加静脉总量不超过 1200mg。

需要强调的是，静脉泵入血管活性药物或者抗心律失常药物时，由于个体差异性，在刚开始给药的一段时间内，时刻盯着监护仪是很有必要的。这样做不仅是对患者负责，也是对自己负责，临床上已经有不少血的教训。

胺碘酮为苯环上二碘取代，一般来说碘取代物不稳定，容易发生自发脱碘降解变质。在水溶液中会发生不同程度的降解。偏酸的环境可抑制胺碘酮的降解（苯环上的碘离去属于 SN1 反应）；而 5% 葡萄糖溶液相对生理盐水 pH 低。其次，由于 NaCl 溶液中的氯离子将随着苯环上碘离子的离去而取代到苯环上去，生成苯环上氯取代产物而产生沉淀。如果使用等渗生理盐水配制可以看到沉淀物生成，当静脉注射时会产生严重后果，故临床使用胺碘酮注射液时应使用5%葡萄糖配制。

最后胺碘酮容易引起静脉炎、输液痛感明显，一般要求从中心静脉置管给药。

（6）氯化钾（KCl）：低钾血症也是心血管专科急症，它不但本身可以引起心律失常，在血钾偏低时使用很多抗心律失常药物或电复律都容易诱发心律失常，所以需要及时处理。

微量泵补钾是个危险的治疗方式，条件允许情况下倡导口服补钾，微量泵补钾能不用尽量不用，要用一定要交好班，取得共识。10% KCl 静脉推注可以引起心脏骤停，所以严禁静脉推注，虽然其实质是由于单位时间进入体循环 K 离子浓度过高引起，但很长一段时间微量泵静推补钾一直处于灰色地带，直到近年将微量泵补钾方法纳入部编内科学教材才逐渐被临床接受。《内科学》（第 7 版）建议静脉补钾速度 20~60mmol/h。从临床实践出发，换算成氯化钾剂量约 1.5~4.5g/h，速度越快风险越大，无特殊情况一般不超过 3g/h，同时从小剂量开始逐渐加量。强调微量泵补仅钾适用于要限制补液量及（或）不能口服补钾的严重低钾患者。

配制方法：10% KCl 30ml 微量泵加入 20ml 液体，微量泵 10~50ml/h 相当于氯化钾 0.6~3g/h，必须心电监护，必要时每小时测血气，每小时测电解质，配备抢救药品。

（编辑整理：黄智伟   陈怀生   郑炜平   张 铭）

参考文献

1. 杨世杰. 药理学. 北京：人民卫生出版社. 2005.
2. 罗伯特·波诺. Braunwald 心脏病学·心血管内科学教科书. 陈灏珠译. 第 9 版. 北京：人民卫生出版社，2016.
3. 陈新. 黄宛临床心电图学. 第 6 版. 北京：人民卫生出版社，2009.
4. 佛斯特. 赫斯特心脏病学. 胡大一，孙静平，译. 第 11 版. 北京：人民军医出版社，2008.

5. Douglas LM. Braunwald's Heart Disease: A Textbook of Cardiovascular Medicine. 10th. New York: Saunders, 2014.

6. 中华医学会心血管病学分会，中华心血管病杂志编辑委员会. 急性 ST 段抬高型心肌梗死诊断和治疗指南. 中华心血管病杂志，2015，43（5）：380-393.

7. 托波尔. TOPOL 心血管病学. 胡大一译. 第 3 版. 北京：人民卫生出版社，2009.

8. 奈特. 奈特心脏病学. 王海昌，陶凌，范延红，译. 第 2 版. 北京：人民军医出版社，2015.

9. 中华医学会心血管病学分会，中华心血管病杂志编辑委员会. 非 ST 段抬高急性冠状动脉综合征诊断和治疗指南. 中华心血管病杂志，2012，40（5）：353-367.

10. 张铭，刘光辉，易忠. 内科疑难病例讨论-循环分册. 北京：人民卫生出版社，2010.

11. 中华医学会心血管病学分会，中华心血管病杂志编辑委员会. 中国心力衰竭诊断和治疗指南 2014. 中华心血管病杂志，2014，42（2）：98-122.

12. 刘光辉，张铭. 心血管医生日记与点评. 北京：人民军医出版社，2010.

13. 张季平. 临床内科学. 天津：天津科学技术出版社，1999.

14. 中华医学会心血管病学分会中华心血管病杂志编辑委员会. 抗心律失常药物治疗建议. 中华心血管病杂志，2001，29（6）：323-336.

15. 中华医学会心血管病学分会，中华心血管病杂志编辑委员会. β 肾上腺素能受体阻滞剂在心血管疾病应用专家共识. 中华心血管病杂志，2009，37（3）：195-209.

16. 中华医学会心血管病学分会心律失常学组，中华心血管病杂志编辑委员会，中国心脏起搏与心电生理杂志编辑委员会. 获得性长 QT 间期综合征的防治建议. 中华心血管病杂志，2010，38（11）：961-969.

17. 郭继鸿. 胺碘酮的现代观点. 临床心电学杂志，2007，16（2）：143-151.

18. 黄从新. Ⅲ类抗心律失常药物研究进展. 中国实用内科杂志，2006，

26 (16): 1279-1280.

19. 黄从新，张澍，马长生等. 心房颤动：目前的认识和治疗建议——2012. 中华心律失常学杂志，2012，16 (4): 246-289.

20. 张金萍，邱南. 心血管内科速查. 北京：人民军医出版社，2005，1.

21. Cavallini A, Fanucchi S, Persico A. Warfarin-associated intracerebral hemorrhage. Neurol Sci, 2008, 29: S266-S268.

22. 郭航远. 新编心肌病学. 杭州：浙江大学出版社，2007.

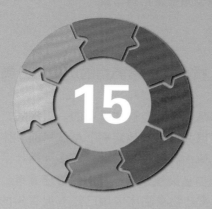

心律失常急重症
常用药物篇

1 抗心律失常药物的历史与分类

　　心律失常是心血管专科中重要的一组疾病，它既可以是特发性的，也可以并发于其他疾病。虽然目前心律失常有射频消融、植入型式体内除颤仪、起搏器等多种治疗手段，但抗心律失常药物治疗仍是最经典、最常用的治疗方案。

　　抗心律失常药物在临床应用已经有近百年的历史，早期并没有一类专门用于治疗心律失常的药物，比如奎尼丁早期是用于治疗疟疾的、胺碘酮是用于扩冠的。随着对心律失常认识水平的不断提高，按照不同药物治疗特点给抗心律失常药物分类的呼声也越来越高，20世纪70年代提出的改良的Vaughan Williams分类被临床广为接受，其根据药物的不同的电生理作用分为四类（表15-1-1）。某种抗心律失常药物的作用往往不是单一的，如胺碘酮可同时具备Ⅰ、Ⅱ、Ⅲ、Ⅳ类抗心律失常药物的作用。临床上很多具有抗心律失常作用的新老药物未能在这个分类法当中归类，如伊伐布雷定、维纳卡兰、腺苷、地高辛等。1991年国外心律失常专家在意大利西西里岛制定了一个新的分类，称为"西西里岛分类（Sicilian Gambit）"，并在随后的10年多次予以修正，该分类描述了受体特点、离子通道、临床效应、心电图特征，可根据心律失常不同的分子靶点、易损参数选用相应的药物，该分类法较为全面，同时有助于理解抗心律失常药物作用的机制，但由于过于复杂，在实际应用中有很大的难度，临床上仍习惯地使用改良的Vaughan Williams分类。

　　近年，随着循证医学的发展，心血管医生对抗心律失常药物的认识水平又有了新的提高，部分经典抗心律失常药物在应用指征、使用方法上都有所改变，同时新兴抗心律失常药物的研发和应用为这一领域带来新的方向与热点。抗心律失常药物的使用需要临床工作者在理论与循证、风险与收益、预防与治疗、对症和对因上寻找一个最佳的平衡点。

表 15-1-1　抗心律失常药物分类

类别	作用通道和受体	动作电位时间或QT间期	常用代表药物
Ⅰa	阻滞 I_{Na} ＋＋	延长＋	奎尼丁、丙吡胺、普鲁卡因胺
Ⅰb	阻滞 I_{Na}	缩短＋	利多卡因、苯妥英钠、美西律、妥卡尼
Ⅰc	阻滞 I_{Na} ＋＋＋	不变	氟卡尼、普罗帕酮、莫雷西嗪*
Ⅱ	阻滞 β_1	不变	阿替洛尔、美托洛尔、艾司洛尔
	阻滞 β_1、β_2	不变	纳多洛尔、普萘洛尔、索他洛尔
Ⅲ	阻滞 I_{Kr}	延长＋＋＋	多菲利特、索他洛尔、（司美利特、阿莫兰特）
	阻滞 I_{Kr}、I_{to}	延长＋＋＋	替地沙米、（氨巴利特）
	阻滞 I_K，激活 I_{Na-S}	延长＋＋＋	伊布利特
	阻滞 I_{Kr}、I_{Ks}	延长＋＋＋	胺碘酮、azimilide
	阻滞 I_K，交感末梢排空去甲肾上腺素	延长＋＋＋	溴苄铵
Ⅳ	阻滞 I_{Ca-L}	不变	维拉帕米、地尔硫䓬
其他	开放 I_K	缩短＋＋	腺苷
	阻滞 M_2	缩短＋＋	阿托品
	阻滞 Na/K 泵	缩短＋＋	地高辛

注：离子流简称 I_{Na}：快钠内流；I_{Na-S}：慢钠内流；I_K：延迟整流性外向钾流；I_{Kr}、I_{Ks} 分别代表快速、缓慢延迟整流性钾流；I_{to}：瞬间外向钾流；I_{Ca-L}：L 型钙电流；β、M_2 分别代表肾上腺素能 β 受体和毒蕈碱受体。表中（）为正在研制的新药。* 有人将莫雷西嗪列入 Ⅰb 类。表内＋表示作用强度（引自：中华医学会心血管病学分会，中华心血管病杂志编辑委员会. 抗心律失常药物治疗建议. 中华心血管病杂志，2001，29（6）：323-336）

2　四类抗心律失常药物的临床应用

Ⅰ类抗心律失常药物

20 世纪 70 ~ 80 年代Ⅰ类抗心律失常药物在曾在临床上广泛使用，尤其是在室性心律失常的治疗上。随着 90 年代初 CAST Ⅰ、CAST Ⅱ、Moricizine 等研究结果公布，研究者发现Ⅰ类抗心律失常药物虽然可以显著减少心律失常发生率但全因死亡率反而明显升高，随后Ⅰ类抗心律失常药物研发和使用都受到明显影响，近年几乎没有新的Ⅰ类抗心律失常药物研发。在临床应用上，Ⅰa 类抗心律失常药物在我国已很少在使用，Ⅰb 类抗心律失常药中的利多卡因常被应用于室性心律失常治疗，目前国内外最新的 ST 段抬高型心肌梗死诊治指南不再推荐使用利多卡因预防室性心律失常。Ⅰc 类抗心律失常药如普罗帕酮（心律平），既往在室上性心律失常和室性心律失常的急诊抢救当中较为常用，但由于其禁用或慎用于伴有器质性心脏病的患者，近年临床使用也逐渐减少，尤其对于老年患者。值得注意的是既往对Ⅰ类抗心律失常药物循证研究多是针对心梗、急性心衰等病例对照研究，并没有循证学证据证明单纯心律失常时使用该类药物会明显增加死亡率。对于 CAST 等研究不恰当解读使我们在Ⅰ类抗心律失常药物的使用上显得过于顾虑。实际上奎尼丁、氟卡尼、普鲁卡因胺等药物在遗传性心律失常中疗效确切、安全性较好仍被相关指南推荐使用。

Ⅱ类抗心律失常药物

Ⅱ类抗心律失常药物通过竞争性、可逆性地与 β 受体结合，拮抗 β 受体生物学效应，在心血管系统主要表现为心率下降、传导减慢、心肌收缩力减弱。β 受体阻滞剂是治疗高血压、冠心病、心衰、心律失常的重要药物，依据不同的生物学特性可分为长效和短效、选择性和非选择性、水溶性和脂溶性。早期由于对 β 受体阻滞剂负性肌力的顾虑，认为其不适合在心衰中使用，但众多循证学研究表明 β 受体阻滞剂具有急性药理作用和长期治疗作用两种截然不同的生物学效应，目前在慢性心衰中 β 受体阻滞剂、醛固酮受体拮抗剂、血管紧张素转换酶抑制剂已成为公认的的"金三角"组合，显著提高心衰患者远期生存率。MERIT-HF 亚组研究提示 β 受体阻滞剂在心衰治疗中可显著降低死亡率达 41%～43%。在冠心病治疗领域，β 受体阻滞剂是稳定型冠心病治疗的基石，明显降低急性心梗发生率及死亡率。ISIS-1、TIMI-Ⅱ、GUSTO-Ⅰ等大型临床研究均证实 β 受体阻滞剂可降低心梗急性期心脏性猝死（sudden cardiac death，SCD），提高远期生存率。我国 COMMIT/CCS-2 研究表明要使 β 受体阻滞剂在急性心梗达到最大收益必须严格掌握适应证。目前国内外心梗指南均强调应在没有使用禁忌证的情况下尽早使用 β 受体阻滞剂。在抗心律失常方面，β 受体阻滞剂对窦速、房扑、房颤的心室率控制，室性期前收缩的控制均有不错的疗效，同时也是多种遗传性心律失常综合征如长 QT 综合征（long QT interval syndrome，LQTS）、儿茶酚胺敏感性室性心动过速（catecholaminergic polymorphic ventricular tachycardia，CPVT）预防 SCD 的一线用药。近年 β 受体阻滞剂的地位逐渐被循证医学和临床实践所肯定，该类药物是唯一能降低心脏性猝死及总死亡率的抗心律失常药物。

Ⅲ类抗心律失常药物

第 1 代的Ⅲ类抗心律失常药物在 20 世纪 50 年代研发之初

是作为抗心绞痛和降压药物使用，后因被发现有明显的抗心律失常作用，而逐渐在该领域得到应用。CAST 研究之后，Ⅲ类抗心律失常药物成为研发重点，Ⅲ类抗心律失常药物主要是 I_{kr}、I_{ks} 通道阻滞剂，延长心肌动作电位时限（Action potential duration，APD）及有效不应期（effective refractory period，ERP），有效地终止各种微折返，因此能有效防颤和抗颤。第 1 代Ⅲ类抗心律失常药物以胺碘酮和索他洛尔为代表，CAMI-AT、EMIAT 研究证实胺碘酮安全性较 I 类药物好，目前已作为急性心梗治疗室性心律失常的一线用药。同时，静脉使用胺碘酮可明显提高房颤、室速、室颤电复律的成功率。但该类药物仍然有很多副作用如引起尖端扭转性室性心动过速（Torsade de Pointes，TdP）、肝功能损害、甲状腺功能损害、肺纤维化、传导阻滞、负性肌力作用，因此对于 QT 间期较长、低钾血症、严重窦性心动过缓、房室传导阻滞、明显心衰或低血压等患者，应慎用该类药物。第 2 代Ⅲ类抗心律失常药物为特异性 I_{kr} 通道阻滞剂，以多非利特、伊布利特为代表，其对心房的选择性更高，对于房颤尤其是房扑的转复率要明显高于第 1 代药物，但其导致 Tdp 的发生率也较高。第 3 代Ⅲ类抗心律失常药物为多通道阻滞剂，除阻滞 I_{kr}、I_{ks} 通道外不同种类药物对 Ito、I_{Na}、I_{Ca-L} 通道和 β 受体有一定阻滞作用，代表药物有阿齐利特、替地沙米、决奈达隆等。决奈达隆虽然在房颤转复率上不如胺碘酮，但其安全性高于胺碘酮，2010 年欧洲房颤指南和 2011 美国房颤指南推荐作为无器质性心脏病房颤的一线用药，但由于 PALLAS 等研究结果显示对于心衰较严重的患者，使用决奈达隆后存在增加心血管死亡率的风险，指南也明确指出心衰患者不建议使用。

Ⅳ类抗心律失常药物

钙离子拮抗剂分为二氢吡啶类和非二氢吡啶类，Ⅳ类抗心律失常药物一般是指非二氢吡啶类钙离子拮抗剂，主要阻断 I_{Ca-T} 通道，可抑制窦房结和房室结自律性，减慢传导，代表药物有维拉帕米、地尔硫䓬。钙离子拮抗剂一般作为室上性心律失常二线用药，在Ⅲ类抗心律失常药物无效时使用，但预激并房颤患者禁用（因其抑制房室结传导使冲动更易于经旁路下传而诱发室颤）。对于有哮喘、糖代谢异常等病史的房颤患者，在不能耐 β 受体阻滞剂的情况下可考虑改用维拉帕米控制心室率。某些遗传性心律失常如 LQTS 如无法耐受 β 受体阻滞剂，可考虑予以维拉帕米治疗。钙离子拮抗剂一般不用于室性心动过速治疗，但对于左后分支折返型室性心动过速（又称维拉帕米敏感性室速），维拉帕米有很好的复律效果。

　　尽管抗心律失常药物种类繁多，但心内科常用抗心律失常药物一般有以下几种，其用法及作用机制总结见表 15-2-1。

表 15-2-1　常用抗心律失常药物的分类、作用机制和用法

分类	作用机制	用法
利多卡因	抑制 Na^+ 内流，促进 K^+ 外流，但仅对希-浦系统发生影响，对其他心脏部位组织及植物神经并无作用。	利多卡因静注 50～100mg，如无效 5～10 分钟后再静注 50～100mg，总量不超过 200mg。有效后以 1～4mg/min 速度静脉滴注。
普罗帕酮	钠通道阻滞药，降低心肌传导纤维和心肌细胞动作电位 0 相最大上升速率，使传导减慢，阻断折返通路，消除折返激动。	普罗帕酮片，口服 150mg，tid；静脉推注 70mg，加 5% 葡萄糖液 20ml 稀释，时间大于 10min，总量不超过 210mg。

续表

分类	作用机制	用法
胺碘酮	抑制窦房结和房室交界区的自律性，减慢心房、房室结和房室旁路传导，延长心房肌、心室肌的动作电位时程和有效不应期，延长旁路前向和逆向有效不应期。	胺碘酮片，初始计量 200mg，tid，7 至 10 天后减至 200mg，bid；14 天后，改为维持量 200mg，qd；胺碘酮针剂，负荷量 150mg，加 5% 葡萄糖液 20ml 稀释，时间大于 10min，无效时，可追加静推 150mg，维持量 1mg/min（前 6h），6h 后改为 0.5mg/min，24h 总量通常不超过 1200mg
维拉帕米	血管加压素也称抗利尿激素，与肾脏集合管的 V2 受体的结合，阻止了抗利尿激素的作用。抑制钙内流可降低心脏舒张期自动去极化速率，而使窦房结的发放冲动减慢。可减慢前向传导，因而可以消除房室结折返。	维拉帕米 10mg，加生理盐水 20ml，先 5mg 静脉推注，时间大于 5min，观察十五分钟无效，再推 5mg。仍无效，观察 30min，再推 5mg，24h 用量不超过 20mg。

3   抗心律失常药物在急性冠脉综合征（ACS）中的使用

ACS 是冠状动脉内不稳定性斑块破裂引起血栓形成而导致的心脏急性严重缺血综合征，包括 ST 段抬高和非 ST 段抬高型心肌梗死和不稳定型心绞痛。70%～80% 的 SCD 是由 ACS 引起。经皮冠状动脉介入（PCI）治疗、抗栓治疗的进展大大降低 ACS 的死亡率，心律失常的防治尤其是发病 48 小时内的 VT/VF 的防治有助于进一步降低 SCD 发生率。心肌内微折返是 ACS 的 VT/VF 的主要机制，发病原因与心肌缺血、电解质紊乱、心衰、交感兴奋等多因素有关。除了积极的血运重建、抗栓、稳定斑块外，合理的抗心律失常药物治疗也是防治 SCD 的关键。早期室性期前收缩的 lown 分型在 SCD 中是否有预警价值目前尚有争议。对于无症状室性期前收缩、加速性室性自主心律、非持续性室速（持续时间 <30 秒），一般不需要使用抗心律失常药物。对于 VT/VF 伴有血流动力学障碍，电复律是首选治疗措施。在抗心律失常药物的选择方面，CAST 研究发现Ⅰa 类药物和Ⅰc 类药物可降低心梗后室性心律失常发生率，但却提高了全因死亡率，目前Ⅰa 类、Ⅰc 类已基本不用于 ACS 并发心律失常的治疗，近年的相关指南也不推荐利多卡因用于预防 VT/VF。室性心律失常近年 ACS 相关指南多推荐予以胺碘酮治疗，同时静脉使用胺碘酮也有助于提高电复律的成功率。心梗后早期使用 β 受体阻滞剂可以明显降低近期 SCD 发生率，提高远期生存率，其收益不仅仅来自于减少 VT/VF 发生率还与降低心肌氧耗，减少心肌缺血面积，提高室颤阈值等多因素有关，推荐所有心梗后患者早期使用 β 受体阻滞剂，除非患者有急性心衰、支气管哮喘、房室阻滞等禁忌证。

4 抗心律失常药物在房颤中的使用

房颤抗心律失常的主要目的是复律、窦性心律的维持和心率控制这三大方面。对于超过 48 小时的房颤，可能已在心房形成血栓，需要抗凝 3 周后再考虑复律，复律后心房仍处于顿抑状态，故仍需要继续抗凝 4 周。胺碘酮在房颤复律中由于安全性较高，较为常用，但转复成功率也较低。另外一个缺点是起效慢。普罗帕酮复律成功率较胺碘酮高，起效快，既往急诊常用，但需要注意慎用于有器质性心脏病患者。新的Ⅲ类抗心律失常药物依布利特、多非利特对房颤、房扑均有不错的转复效果，尤其对于房扑。由于严重不良反应，目前已很少使用奎尼丁和普鲁卡因胺转复房颤。丙吡胺和索他洛尔转复房颤的疗效尚不确定。大多数患者复律后房颤复发的可能性仍然很大，不少患者仍需要长期服用抗心律失常药物来预防房颤的复发，所以长期治疗中所选药物的安全性至关重要。房颤复发并不一定意味着治疗失败，复发频率降低、每次复发时房颤持续的时间缩短、复发时症状减轻、耐受性提高都应视为已基本达到治疗目的。胺碘酮长期使用可引起间质性肺炎、甲状腺功能损害、肝功能损害等诸多副作用，不提倡长期使用。β受体阻滞剂是维持窦性心律时最常用的药物。在控制心率方面，β受体阻滞剂也最为常用。目前发现控制心率对远期死亡率并没有明显受益，故目前已经不建议一定要将房颤平均心率控制在80次/分以下，医生可根据患者具体情况决定控制心率的水平。

预激综合征是指在房室之间存在旁路，心电图可见预激图形，临床上有房室折返性心动过速发作的一组综合征。约15%预激综合征合并房颤，预激综合征合并房颤主要表现为房室结下传型、旁路及房室结竞争性下传型，后者由于旁路不应期短没有生理性延迟，房颤冲动可迅速下传导致快速心室率可诱发室颤。射频消融是根治预激综合征合并房颤主要手段，没有条件行射频消融的患者应首先考虑电复律。预激综合征合并房颤的药物治疗方案国内外相关指南不完全一致。相关指南或共识推荐比较一致的可用于预激综合征合并房颤使用的复律药物有伊布利特、普鲁卡因胺、氟卡尼，但目前这三种药物国内很多医院没有配备；不推荐使用的药物有β受体阻滞剂、钙离子拮抗剂、腺苷、洋地黄类药物，这些药物可抑制房室结下传，使得心房冲动更易于通过旁道下传诱发室颤；有分歧的药物有普罗帕酮、胺碘酮，我国房颤指南中普罗帕酮可用于预激综合征合并房颤复律，但该药缺乏获益的循证学依据且慎用于器质性心脏病和心衰患者，故欧美指南未做推荐，胺碘酮在我国和欧洲相关的指南当中可用于预激综合征合并房颤的复律，但美国 2014 年 AHA／ACC／HRS 房颤指南考虑胺碘酮对预激综合征合并房颤可能有害不推荐使用。鉴于上述情况，临床实践中不使用各指南意见比较一致的明确禁用或不推荐的药物，有条件尽量首选目前推荐意见比较一致的药物，对于目前尚有争议的药物要在指南的框架上结合实际条件权衡利弊后选用。

5　抗心律失常药物临床应用经验与教训分享

胺碘酮很安全吗

　　患者女性，60 岁，风湿性心脏病史 5 年，反复心悸 3 天，乏力、食欲差、下肢水肿于门诊就诊。床边心电图：心房颤动。值班医生予以胺碘酮针剂复律：负荷量按体重 3mg/kg，然后以 1 ~ 1.5mg/min 生理盐水配置后维持，6 小时后减至 0.5 ~ 1mg/min，24 小时内剂量控制在 1.2g 以内。似乎是个再简单不过的案例，剂量和用法也完全按照说明书，一起来分析可能会有的隐患。

　　（1）胺碘酮既是复律药物，也是维持心率的药物，但应当注意超过 48 小时房颤，可能已经在心房中形成血栓，直接使用复律药物可能导致血栓脱落，发生栓塞的风险反而加大。正确的做法是充分抗凝 3 周后再复律，复律成功后，心房仍处于顿抑状态，不能马上停用抗凝药，要继续抗凝 4 周，也就是大家熟悉的前 3 后 4。但如果房颤已经引起血流动力学障碍需要抢救，可考虑直接复律，经食管超声或心脏CT能证实没有心房血栓形成也可以直接复律。所以本例直接复律并不可取，如心率较快可以考虑使用洋地黄类药或β受体阻滞剂。

（2）胺碘酮可以加在生理盐水里面吗？大多数说明书写的很明确，盐酸胺碘酮注射液要求用5%葡萄糖溶液配制（等渗），禁用生理盐水配制。因为胺碘酮为苯环上二碘取代物，一般来说碘取代物不稳定，容易发生自发脱碘降解变质。偏酸的环境可抑制胺碘酮的降解，而生理盐水其实是中性，5%葡萄糖为偏酸性溶液。其次，由于生理盐水溶液中的氯离子取代苯环上的碘，而产生沉淀，如用生理盐水配制有时可以看到沉淀物生成，当静脉注射时会产生严重后果，故临床使用胺碘酮注射液时应使用5%葡萄糖配制。

（3）胺碘酮随便哪个血管都可以用吗？说明书写得很清楚，需要通过中心静脉滴注，静脉用药时局部刺激产生静脉炎。胺碘酮应尽量通过中心静脉途径给药。

（4）本例已经交代过了患者乏力、食欲差，往往这种患者都存在低钾，所以除非特别紧急的情况，一般在使用抗心律失常药物时应当注意电解质，在低钾状态下使用胺碘酮很容易导致室速、室颤而且很难复律。

（5）低血压：本例接诊时没有注意测量血压，胺碘酮本身具有扩血管作用，在研发之初这类药是就是作为扩冠药使用的，如果血压已经较低要慎用胺碘酮。

（6）急性心衰，胺碘酮之前要大致判定患者的心功能。胺碘酮针剂属于Ⅲ类抗心律失常药物，但同时具有Ⅰ、Ⅱ、Ⅳ类抗心律失常药物作用特性，有负性肌力作用，同时它的溶剂聚山梨酯本身也有负性肌力作用，所以慎用于急性心衰。

（7）慢快综合征：病态窦房结综合征的一个亚型，主要表现为症状性窦性心动过缓，同时伴有各种房性快速性心律失常。可能我们心电图描记到的房颤只是病态窦房结综合征基础上突发的一过性房颤，所以最好仔细询问病史，不要急着使用胺碘酮复律，往往复律后反而引起严重的窦缓甚至停搏。

（8）长 QT 综合征：胺碘酮使用后或多或少都会引起 QT 延长，这是正常的，但如果使用后 QT 间期较使用前延长 50%，或达到 550ms 要考虑减量或停药。同时对于本身已经有 QT 间期延长的患者先要查找原因，此时慎用胺碘酮，因其可能导致尖端扭转型室速。

（9）肝损害：胺碘酮肝功能有一定损害，个体差异性较大部分患者可以引起严重的肝功能损害，但有时使用前患者本身因其他病因导致肝功能损害。所以尽量在使用前先查肝功能，同时使用后注意定期复查。

（10）药物的相互作用，胺碘酮与很多药物会产生相互作用，引起不良的临床后果，这里列举几类最常见的药物：①洋地黄类药物和 β 受体阻滞剂：这两类药物和胺碘酮合用会导致窦缓或传导阻滞，很多有基础心脏病的患者经常使用这两类药物，而这些患者又是房颤高发人群，使用胺碘酮可能性更大，所以要问清楚基础用药。②华法林：华法林是房颤患者的常用抗凝药物，在房颤患者中同时使用华法林和胺碘酮的情况并不少见，联用华法林、胺碘酮会引起 INR 进一步延长，此时应注意监测 INR 酌情减少胺碘酮剂量。③喹诺酮类药物是肺部感染常用的抗生素，而房颤患者又常并发肺部感染，喹诺酮类药物与胺碘酮合用会进一步延长 QT 间期，所以使用期间应注意复查心电图。④他汀类药物会导致少数患者横纹肌溶解，表现为肌肉酸痛，肌酶增高，胺碘酮与他汀类药物联用会加大肌溶解风险，应注意观察病情定期复查 CK。

经验教训

从这个案例可以看出世界上本就没有绝对安全的药物，我们对一个药物了解得越多，越注意细节，犯错误的概率就越少。

警惕由于胺碘酮诱发急性间质性肺炎

患者男性，69 岁，没有肺部病史，但患有慢性房颤，服用胺碘酮，每天 200mg，大约 10 个月。病患曾出现干咳 2 ~ 3 个月，家庭医师怀疑其干咳与耳鼻喉疾病有关，将病患转到耳鼻喉科。耳鼻喉科医生则认为患者的症状可能与肠胃有关，又建议病患到肠胃科检查。病患在 2003 年 10 月中旬肺部 CT 显示正常。2004 年 1 月，病患在他生日当天出现低热，嗓子咽痛、不舒服，典型的感冒症状。两天后，病患出现气短，家人怀疑患有肺炎，立即将病患送进医院。胸片最初被诊断为双肺肺炎。但是病患在 24 ~ 48 小时内服用抗生素无效。随即转入 ICU。经心脏科医生与肺科医生会诊，怀疑胺碘酮引起的间质性肺炎。随后进行的肺活检证实了医生的诊断。随后病情持续出现恶化，不得不被插管上呼吸机，最后出现了急性呼吸窘迫综合征，顽固性低氧血症，7 个月后，病患在 ICU 病逝。

经验教训

长期口服胺碘酮可能导致间质性肺炎的并发症笔者认为稍有临床经验心血管医生都会考虑到。这个案例给我们的反思是随访制度的不到位，也许医生曾经交代过，但没有引起病人重视，及时复诊；也许给病人开药的不是同一个医生，也就没有注意这个病人到底用了多久，需不需要调整方案。所以碰到这种有可能有特殊副作用的药物，不管是不是初诊医生，我们都要注意疗程和及时调整方案。

胺碘酮过敏或低血压

昨晚值夜班，收了一风湿性心脏病二尖瓣轻度狭窄、阵发性房颤的患者，心脏超声：左房 41mm，无其他疾病，当时心率 140 次/分，患者微感胸闷、心悸。原来房颤时多在 20～30 分钟自行转复，最近 2～3 小时能转复，不能自行转复时应用美托洛尔、普罗帕图也能转复。本次发病在急诊科应用美托洛尔未能转复，用毛花苷丙心率稍降低。入院后心率 130～140 次/分，仍有症状，偶有点心急了，准备应用胺碘酮转复。150mg+5% 葡萄糖注射液 20ml 静推，护士刚刚推进去 1.5ml 时，患者突然自觉面红、面部发胀、胸闷、气短、心慌、黑蒙，立即停止推注，改滴注盐水后 2～3 分钟上述症状消失。遂改为应用毛花苷丙、美托洛尔降低心率，肌注地西泮 10mg。2 小时后监护示：房扑 4∶1 传导，心室率 67 次/分，今日下午仍为房扑 3∶1 传导，心率 75 次/分。

经验教训

（1）推注胺碘酮临床上最明显的副作用不是造成心律失常（尖端扭转性室速很少见），而是明显血压下降。该患者不好说是否是因为低血压导致黑蒙，但更要注意的是该患者在门诊已经用过美托洛尔和毛花苷丙，这时再用胺碘酮很容易导致严重房室传导阻滞，引起过慢的心室率。临床上尽量避免同时使用多种抗心律失常药。

（2）该患者可能不具备用胺碘酮转复心律的指征，因为心脏彩超已经提示左房内径达到 41mm，并且更为严重的是患有明确的风湿性心脏病，基本处理原则是控制心室率和抗凝治疗，而不是进行胺碘酮转复治疗。控制心室率的用药可以用毛花苷丙、美托洛尔、地尔硫䓬类的药物。

（3）上述反应可能正是胺碘酮药理作用所致，除抗心律失常的药物的作用外，也具备钙通道的阻滞作用，具有扩张血管的作用从而导致血管的扩张，严重时血压可以出现下降。

服用胺碘酮出现反复晕厥

在心血管轮科时，管过一个反复晕厥的患者，心率35～45次/分，在外院诊断重度窦性心动过缓、心源性晕厥，考虑植入起搏器。周一早上老主任查房，追问病史和查看以前门诊病历，患者以前有服用胺碘酮的病史，立即予查甲状腺功能检查，发现甲状腺功能减低，立即取消手术，患者免了手术的痛苦。予服用甲状腺素后，心率渐增加，出院时心率维持在60次/分左右。复诊无不适，心率在正常范围。

经验教训

胺碘酮的不良反应除了心血管、胃肠道、眼部、神经系统、皮肤、肝脏、肺脏等不良反应外，还有甲状腺，包括甲状腺功能亢进及甲状腺功能减退，而甲状腺功能减退发生率1%～4%，老年人较多见，可出现典型的甲状腺功能减退征象，TSH水平增高，停药后数月可消退，但黏液性水肿可遗留不消，必要时可用甲状腺素治疗，所以老年人心率低要注意甲减可能。

维拉帕米——意想不到的治疗效果

19岁女性患者，突发心悸、胸闷，心电图示室上性心动过速，在当地医院急诊予以胺碘酮复律（具体用法不详），症状未改善，心脏超声检查：心脏结构未见明显异常，少量心包积液。因病因无法明确，于北京某知名心血管医院就诊，接诊急诊医生行食管电生理检查后考虑不一定为室上性心动过速，经电生理室会诊考虑为左后分支折返型室速，予以维拉帕米治疗。患者很快复律，择日行射频消融治疗，治愈出院。

经验教训

胺碘酮较其他抗心律失常药物安全，在急诊心律失常的抢救中使用逐渐增多，普罗帕酮因慎用于器质性心脏病或老年患者，限制了其在临床中使用；维拉帕米因顾虑其负性肌力作用及室上速不能完全排除预激近旁路前传时使用有一定风险也往往不作为首选；Ⅰ类抗心律失常药物近年临床使用得就更少了，部分药物几乎成了孤儿药物，即使在大型三甲医院药房也常常没有备药。需要注意的是虽然临床上胺碘酮使用的越来越多，其并非像我们想象的那么安全，另外因为其药物代谢和分布的特点确实起效较慢。合理的抗心律失常药物的选择离不开扎实的心内科基本功和临床经验。本例中的左后分支折返型室速也叫维拉帕米敏感型室速，心电图表现比较有特点：表现为完全右束支阻滞＋左前分支阻滞的图形，多为窄 QRS 波，有时不需要电生理检查基本可以明确诊断。胺碘酮治疗效果不一定好，但对维拉帕米很敏感。笔者在临床中也碰到比较典型的几例，都通过维拉帕米复律，一般心率降到 130 次/分时可骤然恢复窦性，有一例还没用到 5mg 维拉帕米就已经复律。左后分支折返型室速射频消融效果也很好。

（郑炜平　黄智伟）

参考文献

1. 中华医学会心血管病学分会中华心血管病杂志编辑委员会. 抗心律失常药物治疗建议. 中华心血管病杂志, 2001, 29 (6): 323-336.

2. 中华医学会心血管病学分会，中华心血管病杂志编辑委员会. β 肾上腺素能受体阻滞剂在心血管疾病应用专家共识. 中华心血管病杂志，2009，37（3）：195-209.

3. 中华医学会心血管病学分会心律失常学组，中华心血管病杂志编辑委员会，中国心脏起搏与心电生理杂志编辑委员会. 获得性长 QT 间期综合征的防治建议. 中华心血管病杂志，2010，38（11）：961-969.

4. Priori SG, Wilde AA, Horie M, et al. HRS/EHRA/APHRS expert consensus statement on the diagnosis and management of patients with inherited primary arrhythmia syndromes: document endorsed by HRS, EHRA, and APHRS in May 2013 and by ACCF, AHA, PACES, and AEPC in June 2013. Heart Rhythm, 2013, 10（12）：1932-1963.

5. 托波尔. TOPOL 心血管病学. 胡大一译. 第 3 版. 北京：人民卫生出版社，2009.

6. Brugada J, Brugada R, Brugada P. Determinants of sudden cardiac death in individuals with the electrocardiographic pattern of Brugada syndrome and no previous cardiac arrest. Circulation, 2003, 108（25）：3092-3096.

7. 郭继鸿. 胺碘酮的现代观点. 临床心电学杂志，2007，16（2）：143-151.

8. 黄从新. Ⅲ类抗心律失常药物研究进展. 中国实用内科杂志，2006，26（16）：1279-1280.

9. 郑炜平. 心脏性猝死相关疾病与心电学. 实用心电学杂志，2015，（06）：381.

10. O'Gara PT, Kushner FG, Ascheim DD, et al. 2013 ACCF/AHA guideline for the management of ST-elevation myocardial infarction: executive summary: a report of the American College of Cardiology Foundation/American Heart Association Task Force on Practice Guidelines. Circulation, 2013, 127（4）：529-555.

11. Dickstein K, Vardas PE, Auricchio A, et al. 2010 Focused Update of ESC Guidelines on device therapy in heart failure: an update of the 2008 ESC Guidelines for the diagnosis and treatment of acute and chronic heart failure and the 2007 ESC guidelines for cardiac and resynchronization therapy. Developed with the special contribution of the Heart Failure Associa-

tion and the European Heart Rhythm Association. Eur Heart J, 2010, 31 (21): 2677-2687.

12. Huikuri HV, Castellanos A, Myerburg RJ. Sudden death due to cardiac arrhythmias. N Engl J Med, 2001, 345 (20): 1473-1482.

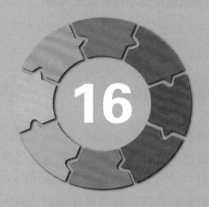

心血管内科常用抗血小板和抗凝药物

1　常用抗血小板药物

急性冠状动脉综合征（acute coronary syndrome，ACS）的病理基础为动脉粥样硬化性斑块破裂或糜烂以及其继发的血栓形成。在这一过程中，血小板活化是发病的关键环节。因此，无论是在斑块破裂的急性过程还是在防治动脉粥样硬化血栓形成的慢性过程均需要抗血小板治疗。这也奠定了抗血小板药物在防治动脉粥样硬化中的基石地位。根据作用的靶点不同，抗血小板药物可分为以下几类（表 16-1-1）。

表 16-1-1　临床常用抗血小板药物

药物	用法用量	作用机制	注意事项
阿司匹林	急性冠脉综合征患者嚼服 300mg，后 100mg 每日一次口服	小剂量可选择性地抑制环氧化酶-1（COX-1），产生抗血小板作用，而大剂量（500mg/d）则同时抑制 COX-1 和 COX-2，发挥抗炎、镇痛的作用	阿司匹林不可逆性地结合血小板使其失活。口服阿司匹林后能够通过胃或肠道快速吸收，30 分钟（普通阿司匹林）到 4 小时（肠溶剂型）就可达到最大血浆浓度

续表

药物	用法用量	作用机制	注意事项
氯吡格雷	急性冠脉综合征300 或 600mg 负荷剂量，之后 75mg 每日一次口服	在体内经肝脏 P450 酶系代谢后可作用 ADP 的 P2Y12 受体，抑制 ADP 介导的血小板 GP Ⅱ b/ Ⅲ a 复合物的活化，从而抑制血小板聚集	600mg 负荷剂量的氯吡格雷可在 2 小时内产生抗血小板作用；阿司匹林、萘普生、华法林、肝素、溶栓药等可增加本药出血风险；奥美拉唑可降低本药抗血小板活性，增加心血管事件风险。如需与抑酸药合用可考虑埃索美拉唑或雷贝拉唑
替格瑞洛	开始服用时需要给予 180mg 的负荷剂量，随后以 90mg 每天 2 次维持	无需肝脏代谢 P450 酶系，避免药物竞争效应，可逆性地作用于 ADP 的 P2Y12 受体，抑制 ADP 介导的血小板活化和聚集	尽管替格瑞洛可在 30 分钟内抑制 40% 的血小板，但在 ST 段抬高型心肌梗死的患者至少需要 4 小时才能达到有效抑制作用。应避免替格瑞洛与强效 CYP3A4 抑制剂和诱导剂、CYP3A4 酶底物（辛伐他汀和洛伐他汀）和西柚汁同时服用

续表

药物	用法用量	作用机制	注意事项
替罗非班	对于血管成形术患者开始接受本品时，应与肝素联用由静脉输注，起始推注剂量为 $10\mu g/kg$，在 3 分钟内推注完毕，而后 $0.15\mu g/(kg \cdot min)$ 的速率维持滴注。	竞争性抑制纤维蛋白原和血小板 GP Ⅱ b/Ⅲ a 受体的结合，抑制血小板聚集、延长出血时间、抑制血栓形成	血小板 GP Ⅱ b/Ⅲ a 受体拮抗剂主要副作用有出血和可逆性血小板减少症。肾功能减退患者应减少该药的剂量

（1）环氧化酶（Cyclooxygenase，COX）抑制剂：如阿司匹林。

（2）P2Y12 受体拮抗剂：如噻氯匹定、氯吡格雷、普拉格雷和替格瑞洛。

（3）血小板膜糖蛋白（platelet membrane glycoproteins，GP）Ⅱ b/Ⅲ a 受体拮抗剂：如替罗非班、阿昔单抗。

（4）磷酸二酯酶Ⅲ抑制剂：如西洛他唑。

（5）其他：双嘧达莫。

2   常用抗凝药物

在血栓栓塞性疾病流行的今天，抗凝已成为临床治疗中一个重要的部分。但是，抗凝药物纷杂的种类及作用机制让我们眼花缭乱。抗凝药物都有哪些种类？到底有什么不同？带着这些疑问，下面将逐一为你揭开常用抗凝药物家庭成员的"面纱"。目前，抗凝药物主要有以下四个大类（表 16-2-1 和表 16-2-2）。

表 16-2-1　临床常用抗凝药物

药物	用法用量	作用机制	注意事项
普通肝素	深部皮下注射：首次 5000～10000U，以后每 8 小时 8000～10000U 或每 12 小时 15000～20000U。每 24 小时总量 30000～40000U。静脉注射：首次 5000～10000U 之后，或按体重每 4 小时 100U/kg，用氯化钠注射液稀释后应用静脉滴注：每日 20000～40000U，加至氯化钠注射液 1000ml 中持续滴注。滴注前可先静脉注射 5000 单位作为初始剂量	增强抗凝血酶Ⅲ与凝血酶的亲和力，加速凝血酶的失活；抑制血小板的黏附聚集；增强蛋白 C 的活性，刺激血管内皮细胞释放抗凝物质和纤溶物质	应用时需监测 APTT（正常值 32～43 秒）的 1.5～2 倍），同时也需监测血小板，预防肝素引起的血小板减少症（HIT），肝素过量使用鱼精蛋白中和
低分子肝素	根据体重给药，建议 100IU/kg/次，皮下注射每日 1～2 次	低分子肝素分子量仅为 4～6kD，与血浆蛋白结合率高，主要抑制凝血 Xa 的活性，而对抗凝血酶活性无影响	使用该药的最大优点是无需监测 APTT；由于分子量不同，抗 Xa 活性及剂量不同，不同的低分子肝素不可互相替代使用；任何适应证及使用剂量都应进行血小板计数监测

药物	用法用量	作用机制	注意事项
华法林	华法林剂量分为起始量和维持量。理论上华法林起始剂量平均为每天 5mg，治疗 4～5 天后 INR≥2.0。通常不需要使用负荷剂量的华法林 对华法林敏感的患者、老年人和出血高危患者，起始剂量应 <5mg/d 根据华法林使用的不同剂量，一般治疗后 2～7 天出现抗凝疗效 必须与肝素或低分子肝素联合应用到 INR 达到目标范围后停用	通过抑制凝血因子Ⅱ、Ⅶ、Ⅸ、Ⅹ，蛋白 S 和蛋白 C 从而达到抗凝作用	华法林治疗开始阶段应每天监测 INR，直到 INR 连续两天在目标范围内。然后每周监测 2～3 次，1～2 周，稳定后监测次数逐渐减少至 4 周一次。调整剂量时需重新监测

表 16-2-2　新型常用抗凝药物

药物	用法用量	作用机制	注意事项
达比加群酯	达比加群有两个剂量即 150mg 和 110mg。成人的推荐剂量为每日口服 300mg，即每次 1 粒；150mg 的胶囊，每日两次。存在出血风险、老年患者（>80 岁）治疗剂量为每日 220mg，即每次 1 粒 110mg 的胶囊，每日两次。轻、中度肾功能不全患者无需调整剂量	达比加群酯为前体药物，口服后经非特异性酯酶转化为活性代谢产物—达比加群。作为一种直接凝血酶抑制剂，达比加群以浓度依赖方式特异性阻断凝血酶（Ⅱa 因子）活性，不仅可与血栓离型 Ⅱa 因子结合，还可与游离型 Ⅱa 因子结合。阻断 Ⅱa 因子也就阻断了凝血瀑布的最后步骤	与华法林转换治疗：①从华法林转换为达比加群酯治疗：应停用维生素 K 拮抗剂，当 INR < 2.0 时给予；②从达比加群酯转换为华法林治疗：应当根据患者的肌酐清除率决定何时开始维生素 K 拮抗剂（VKA）治疗。当 CrCl ≥ 50ml/min 时，在达比加群酯停药前 3 天开始给予 VKA 治疗；当 CrCl 为 30～50ml/min 时，在达比加群酯停药前 2 天给予 VKA 治疗

药物	用法用量	作用机制	注意事项
利伐沙班	非瓣膜性房颤患者推荐剂量是20mg每日一次，该剂量同时也是最大推荐剂量。对于低体重和高龄（>75岁）的患者，医师可根据患者的情况，酌情使用15mg每日一次。急性深静脉血栓形成（DVT）的初始治疗推荐剂量是前3周15mg每日两次，并根据DVT的危险因素决定长期治疗时间。对于肌酐清除率30~49ml/min的患者应进行获益-风险评估，如出血风险超过VTE复发风险必须考虑从20mg/d降至15mg；对于肌酐清除率15~29ml/min的患者应慎用，对于高度怀疑急性DVT的同时排除禁忌证的患者，建议立即给予利伐沙班至诊断明确	利伐沙班特异性直接抑制游离和结合的Xa因子，阻断了凝血酶生成的暴发而抑制血栓形成	如果15mg，每日2次，治疗期间（第1~21天）发生漏服，患者应立即服用利伐沙班，以确保每日服用总量为30mg利伐沙班片剂。有时可能需一次服用两片15mg片剂。之后，应依照医嘱用两片15mg每日一次，治疗期间的15mg每日2次给药。如果在20mg每日1次，治疗期间（第22天和以后）发生漏服，患者应立即服用利伐沙班，之后应依照医嘱继续接受每日1次给药。不应为了弥补漏服的剂量而在一日之内将剂量加倍

（1）肝素类：肝素、低分子肝素。

（2）维生素 K 拮抗剂：华法林。

（3）凝血酶抑制剂：水蛭素、阿加曲班、达比加群酯、比伐卢定。

（4）凝血因子 Xa 抑制剂：利伐沙班和磺达肝癸钠。

3　房颤抗栓你需知道的那些事

房颤是临床最常见的心律失常，其患病率随着年龄增高而增加。据估计到 2050 年中国房颤患者数量将达到 830 万。血栓栓塞性并发症是房颤致死致残的主要原因。因此，抗栓治疗是房颤最重要的治疗措施。虽然抗栓重要，但是在临床应用中仍然有一些问题值得我们去思考。

（1）哪些房颤需要抗栓治疗，出血风险高了又该怎么办？

目前建议瓣膜病性房颤推荐应用华法林抗凝治疗，而非瓣膜病性房颤患者要进行危险分层决定抗栓策略的选择。2014 年 ACC/AHA 房颤指南推荐 CHA_2DS_2-VASc 评分系统对患者进行危险分层，其评分方案为 C：充血性心衰（1 分）；H：高血压（1 分）；A2：年龄 ≥ 75 岁（2 分）；D：糖尿病（1 分）；S2：卒中或 TIA 或体循环栓塞病史（2 分）；V：血管疾病（1 分）；A：年龄 65~74 岁（1 分）；Sc：女性（1 分）。满分共 9 分。但在国内多数专家表示房颤抗凝评分更应该弃繁从简符合中国国情，推荐延续应用 $CHADS_2$ 评分方案为，其方案为 C：充血性心衰（1 分）；H：高血压（1 分）；A：年龄 > 75 岁（1 分）；D：糖尿病（1 分）；S2：卒中或 TIA 病史（2 分）。满分共 6 分。按照 CHA_2DS_2-VASc 方案，0 分可应用阿司匹林抗凝 75~325mg/d 或不抗凝，但更倾向于前者，1 分需要口服华法林或阿司匹林但更倾向于前者，>2 分需华法林抗凝治疗。然而，应用抗栓药物，尤其是华法林，一个最令人惧怕的问题就是出血。因此，需要进行出血评分，权衡栓塞与出血的风险。HAS-BLED 出血评分是常用的预测患者的出血风险的方法，其方案为 H：高血压（1 分），A：肾功能和肝功能异常（各 1 分）S：卒中（1 分），B：出血（1 分），L：不稳定的 INR（1 分）E：老年人（年龄大于 65 岁）（1 分），D：药物（合用阿司匹林，NSAID）或酒精（1 或 2 分），>3 分提示出血高危。临床上很多老年患者常常同时患有多种疾病，需要抗凝的同时出血风险也很多大，导致房颤抗凝治疗遇到了尴尬局面，怎么办？ESC 指南明确指出高出血风险的患者应密切关注出血情况，但不能妨碍患者接受抗凝治疗。但是当 HAS-BLED 出血评分 >3 分时应小心应用抗凝药物，并注意定期复查。

（2）应用华法林抗凝怎样监测 INR 值？

INR 监测频率尚无统一标准，在 INR 达到靶标范围之前，应该每天监测 INR，直到 INR 连续两天在目标范围内，然后每周监测 2~3 次，持续 1~2 周直到 INR 稳定。稳定后在美国做法通常是每 4 周测定 1 次，在英国可延长至 3 个月。ACCP 9 建议，INR 长期稳定者可将监测时间间隔延长至 12 周。但须强调的是，降低监测频率的前提是 INR 值长期保持稳定，如需调整华法林用量则必须增加监测次数直至 INR 再次稳定。

（3）房颤什么时候开始抗凝，用抗血小板药物代替可以吗？

房颤血栓为"红色血栓"，富含纤维蛋白和红细胞，血小板较少。ESC 指南建议采用 CHA_2DS_2-VASc 评分评估非瓣膜病性房颤患者的卒中风险。CHA_2DS_2-VASc = 0（即 < 65 岁孤立性房颤），没有危险因素的低危患者，无需抗栓治疗；CHA_2DS_2-VASc = 1，建议进行有效的卒中预防治疗，权衡利弊可以开始口服抗凝药物治疗；而 CHA_2DS_2-VASc ≥ 2 分，

推荐口服抗凝药物治疗；抗血小板治疗仅仅用于拒绝抗凝药物治疗的房颤患者，所以二者不能替代。

（4）房颤合并冠心病支架术后怎样抗栓？

2014 年 AHA/ACC/HRS 房颤指南低出血风险（HAS-BLED≤2 分）的冠心病合并房颤患者，不论支架类型，起始抗凝药物与阿司匹林及氯吡格雷三联抗栓治疗持续 6 个月，再转为抗凝药物与阿司匹林或氯吡格雷治疗至 12 个月。高出血风险（HAS-BLED≥3 分）的患者，不论临床状况（SCAD 或 ACS）和支架类型（BMS 或新一代 DES），起始抗凝药物和阿司匹林及氯吡格雷三联抗栓治疗持续 1 个月，再转为抗凝药物和阿司匹林或氯吡格雷双联抗栓。

上述两种情况 1 年后可单用华法林抗凝。接受 PCI 需要口服抗凝治疗的 ACS 患者，不推荐替格瑞洛和普拉格雷作为初始三联抗栓的药物。

（5）抗凝出血了怎么办？

应用抗凝药物轻度出血较为常见，多表现为口腔（牙龈）出血、鼻出血、皮下瘀斑或者血肿。加强凝血功能监测、局部止血（如口腔及鼻腔出血者使用含氨甲苯酸漱口水，鼻腔填塞等）、华法林减量或短期停用、纠正过高 INR，常可较快好转。如果大出血华法林抗凝患者可使用维生素 K、新鲜冰冻血浆（FFP）或凝血酶原复合物（PCC）治疗，而新型抗凝药物可以考虑使用洗胃或透析（只限于达比加群）治疗。

4　双联抗血小板指南怎么看

2016 年 3 月，ACC 和 AHA 根据最新的研究结果在 J Am Coll Cardio 和 *Circulation* 发布了第一个单独针对冠状动脉疾病的双联抗血小板治疗的指南。该指南重点回答了血运重建与非血运重建的冠状动脉疾病患者双联抗血小板药物使用的时程问题。

（1）稳定性缺血性心脏病中的应用：①稳定性缺血性心脏病患者，若未接受 PCI 或 CABG 治疗，无需双联抗血小板治疗。②接受裸金属支架植入的患者应使用氯吡格雷和阿司匹林治疗至少 1 个月（Ⅰ类推荐），出血风险不高和双抗治疗无明显显性出血的患者可以延长双联抗血小板治疗的疗程（Ⅱb 类推荐）。③接受药物洗脱支架植入的患者应使用氯吡格雷和阿司匹林治疗至少 6 个月（Ⅰ类推荐），出血风险不高和双抗治疗无明显显性出血的患者可以延长双联抗血小板治疗疗程（Ⅱb 类推荐）。

（2）在 STEMI/NSTEACS 中的应用：①接受药物治疗的 STEMI 或 NSTEACS 患者应使用氯吡格雷/替格瑞洛和阿司匹林治疗至少 12 个月。②接受溶栓治疗的 STEMI 患者应使用氯吡格雷和阿司匹林治疗至少 14 天，理想情况是至少 12 个月（Ⅰ类推荐）。③接受 PCI 治疗（裸金属支架或药物洗脱支架）的患者应使用氯吡格雷、普拉格雷或替格瑞洛加阿司匹林治疗至少 12 个月（Ⅰ类推荐）。④接受 CABG 治疗的患者应接受双联抗血小板治疗 12 个月（Ⅰ类推荐）。⑤接受药物、溶栓或 PCI 治疗的 STEMI 或 NSTEACS 患者中，若出血风险不高、前 12 个月无明显显性出血，继续双抗治疗（＞12 个月）是合理的。

（3）DAPT 评分对双联抗血小板药物的应用指导：2015 年 AHA 年会上，Robert W. Yeh（贝斯以色列女执事医疗中心）提出了 DAPT 风险评分（表 16-4-1）。这种新型评分来源于 DAPT 研究队列分析。研究者发现，DAPT 评分可用于识别 PCI 术后长期双抗治疗可能获益的人群。

表16-4-1 DAPT风险评分

项目	分数
年龄≥75岁	-2
65~74岁	-1
当前吸烟	1
糖尿病	1
心肌梗死（就诊时）	1
既往心梗或PCI	1
支架直径<3mm	1
紫杉醇洗脱支架	1
充血性心衰或LVEF<30%	2
大隐静脉移植PCI	2
≥2分：PCI后延长DAPT疗程获益大于风险 <2分：PCI后延长DAPT疗程风险大于获益	

（周大亮　郑炜平　张 铭）

参考文献

1. 杨世杰. 药理学. 北京：人民卫生出版社. 2005.

2. 中国医师协会心血管内科医师分会血栓防治专业委员会. 替格瑞洛临床应用中国专家共识. 中华心血管病杂志，2016，44（2）：112-120.

3. Dzeshka MS，Lip GY. Antithrombotic and Anticoagulant Therapy for Atrial Fibrillation. Heart Fail Clin, 2016；12（2）：257-271.

4. Szymanski FM, Lip GY, Filipiak KJ. Stroke risk factors beyond the CHADS-VASc Score：can we improve our identification of " High Stroke Risk" patients with atrial fibrillation? Am J Cardiol, 2015，116（11）：1781-1788.

5. Zhu WG, Xiong QM, Hong K. Meta-analysis of CHADS2 versus CHA2DS2-VASc for predicting stroke and thromboembolism in atrial fibril-

lationpatients independent of anticoagulation. Tex Heart Inst J, 2015, 42 (1): 6-15.

6. Levine GN, Bates ER, Bittl JA, et al. 2016 ACC/AHA Guideline Focused Update on Duration of Dual Antiplatelet Therapy in Patients With Coronary Artery Disease: A Report of the American College of Cardiology/American Heart Association Task Force on Clinical Practice Guidelines: An Update of the 2011 ACCF/AHA/SCAI Guideline for Percutaneous Coronary Intervention, 2011 ACCF/AHA Guideline for Coronary Artery Bypass Graft Surgery, 2012 ACC/AHA/ACP/AATS/PCNA/SCAI/STS Guideline for the Diagnosis and Management of Patients With Stable Ischemic Heart Disease, 2013 ACCF/AHA Guideline for the Management of ST-Elevation Myocardial Infarction, 2014 AHA/ACC Guideline for the Management of Patients With Non-ST-Elevation Acute Coronary Syndromes, and 2014 ACC/AHA Guideline on Perioperative Cardiovascular Evaluation and Management of Patients Undergoing Noncardiac Surgery. Circulation. 2016.

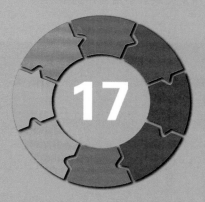

心血管内科常见疾病
不恰当用药事例集

临症如临敌，用药如用兵，贵精不贵多。每个心内科医生的成长过程中，都或多或少遭遇过因细微的用药不当导致的严重后果，因此在心血管内科用药之前务必三思而后用，正确的用药建立在正确的诊断之上，而正确的诊断来源于我们对心内科疾病的正确认识。以下为我们总结的工作中不恰当用药事例并进行了原因分析，请大家引以为戒。

1   急性左心衰常见不恰当用药事例

急性心力衰竭是临床最为常见的急危重症，准确地鉴别诊断和及时合理的治疗，对病情及生命体征的掌控凸显一位心内科医生的"三基"水平。本小节中选的病例都是丁香园战友亲身经历的诊疗。每个病例都是一种成功或后悔的经历，其中涉及心衰的体征鉴别，各种常见药物如血管活性药物、利尿剂、强心剂、吗啡等的使用时机及注意事项。

地塞米松和氨茶碱，急性左心衰常规使用吗？

老年男性，入院时诊断为"射血分数保留的心功能不全"，给予药物治疗。2 日前出现发热，考虑诊断为"肺部感染"，治疗后体温恢复正常，既往无喘息发作。1 日前，患者大量饮水（约 1000ml）后出现夜间喘息，监护示：血压 133/70mmHg，心率 90~105 次/分（平时心率 60 次/分左右），血氧饱和度 90%。查体：双肺满布哮鸣音，双肺底可闻及水泡音，考虑诊断为"急性左心衰"，给予氨茶碱静滴及地塞米松静推，硝酸甘油含服，呋塞米口服。2 小时后患者双肺哮鸣音明显减轻，但患者诉胸闷、憋气加重，收缩压仍为 130mmHg。随即予以硝酸甘油静滴、呋塞米静推，仍不能缓解，心电图示：V_3 ~ V_6 导联压低 0.5mV 以上，未使用吗啡及洋地黄类药物。今晨患者与家属正常交谈时心电监护示：心率 100 次/分，

SaO$_2$ 92%，血压130/75mmHg，突然嘴角流涎，意识丧失，监护示：心脏停搏，立即吸痰、胸外按压、气管插管接呼吸机，360J除颤两次后心搏恢复，为加速的室性逸搏心律，70～90次/分，能闻及心音，且能触及大动脉搏动。予多巴胺、异丙肾上腺素等维持。20分钟后心率进行性下降，血压迅速降至无法测及。再次除颤、按压、药物等处理，心搏仍不能恢复，宣告临床死亡。

经验教训

（1）首先是急性左心衰竭的诊断问题：对于呼吸困难，应仔细的询问是否与体位有关，与体位无关的呼吸困难很有可能不是左心衰；肺部湿啰音不一定每个患者都有，但有啰音的往往双侧较为对称。对于部分突然休克伴急性意识丧失的患者应想到急性左心衰的可能。一份急诊心电图检查必不可少。条件许可胸部正位X线片帮助诊断有重要意义。有条件可急查BNP/NTpro-BNP，这个标记物已经成为急性呼吸困难患者作为排除急性左心衰的关键指标。

（2）既然该患者可能因容量负荷突然增加而诱发的急性左心衰，处理的关键是快速减轻心脏负荷，应首选呋塞米静推，辅以硝普钠扩血管减轻心脏后负荷，并给予低流量吸氧等措施。若患者表现很烦躁，应大胆使用吗啡。氨茶碱及地塞米松此刻的使用并不是首选，有文献报道可引起猝死，目前已不推荐使用。

（内容来源：丁香园 woa1122334）

忽视硝酸甘油，过分依赖呋塞米

患者女性，32岁，公务员，因"突发气促1小时"入院，发病前曾与朋友打麻将。病情进展快，发病1～2分钟后患者出现呼吸急促、喘息、胸闷，面色苍白，大汗淋漓，吐大量粉红色泡沫样痰，当时被送入急诊科，行心电监测示：窦性心动过速，心率波动在 120 ~ 150 次/分，血压波动在（148 ~ 156）/（70 ~ 90）mmHg，血氧饱和度44%。查体：全身湿冷，面色苍白，大汗，口唇发绀，双侧颈静脉无充盈，肝颈静脉回流征阴性，双肺可闻及广泛的湿啰音，心音因双肺湿啰音无法闻及。腹部无压痛，双下肢无水肿。考虑急性左心衰，立即分别给予呋塞米 20mg、喘定（二羟丙茶碱注射液）0.25g 推注，地塞米松 20mg 静推，5 分钟后，血氧饱和度上升至65%，其余生命征无变化。患者明显烦躁，继而出现大小便失禁，口腔中粉红泡沫样痰持续大量涌出。会诊后给予硝酸甘油 5mg 加入生理盐水 100ml 缓慢静脉滴注，并再次静推呋塞米等无明显缓解，血氧饱和度渐降，入院后 15 分钟后死亡。

经验教训

该患者系青年女性，发病急，病情进展迅速，从出现症状至死亡约40分钟；症状是典型的急性左心衰，但心衰原因一直不明确，关于病因也有多种考虑，倾向于急性肺栓塞可能性大。这里结合该病例的用药提出意见如下：

（1）扩张血管药物早期未应用。急性左心衰竭抢救宜争分夺秒，且硝酸甘油用量偏小。急性心衰时硝酸甘油基本用法：初始 5 ~ 10μg/min，每隔 5 ~ 10 分钟可增加 5 ~ 10μg，维持剂量可增至 50 ~ 100μg/min。

（2）应急时早期应用了呋塞米，但剂量也偏小，对于严重充血性心力衰竭（CHF）、急性左心衰，噻嗪类药物常无效，首选髓袢利尿剂，连续静脉注射的效果优于间断给药，呋塞米一般在静注 5 分钟后起效，2 小时左右达到高峰。此患者起始呋塞米量偏小。

（3）患者年轻，心肺储备功能强，出现顽固低氧状态，应积极插管行呼吸机辅助通气，纠正缺氧。

（内容来源：丁香园 fisso）

使用呋塞米，关注血容量

患者既往扩张型心肌病诊断明确，住院期间患者反复出现呼吸困难，端坐呼吸，半卧位颈静脉充盈明显，肝右锁骨中线下约5cm，双下肢无水肿。急查 BNP 12000pg/ml。给予呋塞米静推利尿等对症处理，喘息症状稍有缓解，且患者尿量明显增加。第2天患者自觉喘息症状明显加重，痛苦表情，呈端坐位，上级医生查体发现患者四肢干燥且皮温凉，立即予以扩容（约2000ml），患者症状有改善，连续几日后，患者已明显改善。

经验教训

（1）利尿剂是治疗急性心衰的基石药物，使用前对病情的评估以及使用后对尿量的观察都是能否使用好这一种药的关键。切勿随便把医嘱开完了就没事了，其实后面还需认真观察患者对利尿剂的反应。

（2）本例患者查体时发现四肢干燥且皮温凉时，应考虑可能存在循环灌注不足，心衰患者盲目予以利尿势必会致有效循环血量不足，反而加重心衰。

（内容来源：丁香园 jiafu186）

使用硝酸甘油，不能一挂了事

患者，男，56岁，体重55kg，有胸闷，咽喉部不适症状于约下午5：15就诊。该患者的胸闷多于餐后出现，伴腹胀。

既往有胃炎病史。查心电图Ⅱ、Ⅲ、aVF ST 段下移 0.05 ~
0.1mV。入院初步诊断：胃炎，冠心病？入院查心肌酶肌酸肌
酶（CK）稍增高（290U/L 左右），白细胞 $11.1 \times 10^9/L$。入
院后给予保胃等处理，当时并没有针对冠心病作出处理，口
腔科会诊提示口腔咽喉无异常。入院第二天中午，患者仍诉
有咽喉部不适，轻微胸闷。清晨查心电图与入院心电图无两
样，另一份心电图显示该患者曾有心动过缓。考虑该患者合
并心绞痛可能，给予患者心电监护、吸氧及静脉微泵硝酸甘
油。心电监护示：血压 140/90mmHg 左右，心率 85 ~ 95 次/
分，患者主诉症状有反复，当天行心脏彩超结果显示：心脏
形态正常，室间隔和各房室正常，左室壁运动幅度正常，各
瓣膜启闭好，左室顺应性下降，LVEF 53%。肝功能示：AST
210U/L，AST 53U/L，LDH 290U/L，HBsAg（+）。当日晚
该患者述说咽喉部不适较前加重，出现两耳后刺痛。当时未
予注意及处理，继续硝酸甘油的使用，胸闷症状轻微。期间
该患者因多次诉类似不适，曾先后注射苯海拉明针两次。第
三天早上 9：30，该患进食早餐后，突然出现呼吸心脏骤停，
经抢救无效死亡。死亡原因初步考虑：猝死（急性心肌梗死
可能性大）。

经验教训

（1）首诊医生怀疑存在冠心病可能，当时心肌酶无明显
异常，但当晚的值班医生和第二天管床的医生未做跟踪，也未
做心电图进行动态监测，因此缺乏动态资料。

（2）硝酸甘油可以缓解冠心病心绞痛的重要药物，但不
能改善冠心病患者的预后，在使用过程中患者的主诉无明显改
善时应想到心绞痛的诊断是否需要修正。动态监测肌钙蛋白等
心肌酶以及心电图，是诊治急性冠脉综合征的重要手段。

（3）急性心肌梗死的临床症状表现多种，且存在不典型的表现如牙痛、肩痛、背痛、腹痛等，切勿将急性心肌梗死的临床症状局限在胸骨后压榨样疼痛。

（内容来源：丁香园 fisso）

心衰并血压低，切忌盲目扩容

82 岁女性，体型消瘦（40kg），既往有高血压病史。因"发热 2 天"于 6 月 28 日住消化内科，经检查诊断为肺部感染，给予抗炎对症治疗后好转。期间（7 月 3 日）发生一次急性左心衰。随后（7 月 8 日晚 11：40）因急性左心衰转入我科。查体：体温 39℃，心率 140 次/分，血压（140～150）/（9～100）mmHg，呼吸 40 次/分，血氧饱和度 85%，双肺布满湿啰音，转入前（7 月 8 日晚 10：00）给予毛花苷丙 0.2mg 及呋塞米 10mg 静推，到我科立即抢救，冰敷，吸氧 10L/min，吗啡 5mg，并再次给予毛花苷丙 0.2mg（11：40）及呋塞米 20mg 静注，同时急查血气（轻度呼吸性碱中毒），电解质正常，肌酐 159μmol/L，心肌酶正常。同时硝普钠泵入，半小时后患者血压急剧降低为 80/40mmHg，停硝普钠给予多巴胺/多巴酚丁胺均为 20μg/(kg·min) 后不能维持血压。

鉴于患者转科后一直无尿，且患较前进食少（之前每天静脉输液量为 700ml/d），考虑为低血容量性休克，故给予 500ml 林格液扩容，白蛋白 50ml 输入，1 小时后患者有尿（至死亡前仅 120ml）；于（7 月 9 日凌晨 0：40）再次给予毛花苷丙 0.2mg，而后患者出现房颤（心室率 160 次/分），偶发室早。此时血压维持 100/60mmHg，考虑房颤并心衰，又于凌晨3：00 给予毛花苷丙后心室率增快至 170 次/分，伴偶发室早。患者最终于凌晨 5：30 出现室扑，经抢救无效死亡。

经验教训

（1）判断急性心衰患者具体病因时，首先应判断到底是充血型心力衰竭还是低血容量不足的休克状态，特别是伴无尿时，草率地补液扩容往往是雪上加霜，后果严重。本例患者在扩容后出现房颤心率增快至 160 次/分，就是说明心衰已加重。此时，监测中心静脉压是一个简单重要的评估方法。

（2）在出现血压下降时，可联合使用硝普钠和多巴胺，既能降低心脏前、后负荷，又增加心肌收缩力，协同增加心排血量。

（3）救治伴有持续血氧饱和度下降的心衰病例时，应尽早上呼吸机，使用呼气末正压通气模式，有利于肺水肿消退。

（内容来源：丁香园 zzjby）

心衰要利尿，牢记监测电解质

老年患者，因急性左心衰由 120 送入急诊，后转入病房，积极予以强心、利尿、扩血管等治疗后，病情稳定。1 天后夜间患者出现心律失常，室早二联律，时呈短阵室速，给予利多卡因静推后好转。随后因患者仍有以上症状遂又推两次利多卡因，而后使用利多卡因静点维持。清晨查患者电解质提示血钾 2.7mmol/L，予静脉加口服钾剂治疗，第 2 天心律失常好转。

经验教训

（1）老年心衰患者常合并电解质紊乱，利尿治疗时需留意电解质。

（2）心衰患者出现心律失常时，应首先排除电解质紊乱所致。

（内容来源：丁香园 haoyisheng2008）

降压利尿看血压，用药剂量缓增加

患者，38 岁中年女性，因"反复心悸、气促 21 年，加重 3 天"入院。入院前 21 年患者出现活动时气短，呼吸困难，休息后无缓解，至当地医院诊断为"风湿性心脏瓣膜病，二尖瓣前叶脱垂"，予以改善心功能及对症治疗，气短好转，由于经济原因，未行手术治疗。心悸、气短反复发作，之后多次在上海、江西、四川等地大医院诊断为"二尖瓣前叶脱垂，中-重度关闭不全"，未手术治疗。3 天前，患者感气短、心悸至我院。入院后给予卡托普利 12.5mg 每日 3 次及美托洛尔 12.5mg 每日 2 次，呋塞米 10mg 每日 1 次等治疗；2 天后，患者出现头昏及全身乏力明显。查体：心率 50 次/分，BP 75/50mmHg，二尖瓣区可闻及 4/6 级全收缩期吹风样杂音，双下肢无水肿。胸片未见肺淤血，心电图示：窦性心动过缓。入院后考虑患者头昏及全身乏力系血压低所致，加用生理盐水 35ml + 多巴胺 150mg 以 6ml/h 泵入，约 1 分钟，患者感心悸明显，全身不适，无法配合，立即停用多巴胺，用生理盐水维持，测血压 78/48mmHg。继续给予多巴胺，先用小剂量（2ml/h），患者未诉不适，随后陆续调整为 4ml/h 及 6ml/h，患者血压渐升高维持在 86/56mmHg，当多巴胺剂量调整为 7ml/h，患者感心悸、不适明显，后降低为 6ml/h，患者血压渐维持在 86/56mmHg。8 小时后，患者尿量约 1400ml，血压 83/53mmHg，因考虑患者血容量不足，停用多巴胺，加用生理盐水 500ml + 氯化钾 15ml 静滴慢慢维持，夜间患者血压在 115/56mmHg，无不适症状。

经验教训

（1）使用降压及利尿剂需先了解患者既往血压情况。该患者入院后低血压原因可能与患者平素血压不高，又加上短效的 ACEI、美托洛尔及静脉注射利尿剂有关。

（2）针对患者低血压，首先应明确低血压病因，不应盲目使用血管活性药物，如发现为低血容量，宜先补足血容量。使用血管活性药物时，应缓慢加大剂量，让患者能慢慢适应。

（内容来源：丁香园 yisheng_ 20）

能憋死人的尿

男性，86 岁，既往有肺心病病史，目前患者一直处于昏迷状态。某天患者心电监护示：心率 120 ～ 140 次/分（平时 80 ～ 90 次/分），血压 180/100mmHg（平时 100 ～ 110/50 ～ 60mmHg），SPO_2 98%，呼吸 25 ～ 30 次/分，查体：双肺底可闻及中、小水泡音，由于患者不能言语，结合近几日心衰发作频繁，考虑心衰发作，故给予 5% 葡萄糖 19ml + 毛花苷丙 0.2mg 静推 10 分钟，效果不佳，血压、心率仍不能控制。当时再仔细查体，发现膀胱叩诊在脐水平，故考虑尿潴留，给予导尿管引流置放，放出约 1000ml 尿液，5 分钟后患者心率降至 80 次/分，血压降至 120/80mmHg 左右，呼吸降至 18 次/分。

男性，83 岁，因"四肢肿胀 2 周"入院。患者既往因脑梗死遗留失语症状。患者入院后 18 小时尿量 100ml，接班后主管医生给予导尿，当时导出深黄色尿液约 20ml，至入院后 24 小时患者尿量仍偏少，只有这 120ml，患者心电监护示：心率 120 ～ 140 次/分（平时 85 次/分），血压 220/100mmHg（平时 130 ～ 150/70 ～ 80mmHg），SPO_2 99%，呼吸 32 次/分，膀胱叩诊约在脐下 1cm，考虑是不是尿管堵住了，因此拿注射器抽，可以抽出尿液，但是感觉有很大阻力，床旁 B 超查看后确定膀胱里有尿，600ml 左右，但是似乎找不到水囊，于是乎把水囊里的水抽出来，一瞬间从患者尿道排除了约 100ml 鲜血，同时尿袋里也接出来 550ml 的尿，尿液放出后约 5 分钟，患者心率恢复至 90 次/分，血压 145/87mmHg，SPO_2 99%，呼吸 25 次/分。

经验教训

（1）在憋尿引起的生理和心理双重紧张的诱发下，人体交感神经兴奋，会导致血压升高、心跳加快、心肌耗氧量增加，严重的会引起脑出血或心肌梗死。

（2）对于失语或昏迷患者，更加凸显查体的重要性，对任何少尿患者，膀胱叩诊非常重要。

（3）导尿切忌一插了之，不能仅从尿管引流出的尿来判断尿量，需不断观察患者体征配合仔细的查体，减少此类错误的发生。

（内容来源：丁香园 austinpanda）

扩张型心肌病患者警惕洋地黄中毒

50 岁左右男性患者，因"呼吸困难、腹胀、食欲差及双下肢肿"收住院。入院后经相关检查明确是扩张型心肌病，常规扩血管、利尿、强心治疗。血电解质正常，地高辛 0.125mg 每日一次。治疗后 4～5 天，患者呼吸困难有缓解，双下肢水肿已经消退，仍诉食欲差。当晚患者出现窄的 QRS 心动过速，RR 间期匀齐，按室上速进行处理，静推毛花苷丙，总量 0.8～1.2mg。次日早晨，患者呼吸困难加重，心动过速的 QRS 间期较昨夜有增宽，考虑为洋地黄中毒，给予对症处理，同时行食管心电图检查，下食管电极时突发 QRS 波迅速变宽，明确是室速，随后为尖端扭转室颤，最后抢救无效死亡。

经验教训

（1）接诊在服用地高辛的患者时需警惕地高辛中毒的可能。本例中先是窄或是宽的 QRS 波形，符合洋地黄中毒的心脏表现，而且症状缓解后加重，再结合地高辛服用 5 天，加上一天达到毛花苷丙的最大用量，更进一步证实为洋地黄中毒。个人感觉不同病因所致的心力衰竭对洋地黄类药物的耐受性：扩张型心肌病＞缺血性心肌病＞肺心病。

（2）心衰患者出现消化道症状可能是心衰未改善，也可能是洋地黄中毒的早期表现。

（3）本例患者的心律失常可能是洋地黄不同时期的心电图表现：房速、室速，甚至尖端扭转性室速。一旦出现洋地黄中毒表现，应立即停用，并排除电解质紊乱，尤其是低钾血症，给予抗心律失常处理，而不是行食管调搏，以免发生恶性事件。

（内容来源：丁香园 ambiguous）

2　慢性心力衰竭常见不恰当用药事例

慢性心衰是许多心血管疾病的终末必经阶段，随着老龄人群的日益扩大，势必会有更多慢性心衰患者。如今慢性心衰已从旨在改善短期血流动力学转变成长期的修复性政策，以改变衰竭心脏的生物学性质；从采用强心、利尿、扩血管药物转变成神经内分泌抑制剂，并积极应用非药物的器械治疗。治疗目标不仅是改善症状、提高生活质量，更重要的是针对心肌重构的机制，防止和延缓心肌重构的发展，降低心衰的病死率和住院率。因此，慢性心衰的临床用药注重长期效果、注重达成靶剂量，注重症状与体征的反应。本小节中许多用药的经验教训都恰好体现了这几点。

慢性心衰治疗，提倡"方圆兼济"

　　80多岁女性患者，主因"胸闷、气短不能平卧"就诊，既往有心肌梗死病史，考虑慢性心力衰竭加重，在外院可能入量不足致，入我院时查肌酐700μmol/L，后适量补液肌酐降至100μmol/L。但患者心衰症状一直存在。双肺布满干湿啰音，心率100～160次/分，血压予以硝普钠控制于120～140/70～80mmHg，一直端坐位，基本不能进食。有天我值夜班，患者较烦躁，尿量不多，心率一直在140～150/分，节律规整，血压高至160/（90～100）mmHg，考虑心衰加重，予以毛花苷丙0.2mg（白天未用），托拉塞米20mg静脉给药，半小时余患者排尿约50ml，血压稍降，但心率仍150～160/分，甚至170次/分，于是又给了0.2mg毛花苷丙。10分钟后心率突然降至30～40次/分，心电图为高度房室传导阻滞，请考虑洋地黄中毒。

经验教训

　　（1）洋地黄类药物的使用，特别在老年患者，切忌用药太激进，同时需先弄清楚患者的电解质情况及是否合并有房室传导阻滞。

　　（2）慢性心衰的患者计算并控制出入量是治疗的基础，心率增快往往是心衰发作的表现而非病因。

（内容来源：丁香园 hehewen）

洋地黄中毒致双向室性心动过速一例

　　约翰霍普金斯大学的 Elliott Miller 博士等在 JAMA Internal

Medicine 杂志上发表了 1 例地高辛中毒致双向室性心动过速的病例。患者，女，70 岁，因"进行性气促、乏力和下肢水肿 1 个月"入院。患者自诉近 1 个月端坐呼吸、夜间阵发性呼吸困难和体重增加加剧，无胸痛、恶心和呕吐等症状。病史包括非缺血性心肌病（左室射血分数 25%，纽约心功能分级Ⅲb～Ⅳ级），左束支传导阻滞心脏再同步治疗，房颤和慢性肾脏病 3 期。药物服用包括琥珀酸美托洛尔、呋塞米、地高辛和达比加群。入院体格检查血压 92/64mmHg，心率 72 次/分，颈静脉扩张，下肢凹陷性水肿。诊断为急性失代偿心衰，予静脉利尿剂治疗。入院第二天，患者出现心悸，行心电图检查（图 17-2-1）。

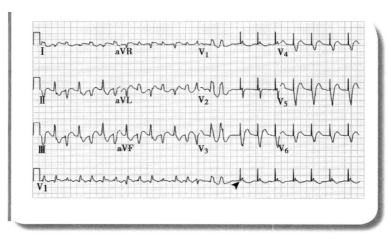

图 17-2-1　心电图示双向室性心动过速

　　该患者出现双向室性心动过速最可能是由于地高辛治疗。根据病史，几乎可以确定该患者出现双向室性心动过速是由于地高辛使用有关，但有案例报道急性冠脉综合征、儿茶酚胺所致室性心动过速、暴发性心肌炎、乌头贼中毒、低钾性周期性瘫痪和 Andersen-Tawil 综合征等也可以引起双向室性心动过速。

自从 William Withering 首次阐述洋地黄的医药用途，人们对洋地黄的作用机制、临床适应证以及不良反应已有深入的认识。临床上最为常用的强心苷为地高辛，其抑制心肌细胞膜上的 Na^+-K^+-ATP 酶，增加细胞内钙离子浓度，产生增加心肌收缩和致心律失常作用。另外还有提高迷走神经兴奋性和减慢传导等。地高辛中毒常无特异性表现，中毒症状包括恶心、呕吐、黄视以及心电图改变等。其中一种常见的心电图改变为ST 段鱼钩样改变，但是这一改变不足以诊断洋地黄中毒。本例病例中，地高辛导致该心律失常发生在血清地高辛浓度位于参考值范围内的情况下（患者血清地高辛浓度为 2.0ng/ml，正常范围为 0.8~2.0ng/ml），但与现代心衰治疗所设定的 <1.0ng/ml 的目标值相比，该患者血清地高辛水平较高。其他地高辛相关心律失常包括频发室性期前收缩、交界性心动过速和房室传导阻滞等。治疗：地高辛中毒治疗很大程度上取决于患者稳定性。对于轻度中毒患者，停用地高辛并密切监测电解质水平和心律，本例患者就是采取此种治疗策略，5 天内未复发。对于中毒症状严重或地高辛浓度大于 4.0~5.0ng/ml 的患者，应该使用地高辛免疫抗原结合分段，一种抗地高辛抗体。另外可以考虑输注镁盐和心脏起搏，而血液透析、盐酸利多卡因或苯妥英钠效果不佳。洋地黄中毒表现可包括非特异性症状和心电图改变，但在服用强心苷药物患者出现双向室性心动过速的情况下应高度怀疑洋地黄中毒。

经验教训

（1）服用强心苷药物的患者出现双向室性心动过速，临床医生应高度怀疑洋地黄中毒。

（2）地高辛浓度在"参考值范围"内也可引起心电图改

变和心律失常。

（3）地高辛中毒治疗取决于患者稳定性，严重患者需要地高辛单抗治疗。

（内容来源：丁香园赵欣）

警惕吗啡的呼吸抑制作用

记得几年前曾接诊一个呼吸困难患者，查体：喘憋貌，口唇发绀，满肺干湿啰音，心率快，血压高，180/100mmHg。心电图 ST-T 改变。患者有慢性支气管病史、冠心病史多年。当时考虑心衰，未能明确是肺源性的还是心源性的，先予硝普钠微泵注入，吗啡 10mg 肌注。随后不久，患者血压下降至 70/40mmHg，呼吸一度暂停，伴意识淡漠，即给予抢救，将硝普钠减量至停用，呼吸兴奋药、纳洛酮等药物，患者终于稳定了。

经验教训

吗啡是治疗急性左心衰的一把利刃，常收到起死回生的神奇效果。但其对呼吸抑制的作用也是需要注意的。尤其在老年伴有呼吸疾病的患者，剂量可分次给，如 3mg 静注，3mg 皮下注射，留下 4mg 备用。

（内容来源：丁香园鸿运当头 2011）

心衰患者出院后，嘱托患者监测体重

患者男性，38 岁，因"反复胸闷，气促 10 个月，再发 1 天"住院。既往一年前诊断为"广泛前壁心肌梗死"。入院查体：血压 100/60mmHg，口唇发绀，颈静脉充盈。右下肺呼吸音低，心脏向左下扩大，心率 90 次/分，心律齐，无杂音。腹

部移动性浊音阳性。双下肢无水肿。心脏彩超：全心扩大，室壁运动减弱，EF 32.9%。治疗上给予利尿合剂、硝普钠维持静滴。口服地高辛 0.25mg，每日一次，美托洛尔 12.5mg 每日 2 次，贝托普利 10mg 每日 1 次、螺内酯 20mg 每日 3 次。症状缓解后出院。回家继续口服呋塞米 20mg 每日一次及上述口服药，未监测尿量。患者回家第二天再发心衰，再次入本院，给予与前相似的处理，口服药照如前，症状缓解，一般活动下无明显胸闷气促，住院期间血钾、血钠正常（一直在口服补钾）。

经验教训

（1）慢性心衰患者应在住院期间从静脉用药过渡到口服用药再观察数日，待患者病情稳定后出院，或者应仔细交代患者注意观察的内容，能及时到院随访。

（2）心衰患者学会记尿量非常重要，而且不仅患者本人，与其同住的家属也应该有这概念。保持机体的"干重"，警惕水钠潴留的再现，要坚持必要的利尿剂维持量与及时的加量。每日测定体重以早期发现液体潴留非常重要，如在 3 天内体重突然增加 2kg 以上，应考虑患者已有钠水潴留（显性或隐性水肿），需加大利尿剂剂量，多数患者经过上述相应处置症状会迅速改善。

（内容来源：丁香园 ddcool）

ACEI 和 β 受体阻滞剂的靶剂量

患者男，70 岁，心前区疼痛 2 小时，大汗淋漓，舌下含服硝酸甘油未缓解。急诊心电图呈急性广泛前壁 ST 抬高型心梗早期表现；冠脉造影显示，前降支近端全部闭塞，无血供；患者发病 2~3 小时后成功接受支架置入，完成血运重建，心梗溶栓试验（TIMI）血流分级Ⅲ级。查心脏彩超提示左心室舒张末期内径56mm，收缩末期内径40mm，射血分数44%。患者几天后出院，心率98~100次/分；血压110~120mmHg/70~80mmHg；服用多种药物，如阿司匹林、氯吡格雷、β受体阻滞剂、ACEI等。3个月后，患者因心衰再次入院，不能平卧，半坐位。血压110/80mmHg，心率100次/分，查体心脏呈奔马律，伴下肢水肿。复查心脏彩超提示左心室明显扩张，舒张末期内径68mm，收缩末期内径58mm，射血分数30%，有室壁瘤形成，伴心包积液。入院后饮食限盐（2g/d），应用利尿剂（20~40mg呋塞米静注），待水肿消退，将呋塞米维持剂量调至20mg/d口服。3~4天后，患者可平卧，下肢水肿明显消退。逐渐增加β受体阻滞剂和ACEI剂量，1周后剂量均增加了1倍，患者心衰症状控制较好。因当时所用剂量尚不能完全控制病情进展，嘱其出院后定期复查。随后患者每月复诊，药物继续加量，最后β受体阻滞酒石酸美托洛尔加至50mg，3次/天，心率控制在60~70次/分。经半年随诊复查和坚持治疗，患者心脏左心室舒张末期内径减至57~58mm，收缩末期内径减至41mm，射血分数也升至40%，症状明显改善。因心梗后患者若不注意低盐饮食，症状改善后仍会加重，我们仍嘱其保持低盐饮食。

经验教训

（1）及时血运重建是心梗治疗的重要手段，但后续治疗将影响心梗患者的预后及生存质量。本例患者初次心梗血运重建非常及时，效果也很好，仍后期仍出现心室扩大并发心衰，可能与医生对规范的靶剂量药物治疗认识不充分有关。

（2）β受体阻滞剂、ACEI用药及时足量可使患者获益。足量的β受体阻滞剂和ACEI/ARB会给患者带来很多益处，如减少心脏重构、心律失常和室壁瘤的发生，降低心衰发生率。心梗患者入院后，只要血流动力学较稳定，须马上应用 β 受体阻滞剂，且应尽量达靶剂量或最大耐受剂量。

（3）院前院后须规范 β 受体阻滞剂及 ACEI 用药心梗后患者应尽快（3个月内）规范应用足量的 β 受体阻滞剂和 ACEI/ARB，若应用 ACEI 时发生咳嗽等不良反应，可用 ARB 代替。尽量在患者住院期间将 β 受体阻滞剂和 ACEI/ARB 应用至一个较大剂量，因为患者出院后不一定及时复诊，可能一直服用很小剂量，很可能会导致严重后果。因此，出院前应努力将患者心率控制在 70～80 次/分。如本例患者，心率很快，血压又不很低，完全可将 β 受体阻滞剂增至较大剂量，再让患者出院会大大减少心脏重塑的机会。

（内容来源：丁香园 annenzhe）

心衰合并肺部啰音时，别盲目使用抗生素

患者，70 多岁的老年患者，有慢支炎病史，该次入院以胸痛胸闷气促就诊，考虑诊断为急性冠脉综合征，伴有心功能不全，且有发烧、经抗感染、利尿及扩冠等治疗一星期后，已不发热，但是仍时有胸闷与气促，活动后更明显，下肺湿啰音仍比较多，抗生素仍在用，但水肿的证据不是特别明显。第 8 天某医师查房，考虑换更高档的抗生素，于是我建议加强利尿，改用呋塞米晚上静推，抗生素可暂停，当天晚上推了呋塞米后，患者尿量明显增多，第二天查房时，啰音大为减少，患者症状明细缓解，于是第二天再推了一支呋塞米，住到第 10 天出院。

经验教训

（1）啰音有干啰音和湿啰音。湿啰音的产生机制，说得简单点，就是气过水声，心衰患者，由于流水静脉压增高，肺

泡内容易出现水肿，此时有气体经过时，同样会产生湿啰音，尤其是右下肺比较多见，这可能是与上腔静脉有关。第一例患者就是右下肺有湿啰音。此时没有必要加上抗生素。当然用了也不会产生多大的影响，但一定程度上加重了患者的经济负担，而完全可以等相关检查结果出来后再行定夺。当然，如果患者有明显的感染证据，比如上感，或者有发热一类的，这时要根据情况判定了，也不能太死板。

（2）在一些心衰并有不稳定型心绞痛的患者，有肺部湿啰音，而症状控制不理想，利尿剂以口服为主。此时，可以在原有利尿的基础上，加推呋塞米，并加强观察，注意肺部啰音与症状的缓解，往往会收到意想不到的效果。

（内容来源：丁香园 nanguobuyi）

慢性心衰伴感染性休克患者别盲目限水

患者系老年男性，既往有心肌梗死（三支病变）病史，且病变严重已经失去了植入支架的机会，心功能 2～3 级，心内科住院期间发生腹痛后确诊为胰腺炎（CT 见到胰腺渗出严重），随后逐渐出现了气促、胸闷、烦躁不安、血压降低、无尿和腹胀等表现，因为严重低氧血症请 ICU 会诊（要求机械通气）。会诊时患者血压 78/50mmHg（用多巴胺推注维持），血气中有严重代酸（乳酸 10mmol/L），ICU 医生考虑诊断：脓毒症休克，是液体复苏的强指征，恢复组织灌注是关键性的。但是心血管医生的意见是这个患者心功能太差，肯定不能补液（更不要说液体复苏的大流量补液）。最后将患者转入 ICU 后根据尿量及中心静脉压先后输注 1500ml 液体后解除了休克状态，第二天患者气促、低氧、代谢性酸中毒均好转，尿量恢复，转回心内科继续治疗。

经验教训

（1）对于合并多种疾病的患者，专科医师切忌思维狭隘，应结合病史、查体和辅助检查手段帮助我们理清诊治思路，避免因噎废食。

（2）想要做一名合格的心内科医师，前提必须是先做一个合格的内科医生，不能把眼睛局限在心电图、导管上。

（内容来源：丁香园狸花猫）

洋地黄中毒，即停药补钾

前两天出院1名患者，男，81岁，诊断高血压病、房颤、慢性心衰，血尿素氮15mmol/L，肌酐约300μmol/L，长期随诊的患者，病史熟悉，这一次以说全身不适，患者是四川人，一直说"累"，无双下肢水肿，无明显呼吸困难，卧位心室率90多次。接诊时考虑患者活动时心室率增快引起的症状，就予以美托洛尔联合地高辛0.25mg每日一次治疗。3天后，患者说，症状加重了，不想吃饭，心更累了（四川话我老搞不明白，呵呵），难道是心衰加重了？做心电图，心室率慢，40多次/分，马上就想到了洋地黄中毒，停药补钾，两天后正常。

经验教训

老人肾功能不全时使用洋地黄要小心。按以往的经验，虽然0.25mg，每日一次，使用2~3天不会中毒，但具体情况不同，中毒剂量会因人而异。

（内容来源：丁香园 shaolidaifu）

3　心律失常常见不恰当用药事例

心律失常是心内科医师的常见病与多发病。救治心律失常的患者，首先评估血流动力学是否稳定，如血流动力学不稳定电复律绝对是首选，电复律安全且效果直接。同时积极寻找病因如电解质紊乱、甲状腺功能亢进等，诱发因素纠正，心律失常也就好纠正了。重视交感神经兴奋在快速心律失常中的作用，在使用抗心律失常药物同时合并使用镇静药物抑制交感神经往往起到意想不到的效果。任何抗心律失常的药物都有致心律失常的作用。如普罗帕酮除了有致心律失常作用，还有较明显的负性肌力，因此在使用抗心律失常药物时候需谨慎。

毛花苷丙无法使房颤复律

患者，73 岁老年女性，诊断"冠心病，脑动脉瘤术后，高血压病 3 级，极高危"。4 年前有快速性房颤发作史，予以胺碘酮静脉维持后转为窦性心律，后未予以口服药物治疗，一直未发房颤。2 天前，再次发作快速性房颤，心室率约 170 次/分，血压 120/70mmHg，予以毛花苷丙 0.3mg 静推后心室率降至 120 次/分，仍为房颤心律。请示上级医生予以胺碘酮 150mg 静推，并静脉维持治疗直至复律成功，而后改口服胺碘酮继续治疗。

经验教训

（1）房颤患者首先弄清楚是否需要紧急复律，血流动力学不稳定是紧急复律的指征。

（2）毛花苷丙可以控制心室率，不作为复律选择药物，心力衰竭合并快速心房纤颤，但一定要排除预激综合征伴旁路前传，可选择毛花苷丙控制心率，改善心功能。

（内容来源：丁香园 lianglili080221）

房颤患者抗栓不等同于抗凝

78 岁女性患者，永久性房颤病史 10 余年，3 年前因前壁心梗行 PCI，于前降支置入药物洗脱支架 1 枚，术后予以氯吡格雷 75mg 每日一次、拜阿司匹林 100mg 每日一次抗血小板治疗 1 年，2 年前改用阿司匹林 100mg 每日一次抗血小板。入院前一天突发右侧肢体偏瘫，CT 左内囊基底节梗死，经食管二维超声提示左房附壁血栓，考虑急性脑栓塞可能性大。

经验教训

（1）房颤患者的脑栓塞的高风险众所周知，使用 CHA_2DS_2-VASC 评分对房颤患者进行评估是否需要口服抗凝药也是临床常规。当积分 ≥2 分者需口服抗凝药物；积分为 1 分者，口服抗凝药物或阿司匹林均可，但优先推荐口服抗凝药物；无危险因素，即积分 0 分者，可服用阿司匹林或不予抗栓治疗，且不抗栓治疗优先。本例患者却因种种原因未口服抗凝药物最终造成脑栓塞实属可惜。抗栓药物是不能完全代替抗凝药物。

（2）华法林在众多抗凝药物中无疑是性价比最高的药物，但使用华法林的风险需要医生和患者共同承担，因此加强房颤患者抗凝知识教育、签署华法林使用知情同意书、使用 INR 监测短信提醒等手段也许可以提高房颤患者的华法林使用率，从而减少房颤的栓塞风险。

（内容来源：丁香园四叶虫）

房颤合并预激，慎用普罗帕酮和胺碘酮

患者男性，29 岁，心悸一天就诊，无头晕、黑蒙。心电图示房颤伴预激，心室率 180 次/分，血压 90/50mmHg。既往体检心电图提示 A 型预激综合征，未有类似心悸发作。予生理盐水 250ml + 普罗帕酮 140mg 静脉滴注（80ml/h）维持 6 小时（共用 280mg）未转复窦性心律，心室率 130～150 次/分。再予生理盐水 20ml + 胺碘酮 150mg 静脉注射。此时患者出现神志模糊、胸闷、恶心、出汗，伴上肢抽搐。心电监护示室速（非尖端扭转型），心室率 200 次/分，血压 80/40mmHg。即予 200J 电复律 1 次转复窦律。

经验教训

（1）该患者入院时，血压下降，已经影响到心肌的血液供应；快速的心室率导致心肌灌注下降；再使用具有负性肌力、扩血管作用的普罗帕酮，更加引起心肌血供下降，这种情况下，普罗帕酮的不良反应变得很突出，如果此时再加胺碘酮，就出现了室速、血压下降等血液动力学不稳定的时候，慎用或禁用普罗帕酮。

（2）二者联合使用会延长 QTc 间期，要密切注意，防止出现获得性 QT 间期延长的多形性室速；《美国心房纤颤防治指南 2012 年》也明确提出，预激综合征伴房颤慎用胺碘酮。

（内容来源：丁香园 superdxyer）

甲亢继发房颤，重点在治甲亢

患者，女，58 岁，因"怕热、多汗、心悸 14 年，复发加重 1 个月"于 2003 年 4 月入院。入院体检：体温 37℃，心率

108 次/分，呼吸 26 次/分，血压 120/80mmHg，双眼突出，聚合功能不良，双侧甲状腺Ⅱ度肿大，质软，可闻及血管音，双肺呼吸音清晰，心界略向左扩大，心音强弱快慢不等，心尖区可闻及 2/6 级收缩期杂音，腹软，无压痛，双下肢不肿。入院时心电图示"房颤、心肌缺血"，甲状腺功能：TT3 3.67nmol/L，TT4 167.5nmol/L，FT3 12.61pmol/L，FT4 47.5pmol/L，TSH < 0.005mIU/L。入院诊断：格雷夫斯（Graves）病；甲亢性心脏病；心律失常，心房颤动。予丙基硫氧嘧啶 100mg 每日 3 次，美托洛尔 12.5mg 每日 3 次，门冬氨酸钾镁 1 片每日 3 次治疗。次日，复查心电图示"窦性心律、正常心电图"。入院后第 19 天，患者患急性上呼吸道感染，自觉胸闷，心悸加重，心电图示房颤伴快速心室率，临时予美托洛尔 25mg 口服，效果欠佳，心率由 110 次/分升至 130 次/分。患者情绪紧张不安，濒死感强烈，临时予毛花苷丙 0.2mg 静推后，心率升至 170 次/分，心电监护仍示房颤伴快速心室率，予地西泮 10mg 肌注镇静，美托洛尔 25mg 口服。半小时后，房颤仍未控制，心率波动于 150～170 次/分，患者惊恐万分，直呼医师救命，予普罗帕酮 70mg 兑入生理盐水 20ml 静脉缓推，15 分钟后，心率 150～160 次/分，再予普罗帕酮 70mg 兑入生理盐水 20ml 静脉缓推完后，患者突然出现意识丧失，心跳呼吸停止，心电监护示一直线，立即予胸外心脏按压，同时予肾上腺素、阿托品等药物抢救，6 分钟后，患者呼吸心跳和意识均恢复，心电监护示窦性心律，心率 60 次/分。而后复查甲状腺功能：TT3 2.03nmol/L，TT4 124.4nmol/L，FT3 5.97pmol/L，FT4 19.49pmol/L，TSH < 0.005mIU/L，其余各项指标明显恢复正常，继续予以抗甲亢治疗。

经验教训

甲亢患者常可伴发房颤，特别在甲亢尚未控制时，在机体应激状态下极易诱发。救治此类房颤时应注意以下几点。

（1）ⅠC类药物与β受体阻滞剂合用治疗房颤需慎重，因二者药理作用可重叠导致房室阻滞或其他恶性心律失常。

（2）甲亢性心脏病致房颤伴快速心室率的治疗重点应在抗甲亢，消除感染应激、情绪紧张等诱因，则房颤治疗事半功倍。

（3）静脉注射普罗帕酮应稀释后缓慢进行，适当延长静脉注射时间及注射间隔时间，用药过程中严密观察心室率变化及患者全身情况，勿操之过急。

（4）静脉注射普罗帕酮应常规心电监测以便及时发现缓慢性心律失常，同时备有阿托品、异丙肾上腺素等抢救药品，以防急用。

（内容来源：丁香园 wmrs520）

老年房颤患者，普罗帕酮联合美托洛尔需谨慎

患者，80 岁老年女性，4 年前查出有食管癌（中下段），经及时放 + 化疗，存活至今。一般状况尚好。但 4 天来突感心慌，轻感胸闷，少量黏白痰，轻咳而就诊。考虑诊断为肺转移癌，行 CT 及胸片显示心影增大，排除肺转移。后查心电图示"快速房颤、心率 140 次/分"。患者既往无冠心病、风湿性心脏病及慢性心衰等病史，就诊时查体两肺无湿啰音，无水肿征，考虑患者上述症状可能系新发快速房颤所致（1 个月前心电图正常），遂予以普罗帕酮 150mg 每 8 小时一次，美托洛尔 6.25mg 每 12 小时一次治疗。患者于当晚服药后不久出现极度胸闷，冷汗等急性左心衰症状，心电图显示窦性心律，后经积极抢救，很快恢复。后予以查心脏超声提示测 LVEF 为 26%。

经验教训

很多老年人合并重度心衰临床表现可不典型，可及时完善心脏彩超检查以评估心脏功能。普罗帕酮对该类患者需慎用，合用美托洛尔更需慎之又慎。

（内容来源：丁香园 jsshchw）

不评价心功能，而盲目使用普罗帕酮复律

患者女性，48 岁，1997 年外院诊断为法洛三联症，并行房间隔修补及肺动脉瓣切开术，术后反复心悸发作，持续时间 10 分钟到 3 小时不等，多次心电图均提示阵发性室上性心动过速，未行射频消融术。此次于 2006 年 12 月 2 日再次发作，自行服用普罗帕酮片 100mg 未复律，于 2006 年 12 月 4 日到我院就诊，床边心电图提示阵发性室上性心动过速，心率 186 次/分。拟在床边心电监护下行复律治疗。床边备除颤仪。当普罗帕酮 70mg 快推完的时候心电监护提示室性心动过速，神志清楚，即刻予胺碘酮 150mg 静脉推注，未转律。迅速出现意识丧失，阿斯综合征发作，360J 电击复律，出现三度房室传导阻滞，交界性逸搏心律，心率 40~50 次/分。然后行心肺脑复苏术。转入监护室继续治疗。12 月 5 日下午室速再发，再次电复律。

经验教训

（1）任何抗心律失常药物都有致心律失常的作用，因此用药前需把握适应证和禁忌证。禁用于可疑房室传导阻滞及窦房结功能障碍的患者。

（2）同时在使用抗心律失常药物时，注意电解质情况，

纠正低钾状态，先行评估心脏功能。

（内容来源：丁香园可达龙）

ATP 不止是"能量合剂"

一室上速的老年患者（隔两三个月来我们急诊一次，拒绝射频治疗），每次均静脉推普罗帕酮 70mg 后复律。但是有一次推了两支普罗帕酮还是不能转复，心率有所下降，波动于 140～160 次/分，后予以按压颈动脉窦、眼眶刺激迷走神经均无效。鉴于本院药房无胺碘酮，有 ATP，于是静脉快速推注 ATP，反应很快。心电监护示心率进行性下降，突然一个长间歇，紧接着出现一个交界性逸搏，而后恢复窦性心律。还有一次，也是此患者，静脉注射两支普罗帕酮无转复，心率 140 次/分，这次没敢推 ATP，患者心悸明显，一晚上没睡，后予以 10mg 地西泮肌注，5、6 分钟后，患者自觉恶心，随后呕吐，心电监护转复窦律，一次自然的迷走反射诱发的复律。

经验教训

（1）阵发性室上性心动过速的治疗有多种，其中最为简单的方法就是刺激迷走神经兴奋如 Valsalva 动作、按压单侧颈静脉窦、刺激咽喉催吐、按压眼球等，但需要注意的是这种做法用在老年人存在风险。

（2）在治疗室上性心动过速时，腺苷（ATP）仍然是首选药物，但需要使用弹丸式注射法。

（内容来源：丁香园 berryberry）

胺碘酮不是万能的抗心律失常药

患者，65 岁老年女性，既往有糖尿病病史，口服降糖药，血糖控制可，此次因"心悸、胸闷"求诊。体检：血压100/50mmHg，随机血糖9mmol/L。急查心肌标志物提示肌钙蛋白>10ng/ml。考虑心梗？门诊及入科后心电图示：宽QRS波心动过速，各导联未见P波踪迹，心室率105~110次/分。结合患者糖尿病史、心肌酶、心电图，首先考虑室速。予胺碘酮150mg+5%葡萄糖20ml静推，药刚用一半，患者心室率骤降为40多次/分，立即停止推药，阿托品静推后患者心率渐恢复至100次/分上下。此后未敢轻举妄动。2小时后，急查电解质、心肌损伤标志物回示：血钾8.9mmol/L，cTnT>10ng/ml，肾功能正常，尿酮体阳性。急诊床旁透析后恢复为窦律。

经验教训

（1）该患者心律失常病因特殊，容易误诊，急性心律失常如暂无血流动力学紊乱应积极寻找病因。此患者酮症酸中毒致高血钾，高钾导致心肌损害，并出现窦室传导，此时使用胺碘酮无异于火上浇油，心室率岂能不慢？

（2）电解质紊乱常常是急性心律失常的重要病因，特别是钾离子或钙离子紊乱，而本患者心室率快显然还与脱水有关，但其肌钙蛋白明显升高可能与肾功能障碍有关的。同时对100次/分左右的宽QRS波心动过速，常为非阵发性室性心动过速，对血流动力学多数影响不大，需密切监护，可能与窦性心律慢有关，必要时提高窦性心律。

（内容来源：丁香园chendongfang_ 99）

警惕维拉帕米的负性肌力作用

患者，52岁，中年男性，因"活动时心悸、胸闷及心前区不适1月，加重2天"入院。1个月前，患者无明显诱因出现心悸、气促及心前区不适，在当地三甲医院诊断为急性心肌梗死，以阿司匹林、氯吡格雷、阿托伐他汀和美托洛尔等治疗，建议患者行冠脉造影定下一步治疗方案，但患者以经济原因拒绝，出院后一直口服药物，病情相对稳定。1天前自觉胸闷、气促加重，稍活动即感呼吸困难，入院时患者卧床休息时无胸闷及气促，查体：血压 100/60mmHg，双肺未闻及干湿啰音，心律不齐，第一心音强弱不等，心率 120 次/分，双下肢无水肿。心电图示快速房颤，急查心肌酶正常，电解质示钾 5.4mmol/L。患者胸闷系房颤伴快速心室率所致，当时考虑血钾偏高，未予毛花苷丙静脉推注，改予以维拉帕米 5mg + 生理盐水 10ml 缓慢静推，刚推入一半，患者突然诉心悸，之后心率下降，呼吸停止，抢救无效死亡。

经验教训

（1）该患者房颤的原因是什么呢？可能是永久性房颤，也可能是这次慢性心功能不全，心脏重构所致阵发性房颤。鉴于患者在外院急性心肌梗死时，心律是窦性的，故永久性房颤的可能性不大。那么很可能是心脏重构所致阵发性房颤，这种情况纠正心功能即可，而且 110～120 次/分的心率可以暂时不用处理。

（2）毛花苷丙的禁忌证或相对禁忌证没有把握好。该患者血钾偏高，而不是低钾，毛花苷丙是可以用的，如果明白了这一点，用一点小剂量毛花苷丙，可能改变结局。

（3）关于维拉帕米，低估它的负性肌力作用，当时认为患者心率快致心衰，降低心率即可，现在想来是错误的。

（内容来源：丁香园 yisheng_ 20）

多巴胺推注危害大

大学生，男，18岁，因"胸痛、胸闷、心悸和气促 3 小时"入院。近一周咳嗽，入院前一天发热。查体：血压 70/30mmHg，神清，面色苍白，双肺无异常，心率 132 次/分，律齐，心音低钝。急诊心电图示"室性心动过速"。心肌酶，肌钙蛋白均明显增高。即静注胺碘酮 150mg，再 450mg 静脉泵入；心室率仍为 130 次/分，血压仍 70/30mmHg，心内科会诊医生认为血压太低，提出并使用多巴胺提升血压，立即予多巴胺 20mg 静脉注射，静注多巴胺后室速率立即升至 210 次/分，再予静注利多卡因 100mg 次，无效，然后 150J 双向波除颤，心律未恢复，5 分钟后室颤死亡。

经验教训

（1）结合该患者年龄及病史，考虑爆发性心肌炎的可能性较大。入院时存在血流动力学紊乱，此时室速是因，心源性休克是果，此种情况应首选电复律以纠正室速，恢复了窦性心律，血压自然会逐渐恢复。

（2）临床经常使用多巴胺来提升血压，却容易忽视其大剂量 $[\geqslant\mu g/(kg \cdot min)]$ 对 β_1 及 α 受体兴奋作用，β_1 受体兴奋可以加快心率，增加心肌收缩力，增加心肌耗氧量，对严重病变的心脏不利。且临床中多巴胺剂量常以 $\mu g/kg/$ 分钟进行输注治疗，使用时应将原液稀释后使用，本例直接推注原液，短时内超大剂量多巴胺直接导致心脏收缩力骤增及心率增快，使得心脏负荷进一步加重。

（内容来源：丁香园 yinjq2005）

慢快综合征和快慢综合征的治疗策略区别

患者，42 岁女性，因"反复胸闷心悸 3 年，加重伴黑蒙半月"入院。患者多次无明显诱因下出现胸闷、心悸，外院心电图和动态心电图提示阵发性房颤，外院给予美托洛尔

12.5mg，每日 2 次控制欠佳，遂改为普罗帕酮 50mg，每日 3
次。但上述症状仍有反复，即给予普罗帕酮 100mg，每日 3
次；近半月出血无明显诱因下黑蒙，有晕厥先兆，故到我科就
诊。否认心脑血管相关病史。入院后同样给予普罗帕酮
100mg，每日 3 次，但上述阵发性房颤仍有间歇性发作，持续
时间从半小时到数小时不等。入院后相关检查仅心脏超声提示
左房内径 35mm，其余均正常。查体亦无明显异常。一日下
午，患者再发阵发性房颤，给予普罗帕酮 70mg 稀释后推注，
推注过程中患者述有黑蒙、乏力，心电监护仪示房颤转律后出
现近 4 秒的窦性停搏。当即诊断为病窦综合征，慢快综合征。
主任查房认为有起搏器指征，择期行起搏器植入术（AAI），
不仅可防治病窦，也可通过心房超速抑制房颤。出院后坚持服
用普罗帕酮，剂量同前。因为考虑到患者年轻，担忧胺碘酮长
期服用带来的相关不良反应，故仅用了普罗帕酮。然而患者 1
个月后再次因阵发性房颤入院，改用了胺碘酮后可基本维持窦
性心律。平稳出院。

经验教训

该患者诊断为快慢综合征的可能性较大，而非病窦综合
征的亚型慢快综合征。前者主要特点是多数时间出现快速性
心律失常，快心律失常发作结束或转复后出现慢心律失常，
治疗方案首选射频消融，辅助药物治疗。如果是病窦综合征
的慢快型的，则首选植入起搏器治疗。本病例的方案选择存
在错误。

（内容来源：丁香园 zero991127）

低钾房颤患者使用毛花苷丙诱发室速

患者老年患者，诊断冠心病、频发房性期前收缩、双下肺

肺炎、低钾血症（血钾 3.35mmol/L）。患者在入院后 5 小时，突发房颤（心室率 110 次/分左右），给予生理盐水 20ml + 毛花苷丙 0.4mg 静脉缓推。在推注过程中患者突发室性心动过速，继之转为室颤。经抢救无效死亡。

经验教训

（1）洋地黄抑制 Na^+-K^+ 泵，使细胞失钾，降低了最大舒张电位，而更接近阈电位，从而提高自律性；同时由于最大舒张电位的减小，除极发生在较小的膜电位，故有效不应期缩短，这就是洋地黄中毒时发生室速或室颤的机制。低血钾与心肌细胞内失钾，尤其是后者，可以使心肌对洋地黄的敏感性升高，普通剂量的洋地黄也会引起洋地黄中毒。

（2）低钾本身会引起 QT 间期延长，诱发扭转型室速，室颤。

（3）本例患者房颤发作时心率仅 110 次/分，可先不必处理，纠正电解质紊乱，控制感染才是首选措施。

（内容来源：丁香园 tangjinguo）

| 4 | 冠心病常见不恰当用药事例 |

目前冠心病的治疗方案随着介入技术的长足进步而发生了巨大变化，PCI 治疗日益成为心内科医师拯救冠心病患者的有力武器，然而作为内科医生，药物始终是治疗疾病的基石，只有标准正规的药物治疗相配合才能使介入治疗在冠心病治疗中发挥事半功倍的作用。如何正确使用 β 受体阻滞剂、硝酸酯药物、他汀药物、抗血小板药物、低分子肝素等，在本小节中均有事例。

使用硝酸酯类药物一定要留心患者是否有青光眼

患者陈某，男，68 岁，因"胸闷 3 天"入院，有冠心病史、高血压病史、慢支病史（喘息型），常年服用多索茶碱，有青光眼病史。查体：脉搏 89 次/分，血压 150/95mmHg，神志清楚，眼内压高（手指测量），双肺呼吸音较粗，肺底可闻及少量湿啰音，心率 102 次/分，律不齐，无杂音，余体征尚可。入院查心电图示：房颤；提示前壁心肌供血不足。入院后发现患者服用单硝酸异山梨酯缓释片达 2 年，近 1 年视力急剧下降，伴间断眼部胀痛，曾至眼科医院就诊，做青光眼对症处理。入院前患者仍诉眼部胀痛影响睡眠，考虑单硝酸异山梨酯缓释片影响青光眼症状予以停用，加用了比索洛尔 2.5mg 每日 1 次，并请眼科会诊处理青光眼，4 天患者血压水平渐渐降至 130/90mmHg，房颤律转为窦性心律，患者胸闷缓解。

经验教训

（1）冠心病用药繁多，除了把握适应证外还应掌握其禁忌证。硝酸酯类药物虽然常用也比较安全，但某些情况下是存在禁忌的。

（2）目前抗缺血药物除硝酸酯类药物外，还有如 β 受体阻滞剂、钙离子拮抗剂、曲美他嗪等药物，可根据患者病情，选择合适药物。

（内容来源：丁香园 xwh137）

对不稳定型心绞痛，不注意规范抗栓

患者男，56 岁，因"反复心悸胸闷 3 年，加重 2 天"入院。既往心电图示：窦性心律。但患者稍微用力即感胸闷、心悸、心前区疼痛，遂收入院。入院后心电监护先后示Ⅱ导联QS波增宽加深、室早、室速，甚至室颤，曾予胸前捶击、电击复律，考虑不稳定型心绞痛。继续给予口服美托洛尔（50mg，每12小时1次）、阿司匹林、单硝酸异山梨酯缓释片，皮下注射低分子肝素钙，用硝酸甘油和胺碘酮持续静脉维持静滴，但患者室速、室颤仍有反复发生。遂转往上级医院，冠脉造影示有严重冠状动脉狭窄，因患者受经济条件所限，没法植入支架。

经验教训

（1）此类患者急性期尽量卧床休息，减少活动，减低心肌耗氧量，可间断低流量吸氧。

（2）硝酸酯类药静点与口服同时应用，适当予ACEI类药，增加巯基，减轻耐药性。

（3）美托洛尔的应用以静息状态下心率不低于50次/分为靶目标。

（4）加大抗血小板、抗凝力度，阿司匹林与波立维联合应用，同时持续静点普通肝素。

（5）为预防冠脉狭窄病变基础上的痉挛，可口服钙拮抗剂。

（内容来源：丁香园 dxyer）

STEMI，使用尿激酶溶栓，使用普通肝素警惕出血并发症

患者，59岁男性，因"胸前区闷痛3小时"入院。缘于上午8时半许，在劳累下出现胸前区闷痛，持续20分钟可稍缓解，无压榨感，无肩背部放射痛，无恶心呕吐，无咳嗽及气

促，大小便正常。既往有高血压史 5 年，最高 180/90mmHg，具体用药不详。平时高脂饮食，有口干多尿史。否认糖尿病史。无烟酒嗜好。平时步行及上楼梯未见不适。查体：心率 98 次/分，血压 120/85mmHg。门诊查电解质，心肌酶谱均正常，心电图示"窦性心律，$V_1 \sim V_3$ 呈 rS 型，$V_1 \sim V_2$ ST 段抬高约 0.3mV，V_3 抬高 0.2mV，弓背向下"，考虑"急性冠脉综合征"收入心内科。入院后复查心电图大致同入院，心肌酶正常，血糖 25mmol/l，血常规白细胞 14.8×10^9/L，中性粒细胞占比 85%。即予肠溶阿司匹林 0.3g、氯吡格雷 300mg 口服，硝酸甘油静滴维持 48 小时，肌注吗啡 10mg，静注美托洛尔 5mg 每 5 分钟一次共约 15mg。15 分钟后，予以美托洛尔 50mg 口服，每 6 小时 1 次。静滴血栓通，普通胰岛素，口服依那普利、地西泮、辛伐他汀、氯吡格雷 75mg 每日 1 次。静注美托洛尔针后，复查心电图示"$V_1 \sim V_3$ ST 段较入院时明显下降"，症状好转。11：50，患者再诉有胸闷，行心电图示"$V_1 \sim V_3$ 病理性 Q 波，ST 抬高"。行心脏彩超示"EF58%"。诊断：急性前壁心肌梗死 Killip 1 级。于 14：50 予尿激酶 150 万 U 溶栓，溶栓后半小时胸闷痛消失，2 小时内心电图 $V_2 \sim V_3$ ST 段下降约 50%，心肌酶 CK 302U/L，CK-MB 正常。溶栓后 7 小时，予肝素钠抗凝，先静注 5000U，后于 800 ~ 1000U/h 静滴维持，心肌酶峰值出现在次日上午 7 时（CK 3070U/L，CK-MB 150U/L），次日晚上患者咯血三次，量共约 10ml，呈暗红色，予停用血栓通、肝素钠、肠溶阿司匹林、氯吡格雷。入院第 3 日，患者未诉不适，无胸闷胸痛，无压榨感，无咳嗽，仍咯 2ml 暗红色血。

经验教训

（1）对于急性心肌梗死的患者，时间就是心肌，综合评估后及时溶栓是关键，本例患者的溶栓时机略显晚了一点，当入院时就可以进行溶栓了。

（2）用尿激酶溶栓，其降纤作用可以维持 24 小时左右，尿激酶用溶栓后最好不要用肝素维持，因用肝素后需反复监测 APTT 或 ACT，可选用低分子肝素代替。

（3）溶栓后抗凝需警惕并发症，如肺泡出血，当出现弥漫性改变时可出现三联征：咯血、急性贫血、X 线片示新出现的肺渗出，X 线片改变通常是双侧对称性改变，有时也可以局限在 1~2 个肺叶。咯血通常伴有不同程度的呼吸困难或急性贫血，部分患者需机械通气，血红蛋白下降范围在 23% ~42%，可输血治疗。

（内容来源：丁香园岁月风尘）

考虑冠脉痉挛给予使用地尔硫䓬，需警惕该药不良反应

患者系 55 岁老年女性，因"反复头昏、黑蒙 3 年"入院。既往有慢性胆囊炎病史，否认高血压病、糖尿病史，家属代诉年轻时起即有 I 房室传导阻滞。查体：两肺无异常，心率 60 次/分，剑突下、右侧季肋区、右侧麦氏点压痛（＋）。辅助检查：外院 Holtor：最长 RR 间期 4.7 秒，血常规：血小板数 $70 \times 10^9/L$，红细胞、白细胞及中性粒细胞正常。入院诊断：病态窦房结综合征，胆囊炎。入院后予以抗炎、保护胃黏膜等治疗，一周后，患者腹部症状明显改善，无头昏、黑蒙等症状，复查 Holtor：最长 RR 间期 2.9 秒，肝胆胰脾彩超：胆囊壁毛糙，血常规恢复正常。拟第 8 天出院，在院外进行密切观察，但患者第 7 天夜晚出现腹部疼痛（抗炎药一直在使用），请消化科、普外科会诊，建议行胃镜检查、全消化道钡餐/结肠造影，考虑患者有病态窦房结综合征，首选无创性检查，全消化道钡餐未见明显异常，但患者右侧麦氏点、脐周仍有压

痛，再次抗炎一周左右，在第 15、17 天时，患者诉胸部不适，予以心电图检查两次都显示 $V_4 \sim V_6$ T 波倒置，与入院时普通心电图有明显改变；完善冠脉造影却未见冠脉狭窄。至此，患者反复发作性胸部不适考虑冠脉痉挛，予以地尔硫䓬 15mg 每日一次口服，但患者在给药后的第二天再次复查 Holtor，结果示窦性停搏 >3 秒的有 100 余个，最长 RR 间期 5.4 秒。停用地尔硫䓬，观察一周后再次复查 Holtor，结果是 >3 秒的 300 余个，最长 RR 间期 6.1 秒。这时，腹部症状彻底消失，做好术前准备，与家属沟通，最终植入了心脏起搏器（DDD）。

经验教训

在考虑冠脉痉挛的患者上使用地尔硫䓬时，要注意病态窦房结综合征、Ⅱ 或 Ⅲ 度房室传导阻滞未植入起搏器者以及收缩压 ≤90mmHg 者是禁忌证。

（内容来源：丁香园 wmw990556）

不注意考虑是否需要加用他汀类药物

患者男性，56 岁，高血压、2 型糖尿病，有脑梗死病史。甘油三酯 1.6mmol/L，总胆固醇 5.1mmol/L，低密度脂蛋白胆固醇 3.2mmol/L。处方：依那普利 10mg，每日一次；氨氯地平 5mg，每日一次；二甲双胍 250mg，每日三次；格列齐特 80mg，每日两次。血压、血糖控制均达标。

经验教训

该患者合并有多种心血管危险因素，作为脑血管病的二级预防措施，还应考虑加用他汀类降脂药和阿司匹林。尽管实验室检测结果显示患者血脂均在正常值范围内，但因其同时伴有糖尿病、低密度脂蛋白胆固醇应进一步降至 2.0mmol/L 以下。

（内容来源：丁香园刘畅）

使用他汀类药物不注意监测肝功能

患者男性，65 岁，因"反复阵发性胸痛 5 年，加重 3 天"入院。既往有高血压、糖尿病、高胆固醇血症病史，有长期吸烟史，偶饮酒。入院诊断冠心病，不稳定型心绞痛，高血压 2 级，很高危组，2 型糖尿病，高胆固醇血症。入院后查肝肾功能、血常规等正常。血脂：甘油三酯 2.3mmol/L，总胆固醇 6.1mmol/L，低密度脂蛋白 4.0mmol/L。完善辅助检查后行冠脉造影及支架植入术，前降支近端及右冠中段各植入支架 1 枚。术后服用双联抗血小板药物、降糖药、降压药及阿托伐他汀控制血脂。1 个月后，逐渐出现食欲不振、乏力，自认为"胃病"，加服泮托拉唑片口服半月未好转，症状加重，遂来我院就诊。查体：血压 130/80mmHg，心率 62 次/分，黄疸明显，急查肝功能：总胆红素 210μmol/L，直接胆红素、间接胆红素均明显升高，丙氨酸转氨酶亦明显升高，诊断肝功能衰竭，消化内科住院 1 个月，予以护肝、人工肝等治疗好转出院。

经验教训

（1）冠心病患者在做二级预防治疗时常需使用他汀类降脂药，绝大多数患者对该药物不良反应轻微。许多医生对他汀药物的横纹肌溶解的不良反应非常重视，但容易忽略其对肝功能的影响。

（2）对初始服用他汀类药物的患者，前 6 周需嘱其复查肝肾功能，特别要嘱咐患者有不适要及时就诊，不要想当然乱服药物，以免延误病情。

（内容来源：丁香园 dxyer）

5　高血压常见不恰当用药事例

高血压是我国人群脑卒中及冠心病发病及死亡的主要危险因素。控制高血压可遏制心脑血管疾病及死亡的增长态势。临床诊疗高血压，特别是高血压急症时，合理恰当地选择降压药物不是降血压降至正常，而是渐进地将血压调控至不太高的水平，最大程度地防止或减轻心、脑、肾等靶器官损害。

高血压患者降压过快引发心脑血管事件

患者，男性，76 岁，因"胸痛 2 小时"急诊就诊。追问病史，患者既往未检测血压。2 天前，偶测血压 210/110mmHg，于当地医院就诊；医师给予三种降压药物联合应用。急诊当日患者感头晕不适，测血压 110/60mmHg，之后于排便时突发剧烈胸痛，面色苍白、大汗。120 急救车上测血压 66/40mmHg，即刻查心电图及心肌蛋白提示急性前壁心肌梗死，行急诊经皮冠状动脉成形术后病情好转。

经验教训

对初次发现血压明显高的患者，特别是老年患者，临床医师往往急于将血压降下来，而未综合评估患者病情。因此降压不能操之过急，过快过度降压会导致重要脏器灌注不足，诱发严重的心脑血管事件。

（内容来源：丁香园刘畅）

降压方案，意在达标，兼顾靶器官

患者女性，72 岁，发现血压升高 10 年，有吸烟史，高脂血症，曾查出餐后 2 小时血糖 9.2mmol/L。长期服用美托洛尔 25mg 每日 2 次 + 氢氯噻嗪 25mg 每日 2 次，血压（150 ~ 170）/（80 ~ 90）mmHg。颈动脉超声提示右侧颈总动脉粥样硬化斑块形成。24 小时尿蛋白定量 186mg。

经验教训

（1）该患者有糖脂代谢异常，长期合用大剂量 β 受体阻滞剂与利尿剂对糖脂代谢有一定的影响，且 β 受体阻滞剂联合利尿剂不作为老年高血压患者降压的首选方案。

（2）如果选择钙拮抗剂（CCB）+ 血管紧张素转换酶抑制剂（ACEI）可能更适合该患者，CCB 对于老年单纯收缩期高血压疗效好，且有证据表明，CCB 能减缓无症状颈动脉粥样硬化的进展，ACEI 虽然对于老年低肾素性高血压降压效果较差，但有助于改善糖代谢、减少尿蛋白、保护肾脏。如果 CCB + ACEI 不能使该患者血压达标，可加用小剂量利尿剂。

（内容来源：丁香园刘畅）

硝普钠降压，戒急戒躁

患者男性，68 岁，因"头晕、头痛"以"高血压"收入院。否认糖尿病病史，入院查体：血压 220/130mmHg，两肺呼吸音清，心率 60 次/分，$A_2 > P_2$，心电图示左心室肥厚劳损。诊断"高血压病 3 级，极高危组"，予以硝普钠 1mg/h 始持续泵入，叮嘱护士 3 ~ 5 分钟监测血压。刚毕业护士没经验，没有及时监测，10 分钟后患者家属呼喊："患者不行了"，我即刻过去一看，患者面色苍白，大汗，血压 100/60mmHg。即停用硝普钠泵，改予以多巴胺静脉滴注，5 分钟后患者血压逐渐升至 180/100mmHg，症状逐渐减轻，真实虚惊一场。

经验教训

（1）每例患者对血管活性药物（如硝普钠、硝酸甘油等）的敏感性存在个体差异，泵入时应计算滴注浓度，宜从小剂量开始，医生应亲自密切监测血压变化，自行调整滴速，做到心中有数，而后再交代护士帮助观察及勤测血压，一定要使用心电血压监护，别等血压降的太过再补救

（2）对于老年高血压患者强调收缩压达标，同时避免过度降低血压，在能耐受的前提下，逐步降压达标，避免过快降压。对于合并双侧颈动脉狭窄≥70%并有脑缺血症状的患者，降压治疗应慎重，更不应过快、过度降压。

（内容来源：丁香园 lubaichun）

高血压患者降压要有轻重缓急

患者，60岁，男性，"头晕2小时"入院。当时查体：血压 180/120mmHg，神清，言语清晰，颈部无抵抗，心肺无异常，双侧病理征均为阴性。查头颅 CT 未见明现异常。急诊予口服硝苯地平缓释片口服、呋塞米静注，以"头晕待查"收住入院。入院血压 170/110mmHg，没多考虑，予乌拉地尔静点降压，不料患者血压骤降为 90/60mmHg，即出现右侧肢体活动不利情况，请示上级医师，追问病史，平素患者血压在 150/100mmHg 左右，未用药物控制，上级医师嘱立即停用乌拉地尔，改予参麦静点，十分钟后患者血压仍下降至 75/50mmHg，右侧肢体活动不利加重，伴言语不利。紧急予多巴胺静点，但效果不佳，血压仍无明显回升，10小时后患者抢救无效死亡，死亡诊断考虑急性脑梗死。

经验教训

高血压患者降压一定要注意不能过快过猛，以致造成医源性脑缺血发作，并应该详细追问病史。用药应从小剂量开始，并且注意联合用药的达峰时间、持续时间，避免不必要的悲剧。

（内容来源：丁香园 gingera）

继发性高血压降压药物选择要谨慎

患者系中年女性，入院诊断为"高血压"。入院时查体血压不高，突然出现血压升高至 170/100mmHg，心率增快至 100 次/分，家属来找，因我当时不是经治医生，交接班时也未特别交代，故凭经验处理：舌下含半片美托洛尔。数分钟后，患者血压继续升至 230/140mmHg，心率快至 140 次/分，即予以硝普钠降压。患者出现大汗，咳泡沫痰，口唇发绀，大叫，逐渐增加硝普钠滴速，患者逐渐症状缓解。

经验教训

（1）该患者后在上级医院诊为嗜铬细胞瘤，未阻断 α 受体的情况下，用 β 受体阻滞剂会导致患者血压明显增高。任何血压突然升高的患者都要考虑其病因，特别需要排除继发性高血压的可能。

（2）硝普钠：适用于高血压急症的治疗和手术麻醉时的控制性低血压，也可用于高血压合并心衰或者嗜铬细胞瘤发作引起的血压升高。

（内容来源：丁香园大胖胖）

硝普钠是救命药，也会害命

患者女性，80 多岁，高血压危象，血压高达 230/120mmHg，诉明显头晕、气促、胸闷，当时因为还同时要处理其他危重患者，所以没多细想就吩咐护士先泵注硝普钠（生理盐水 50ml + 硝普钠 25mg 2ml/h），同时叫人再去别的科室借多功能监护仪，心想过 10 几分钟就可以看监护仪应该没什么问题，以前好几个类似患者也是这么处理。谁知道硝普钠上去才不到 10 分钟，老人就喊头晕越来越厉害了，而且气促也较前加重，我虽然觉得可能是血压还没控制好，但也不敢急慢立刻手测血压，一测惊出一身冷汗，血压已经掉到 80/60mmHg，难怪头晕得这么厉害，该患者是个对硝普钠降压极其敏感的患者！立刻撤下硝普钠，借用一下旁边的患者的监护仪，然后让血压慢慢升回去，不敢再用硝普钠了，在严密血压监测下换硝酸甘油静滴，加上口服降压药物，患者状况慢慢稳定下来。

经验教训

（1）静脉应用血管活性药物一定要在做好血压监控的前提下进行，否则救命药也会导致害命。

（2）在抢救患者时如使用硝普钠、硝酸甘油、多巴胺等血管活性药物前，心电监护仪务必要到位方能用药，且要密切监测生命体征。

（内容来源：丁香园 ruin026）

6　瓣膜性心脏病不恰当用药事例

瓣膜性心脏病药物只是姑且过度治疗，只能缓解症状，根本治疗是瓣膜置换或修补术，就像心脏的门坏了，只能修理或更换掉，打针吃药是无济于事，而且尽量不要拖，否则失去外科手术机会就悔之晚矣，而且在主动脉狭窄的患者扩血管的药物禁用。

风心病换瓣术后停用华法林引起血栓形成卡瓣致猝死

　　风心病，二尖瓣及主动脉瓣置换术后的患者，术后长期患胆囊炎，住院拟行胆囊切除术，停用华法林 7 天后，复查 PT 15.5 秒，即请普外科会诊，后行胆囊切除术，术后可能由于肝脏凝血机制差，出现出血，量约 800ml，继续停用华法林，静滴止血药和奥曲肽等处理。出血止，但 3 天后出现胆漏，量约 1000ml/d，经引流及换药后胆漏止，重新予华法林治疗。但 1 月后患者突然出现心脏骤停，经抢救无效死亡，后经追问，原来患者怀疑术后出血及胆漏是由于服用华法林抗凝所致，私自停用华法林，可能致使血栓形成致卡瓣猝死。

经验教训

　　（1）风心病机械瓣换瓣术后服用华法林抗凝非常重要，并且要和患者仔细沟通，打消其顾虑，使其清楚抗凝治疗的重要性。同时交代患者定期查凝血功能的重要性，确保 INR 的达标。
　　（2）瓣膜术后的抗凝治疗遇到特殊情况需停止服用华法林时，根据《人工瓣膜置换术后抗凝治疗指南》停药 1 周是安全的，如遇到明确血栓形成，则要适当增加华法林剂量。

（内容来源：丁香园 xqweng）

（编辑整理：张　铭　黄智伟　吴　钢）

参考文献

1. 中华医学会心血管病分会，中华心血管病杂志编辑委员会，中国心力衰竭诊断和治疗指南 2014. 中华心血管病杂志. 2014, 42 (02)：98-122.

2. Miller PE, Scholten EL, Desai CS, et al. A patient with systolic dysfunction and an alternating axis. JAMA Intern Med, 2014, 174 (12)：2027-2028.

3. 中国高血压防治指南修订委员会. 中国高血压防治指南 2010. 中华心血管病杂志, 2011, 39 (7)：579-616.

4. Priori SG, Blomström-Lundqvist C, Mazzanti A, et al. 2015 ESC Guidelines for the management of patients with ventricular arrhythmias and the prevention of sudden cardiac death：The Task Force for the Management of Patients with Ventricular Arrhythmias and the Prevention of Sudden Cardiac Death of the European Society of Cardiology (ESC) Endorsed by：Association for European Paediatric and Congenital Cardiology (AEPC). Eur Heart J, 2015, 36：2793-2867.

5. Amsterdam EA, Wenger NK, Brindis RG, et al. 2014 AHA/ACC guideline for the management of patients with non-ST-elevation acute coronary syndromes：a report of the American College of Cardiology/American Heart Association Task Force on Practice Guidelines. Circulation, 2014, 130 (25)：344-426.

6. 中华医学会心血管学分会, 中华心血管病杂志编辑委员会. 急性ST段抬高型心肌梗死诊断和治疗指南. 中华心血管病杂志, 2015, 5 (43)：380-393.

7. January CT, Wann LS, Alpert JS, et al. 2014 AHA/ACC/HRS guideline for the management of patients with atrial fibrillation：executive summary：a report of the American College of Cardiology/American Heart Association Task Force on practice guidelines and the Heart Rhythm Society. Circulation, 2014, 130 (23)：2071-2104.

8. 刘光辉, 张铭. 心血管医生日记与点评. 北京：人民军医出版社, 2010.

9. 张季平. 临床内科学. 天津：天津科学技术出版社, 1999, 2818.

10. 中华医学会心血管病学分会, 中华心血管病杂志编辑委员会. β肾上腺素能受体阻滞剂在心血管疾病应用专家共识. 中华心血管病杂志，2009，37（3）：195-209.

11. 郭继鸿. 胺碘酮的现代观点. 临床心电学杂志，2007，16（2）：143-151.

12. 黄从新. Ⅲ类抗心律失常药物研究进展. 中国实用内科杂志，2006，26（16）：1279-1280.

13. 张铭，刘光辉，易忠. 内科疑难病例讨论-循环分册. 北京：人民卫生出版社，2010.

14. 黄从新，张澍，马长生，等. 心房颤动：目前的认识和治疗建议——2012. 中华心律失常学杂志，2012. 16（4）：246-289.

15. 郭航远. 新编心肌病学. 杭州：浙江大学出版社. 2007.

16. 罗伯特·波诺. Braunwald 心脏病学·心血管内科学教科书. 陈灏珠译. 第9版. 北京：人民卫生出版社，2016.

心血管的临床与科研

1 浅谈心血管专业与医学统计学

循证医学时代的开启使医学统计学的地位显得史无前例的重要。临床研究从来没有像今天这样如此依赖医学统计学，所以良好的医学统计学基础已经成为一名优秀的心血管医生的必备条件。心血管医生的医学统计学，路在何方？我们从一则小故事开始说起。

奶茶里的统计学

20世纪20年代，在一个夏日的午后，一群统计学精英和他们的夫人聚在一起悠闲地享用午茶。期间，有个女士坚称：把奶加入茶里和把茶加入奶里，不同的顺序，奶茶的味道是不一样的。在场大多数人对这位女士的说法付之一笑，同样原料仅仅是加入顺序改变，味道怎么可能不同呢？然而，当中有一位留着小胡子的先生却表示出极大的兴趣，他兴奋地说道："让我们一起来验证这个命题吧！"在场的许多人在这位小胡子先生鼓动下开始产生兴趣，大家热烈地讨论和策划这个试验。很快，一杯杯奶茶就从这位女士看不见的地方调配出来，它们只是奶和茶加入顺序不同。决战来临，女士品尝了第一杯："这一杯是先加奶后加茶。"小胡子先生面无表情地记录下来，然后端上第二杯……这小胡子先生不是别人，正是现代统计学的奠基人，统计史上的超级天才罗纳德·费歇尔。若干年后，在他的《实验设计》第二章提到了这个故事，这位女士的断言就是假设命题，他在书中设想众多的统计学方案来验证这个假设，包括至少要配置多少杯奶茶、这些奶茶要按什么样顺序奉上、这位女士可能会有多少种判别的结果。费歇尔教授的著作历来以艰深晦涩的数理理论而著称，这个统计学怪才毫不顾忌读者的感受，在列举完这些统计方法后文章戛然而止，因为他觉得结果并不重要，重要的是提出问题和解决问题的过程。统计学的魅力不但深入到政治、军事、医学、天文、博彩，连生活中细枝末节的小事都可以用它来解决。那天下午究竟费歇尔教授使用哪种统计学方案？最后的结果如何？书中并没有交代。但据在场另一位学者休·史密斯教授回忆，那位女士竟然正确地分辨出每一杯奶茶！

我们错在哪里？

有关统计学的故事如此生动有趣，然而我们学习中为何如此抵触医学统计学？为何我们对医学统计学误解如此之深？有幸读过胡良平老师《医学统计学基础与典型错误辨析》一书，第一章节回顾了我国医学统计学令人堪忧的现状。造成这种现状的原因是多方面的，有教学体制的问题、有评价体制的问题、有教材的问题、有教学方式的问题。最大的问题可能有两个：没有正确的兴趣引导，没有正确的教学方式。我们从学生时代接触统计学的核心目的就在于它是一门分值很高的必修课。从开始到结束统计学始终都是由冰冷的数学公式和枯燥的推导演算组成。当我们还来不及体会统计学的思想精髓，还来不及探究 Student-t 检验、Poisson 分布、Fisher 判别、Logistic 回归、Cox 比例风险回归这一个个耀眼的公式后面的生动典故时，一纸试卷就将我们的统计学生涯光荣地画上句号。从此《医学统计学》尘封在书架的某一个角落，不到万不得已绝不打开。我们的医学统计学之路大致如此，我们错在哪里？

统计与象棋

说起来医学统计学和中国象棋十分相似。象棋有很多的规则，比如马走日字，象走田字，老师不出宫，卒子不回头……这些，好比是统计学的公式。我们学习统计的目的不是想成为统计学家。因此，学习重点不在于如何探究和推导马走日字的合理性和必然性，而在于统计学方法和思想。什么时候用马，什么时候动炮，这好比什么时候用某个统计学公式；当对方棋子挡住马脚或象心时我们不能走，好比是统计学公式的前提和注意点，比如，当计量数据不符合正态等方差前提时我们不能用 t 检验。再下一步，我们就运用我们的所学对弈，在实践中体验下棋的乐趣。如果我们象棋老师一开始就不厌其烦地用复杂公式论证为什么马要这样走，相信象棋也会变得枯燥无味。可能有的读者会说我们的教材就是这么枯燥。余光中先生把朋友分成四型：第一型，高级而有趣；第二型，高级而无趣；第三型，低级而有趣；第四型，低级而无趣。这个和书籍分类很像，在开始写书的时候有些作者总是想把书写得低级而有趣，形式并不重要，只要读者易读、易懂、有收获就好。随着出版平台的提高，这些作者就发现最好要写得高级一些，太低级就难登大雅，编辑会有意见。这个时候他们写的东西就逐渐变得无趣，也就是在这个时候他们能体会到大多数教材的难处。教材要写得高级而又有趣何其困难！它首先要经得起专业的评审和挑剔，如果不能写得高级而又有趣，只能退而求其次，写得高级而无趣。那么天马行空的任务交给谁呢？当然是我们的统计学老师。一个好的统计学老师会善于把握统计学的精髓，化繁为简，把一个高级而无趣的教材演绎得高级而又有趣，引导我们的兴趣；一个差的统计学老师往往把高级而无趣的统计学教材演绎得高级而又恐怖，使我们望而却步。如果大家看过方积乾老师统计教学视频，就一定会有这种感受：原来统计学可以这么生动！

最廉价的进步

学好统计学我们会收获什么？想要当好一个心血管医生可能有四个基本要素：过硬的专业知识和技能、扎实的外语功底、完善的科研平台、良好的医学统计学基础。医学是一门厚积而薄发的学科，想要掌握过硬的专业知识和技能非十年以上不为功，而扎实的专业外语功底至少也要三年五载。完善的科研平台对很多人来说可望而不可即。只有统计学知识，以我们目前的基础如果潜心研究三个月或半年，相信大家都会小有所成。这个时候，你往往会在周围朋友用过的数据中找到新的亮点，能够指出他们统计学上的一些小错误，能够帮他们用新的统计学方法证明论点，与此同时你也帮到了自己、提高了自己。这算不算得上是最廉价的进步呢？

好朋友不嫌多

我们究竟要掌握多少医学统计学方法？这个问题好比说我们想要多少好朋友？朋友越多，路就会走得越宽，就能为你的事业开枝散叶，广结硕果。有人会嫌朋友多吗？如果你只会 t 检验、卡方检验，能帮你的朋友就少，你的思维就会越来越窄，可能很多有价值的数据就会被你浪费，很多潜在的机会就会从你身边消失。另外，当我们开始做一样事情的时候我们是希望有很多好朋友先帮我们出谋划策，胸有成竹之后再做呢，还是希望事情到了眼前，火烧眉毛的时候才急急忙忙找有限的一两个朋友救急？我们当然希望是前者，可是事实上，我们很多课题和文章走的都是后者的路。如果我们把眼光放得再远一些，在浩如烟海的统计学知识体系中，医学统计学只是我们能看到有限的几块绿洲，也就是最常用，最成熟的一些统计学方法。即便这样，稍微复杂一些的临床设计在书中都不一定找得到答案，所以读透《医学统计学》八百多页中的所有章节，掌握一些重点章节这个要求应该不算苛刻。在此基础上我们可以参阅一些优秀的国内外期刊，看看上面有没有一些书本中没有提及的、好的、新颖的统计学方法可以借鉴学习。如果我们有兴趣可以参看针对某一种统计方法（如 Logistic 回归、判别分析）的专著，加深理解。当然论坛、专业交流群对我们统计水平提高的作用也不可小觑。同时，由于经常要面对遗忘的问题（尤其是软件操作），可以把一个阶段学习体会用屏幕录像的方式快速记录。日后，你就是自己的教学老师，还有谁比你更熟悉你自己呢？

到底需要多少的数学基础

如果把我们的《医学统计学》改为《医学统计应用学》似乎更为恰当。虽然我们不敢妄言学习医学统计学不需要深厚的数学功底，但是医学统计应用学以我们大多数人数学知识背景应该可以胜任的，因为我们的落点在于应用。在开始学习统计学之前，复习一下高中代数的基本知识，比如对数、指数的运算法则，三角函数、累加、累乘的表达方式这些都是必须的。而医学统计学中比较晦涩方程如最小二乘法、似然函数公式的建立和推导我们并不一定要完全清楚，但是要明白方程的道理，至少要有感性的认识。到了 SPSS 上机实践阶段，我们甚至会惊诧地发现我们根本不需要理会统计学当中烦琐的步骤，直接按格式输入数据电脑就会给你答案，甚至比你期望的还要多。这样的看法又会导致另一个极端，公式的推导虽然不需要掌握和记忆，但是明白了它的来龙去脉会有助于理解公式的应用条件和计算结果的解读。比如单因素方差分析的计算过程理解有助于我们参悟和理解多因素方差分析、前后测量方差分析、协方差分析。但到了 SPSS 上也就是输入格式的不同，然后多打上一两个勾，电脑就会自动给出中间结果。如果直接从统计软件学起，我们就无法解读和理解这些结果和后面的统计学思想。

优秀心血管医生需要什么样的统计水平

　　这其实是一个很有意思的命题，因为这首先得理解优秀心血管医生这个概念近年发生什么变化。在经验医学的年代，对医生的要求主要是看好病、善于总结个人经验再应用于临床实践。但是，在循证时代发生了一个重要的变化，个人经验已经被更为科学、更为严谨的随机临床对照试验和高质量的荟萃分析所代替，好的医生应该是能够批判地吸收这些临床经验，同时也能用合理的临床设计方案验证并分享自己的临床经验，所以在专业英语和统计学上有一定的要求。有一个简单的评判方法，如果你能基本看懂本专业中较具影响力的国内外期刊上的统计学方法和图表的含义，你的统计水平基本上就达到要求了；如果你感觉对大部分文章里的统计学部分像天书一样，那你可能需要在统计方面加把劲，仅仅阅读文章的讨论部分是不够的；如果你能经常对这些文章的统计方法提出质疑，那说明你在本专业统计学上达到了较高的水平。当然统计学的方法很多，相对于不同的专业其实是有一些侧重的，比如药学专业可能要比较熟悉 ROC 曲线、kapa 分析这些统计方法；肿瘤专业可能对 kaplan-meier 分析、COX 风险回归这些生存分析要更了解一些；做心血管流调研究就不能不知道 logistic 回归分析；而基础研究更重于样本量计算、方差分析两两检验，如果时间不够针对目前临床重点先学好一部分方法也是可取的。相对国内评审而言，国外审稿人更看重文章统计方法的正确与否。确实，国外 SCI 审稿人对本专业统计学都有较为深刻的理解。国内很多文章被拒稿或反复修改都是因为统计方法的不恰当，没有一个正确的方法，怎么会有正确的结论呢？

　　千里之行始于足下，本文对医学统计学这些粗浅的理解并不一定能帮得到大家，路要靠大家自己来走。想要学好统计学不付出艰辛的劳动是不现实的，但是千万不要自己一个人钻到书本里闷头学习。多请教、多借鉴、多交流、多实践、找到一位好的老师这些都是捷径。

（张 铭 郑炜平）

2　如何选择医学统计软件

统计软件的出现使我们摆脱了烦琐的手工计算过程，也让我们更方便地做出精致而专业的统计图表。这一切在电脑普及之前几乎是不可想象的，尤其是高级统计方法的应用上，既往都要专业统计人员的协助。随着近年软件行业的不断发展，各种优秀的统计软件也层出不穷，让我们在医学统计上有了更多的选择，但这也带来了另外一个问题——如何选择医学统计软件？

大多数临床工作者是非专业的统计人员，我们到底需要熟悉哪些统计软件？这个问题相信是很多读者关心的。统计的软件很多，在医学论文写作中，我们经常听到的有 SPSS、SAS、Stata、R 软件、MedCalc、Pass、GraphPad Prism、RevMan 等。这些仅仅是我们经常能接触到的，如果非医学专业，软件种类可能要在这个基数上乘上数倍。我们常用的 Excel 甚至炒股软件，广义上也可以算做统计软件，这个并不夸张，只要大家稍微留意一下，就会发现很多 SCI 期刊上确实是把 Excel 软件的使用写在统计学方法这一部分。

网络上有很多关于各种统计软件优劣的比较文章，这些文章更侧重于软件构架的比较，大家有兴趣可以参看一下。笔者更倾向于从实用角度来比较这些软件。一部分软件属于大而全的综合软件如 SPSS、SAS、Stata、R 软件，这些软件往往学习周期长，在精力有限的情况下先熟悉一种软件；另一部分属于小而精软件，往往某一方面有突出的优点，这种软件一般学习周期短，有时一个晚上就能掌握主要的操作方法，这些软件我们可以简单的学习几种。

比如做 Meta-分析一般首选 RevMan 软件；作统计图表一般首选 GraphPad Prism 软件；样本量的计算当然首选 Pass 软件。也就是说，我们只要懂得这些软件在哪一方面有比较突出的优势，当我们用到这方面的功能时我们要尽量选择这些软件，它们的主要操作功能也往往不会太难，稍微花一点时间就能学会主要的操作方法。比如，GraphPad Prism 软件在统计图表的制作上既容易上手，做出的图又专业和美观。

SPSS、SAS、Stata、R 软件是我们很熟悉的四个综合性统计软件，我们如何选择？毋庸置疑，国内大多数人更熟悉 SPSS 软件，它是我们最常选择的入门统计软件，并且 SPSS 软件能够满足绝大多论文的统计需要，至于 SPSS 其他的专业模块和编程模块，我们可能接触的少一些。SAS 和 Stata 更注重于编程功能，其实 SAS 也有人机界面很友好的分析家模块，用起来和 SPSS 大同小异。所以笔者建议先从 SPSS 学起。

对于部分对医学统计有兴趣、想更深入学习统计软件的朋友，还应该学一些最基本的编程知识。确实，很多人对编程比较抵触，仅仅为了卡方检验、t 检验、方差分析而专门去专门学习 SAS 并没有太大的必要。这些简单统计方法，即使在文章中写上使用 SAS 软件也不见得就能体现出使用者统计水平特别的高，反而让审稿人觉得大材小用，合理地选用统计学软件本身也是一种水平的体现。比如，对于倾向性得分匹配分析、非参数检验两两比较、logistic 回归共线性校正用 SAS 就显得很合理。另外，有一点也比较重要，往往很多新的统计学方法或图表都是在 SAS 或 Stata 软件上先得到应用，这是可编程软件的优势之一。编程特点就是机动灵活，工具掌握在你的手里，你不用等待软件公司专门给你设计好界面友好的商业模块。比如前面提到倾向性得分匹配分析，又如在 logistic 回归中 OR 值森林图的表达方法和 logistic 回归诺谟图制作最早都是在 SAS 和 Stata 软件上实现的，如果文章中能够用到会增加亮点，稿件更容易被接收，而等到 SPSS 设计出成熟的商业模块时，往往这些方法已经大众化了。其实编程也并不像想象得那么难，笔者基础并不比大家好，但发现工作中需要用到它。从开始学习 VB. NET、C#到设计出自己的第一个医学软件仅用了 2 个月时间，还申请到了软件著作权证书；而后又尝试使用 JAVA 在手机上编写几款实用小软件，所以只要有兴趣这一切并不太难。编程的语言、语法和思路都是相通的，统计软件语法也不复杂，甚至大多数时候我们不用自己去构思复杂的语句以实现我们的统计目的，只要把原作者语句拷贝下来，做个简单的修改就行，也就是说我们往往不用去创造，把这一部分交给统计学专业的人去做，我们能够修改就行，而且这些新功能的编写代码往往在 PubMed 上可以索引到原文，对于医学专业的使用者能达到修改水平基本就够了。

在开始学习和应用医学统计学软件之初不必太刻意学习 SAS、Stata、R 等软件，在统计达到一定水平之后，必然会感觉到 SPSS 在很多方面已经不能满足你的需要，这个时候就会自然而然进一步学习其他的统计软件，此时也就更能理解这些软件的优势。所以笔者认为，对于非专业的统计人员，一开始统计基础还没打好，也没有编程的基础，就抱着教材学 SAS、Stata 学习并不可取，往往学到后面也只会用这些软件做 t 检验、卡方检验、相关分析，这样学这些软件意义就不大，这个本身就有可视化的模块，完全没必要用编程解决。

最后不得不谈到版权，SPSS、SAS、Stata 这些都是商业软件，而且 SAS 价格不菲，如果稿件投到顶级杂志确实要考虑的版权问题。而 R 软件是开源的，免费而又强大的统计学软件——R 软件是个不错的选择。

（郑炜平　李永坤）

3 论文写作的利器——参考文献管理软件的使用

无论是学位的申请、职称的评定、课题的申报和结题还是学术成果的分享和交流都离不开论文写作。可以说心血管临床医生入门与成长的过程离不开科研论文的写作，这个是我们需要掌握的基本技能之一。在科研论文的写作中有没有一些事半功倍的小窍门？本节就给读者推荐一个论文写作的利器——参考文献管理软件。

常用参考文献管理软件有 Endnote、Biblioscape、Mendeley、Zotero、医学文献王、NoteExpress 等。目前这一类软件已经非常成熟，经过 10 余年市场的锤炼，基本该研发的功能都研发了。即使某一软件又新推出一个实用的新功能，其他软件也会马上升级跟进，所以在这里评价哪一款软件更优秀已经没有什么实际的意义了。这几款软件功能、界面、和操作方式也大同小异。Endnote 软件是国外较早开发的一款软件，功能强大，但属于收费软件，对中文检索平台兼容性差。医学文献王是国内第一款自主研发的文献管理软件，除了对国外数据库强大检索和使用功能之外，对国内主流数据库也支持得很好。医学文献王为中文界面，操作上容易上手，除了极少数很特别的功能外，基本属于免费软件，特别适合初学者入门。本节以这个软件为例把参考文献管理软件在科研和写作中最实用的功能介绍给大家。

引文的索引、插入、编排功能

如果仅仅是 3～5 篇参考文献的简单个案报道，那么就不一定非要用参考文献管理软件，但如果是十几篇左右参考文献的论著或是动辄数十篇参考文献的综述或毕业论文，往往在书写过程中要不断地删除、调整文字顺序，一篇参考文献也可能在多次在文章不同位置引用，没有文献管理软件的帮助不但容易出错、顾此失彼，而且后期编排、核查的工作量也十分庞大。而软件只要你在需要的地方把索引好的文章点击插入就会自动在文后生成参考文献，如果插入处的语句删除或改变位置，参考文献也随之删除或自动改变参考文献排序，对于一篇参考文献在文中多次引用软件也会自动识别。正文写好后参考文献也随之生成，一气呵成，而且连参考格式、标点、页数都不用再去核查，大大降低我们的工作量。下面我们就以医学文献王为例把这个过程操作一遍。

第一步当然就是软件的下载与安装。医学文献王几乎是全免费的软件，直接百度到官方网站下载软件安装即可。安装后桌面会生成一个快捷方式的图标，另外，打开 Word 你会发现多了一行工具栏。如果没有这个工具栏，打开医学文献王软件，点论文写作—Word 插件管理—插件—安装，然后打开 Word 应该就会看到这行工具栏（图 18-3-1）。Word 2010 和 Word 2003 内嵌工具栏布局有些差别，但基本功能键都是一样的。医学文献王既可以在软件界面操作，也可以内嵌在 Word 的工具栏进行部分操作。

第二步既然要插入参考文献，当然先要索引好这些引用文献。操作过程（图 18-3-2）：①打开文献检索；②浏览器检索，这里面有 5 个检索平台，我们以 PubMed 为例，其检索方式和我们在 IE 浏览器操作是一样的；③假设我们以"Coronary Disease"作为检索词；④检索到文件后旁边会出现一个"文"，点击这个"文"这篇文章就被收录，此时回到⑤文献管理界面点击⑥文献，就可以看到这篇文章已经被收录。在线检索中栏也同样支持 5 个检索平台，它和网页检索栏有什么区别？它有自动中英文翻译及自动匹配检索词功能，比如在 PubMed

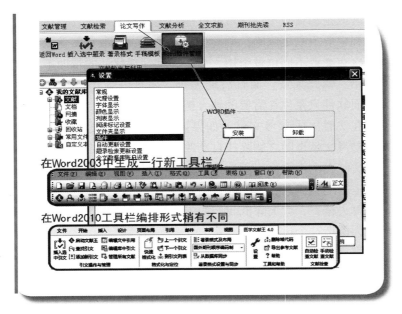

图 18-3-1   Word 内嵌工具栏手动安装

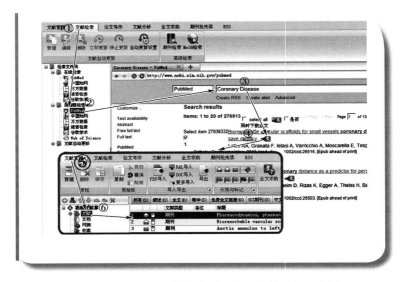

图 18-3-2   引用文献的索引和导入软件过程示意图

你输入高血压，它会自动转化成英文，同时可以列出一些相匹配的检索词供挑选。

　　这里有些小小的注意点：①如果你的浏览器版本太低可能会出现 PubMed 页面打不开的情况；②对于较新文章 PubMed 上可能收入的是网页版，正文还没在纸质杂志刊出，会出现没有卷号、页面的情况；③对于较早期的文章，有些检索平台没有将卷号、作者等编排出来，这个并不是软件的问题，这个时候就要下载全文，补充相应信息。好在这些情况很少出现，但还是建议大家在投稿之前复核一遍参考文献。

　　第三步，文献管理菜单栏中引文我们有了，那怎么在文中插入？如图 18-3-3 所示，点右键，而后点"插入选中的引文"就可以了，在 Word 界面工具栏点"插入选中引文"的图标效果也是一样的。在正文改动、删除时软件会自动重新编排引用文件顺序。有时如果没有反应，点工具栏上的快速格式

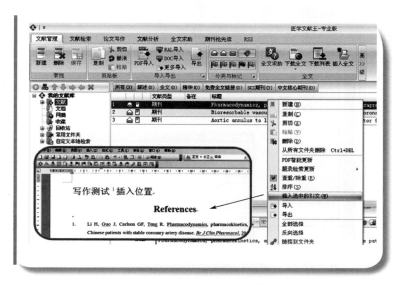

图 18-3-3　引用文献插入 Word 文档示意图

化图标，软件会自动把全文刷新校检一遍。当文章完成要投稿前点删除域代码。删除域代码就意味正文中参考文献编码和文章最后的引文顺序不再发生关联，以后要再添加修改引文，以前的引文软件都认不到，又要重新从第一篇开始。不过，默认情况下软件会保留一篇含有域代码的文章供日后再次编排，同时生成一篇不含有域代码的正文供投稿。

投稿著录格式的修改

中英文专业期刊种类繁多，不同杂志的参考文献的格式往往不同。前面步骤生成的是默认的著录格式。我们可以在Word工具栏中点①"著录格式及布局"图标，在下拉框中选择②"其他著录格式"，③查找我们要投稿的期刊即可，（图18-3-4）。当我们要再投其他期刊时只要再次查找所需的期刊

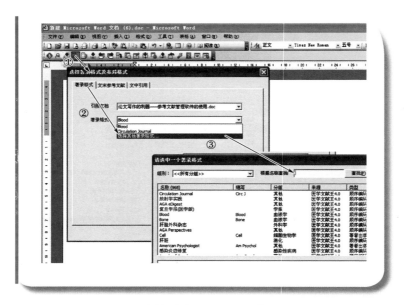

图18-3-4   不同投稿杂志引用文献著录格式的修改

即可。软件自带了 1000 多种中外杂志的著录格式。如果不巧
所投的杂志不在目录中怎么办？有几种方法供大家参考：①找
相同著录格式的杂志替代；②在软件菜单—快速入门中进入软
件论坛，将这个杂志的名称给管理员，管理员会免费帮忙制
作；③自己动手修改，软件的论文写作—著录格式—找到一个
格式相似的杂志，点击修改，在相应栏目做局部修改，然后改
个名字进行保存，这里就不展开介绍了。

学术文献定期跟踪

文献自助更新功能可以让我们自动更新所关心研究领域发
表的最新文献或这个领域大牛的最新研究成果。用好这个功能
我们可以事先设定好多个自己感兴趣领域及其学术带头人最新
进展，自动进行跟踪，大大提高效率。这里用个简单的例子说
明，操作过程（图 18-3-5）：假设我们要每月跟踪 circulation

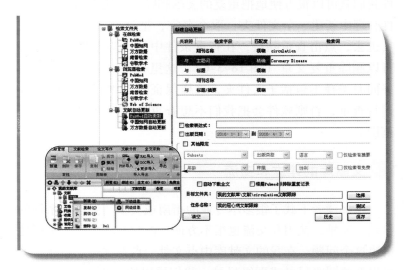

图 18-3-5　文献跟踪操作示意图

杂志下主题词为 Coronary Disease 的所有文章。先在文献管理
—文献—点右键，新建下级目录—命名为 circulation 文献跟
踪，建好这个目录后，点文献检索—文献自动更新—PubMed
自动更新，在检索字段中选择期刊名称为 circulation—主题词
为 Coronary Disease，选中刚才新建的 circulation 文献跟踪这个
文件夹，给这个任务取个名字叫"我的冠心病文献跟踪"点
保存。此时在 PubMed 自动更新目录下就多了一个任务，你可
以点右键立即更新该任务，也可以在上面菜单栏自动更新设置
中设定跟踪的期限。

重复文件的整合删除

做过 meta-分析的读者都知道，meta-分析索引的两大要求
就是查准、查全。所以往往我们要索引多个数据库以免漏查。
这样全部检索下来就有很多重复的文章，有了参考文献管理软
件我们就可以很方便地把重复的文献删除。做法很简单，在文
件管理中新建一个文件夹，取个名字，把这些文章目录都拷
贝进去，点击查重除重，在查重条件中把筛除条件勾选好就
可以删除重复文章（图 18-3-6）。这里有一点需要注意，最
好同时选择不包括子文件夹，这样保证只对本目录中的文件
进行查重，否则软件会把我们不想查重的文件夹也纳入查重
范围。

文献库的建立和交流

很多读者下载了很多本专业的指南或文献，但没有系统的
整理、编排，使用和交流也很不方便。医学文献王可以很好地
解决这个问题。在我的文献库中点文献—点右键—点新建，就
可以新建同级目录或下级目录。我们可以给文件夹重新命名，
用于分门别类地收藏本专业指南、共识、本学科带头人文献、

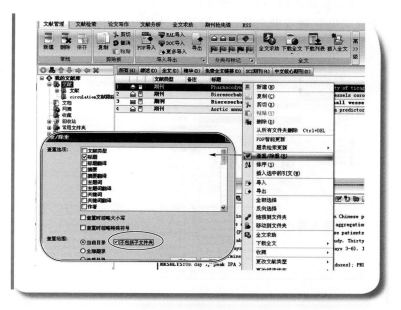

图 18-3-6　查重除重操作示意图

自己曾发表过文章参考文献，建立自己的文献库。我们可以把自己收集的引文目录或正文打包成一个 Ral 压缩文件（Ral 压缩文件是文献王特有的格式，包括了目录和正文），既可以作为备份，也可以和朋友分享。要导入的时候也很方便，点击导入选择这个 Ral 压缩文件，导入即可（图 18-3-7）。

收入的引文的链接，如果要进一步下载正文有 3 种主要方法：第一种方法，在文献王——文献管理界面找到这篇文章链接，点右键，点下载全文，中文文献可通过中知网、万方、维普账号或 IP 授权直接下载，部分免费的英文文献可通过 Pubmed 链接直接下载，下载成功软件会弹出一个提示窗口；第二种，如果电脑上已有该文献的 PDF 或 CAJ 格式文档，可以先选择这篇文件链接，然后点击下面的加号，直接在电脑上选中这篇文章添加。第三种方法，可通过点击软件菜单上的"全文求助"键求助文献，一般几分钟就可以得到原文。

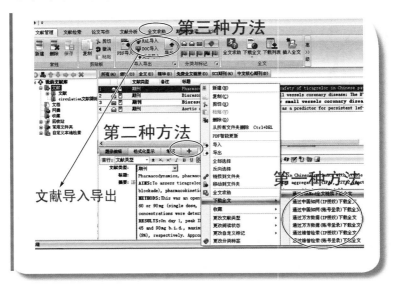

图 18-3-7 文献库的导入导出及全文求助方法

医学文献王还有很多实用的小功能和小技巧鉴于篇幅所限就不一一介绍了，总之我们在科研写作中用好参考文献写作软件这 5 个常用功能就可以达到事半功倍的效果。

（刘 勇 郑炜平）

4 Meta 分析入门与实战

meta 分析是循证医学重要的系统评价方法。学习 meta 分析需要很多相关基础知识如：循证医学的基本概念、选题方法、检索技巧、文件管理软件的应用、meta 分析常用软件（如 RevMan 软件、Satatic 软件）的使用，此外还要有一定的专业英语阅读能力和医学统计学知识。从这个角度出发，要学好 meta 分析确实不容易。但如果从另一角度出发，仅仅把 meta分析的基本理论和操作流程结合简单的案例介绍给读者，让读者对 meta 分析的大体框架有一个认识，相对就容易一些。

新药 A 药和传统的 B 药都可以用于房颤的转复，但哪一种更好？经过索引，已经发表的 5 个 RCT 研究结果并不一致，于是我希望把这 5 个 RCT 研究样本集中在一起来做 meta 分析，这样得出的结论应该更有说服力。要做好这个研究我必须有几点跟读者交代清楚：

（1）类似于这种选题有什么技巧和原则？

（2）如何进行文件索引？

（3）初步索引出的文献如何管理和排除？

（4）最终入选的这些文献研究设计是否合理，如何评价它们？

（5）这些样本涉及不同种族、年龄及男女构成比等，肯定存在异质性，如果把样本进行合并，这些异质性是否能够容忍？

（6）有关这个选题，我所索引的文献会不会有报喜不报忧的发表偏倚？

（7）在回答完前 6 个问题后我们才能把这些样本用专门 meta 分析的软件进行合并处理得出最后的结论。

其实这就是 meta 分析的基本思路，我们顺着这个思路对 meta 分析的流程及使用软件进行简单说明。

（1）选题：客观的说选题决定文章质量的高低，这种能力往往和长期临床实践的积累和大量专业期刊和著作的阅读分不开，同时选题要遵循实用性、科学性、创新性、可行性的原则。另外初学者最好选择以二分类变量或连续变量作为统计指标选题，通俗一点理解这种文章一般用卡方检验或 t 检验作为评判指标。这部分内容本文不具体展开介绍。

（2）文献索引：这部分看似简单容易理解，相信读者都有在国内外数据库查询文献的经验，广义上百度搜索就是一种索引。但 meta 分析的索引更加专业和规范，不同数据库检索技巧也不尽相同，读者有兴趣可以参看专门的著作，本文也不具体展开介绍。总体要求有两点，第一：查全；第二：查准。要查全就涉及要检索多少数据库，最基本的要求：Medline、Embase、Cochrane 数据库，这 3 个数据库是必须要查的，否则审稿人很可能会对你的索引质量提出质疑，在此基础之上可以增加其他数据库和本专业公认的权威数据库。要查准就要有一定的检索策略，PICO 策略是数据检索的基本策略。P 代表谁（研究对象）；I 代表干预措施；C 代表参照；O 代表结局。比如本选题 P 是房颤病人，I 代表 A 药（新药），C 代表 B 药（传统的对照药物），O 代表结局房颤是否复律。

（3）初步索引出来的文献可能会有几百到上千篇，而且不同的数据库索引的文章存在大量的重叠，如何查重和管理？用专门的文献管理软件可以大大提高效率，这种软件很多，常用的有医学文献王、Endnote、noteExpress 等，操作方式都和软件界面都大同小异，读者可选择其中一个进行学习，这一部分在本文也不具体展开说明。经过软件查重删除后对这些文件的摘要进行初步阅读选择，对于符合条件的文章想办法下载全文，最终筛选出需要的文献。

（4）最终入选的这些文献研究设计是否合理，是不是都是规范的 RCT 研究，这个在 meta 分析软件有量表进行分析；而且这些量表都不复杂，比如 Jadad 量表、NOS 量表、Risk of bias 量表，可以直接根据量表内容进行评定，并不一定要使用软件。

（5）异质性分析（常用 I^2 指标）

（6）发表偏倚分析（常用漏斗图）

（7）最终合并数据的结果（常用森林图）

这三个步骤就要用到 meta 分析专门的 RevMan 软件进行分析（Sataic、SAS、SPSS、R 等软件也可以做 meta 分析），这是初学者比较兴趣的部分，结合前面的案例着重进行介绍。

RevMan 5 meta 分析操作流程

打开 RevMan 5，软件默认是引导界面，先关掉它，点击新建文件，然后直接点完成就行（图 18-4-1）。

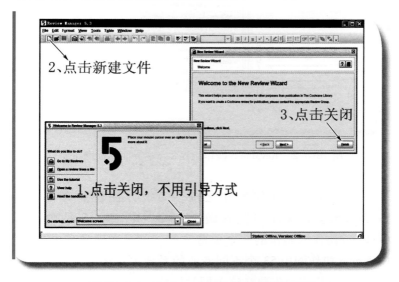

图 18-4-1 RevMan 5 操作流程 1 新建界面

新建文件之后，我们就可以看到 RevMan 5 的标准界面（图18-4-2）。左侧大纲栏包括 10 部分：标题（Title）、计划信息（Protocol information）、正文（Main text）、表格（Tables）、研究与参考文献（Study and references）、数据与分析（Data and analyses）、图（Figures）、支持来源（Sources of support）、反馈（Feedback）和附录（Appendices）。旁边有钥匙图标的代表这部分内容较多，有子目录可以分层打开，比如图中第 3 部分正文（Main text）就可以不断展开。

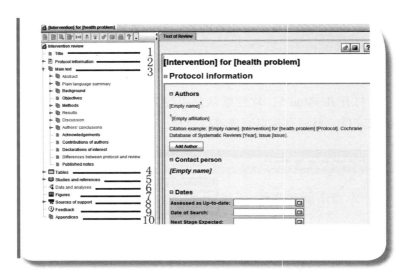

图 18-4-2   RevMan 5 操作流程 2 新建界面的标准布局

在开始介绍软件操作之前，为了方便读者理解，将 RevMan 5 这个软件的背景做个介绍。RevMan 5 是由国际 Cochrane 协作网制作的一个免费软件，可以在网站自由下载。Cochrane 协作网由 53 个不同专业的系统评价小组组成，在开始 meta- 分析之前先要在这个网站注册，然后看看自己想做的 meta 分析是否已经有人申请过，如果没有就可以申请开题。这个软件有两大主要功能：①写作发布功能：它可以直接支持作者信息、标题、计划信息、正文、图表、参考文献书写，其他成员可以在网上看到你这项研究进展，并与你沟通或合作。②统计功能：数据录入完可以直接统计，并将结果嵌入文中。Cochrane 协作网注册开题之后，就要开始写 Protocol，类似于我们的开题报告，把我们想做的详细思路、方法进行书写，协作组本专业专家会进行指导，并确定 Protocol 是否通过。如果能通过就可以在 Cochrane 协作网自己的下属杂志发表（SCI 杂志，目前影响因子 6 分左右）。仅仅写出 Protocol 还不能算一篇 SCI 文章，研究正文完成并在 Cochrane 杂志刊出才算一篇完整的文章。但有部分顶级杂志也刊载 Protocol，故有些人认为 Protocol 也算一篇 SCI，目前尚没有定论。当然，能够在Cochrane 协作网注册一个选题最终完成并发表，代表你的 meta 分析做得很正统、很专业，但即使不在 Cochrane 协作网注册也可以写 meta 分析，甚至发表在影响因子很高的杂志上。

　　了解完这个软件背景我们就知道，如果我们做的 meta 分析没有在 Cochrane 协作网注册，就只需要 RevMan 软件第 5 和第 6 部分的功能。其实，只有第 6 部分模块才有统计功能，但我们必须在第 5 部分把我们入选的这几篇文件名称填进去，软件才知道纳入了几项研究，并在第 6 部分生成相应表格，填写这几项研究的数据。

　　假设经过前面的步骤最终纳入 5 篇 RCT 文献，它们数据如表 18-4-1 所示，下面开始使用 RevMan 进行操作，主要分两大步骤。

表 18-4-1　房颤两种治疗方案 5 项 RCT 研究数据

	A 药组		B 药组	
	复律人数	总人数	复律人数	总人数
第 1 篇	66	126	73	112
第 2 篇	71	347	81	337
第 3 篇	111	220	140	231
第 4 篇	38	73	73	123
第 5 篇	45	78	40	64

　　第一步将这 5 篇文献的名称在 RevMan 软件第 5 部分进行填写，也就是在第四把小钥匙处点击展开行录入，目的是告诉软件本研究纳入 5 篇文献，操作过程如（图 18-4-3）所示，填写后生成界面（图 18-4-4）。

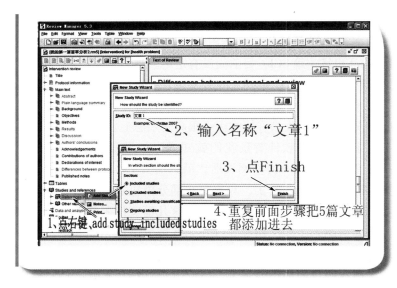

图 18-4-3   RevMan 5 操作流程 3 填写研究项目的名称

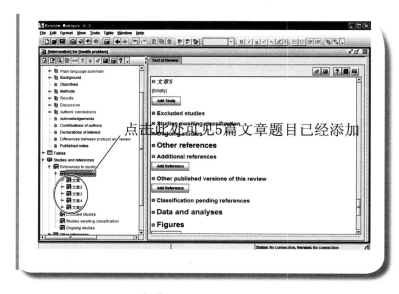

图 18-4-4   RevMan 5 操作流程 4 纳入研究名称进行填写后生成界面

　　第二步打开 RevMan 软件第 6 部分即数据与分析（Data and analyses），点击右键新建一个比较项目（Add comparison），取个名称"新建数据"，点击完成（图 18-4-5）。

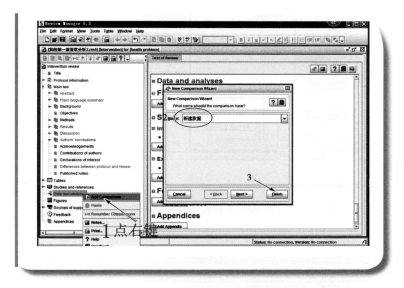

图 18-4-5　RevMan 5 操作流程 5 新建一个比较数据

　　此时就会在"Data and analyses"下面生成"新建数据"，点击右键，点"Add outcome"，增加一个结果比较项目。本例为二分类变量，用卡方检验所以选择 Dichotomous，如果是连续变量，用 t 检验就要点 Continous，然后在跳出的窗口上输入名称，点击完成（图 18-4-6）。

　　此时就会生成一个表格（图 18-4-7），表头名字就是我们刚才命名的"5 篇文献数据合并"，表格里面分 A、B 两组。但是数据部分是灰色的还无法录入。在"5 篇文献数据合并"位置点击右键"Add study Data"，在跳出对话框压住 ctrl 键，把我们原先输好的 5 篇文献选择进去，点击完成。

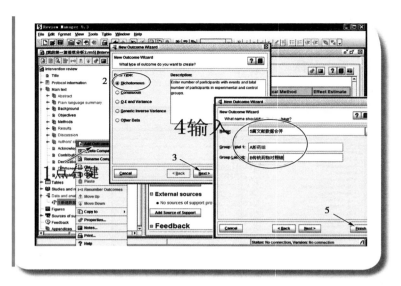

图 18-4-6   RevMan 5 操作流程 6 选择数据分组类型

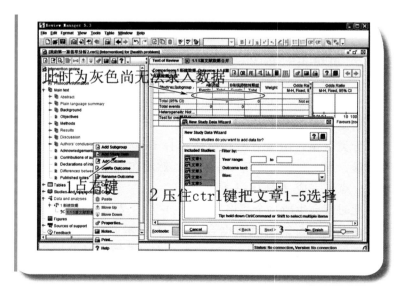

图 18-4-7   RevMan 5 操作流程 7：将纳入研究名称调入新建数据中

此时软件会给你生成可供录入的表格，（图18-4-8）。

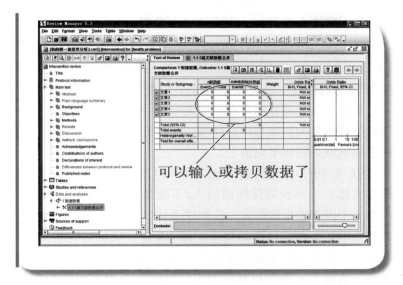

图18-4-8 RevMan 5 操作流程 8 操作结束后生成的可填写数据的界面表格

所以可以这样理解，前面千辛万苦这么多步骤，目的就是为了生成这个可供填写的表格，一旦数据填写进去，后面的漏斗图、森林图这些指标就会自动生成，我们就可以进入数据解读的环节。

在数据解读之前，为了方便读者理解，简要复习几个概念：95% 可信区间、风险比（risk ratio, *RR*）、优势比（odds ratio, *OR*）。

95% 可信区间：假设调查 A 市 100 个高一男生，平均身高为 1.72m，反映这 100 个人身高波动指标也就是标准差为 0.12m，那么我能否说 A 市高一男生平均身高就是 1.72m 呢？当然不能，除非我把 A 市所有高一男生全部调查过，我才能给出这个答案，当然这几乎是不可能的。这个答案看来只有上帝知道。那么，我想跟上帝打个赌，我说只要你给我一个范围，我跟你对赌 100 次我能保证有 95 次上帝手中标准身高的答案会落在我这个范围内，我要的这个范围就是 95% 可信区间。这个区间范围不是我瞎想的，它是这样算出来：1.72 ± 1.96 $(0.12/\sqrt{100})$，95% 可信区间时取系数 1.96，99% 可信区间时取 2.56（当然样本量比较小时这个系数就要去查 t 界值表）。可以看出，当我的样本量越大时我所要求的可信区间就越小，当我的样本量大到跟总体一样时，那就不需要可信区间了，我的平均值就是整体平均值了。

RR 和 OR，简单的打个比方 RR 为（吸烟得肺癌的人/吸烟总人数）/（不吸烟得肺癌的人/不吸烟总人数），这反映了吸烟这个因素带来的危害，比如这个比值等于 5，也就是说吸烟可以增加 5 倍得肺癌的概率。而 OR 为（吸烟得肺癌的人/吸烟总人数减去吸烟得肺癌的人）/（不吸烟得肺癌的人/不吸烟总人数减去不吸烟得肺癌的人），OR 这个意义解释起来有点别扭，大家可以简单记为当肺癌发病率比较低时 $RR \approx OR$，前瞻性研究既可以选择 RR 也可以用 OR，但推荐用 RR 比较好解释，而回顾性研究只能用 OR。另外，从样本的 RR（OR）推导整体 RR（OR）同样可以用 95% 的可信区间这种表达形式。

对上面两个知识点做了简单回顾，我们一起来解读一下本例 meta- 分析的结果，点击图中箭头 A 处图标，生成漏斗图（图 18-4-9）。有无发表偏移我们可以简单地通过漏斗图来观察。5 个点代表这 5 项研究，一般特点：样本量越大的研究越靠近漏斗上方，如果某一项研究的点落在漏斗虚线之外，代表这项研究可能存在发表偏移，一般对于纳入研究数量超过 10 项才有必要参考漏斗图，本例纳入研究较少，其实并不需要。

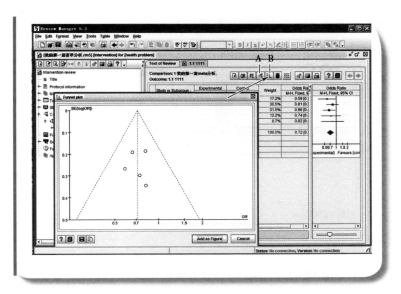

图 18-4-9　RevMan 5 操作流程 9 漏斗图的生成

　　点击图中箭头 B 处图标，可弹出一个带森林图的窗口（图 18-4-10）。这个窗口包含 6 个主要内容：①5 项研究的基本信息如总例数、阳性例数、阴性例数；②每一项研究在 5 项研究组成的整体中的权重；③每项研究的 *OR* 值和 95% 的可信区间；④由第③部分数据生成的森林图，其中黑色菱形代表整体 *OR* 值和 95% 的可信区间；⑤5 项研究的总例数，整体 *OR* 值和 95% 的可信区间；⑥上面一行：卡方值 1.36，自由度 =4（即 5 个研究项目减去 1），*P* =0.85 说的是异质性检验 *Q* 统计量，下面一行是假设检验的统计量和 *P* 值。我们最关心的是异质指数 I^2，当 I^2 <50% 说明异质性较小，合并 *OR* 值可以用固定模型（软件默认就是用固定模型合并），本例合并 *OR* 值是0.72。但如果 $I^2 \geqslant 50\%$，要改用随机效应模型，也可以反复测试，去掉某一篇，看看 I^2 会不会得到改善，试探一下异质性来源，然后进行具体分析要不要剔除这一篇或者用 meta 分层 meta

回归来做。

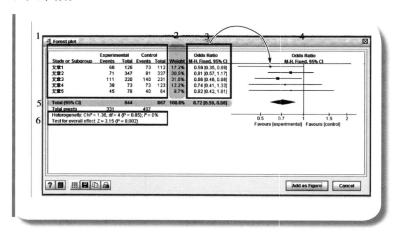

图 18-4-10　RevMan 5 操作流程 10 森林图的生成

　　到这里一篇 meta 分析的简要流程就跟大家介绍完了，如果大家有兴趣不妨下个 RevMan 5 动手实践，绘出人生当中第一张森林图吧。

（刘　勇　李　博）

5　投稿前的准备——国内外刊物、数据库与检索平台概述

　　对于准备开题、答辩或论文写作的医学生或年轻医生，对国内外期刊、数据库、检索平台有一定的了解十分必要。国内外期刊、数据库、检索平台的形式有所不同，所以分国内篇和国外篇分别介绍。

国内篇

　　我国正规期刊要通过国内新闻出版署和国家科委审批，具

有国际标准刊号（ISSN）和国内统一刊号（CN），可以在国家新闻出版局的官方网页上通过刊号和刊名检索到，境外期刊只有 ISSN 刊号。如《中华高血压杂志》：ISSN 1673-7245，CN 11-5540/R，其中 ISSN 1673-7245 是它全球唯一的国际标准刊号；CN 是中国国别代码，11 代表北京，R 代表医学类期刊。要查询一本杂志是否合法只要到国家新闻出版局网页上检索，另外被中国知网、万方网、维普网收录的都是正规期刊。

期刊封面上除了期刊号、刊名，还有卷号和期号。卷号是刊物从创刊年度开始按年度顺序逐年累加的编年号，期号代表每年出版多少次，月刊一年就是 12 期。比如第 24 卷第 1 期，代表这个刊物已经发行了 24 年，现在出版本年度的第 1 期。翻开期刊目录的第一页，一般都有主管单位和主办单位，早期我国期刊按主管部门分级，如果是由代表国家科研水平的科研院所、重点高校、国家一级学会主办的学术期刊一般被认为是国家级期刊，由各省高校、研究所、省厅职能部门主管为省级期刊，但是这种划分方法目前已经很少使用。20 世纪 70 年代，核心期刊理论开始传入我国，到 90 年代，核心期刊已为学术界广泛认可，目前一般按照不同的期刊评价体系将期刊分为核心期刊和非核心期刊。国内比较权威的期刊评价体系有四个，下面逐一介绍。

（1）中文核心期刊：有时也称北大核心期刊，是由北京大学图书馆联合中国知网、中国学术期刊网发布的《中文核心期刊目录总览》，每四年发布一次，1992 年推出《中文核心期刊目录总览》第一版，此后每四年公布一版，第 7 版于 2014 年公布，目前受到了学术界的广泛认同，权威性较高。

（2）CSCD 期刊：中国科学引文数据库（Chinese Science Citation Database，CSCD）期刊，是通过中国科学引文数据库委员会评议的期刊目录，类似中国的 SCI，中国科学引文数据库来源期刊每两年遴选一次，分为两档：CSCD 核心期刊（标记为 C）和 CSCD 扩展期刊（标记为 E），是医疗系统常用的期刊评价体系。

（3）中国科技核心期刊：又称中国科技论文统计源期刊，有时简称为统计源期刊，是中国科技部委托中国科学技术信息研究所经同行评议和量化评价，是中国各学科领域中较重要的、能反映本学科发展水平的科技期刊，每年进行遴选和调整。

（4）中国人文社会科学核心期刊要览：一般和医疗系统关系不大，属于人文科学领域。它由中国社会科学院文献信息中心和社科文献计量评价中心共同建立的针对社会科学的核心期刊目录。

除了这四个比较重要期刊评价体系还有中国核心期刊（遴选）数据库收入期刊、南大核心期刊、中国生物医学核心期刊等。

据初步统计，我国目前期刊种类约 1 万多种，其中医学期刊约 2 千多种，最新版 CSCD 期刊、中国科技核心期刊、中文核心期刊收入的医学类的期刊的数量比较一致，约为 260 种，其中 CSCD 分为核心和扩展期刊，核心期刊约 200 种，扩展期刊约 60 种。往往一本好的杂志很可能被数个期刊评价遴选目录收录。

了解完期刊，我们再介绍与论文写作关系比较密切的国内数据库和检索平台。数据库和检索平台应该是两回事，但目前权威的数据库都带有自己的检索平台所以二者之间的界限已经越来越模糊了。

国内三大数据库和检索平台：维普网仓储在线出版平台、万方数据知识服务平台、中国知网。维普网由重庆维普公司创建，全文索引可从 89 年至今，不过许多杂志实际上是从 92 年起有全文，即使是这样也是三大数据库中时间最早的。万方数据库始建于 1993 年，目前有期刊、论文、专利、会议等多个数据库的综合平台。中国知网由清华大学、清华同方发起，始建于 1999 年，收录的刊物最多，也是综合性检索平台。这三个平台均支持快速检索与高级检索，摘要下载均是免费的。全文下载可以通过网银、支付宝等多种形式付费下载，很多单位与这三大平台有合作协议，可以通过单位 IP 代理下载。除了这三大平台外，中国生物医学文献数据库 CMCC 主要针对医学和生物学，检索形式最为规范。CSCD 数据库除了常规检索方式还提供新型的索引关系——引文索引，可迅速从数引文中查询到某篇科技文献被引用的详细情况，还可以从一篇早期的重要文献或著者姓名入手，检索到一批近期发表的相关文献，对交叉学科和新学科的发展研究具有十分重要的参考价值。有时我们较为关心的是哪些期刊被 CSCD 数据库收录为核心和扩展期刊，CSCD 目录每两年更新一次，历年的收录结果可以在官方网页上进行检索。

国外篇

PubMed. com 是我们最熟悉的国外期刊数据网络检索平台，由美国国立医学图书馆（the national library of medicine，NLM）提供。其数据主库来源有 MEDLINE、OLDMEDLINE、Record in process、Record supplied by publisher 等，其中 MEDLINE 是最核心的数据库，也是由 NLM 提供。PubMed 的资讯并不包括期刊论文的全文，但可能提供指向全文提供者（付费或免费）的链接，约有 30% 的文章有免费的全文链接。

EMBASE. com 是检索 EMBASE 数据库的网络检索平台，这个平台目前也支持 MEDLINE 等 100 多种数据库。EMBASE 数据库是由荷兰 Elsevier Science 出版公司建立，它是世界上最大的出版集团，我们熟悉的 *The Lancet*（柳叶刀杂志）就是它旗下的期刊之一。

OvidSP 检索平台也是著名的检索平台之一，默认英文检索界面。其最大特点同时支持 MEDLINE 和 EMBASE 两个数据库，除此之外还提供 300 多个数据库，是全球著名的数据库提供商，在国外医学界被广泛应用。

Cochranelibrary. com 是 Cochrane Library 数据库的网络检索平台。Cochrane Library 数据库收录年限从 1996 年至今的循证医学数据库，主要来源为 Cochrane 系统评价数据库、疗效评价文摘库、Cochrane 临床对照试验中心注册库、Cochrane 协作网方法学文献注册数据库、卫生技术评估数据库等，是 meta 分析必查的数据库之一。

科学引文索引（Scientific Citation Index，SCI）是美国科学信息研究所（ISI）编辑出版的引文索引类刊物，创刊于 1964 年。目前共收录约 3700 多种核心期刊，和 4600 多种扩展期刊，涉及基础科学的 100 余个领域。SCI 检索平台主要数据库为 SCI 科学引文数据库，还包括社会科学引文数据库、艺术人文引文数据库等。

上述的检索平台中由于 PubMed 是免费检索，检索功能强大、自带的数据库较为全面且提供很多免费全文链接所以我们最为熟悉，一般来说作为普通的科研查询索引基本够用，但是如果要想查的比较全面，比如做 meta 分析一般至少同时查询 MEDLINE、EMBASE、Cochranelibrary 三大数据库。

简单介绍完国外的检索平台和数据库，我们再来了解一下国外期刊的评价体系，着重介绍一下 SCI。

SCI 影响因子（impact factor，IF）是一种重要的评价体系，是 SCI 期刊前 2 年发表的文献在当前年的平均被引用次数。SCI 影响因子每年 6 月份由 ISI 公布。目前常用的文献管理软件 Endnote、医学文献王、NoteExpress，对索引到的期刊都可以显示其近期的 IF，十分方便。一般 4 分以上 IF 的杂志质量就已经很高了，新英格兰医学期刊（NEJM）IF 为 60 分左右，Eur Heart J（欧洲心脏病学杂志）、*Circulation*（循环杂志）IF 为 15 分左右。

虽然可以用 IF 评价 SCI 期刊，SCI 库在不同学科之间 IF 存在很大的差距，很难进行比较和评价，JCR（Journal Citation Reports，期刊引证报告）期刊分区也就应运而生，这种相对更为公正。影响较为广泛的有两种：一是 Thomson Reuters 公司制定的分区，一是中国科学院国家科学图书馆制定的分区（中科院分区）。它们的制定标准均基于 IF 的基础之上。

二者有何区别？Tomson-Reuters 公司，总部位于纽约，是世界最大的三大资讯公司之一。公司在 1992 年收购了美国科学情报研究所 ISI，所以 SCI 检索系统由 Tomson-Reuters 公司运营。Thomson Reuters 的分区是按照学科进行的，就是把某一个学科的所有期刊都按照上一年的 IF 降序排列，然后平均 4 等分（各 25%），分别是 Q1，Q2，Q3，Q4。中科院做的分区，更为细致。阈值均是指期刊 3 年的平均 IF 作为计算依据。划分为医学、地理学、工程技术、地学天文、管理科学、化学、环境科学、农林科学、生物、数学、物理、医学等学科门类。中科院分区的方法：一区刊：各专业期刊三年平均 IF 的前 5%，二区刊：前 6% ~ 20%，三区刊：前 21% ~ 50%，四区刊：后 51% ~ 100%。其中第一区期刊加上第二区少量期刊，被界定为顶级刊物。一般我们国内临床和教学职称的评定都采用中科院的 JCR 分区，某一个 SCI 杂志位于中科院 JCR 哪一个分区可以从它的官方网站上免费索引到。

我们常说磨刀不误砍柴工，既然国内的职称评价体系目前还没有更好的方式可以替代，我们在写文章前不妨花一点时间了解一下，争取我们的每一篇文章都能达到相应要求，少走一些弯路。

（刘 勇 陈世群）

6 未雨绸缪——从投稿到发表可能碰到问题和对策

论文是医学科研成果最常见的转化形式，技术职称评定或教学职称评定也离不开论文，虽然这种评价体系有诸多的诟病，但客观地说目前还没有更好的评价体系可以取代。既然论文是个绕不过的坎，不妨正视它。本篇结合笔者近几年的论文写作经验和审稿体会和大家谈一谈论文投稿、修回、拒稿与发表中要注意的一些小问题。

投稿前准备

投稿前了解所在单位对职称评定所需稿件要求很重要。医院或高校要求的文章为形式一般为论著，综述和个案报道一般不予认定。对于期刊种类，各地卫生系统、高校政策不一样。有的院校只要是刊号以"R"结尾本专业的期刊就可以，需要注意的是有的期刊刊名很像医学期刊，但是刊号不是以"R"为结尾，不属于医学期刊；有的期刊刊号确实是以"R"结尾，也是正规医学期刊，但是质量太差，国内几大数据库都没有收入，这两类期刊投稿时都要尽量规避。部分院校会制定专门目录，目录外的期刊不予认定；或者制定出一些杂志的黑名单，列入黑名单的不予认定，这些投稿前要先了解清楚，以免做无用功。对于核心期刊认定，多数地方是以CSCD收录期刊目录为准，有的地方采用中国科技核心期刊、中文核心期刊，要了解所投稿的期刊是否被收录，都可以在相应官方网站进行索引。对于SCI文章目前更多采用中科院JCR分区标准，可以在中科院官方网站索引。在选择投稿的杂志之前先要对上面几点有所了解，要尽量照顾到本院部、卫生系统、高校三个单位的规定，有条件尽量选择那些多核心的期刊，争取一个稿件能满足不同的要求。

对自己文章的水准和定位要有一个大致的认识。一般来说基金赞助的文章，尤其是国自然基金赞助的课题其论文更容易得到高质量专业期刊的认可。对于发表时间有一定要求的读者要注意，国内核心期刊的审稿周期一般都在半年以上，如果赶时间只能降低期刊水准。对于国外期刊可以通过相应平台了解一下，有的期刊效率很高，如果顺利3个月之内见刊一点也不奇怪。

网络上的虚假网站很多，从搜索引擎上找到的网站或投稿邮箱往往都是虚假的。比较保险的办法是以该杂志稿约上的邮箱和网址为准，各期刊稿约都可以在中知网、万方网、维普网索引下载到。

另外一些小细节也要注意，以免日后有不必要的麻烦，如在投稿之前一般要开好单位介绍信、各作者排序顺序没有异议并签字、涉及课题的要征求老板意见、涉及伦理的要有伦理证书等，这些都是投稿前要准备好的。

稿件修回阶段

一旦稿件投出去就进入和编辑和审稿人打交道的环节了，一些效率低的期刊如果改个两三稿，可能一年时间就过去了，为了减少这个环节的时间以下的几点要注意。

（1）规范的写作格式，医学论著不同于普通杂志稿件，国内外的书写格式都大同小异：分为前言、资料与方法、结果、讨论四大部分，过于标新立异的写作格式是不会被认可的。中文正文一般采用宋体、小四号字体、1.5倍行距；表格采用规范的三行制表；统计符号（比如上标、斜体）书写规范，图例和参考文献格式各个杂志要求的可能不一样，所以投稿前一般要下载一份该杂志的稿约或该杂志的文章作为参考。

如果一篇稿件格式不规范、制表图例不标准、错字较多、引用文献表达纰漏较多，就会给编辑和审稿人留下很不好的印象，甚至连交审稿费的机会都没有。投稿到国外杂志除了注意上述几点，英语表达的规范非常重要，必要时要找个第三方公司润色一下。一般在审稿中一篇文章如果书写规范、格式正确、只有1、2处错别字或引用格式的纰漏会给编辑和审稿人留下比较好的第一印象，起码说明原作者的态度是认真的或者有较丰富的写作经验，往往就容易进入外审环节。其实这些都是专业之外小细节，大家花点精力都可以做得很好。

（2）统计部分：大多数论著或多或少、或深或浅涉及医学统计学，这也是很多作者较头痛的地方。更不幸的是，很多国外审稿人对统计这一部分要求较高，也很内行，统计方法的缺陷或错误也是返修的主要原因之一。这个无法在本文具体展开。对于基础研究文章统计学上相对简单一些，掌握好 t 检验、卡方检验、非参数检验、方差分析、相关分析，就能解决大部分问题，对于结论是阴性的文章，经常会被审稿人问及检验效能是否达标，也就是说从文章中的样本量、均值差、标准差、显著性水准 α 值进行反推，如果 $1-\beta$ 值达不到 0.8 的话，那说明阴性结果是因为你样本量不够导致的，不能拿来做结论，最好的解决办法就是实验前先用 $PASS$ 软件计算一下样本量。临床研究的文章往往会涉及到一些高级的统计方法，如协方差分析、多因素方差分析、分层卡方检验、kaplan-meier 分析、logistics 回归、cox 风险回归等，其实大多是都不会超过医学统计学课本的要求。对于混合线性回归、广义线性回归、倾向性得分匹配性分析等其实真正用到的并不多，完全可以请专业统计人员来做。但我们往往在文章中只会用到某一种高级统计方法，这个时候集中精力在写文章前把它弄通应该是一个起码的要求，以免在数据收集阶段就发生原则性的错误。举个例子，做 ROC 曲线如果不清楚这种统计设计需要有个金标准做评判，那么前面所做的工作基本就打水漂了，或者这个指标很难找到一个很权威的金标准。如心衰，那尽量就要避免这种课题设计。即使你的统计方法很合理，也可能在审稿阶段审稿人跟你的理解不一致，个人觉得如果没有原则性错误尽量按照审稿人意见修改，因为他既然能提得这么具体就代表你还有戏，如果是原则性的错误可能就要据理力争，但要注意表达方式的委婉，也可以附上支持你的一些权威的文献，如果确实是自己的统计硬伤被抓住了，恐怕就要早早收兵，另投他处了。

（3）资料和方法、结果和讨论部分：依据不同类型的文章侧重点不同，对于基础研究的文章，资料和方法、结果部分书写会相对容易些，因为实验的操作流程大多类似，讨论部分的书写就要引经据典写得要有深度；对于临床研究的文章，尤其是大型 RCT 的研究，资料和方法、结果部分就是一篇文章最精彩的看点，从一开始的随机、排除、分组、对照都可能会被审稿人挑出毛病，因为临床上需要考虑的方面确实太多了。结果部分的表达统计学方法和图表选择要恰到好处，不必去追求高深的统计方法。讨论部分可以相对简单一些。这方面新英格兰杂志上的很多文章书写可以作为范例参照。

（4）参考文献部分，可以用参考文献管理软件如医学文献王、Endnote、NoteExpress 等，本书有专门介绍，用起来事半功倍。需要注意的是有的检索平台本身文献录入的就不完整，部分参考文献可能出现页码和卷号的缺失，所以还是要认真巡查一遍，这个地方最好要保证一字不错。至于参考文献数量根据文章具体而定最好，一定要提个建议的话，个人认为投稿到高质量期刊参考文献一般 20 篇左右，普通期刊一般参考文献 10 篇左右，其中最好能保证 2/3 的文章是近 5 年的论著，如果做得更好一些要国内参考文献尽量选择核心期刊的，国外参考文献尽量选择 SCI 分值高的。

拒稿与发表

拒稿是论文投稿中的家常便饭，不要灰心，屡败屡战是个好习惯，有的朋友还在这方面总结出一些门道，在不断地被各个期刊改稿、拒稿中文章质量越改越高，尤其是一些高水平的又有责任心的审稿人给的意见往往会让你受益匪浅。如果你的文章最终名花有主了，恭喜你记得留下准确的发票和赠刊的邮寄地址，国外的期刊最好索要一份期刊封面，因为到时文章申报时需要这个封面，如果没有拿到，丁香园文献求助版块有个封面求助可以试一试。

（刘 勇　陈世群）

7　临床科研项目鸡肋还是聚宝盆

目前我国基础医学研究资金投入明显占有优势，临床医学研究投入相对不足，临床科研对我们来说到底是鸡肋还是聚宝盆？科研回归临床是一种趋势，我们临床上有丰富的病例资源，在繁忙的工作之余收集临床数据、解决临床问题就是最简单、最高效的科研选择方向。但是如何设计好临床科研课题？如何积累有价值的临床数据？如何将数据转化成科研成果？这些都是我们开展临床研究经常碰到的问题。我们所在的研究团队近年来在陈纪言、谭宁教授的带领下专注于冠脉介入诊疗术后对比剂肾病（contrast induced nephropathy，CIN）防治的临床研究，围绕有效识别冠脉介入术后 CIN 高危患者的新筛查工具及评分模型、造影剂剂量的个体化估测公式、高危患者造影剂水化预防策略等问题，发表 CIN 防治临床 SCI 论文 30 余篇，其中对比剂剂量依赖性研究成果得到美国冠脉介入治疗指南编者 Chambers 教授的肯定并做当期编者评论，文章也被 2012 年 AHA/ACC《肝肾联合移植患者心脏评估治疗专家共识/声明》

所引用。这些科研成果不仅解决了部分患者的问题，更进一步指导了临床实践，也为我们下一步的科研奠定了方向，同时形成了临床和科研的良性循环。下面结合近年我们开展的临床科研的经验和大家交流并分享临床科研的心得和体会。

研究目的扣紧临床最需要回答的问题——课题的第一桶金引发的思索

在肾内科透析病房轮转时候，曾遇见一例血液透析治疗的老年男性患者，追问病史发现其半年前曾于外院行冠脉介入治疗，术前无严重肾功能障碍，由于术中用了大量造影剂，术后很快就出现急性肾衰竭。该患者在我值班的晚上猝死。这个病例让我思索着两个问题：首先，患者猝死固然有心血管基础因素，但肾衰竭这个幕后推手对其死因影响有多大？其次冠脉介入后出现急性肾衰竭，推测与大量造影剂使用有关，但多少剂量才算"大"？回到心内科后，大量的冠脉介入患者让我对冠脉介入术后 CIN 的认识开始越发深刻，虽有大量文献提供指引但很多问题没有结论。带着这些疑问我进入研究生科研阶段，有了初步的科研设计和医学统计学基础。偶然的一次机会，导师推荐我申报了省药学会临床药学基金，作为最年轻的申报医生，我将这个困惑多年的临床问题进行系统梳理，提交了我的第一个课题：《慢性肾病患者冠脉介入治疗术用造影剂剂量对造影剂肾病的影响》。这个选题很快在教授云集的立项名单中脱颖而出，获得了科技厅的立项资助，这对于像我这样的年轻医生来说确实来之不易。我想，选题扣紧临床最需要回答的问题是这个申报项目得到评审专家认可最主要的一个原因，虽然项目不大，但围绕这个课题先后发表了 5 篇 SCI 文章，实现了临床科研的开门红。

那么临床科研选题如何能够准确命中靶心？我认为扎根于临床实践的思考是第一步，临床是基础，学而不思则罔。每天大量的住院病例、手术和门诊病例，会遇到千千万万我们都无法回答的临床问题，诸如心梗当地溶栓成功后何时转运 PCI 最好？肌酐 460μmol/L 的患者胸闷做支架值不值？能活几年？这些问题有的有明确答案，有的还没有，这便是我们潜在的科研方向。其次要善于从指南和共识中挖掘问题，临床诊疗工作离不开各种各样的指南，但是只要大家留意就会发现临床指南上有大量 I 级推荐但证据级别为 B 或 C 类，也就是说有明确的临床指引但缺乏高质量的临床证据支持，还有很多 II 级推荐，也就是尚还有一定争议但倾向于推荐的指引，这些也是我们科研选题潜在的方向。另外即使对于目前已经取得高质量临床证据支持的 I 级推荐方案，对于不同人种、不同年龄层次、不同性别、不同伴随疾病状态，这些推荐方案的获益和风险还是相同的吗？这又是一个我们潜在的选题思路。当然对于某个专业的大牛进行文献索引跟踪或是在国外临床研究注册机构进行索引查询也是寻找选题方向的一个捷径。

科研项目注册建议走国际化路线

临床试验注册是医学研究伦理的需要，也是临床试验研究者的责任和义务。临床试验的注册是 2004 年由国际医学期刊编辑委员会（ICMJE）提出，前瞻性临床试验在开始进行之前要在规定的网站上注册，否则该临床试验稿件不能在高质量的国际性医学期刊上发表。我们曾经就有一篇选题不错的论文因为之前没有完善注册资料，在投到某知名国外期刊时就碰了钉子。如果一个临床科研项目成果想要在高质量的国外期刊发表，建议研究前先在（ClinicalTrials. gov）注册，它是美国FDA、NIH 推荐的临床试验注册网址，而且是免费的，符合要求的注册研究会获国际期刊认可的 ID 号。当然，目前我们国内也有完善的注册平台——中国临床试验注册中心（www. chictr. org. cn），它是世界卫生组织国际临床试验注册平台一级注册机构，也是免费注册，鉴于我国目前的现状，对于一些早期的研究可以进行补注册，获得的注册号可在世界卫生组织国际临床试验注册平台（WHO ICTRP）检索到，也是国际性医学期刊认可的。所有申请注册的试验均需提交研究计划书全文和受试者知情同意书。所以，试验之初的研究计划书、知情同意书都需与国际要求接轨，同样研究病例报告表（CRF）数据变量建议也要依据国际通用变量来设计。有一点需要注意，一旦注册，你的 idea 就有被别人"盗取"的风险，尤其是别人已有非常完整数据库情况下。所以建议科研团队实力羸弱的情况下，非常创新的注册研究可以缓一缓。我们团队现在所有的前瞻性临床研究，都及时进行了注册，从长远看顺应时代潮流，学会交流和分享，自己才能走得更远。

病例库构建采用英式与美式钓鱼结合并注册研究先行

病例数据库的建立大家都知道非常重要，但往往又是容易被忽视的问题。数据库的设计和建设过程不是一蹴而就的，对于科研实力和资金支持较强的单位可以请专业团队进行设计和管理数据库，使用专业的数据库管理软件，甚至进行后期的数据挖掘工作；对于条件一般的科室或个人，难以承受大而全的临床病例数据库，采用 Excel，Access 软件进行数据库的搜集和管理也是一个很不错的选择。

对于刚开始临床研究者建议从"小"做起，尤其是在临床科研路上的同辈，"集中优势兵力"攻打靶向"敌人"可以避免永远在"奋斗"却永远被同领域同行甩几条街。我们前期就集中解决一个问题：造影剂剂量与 CIN 关系，药物依赖性。而且前期只收集高危的肾功能不全患者，汇集自己非常有限的时间精力用在这类患者上，回答一个问题。整个数据库设计的关键点是终点事件设计，围绕终点事件，虽然重点评价造影剂剂量，但其他相关影响因素变量都统统收入囊中，这就是英式钓鱼与美史钓鱼的有机结合：英式钓鱼，一个钩子靶向钓一条鱼；美式钓鱼撒大网。那为什么我们不可以来个英式和美式并用？我们的课题思路就是，以点带面，从剂量与 CIN 结局关系注册研究作为"点"进行切入，带动 CIN 事件相关危险因素分层工具评价以及心血管事件终点评价一系列"面"的方法，"大小鱼"都打捞。随着研究深入，发现 CIN 最有效预防措施——水化才是最珍贵的"大鱼"，然后把重点转向钓大鱼，开展针对性的水化策略随机对照研究。

临床数据转化科研成果技巧的案例分享

（1）冠脉介入数据库的国际化成果转化之一：瞄准临床需要而证据真空地带。

临床指南上有大量的 II 级推荐，甚至大量 I 级推荐但 B或 C 类证据占大多数，就是前面介绍有明确的临床指引，但对临床问题缺乏高质量的临床证据支持，即临床需要而证据真空地带。循证医学的时代，自然少不了"证据"指引"安全"行医。

如 2007 年美国心脏病学会（ACC）PCI 指南指出慢性肾病（CKD）接受 PCI 的患者为 I 类推荐，但不同 CKD 分期PCI 治疗风险和收益是否相同，没有进一步的临床证据支持。2007 年瑞典学者研究了一项登记研究非 ST 段抬高型心肌梗死患者肾功能对预后的影响，研究发现肾功能障碍越严重，患者的预后越差，早期冠脉血运重建的临床获益越小，在终末期肾病患者甚至倾向增加死亡风险。在 2011 年 ACC-PCI 指南中，关于 CKD 患者添加了 II a 建议"冠脉介入治疗对 CKD4-5 期获益证据不足"，修改了 PCI 指南。

2007 年 ACC-PCI 指南指出对接受 PCI 的 CKD 患者 I 类推荐使用等渗造影剂预防 CIN 的发生风险。但冠脉介入医生，在临床上除了关注造影剂种类外，认为造影剂剂量对患者术后肾功能影响更为重要，而临床指南没有相关的推荐。美国学者分析了北美 PCI 注册资料，研究发现造影剂肾毒性与患者肌酐清除率（CrCl，肾脏造影剂消除速度）及造影剂剂量比值显著相关，并发现了基于肾功能的造影剂相对安全剂量（CrCl 乘以 3.7，ml），该研究改写了 2011 年 ACC 制定的 PCI 指南，因此添加了 I 类推荐基于 CrCl 的最大安全剂量估测指导 PCI 策略以预防 CIN 发生。

（2）冠脉介入数据库的国际化成果转化之二：回归医疗关注危险分层与高危人群。

临床科研终究要解决临床的实际问题，优化医疗质量。医疗质量包括诊断及时、准确、全面，降低医疗差错，提高患者生存质量和满意度，最终改善患者预后（死亡、心脑血管事件等主要不良事件），尤其临床终点事件始终是临床科研关注的重点。我们研究团队之所以选择 CIN 这个方向，就是因为 CIN 的发生会影响医疗质量的核心问题——患者预后，CIN 患者死亡率、透析治疗率、主要心脑血管事件风险等明显高于非 CIN 患者。

我们前期研究发现造影剂剂量与 CIN 相关，随后进一步随访影响患者死亡的因素，发现造影剂剂量还与死亡风险相关。因为击中了患者预后这个"要害"，研究结果很快发表在美国心脏杂志上。对临床结局影响大的临床事件，如 CIN 发生，通过危险分层识别高危患者是我们临床重要工作，而医疗质量的改进要求早期、及时、高效开展危险分层。CIN 的危险分层一直沿用经典 Mehran 的 CIN 积分分层，包括 8 个临床指标评价，我们发现其大部分都和 PCI 前检测的 B 型利钠肽原前体（N-terminal pro-B-type natriuretic peptide，NT-proBNP）相关，预示分析发现，NT-proBNP 对 CIN 的预测与经典 Mehran 的 CIN 积分相关，但我们 NT-proBNP 更快捷与简单，相应的研究结果发表在美国心脏病学会会刊上。疾病防治需要有侧重点，发生率高的疾病就是我们防控重点。比如 CTO 患者就是我们 CIN 的防控重点，因为其合并肾功能不全、糖尿病、心功能不全等疾病概率大，而且慢性闭塞开通的手术操作复杂需要大量造影剂，该类人群可控的 CIN 因素也在于此。于是最大造影剂剂量的个体化估算就成了临床医生重要的关注点，也是防控 CIN 的重点，但缺乏临床证据。因此我们研究 CTO 这类高危人群，并发现了 CTO-PCI 造影剂最大耐受剂量估算公式，发表在欧洲心脏病杂志增刊上。另外心血管疾病谱重点是急性 ST 抬高心肌梗死患者，其病死率降低优化策略自然就是我们研究的焦点，有学者针对 STEMI 登记研究数据，进行非随机对照研究，发现 STEMI 发病 24 小时后，在 24-48 小时介入治疗显著降低了死亡风险。该研究结果成为 2015 年 ESC 的明星研究，扣准高危患者，从患者预后进行逆向思维是其出彩点。

（3）冠脉介入数据库的国际化成果转化之三：医疗质量、指南真空、经典研究并进。

创新性临床研究，不仅具有改善医疗质量、填补指南真空的作用，同时也是站在经典研究基础上的创新。比如，CTO 患者临床预后包括死亡、不良心血管事件风险等，是我们主要诊疗改善目标。在既往的经典治疗研究中，大部分研究支持 CTO 的血运重建可以改善死亡、心功能等临床预后，但临床上很大部分 CTO 患者存在肾功能不全，临床指南没有阐述 CTO 合并肾功能不全血运重建是否可改善预后。另一方面，对于 CKD 患者 PCI 指南认为，中重度 CKD 患者血运重建获益不确定。因此当 CTO 遭遇 CKD 时，血运重建是否能获益存在临床证据缺少地带。于是我们研究组对 CTO 合并肾功能不全者进行了相关研究，发现对于此类患者进行血运重建仍然降低预期的死亡风险。虽然这类患者是 CIN 的高危患者，CIN 发生增加死亡风险，但这类患者血运重建获益与水化比较充分、PCI 成功率高、造影剂剂量控制严格有关，同时与 CTO 机械、技术进步有一定关系，该研究入选 2014 年 ACC 年会口头报告。

回到我们关注的 PCI 用造影剂最大耐受剂量问题，2011 年 ACC 制定的 PCI 指南添加了最大耐受剂量估算公式的经典研究，但该研究缺乏剂量与临床硬终点死亡资料，也缺乏 CIN 防治基石水化剂量资料，临床指南也缺乏水化对最大造影剂剂量估算的更精准化推荐。针对指南的这些空缺，本研究团队将 PCI 患者分为水化充足组和水化量相对不足组，发现造影剂安全剂量的估算存在差异性，水化充足的剂量高于不充足组，而且高造影剂剂量与远期死亡风险相关，该研究结果发表在 *Circulation* 系列杂志上。

冠脉诊疗术后心肾并发症临床研究的路上，我们马不停蹄，团队在临床科研道路上从无到有，从有到优，逐渐衍生出一系列多中心临床科研项目。因此，我们认为，临床科研不是鸡肋，而是我们取之不尽的"聚宝盆"。希望我们的这些前期探索经验能给大家起到抛砖引玉的作用。当然，相对于国外成熟的临床研究中心，我们只能算刚刚起步，还有很多要向国内外同道学习和借鉴的地方。或许还不成熟、或许还不完善，但重要的是我们一直在前行。

（刘 勇 陈世群）